栄養まるごと 10割レシピ！

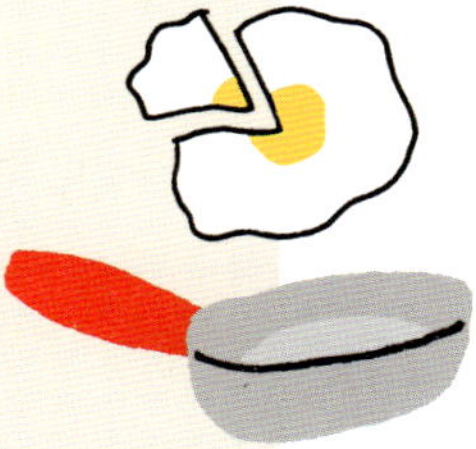

世界文化社

10割調理の科学

1時間かけて食事の支度、食べる頃には栄養ゼロ!?

食は「栄養」と「体」をつなぐパイプ 毎日の調理のしかたで大ゾンする理由《ワケ》

答え

加熱しすぎ

時間をかけすぎ

空気にふれすぎ（酸化）

大事な部分を捨てすぎ

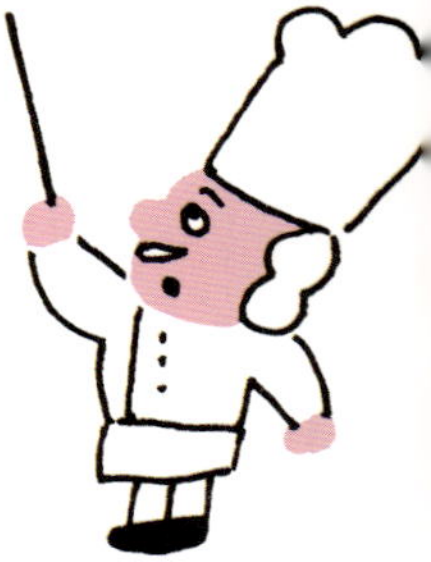

大切な食材の栄養 どうせ作るなら ムダなく賢く！

毎日の食事は、お腹を満たすだけのものではありません。体を元気に維持し、栄養を体に届けるという、大切な役割を持っています。でも、細かく切りすぎたり、数分でも長く炒めたりするだけで、栄養の効果は大きく減少してしまいます。食品に含まれる栄養成分には熱や水、空気が苦手なもの、油と炒めないと吸収できないもの、また皮をむくと大幅にロスするものなどさまざまな特徴があります。この本で提案する「10割レシピ」とは、食材に合った調理法で、おいしく、ムダなく、栄養を１００％いただける、調理の「新常識」です。読んで、作って、お得な10割生活を送りましょう！

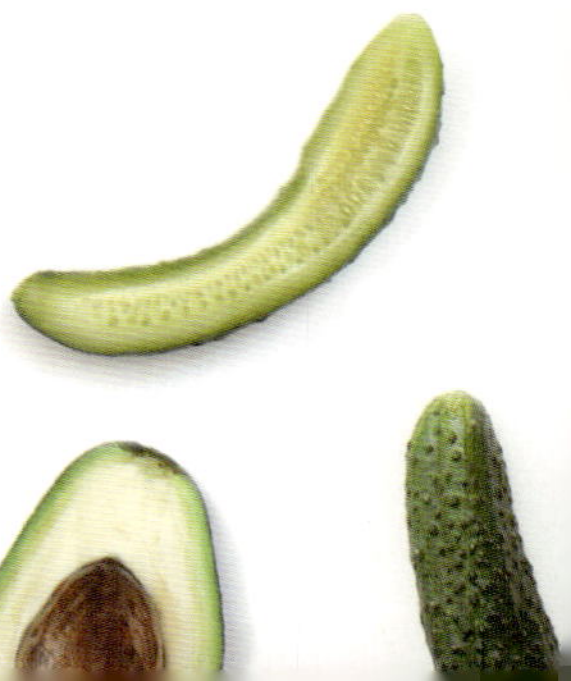

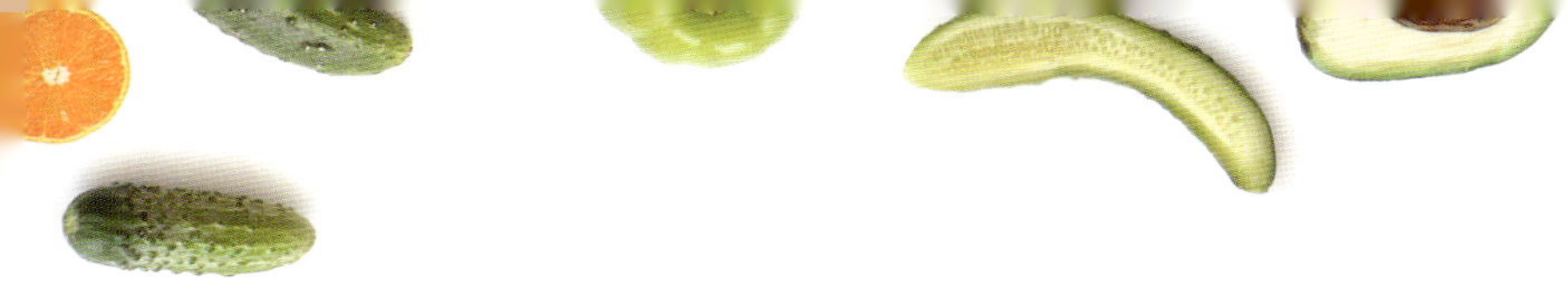

10割レシピ4つのルール

栄養満点レシピで

カンタン、おいしく、体にいい！

ルール1 調理は短時間で

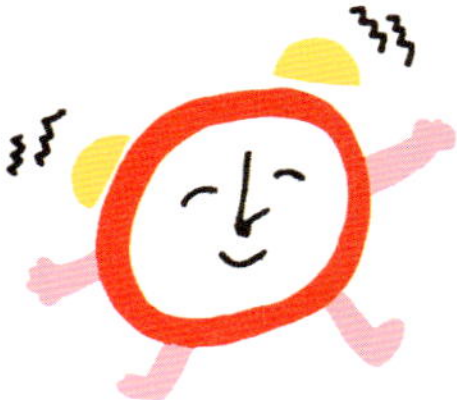

長い時間をかけてゆでたり、煮込んだり。多くの場合、長すぎる調理は栄養ロスの原因になるため、「短時間で手早く」が基本です！

ルール2 細かく切らない

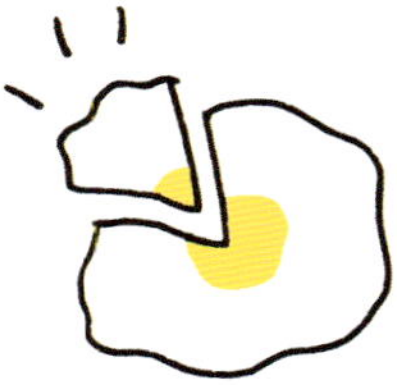

ビタミンCなどの栄養成分は、細かく切りすぎると、切り口から酸化が始まります。大事な栄養を残すためには、基本は大きめカットで。

ルール3 手順を変える

今まで常識だと思っていた順番が、実は栄養を大ゾンしてることも！ 加熱に強い食材、弱い食材を見極め、調理の順番を賢くチェンジ！

ルール4 食材の特性を生かす

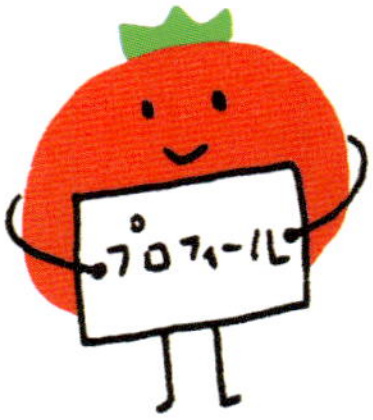

栄養の研究は日々進んでいて、時代とともに食材のお得な食べ方も進化しています。教科書にはなかった食材の特性をマスター！

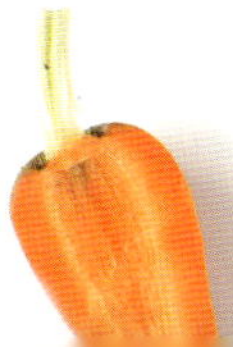

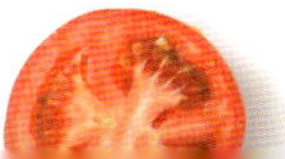

VS 5分調理の野菜炒め

ただ勢いと便利さだけで考えると大ゾン！

作り置き・時短は、体に良くなきゃ意味がない!!

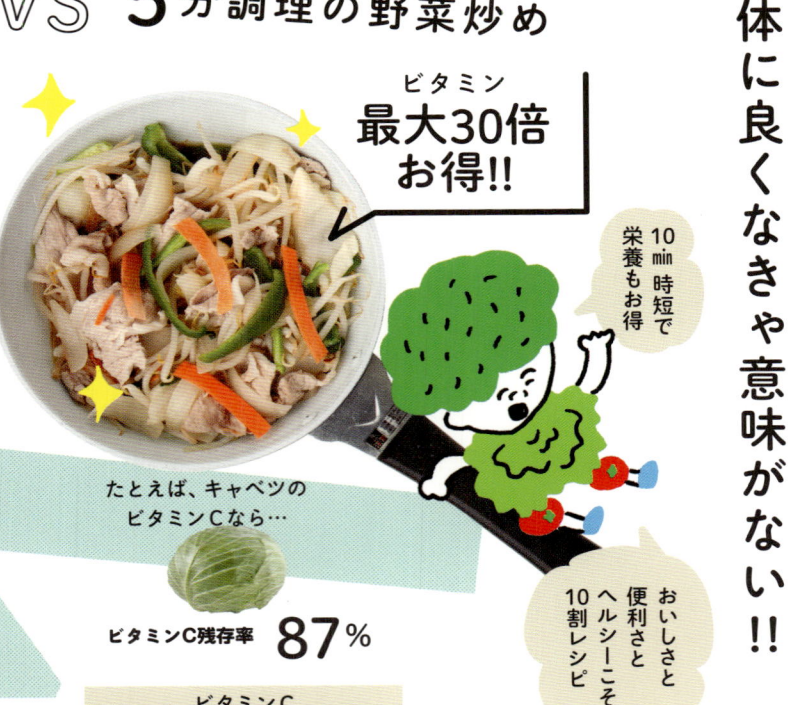

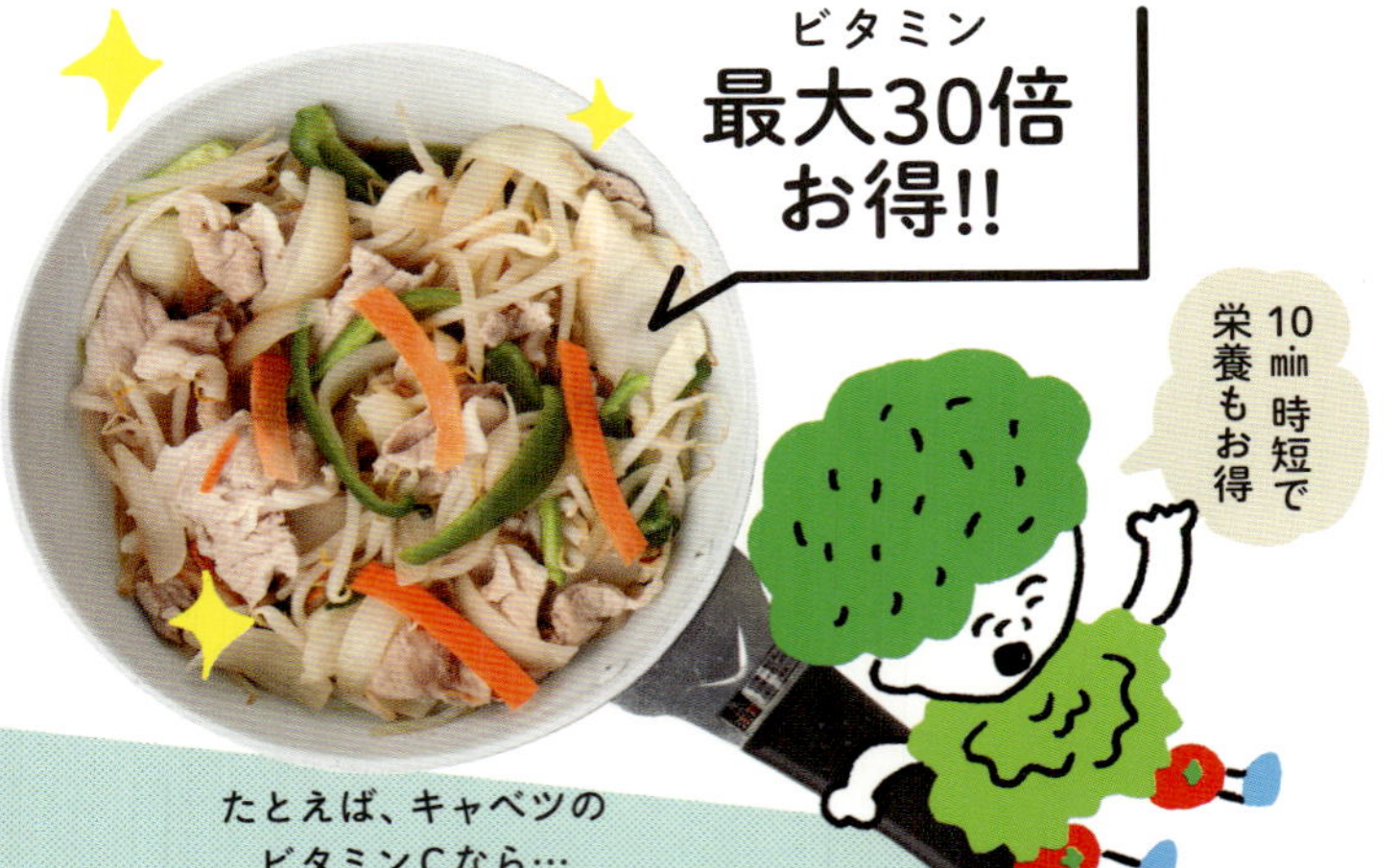
ビタミン
最大30倍
お得!!
10min
時短で
栄養もお得
おいしさと
便利さと
ヘルシーこそ
10割レシピ

たとえば、キャベツの
ビタミンCなら…

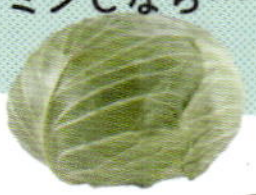

ビタミンC残存率 87%

ビタミンC
15分の加熱でここまでダウン！

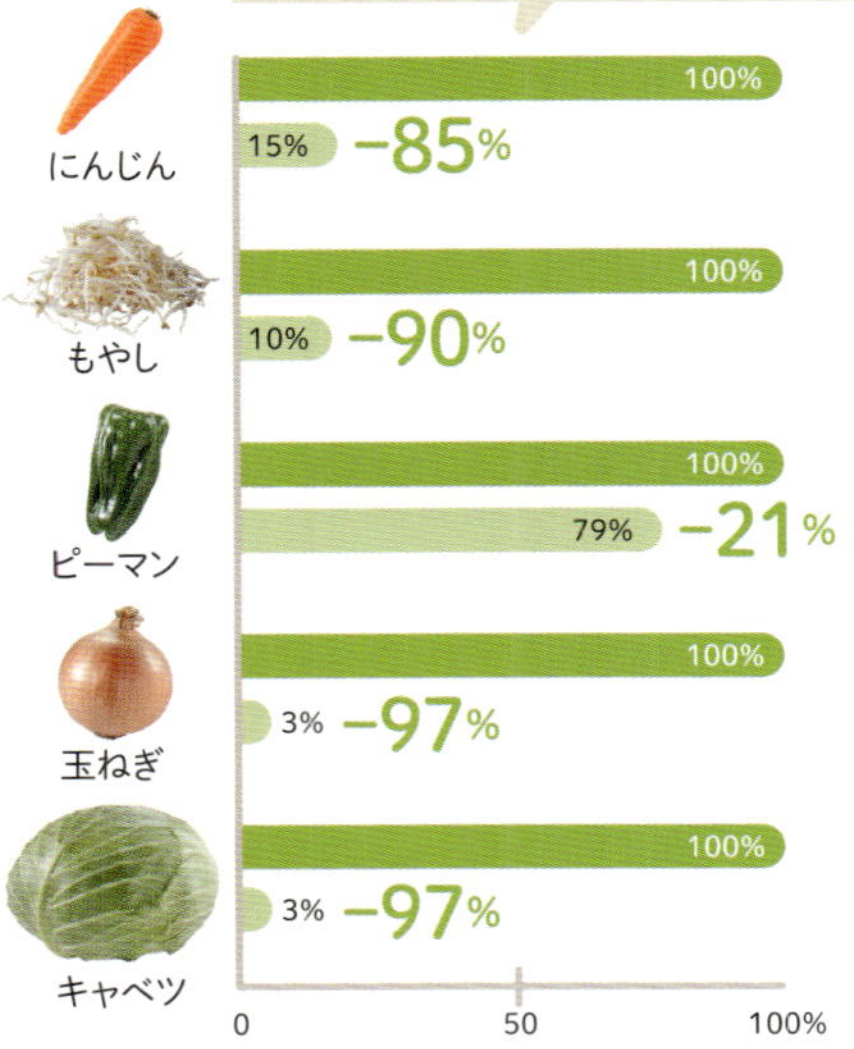
にんじん
100%
15%
−85%
もやし
100%
10%
−90%
ピーマン
100%
79%
−21%
玉ねぎ
100%
3%
−97%
キャベツ
100%
3%
−97%
0
50
100%

「作り置き」は便利だけど、体にとってお得だとは限らない！

野菜でも肉でも、食材の多くは時間とともに栄養のロスや酸化が始まり、早いものではなんと10分でビタミンが10％以下に。そのため「作り置き」の場合、多くは酸化がすでに始まっています。それを冷蔵庫に入れたままにしておいたら……。食べる時には栄養が大幅にロスしている可能性があります。だから、新鮮な食材を、手間をかけずに食べるほうが断然お得！　10割レシピでは、そんな手間なくもっと栄養満点でおいしい調理のコツをご紹介します。

15分調理の野菜炒め

豚肉の酸化を抑える！
野菜を炒めた時の抗酸化率

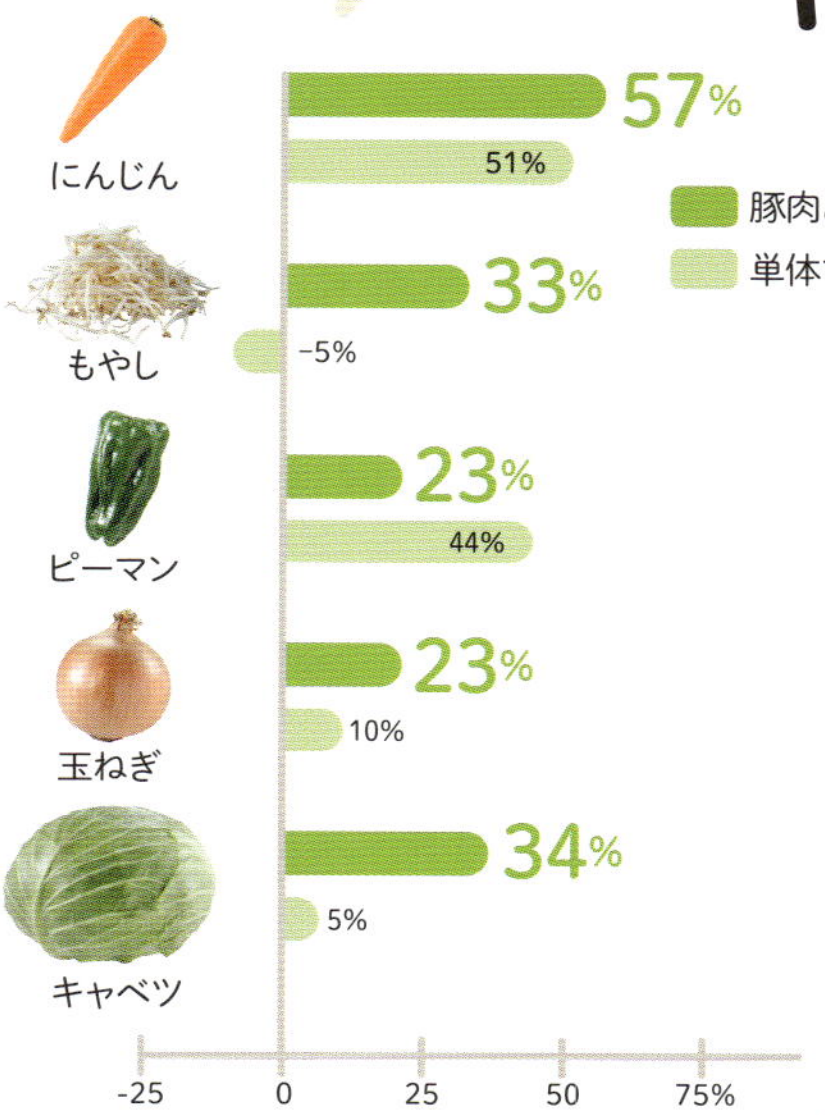
豚肉と加熱した時
単体で食べた時
にんじん 57% 51%
もやし 33% −5%
ピーマン 23% 44%
玉ねぎ 23% 10%
キャベツ 34% 5%
-25
0
25
50
75%

ピーマンを除いて、他の野菜は肉と
炒めたほうが抗酸化力がアップ！

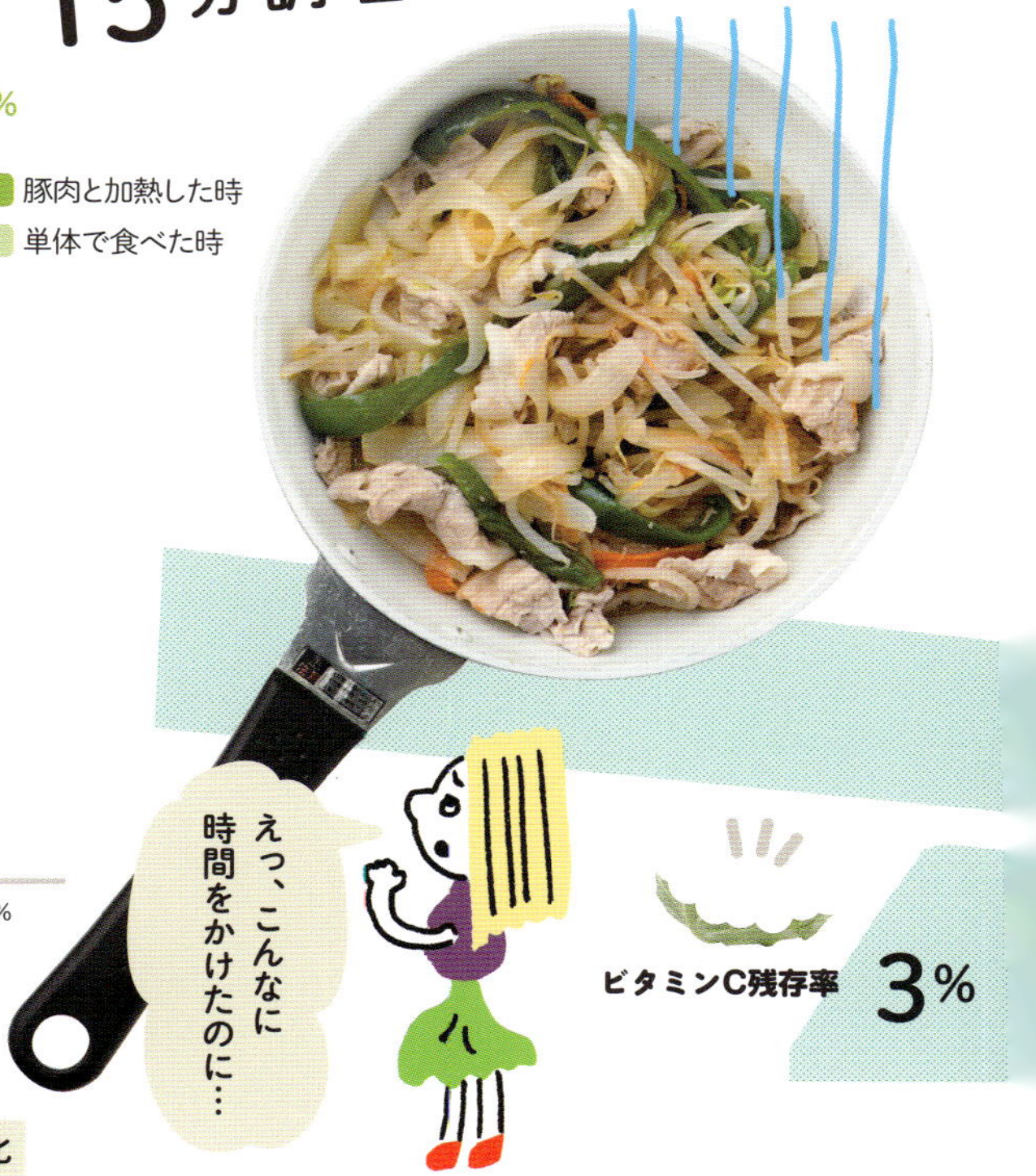
えっ、こんなに時間をかけたのに…
ビタミンC残存率 3%

豚肉の加熱による変異原性の変化

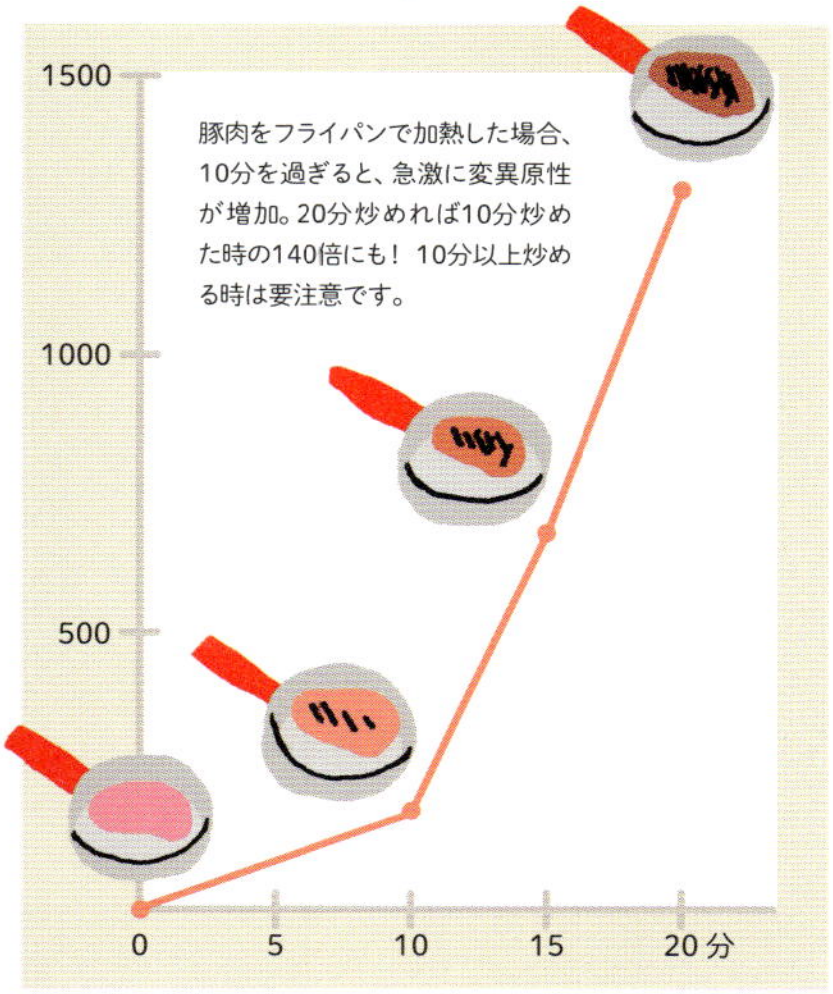
豚肉をフライパンで加熱した場合、10分を過ぎると、急激に変異原性が増加。20分炒めれば10分炒めた時の140倍にも！ 10分以上炒める時は要注意です。
1500
1000
500
0
5
10
15
20分

便利で体も喜ぶ "時短調理" が最適！

野菜に含まれるビタミン、ミネラルの多くは加熱に弱く酸化しやすいもの。生で食べると消化しづらいなど、加熱したほうがお得な場合もありますが、調理時間は短めにしたり、サッとレンチン調理にするほうが格段にお得なんです。

肉類は、もちろん生では食べられませんが、高温で長い時間加熱するのは厳禁！ 10分を過ぎると急激にタンパク質の変質が進み、黒焦げになると、発がん性があるとされる「ヘテロサイクリックアミン」が発生。適温、適性調理を知って、栄養が摂れる調理を目指しましょう。肉は抗酸化作用のある野菜と調理すると、酸化を抑えられるので、付け合わせはマスト！

体も食材も喜ぶ、〝大〟が〝小〟を兼ねるのホント！

食材は大きく、栄養満点でおいしく！

VS トマト丸ごと

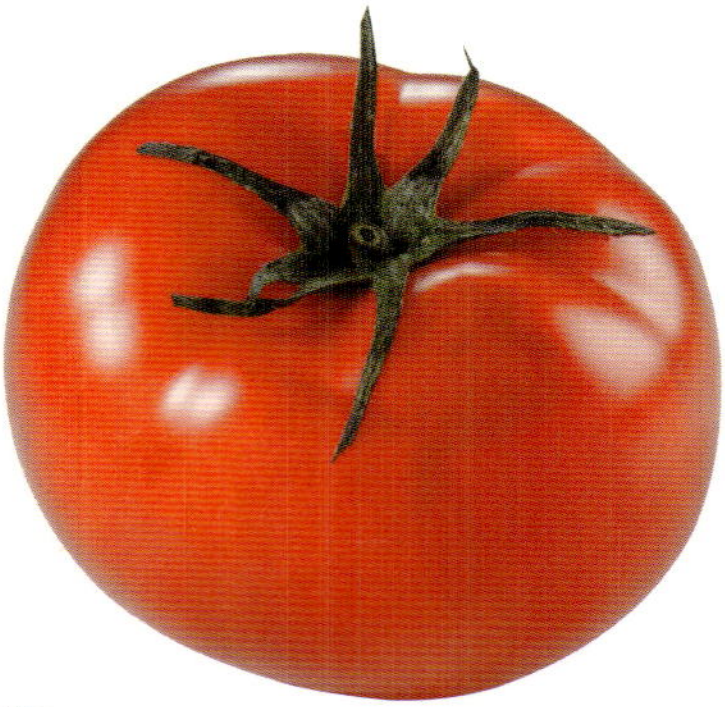

カットトマトは
まるごとトマトより
老化が早い！

野菜は細かく切断するほど、切断面が増加し、呼吸数が増えて酸化が加速、老化します。

りんごの酸化プロセス

① 野菜・果物を切る

りんごの切り口が空気に触れることで、りんごの防衛機能が発動！

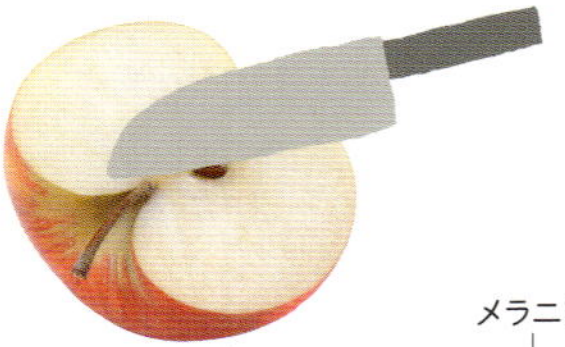

② 酵素の増加！

タンニンなどのポリフェノールが酵素と結びついて酵素反応を起こし、酸化が始まります。

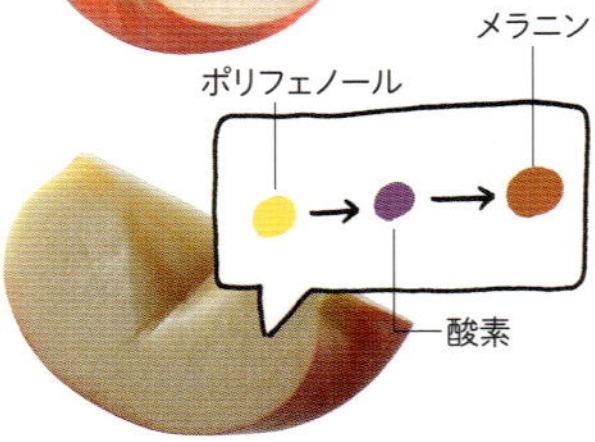
ポリフェノール
メラニン
酵素

③ 酸化発生！

酸化したポリフェノールが変色する「褐変」という現象が起きてりんごが酸化！

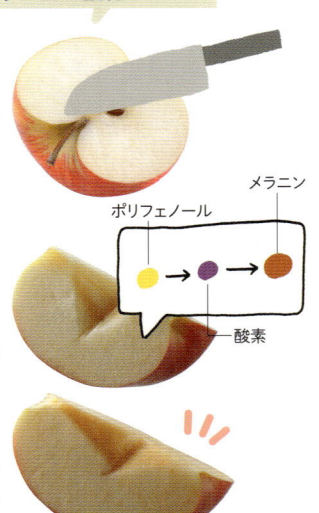

なぜ、食べやすく小さく切っちゃダメなの？

野菜や果物などは、カットすると酵素を放出する細胞を破壊、さまざまな化学反応を起こします。また、食材は切り口が空気にふれると酸化が始まってしまいます。たとえばりんごなら、細かく切れば切るほど、ポリフェノールが酸化し、細胞中の酵素が変質して、茶色くなってしまうのです。また、ビタミンCなど水に溶ける性質の栄養成分も、細かくカットすることで調理中に流出してしまいます。

トマトのみじん切り

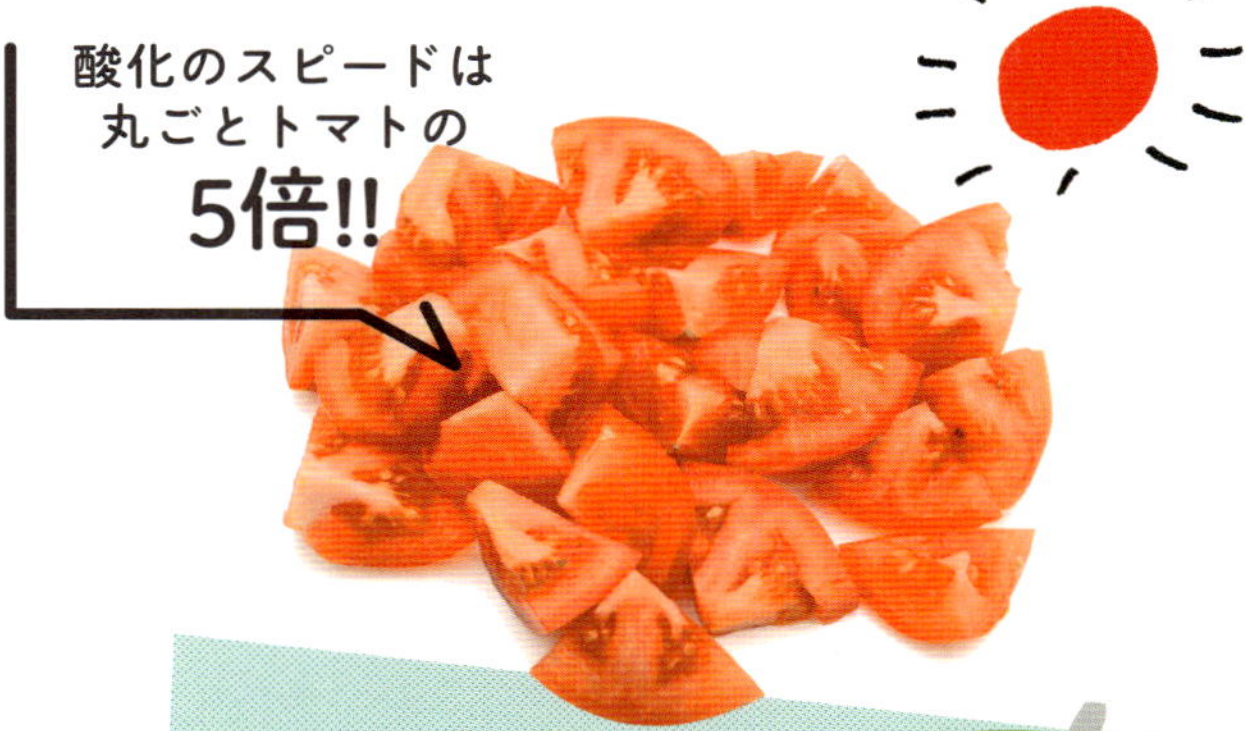

酸化のスピードは
丸ごとトマトの
5倍!!

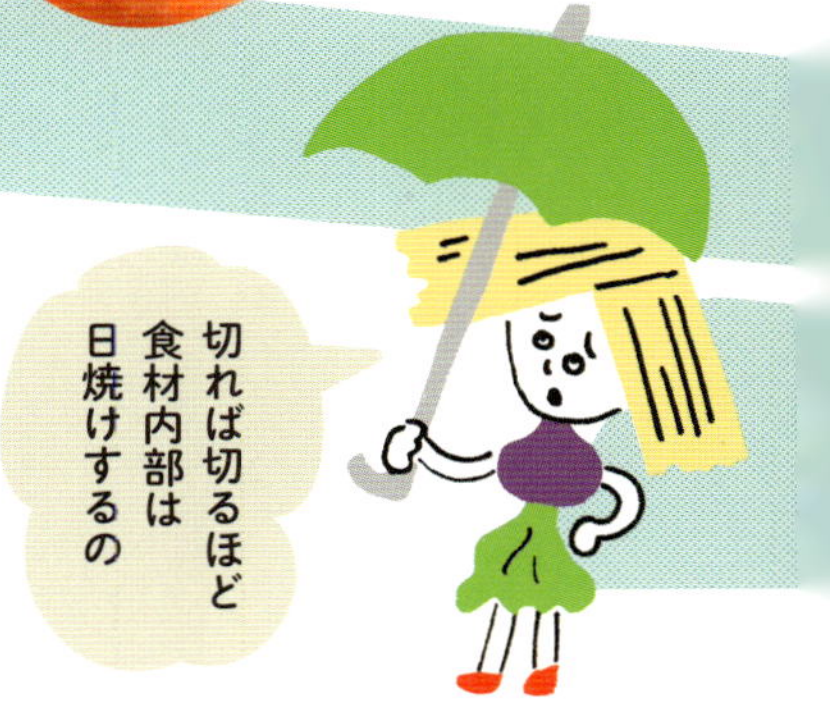

切れば切るほど
食材内部は
日焼けするの

あなどるなかれ。包丁の切れ味で、栄養をソンすることも!!

野菜などを細かく切ると、切り口から呼吸を始めます。野菜は呼吸ができないのもNGですが、呼吸頻度が多すぎると、そこからどんどん酸化が始まってしまうのです。みじん切りやせん切りにするなど、細かく切れば切るほど酸化物質が発生。丸ごとトマトと呼吸時に出るエチレンガスの量を比較すると、なんと5倍! また、包丁の素材は、鋼、セラミックなどがありますが、栄養の面から見るとステンレスだと食材が酸化しづらくおすすめです。なぜなら、切れる包丁と切れない包丁を比べると、切れない包丁では栄養が1/2にダウンするから。切れ味が悪くなってきたと感じたら、研ぎ直さないと、せっかくの食材の栄養が大幅にロスしてしまいます!

細かくすると酸化スピードが1.6倍に!

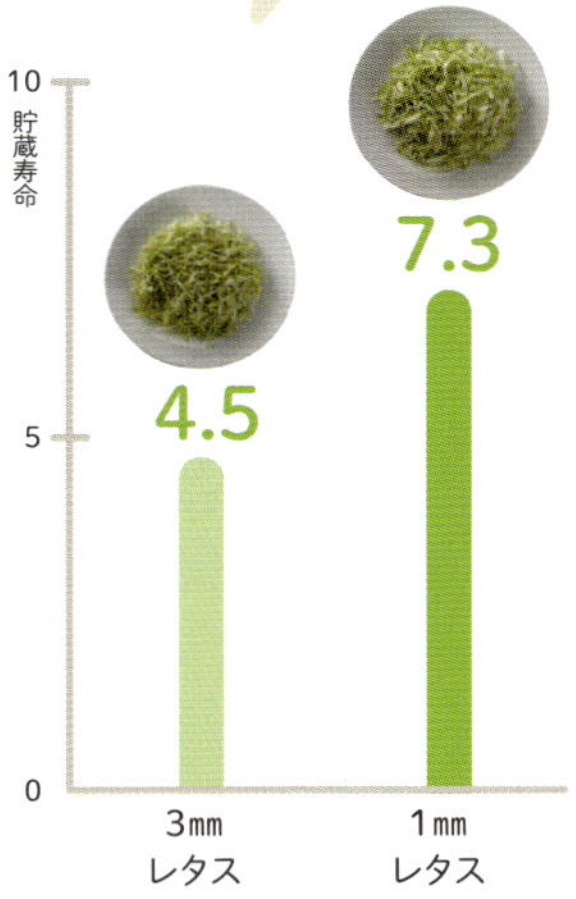

10
貯蔵寿命
5
0
4.5
7.3
3㎜ レタス
1㎜ レタス

1㎜と3㎜のせん切りレタスを比較した場合、細かく切ったほうが、呼吸数が増え、老化が加速します。

切れる包丁は野菜を2倍長持ちにさせる!

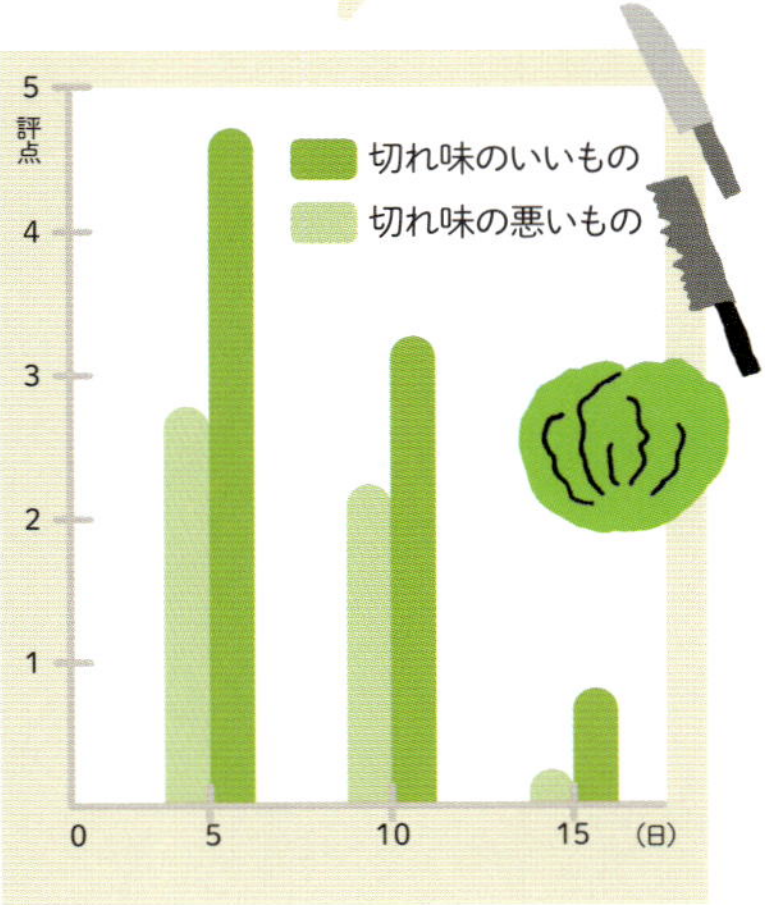

5
評点
4
3
2
1
0
5
10
15
(日)
切れ味のいいもの
切れ味の悪いもの

レタスを5㎝角にカットし5°Cに保持した時の鮮度を評価。切れ味の悪い刃でカットした場合は切れ味のよい刃と比較すると、悪化する日数が早く、しかも約半分の日数しかもちません。

VS ゆで

常識を過信しちゃダメ！
手順が変われば栄養素が変わる！

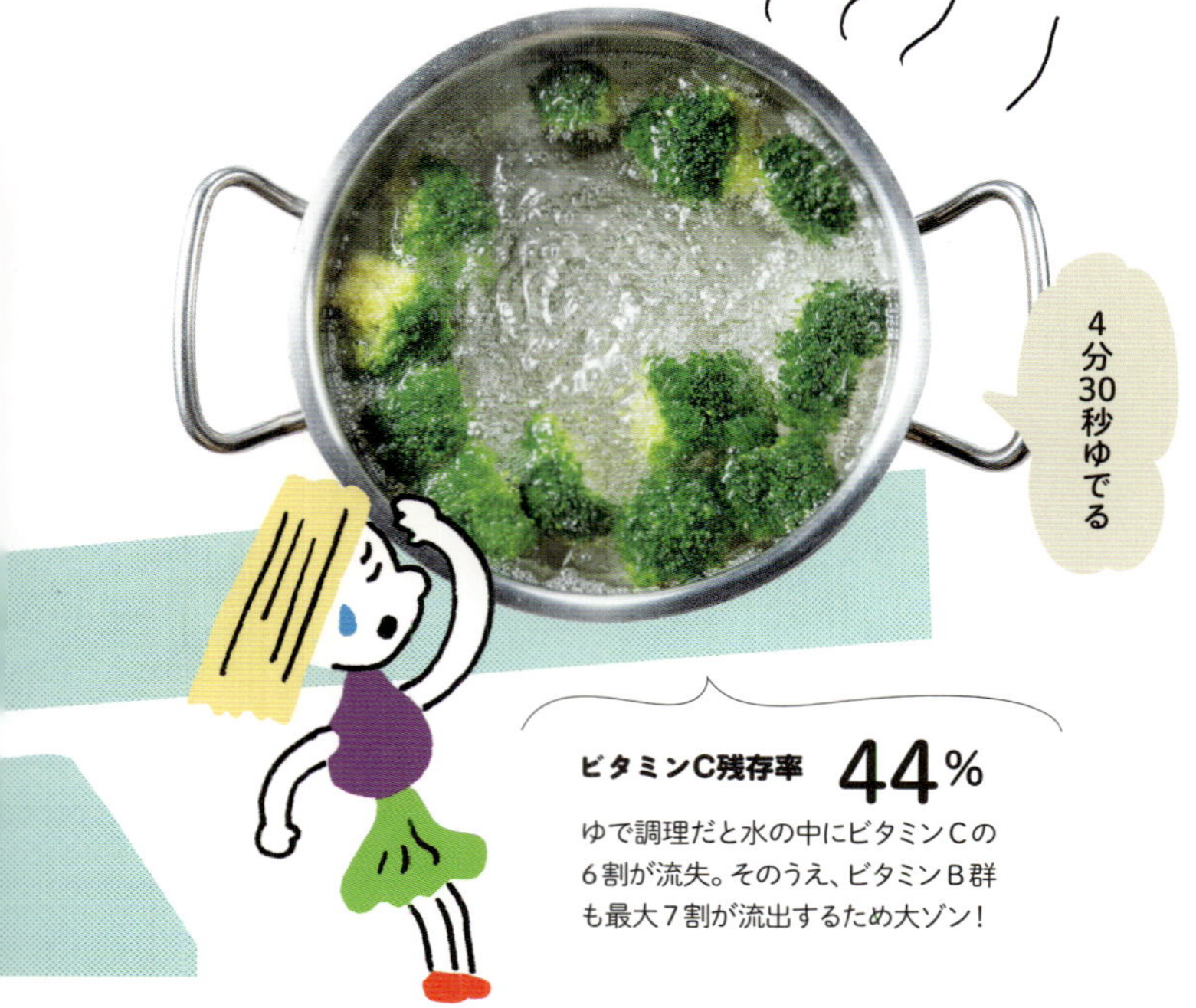
4分30秒ゆでる

ビタミンC残存率 44%

ゆで調理だと水の中にビタミンCの6割が流失。そのうえ、ビタミンB群も最大7割が流出するため大ゾン！

おいしさと食べやすさのために手間をかけすぎるのは時間も栄養ももったいない！

栄養ランキングで常にベスト10入りの優秀野菜、ブロッコリー。固くて生では食べられないため、加熱調理がマストですが、実は、食べやすく、柔わらかくなるまでゆでてしまうともったいないことに！ゆで調理だと、ビタミンやβ-カロテンが流失。とくにビタミンCは生より6割も損失します！ でも、電子レンジの調理なら、ビタミン類の減少は1割以下に抑えられます。もし、ブロッコリーをゆでていたとしたら調理の方法で、ブロッコリーの栄養を6割ちかく捨てていたのかもしれません!!

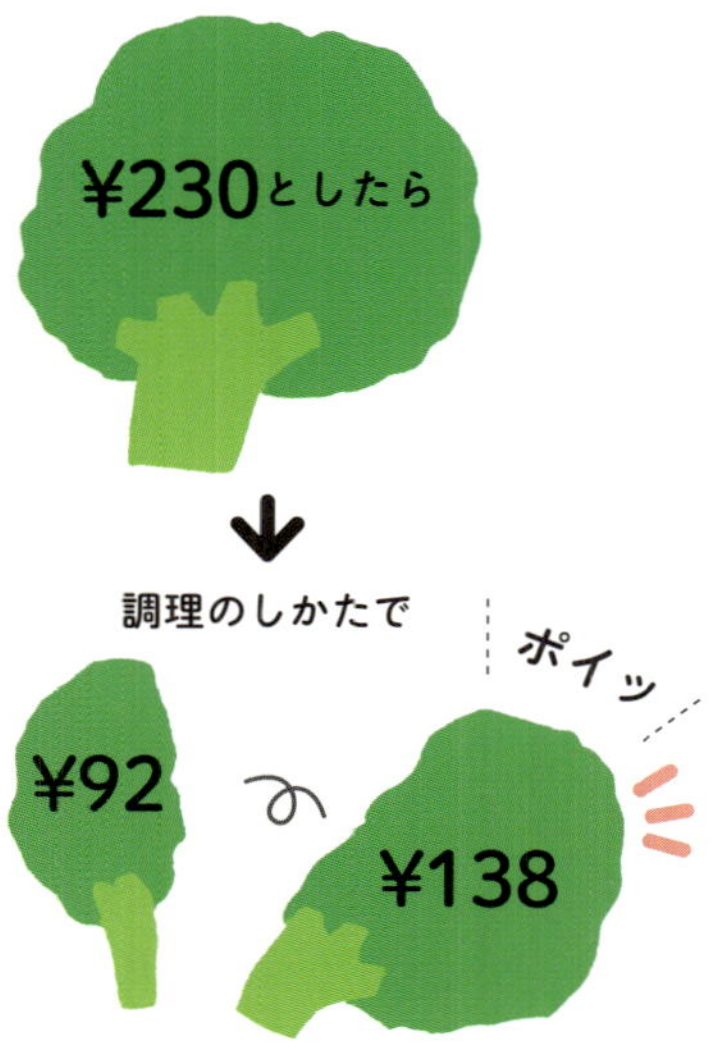
ブロッコリー…1コ
¥230としたら
調理のしかたで
¥92
ポイッ
¥138

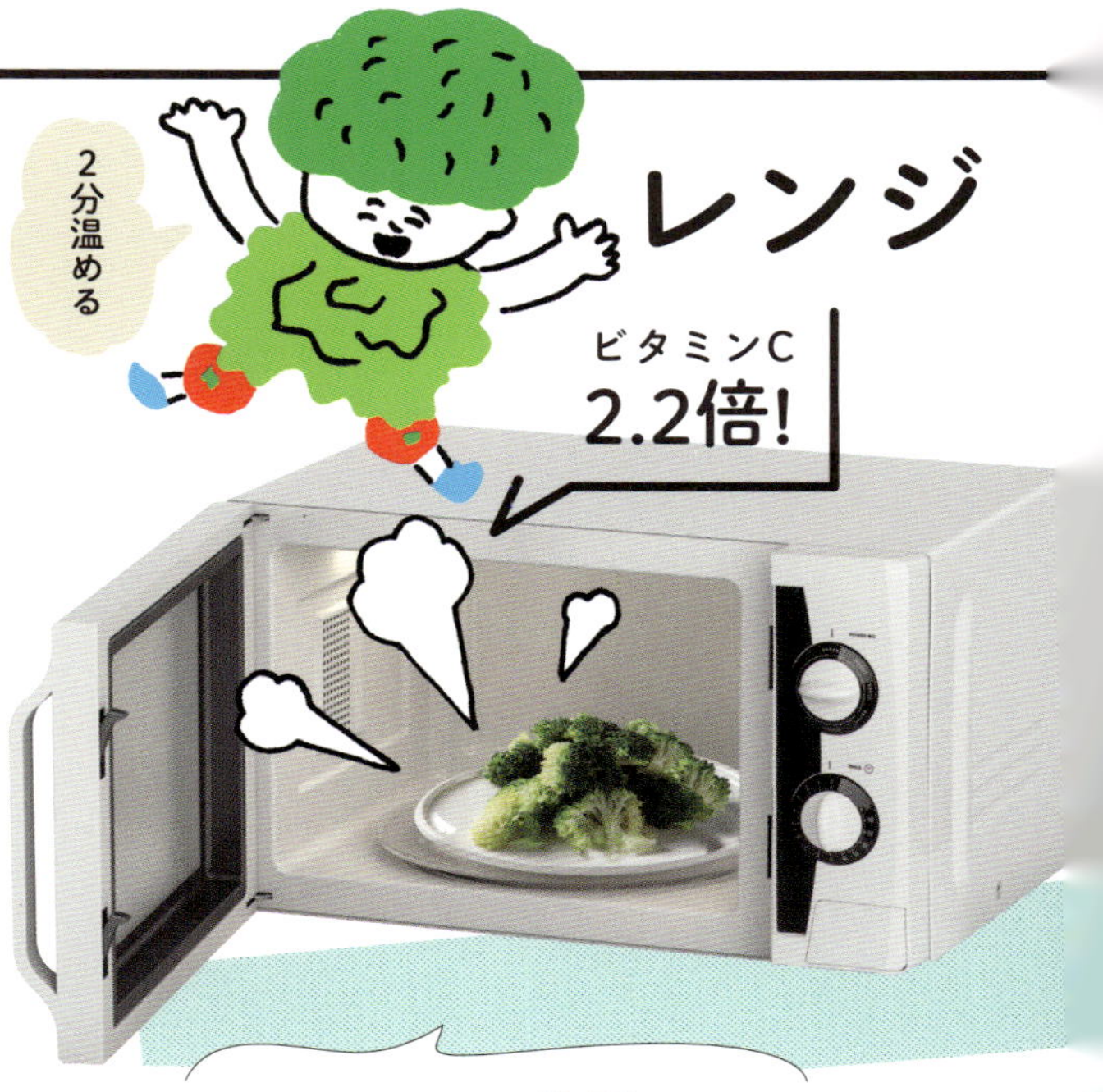
2分温める
レンジ
ビタミンC
2.2倍!

調理のしかたでビタミンCが約6割もソン!!

ブロッコリーの場合、ビタミンCだけではなく、ビタミンB群や抗がん物質・スルフォラファンなども豊富。これらの成分も、水分加熱に弱いのでゆで調理には注意を!

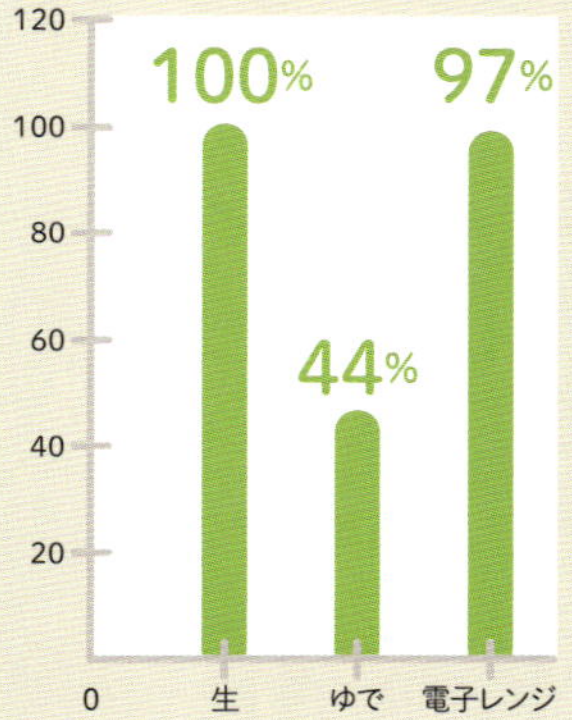
120
100
80
60
40
20
0
100%
44%
97%
生
ゆで
電子レンジ

ビタミンC残存率 97%

電子レンジ調理ならビタミンCが9割! ビタミンB群も7〜9割残存。

卑弥呼の時代×現代食対決

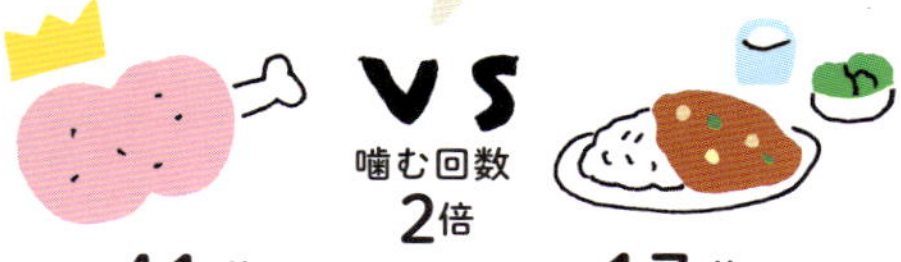
VS
噛む回数
2倍

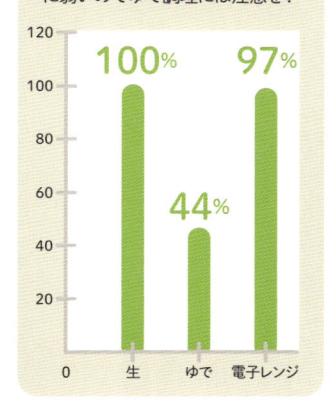

41分

噛む回数は2000回以上

17分

噛む回数は1000回以下

卑弥呼時代の食事にかかる時間は平均41分。一方、カレーライスにブロッコリーのサラダとヨーグルトという平均的な現代食だと17分。咀嚼回数も、卑弥呼時代のほうが2倍も上回ることに。

キャベツ対決

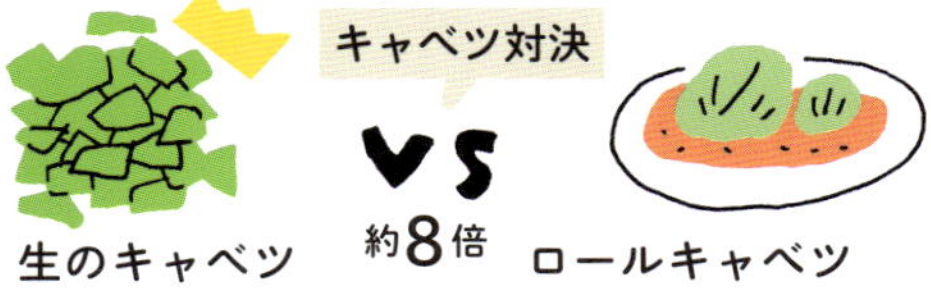
VS
約8倍

生のキャベツ

噛む回数は82回!

ロールキャベツ

噛む回数は10回ほど

食材の加熱方法によっても、咀嚼回数は大きく変化。噛む力が落ちると食べにくくなるだけでなく摂取できる栄養素も少なくなります。

噛みやすさ、食べやすさだけを追求すると17歳から「噛む力」が減少

現代の食生活は、柔らかいものが多く、咀嚼回数が減少しています。その回数は、昭和初期と比べて1/2、弥生時代と比較すると1/6にまで減っています。15年前の調査では男女ともに噛む力が17歳でピークを迎えるというデータも。だから、噛む力は常に鍛える必要があるのです。咀嚼力は栄養吸収にもつながり、丸ごと飲み込むより、咀嚼したほうが3倍栄養の吸収力がアップします。だから、細かく切りすぎない、加熱で柔らかくしすぎないことで、口の仕事を残すことは栄養吸収のうえでも、とても大事です。

10割レシピの道

スーパーの食材選びから！

調理だけじゃない！　スーパーの食材選びから、
すでに10割レシピは始まっているのです

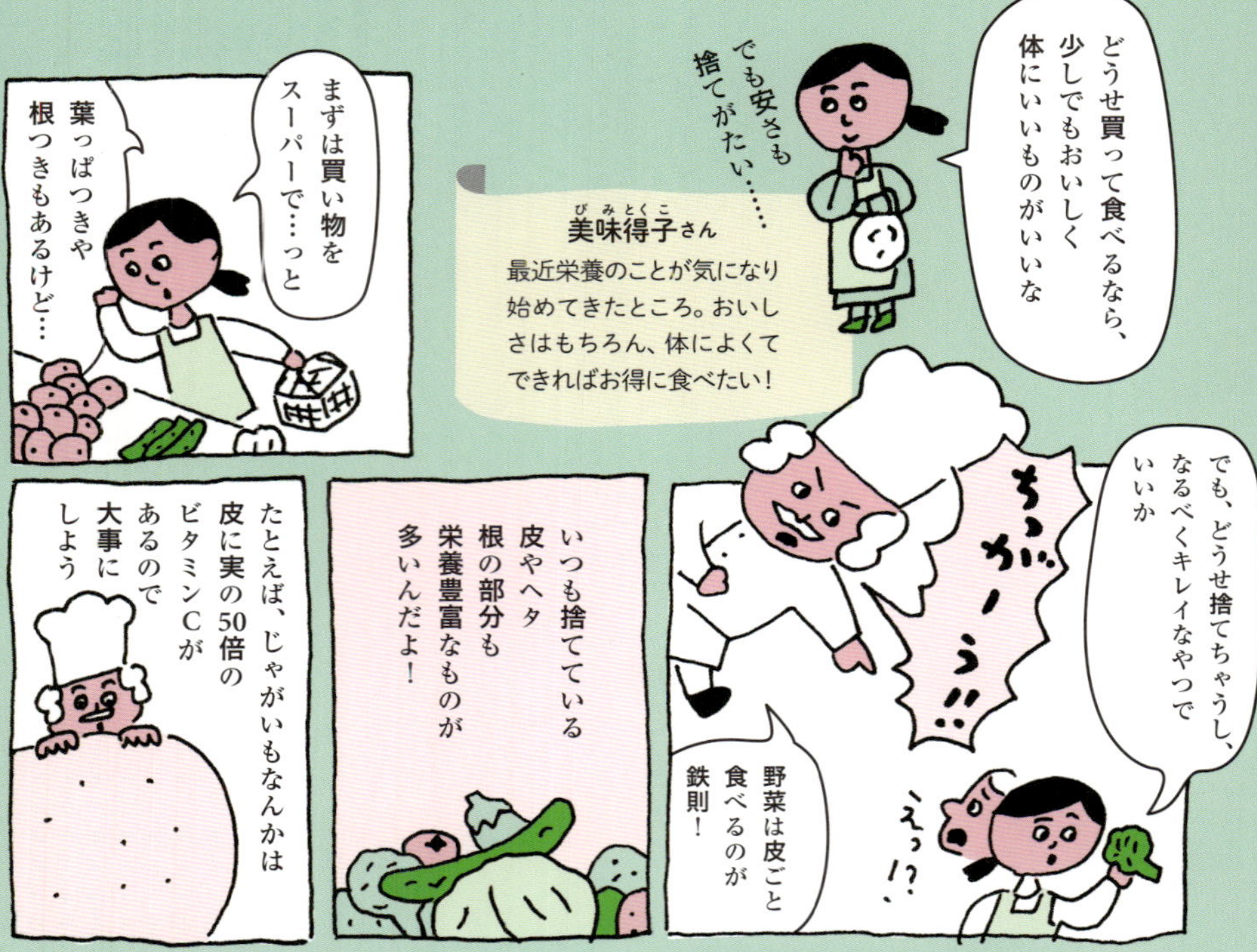

どうせ買って食べるなら、少しでもおいしく体にいいものがいいな
でも安さも捨てがたい……
美《び》味《み》得《とく》子《こ》さん
最近栄養のことが気になり始めてきたところ。おいしさはもちろん、体によくてできればお得に食べたい！
まずは買い物をスーパーで…っと
葉っぱつきや根つきもあるけど…
でも、どうせ捨てちゃうし、なるべくキレイなやつでいいか
ちがーう!!
えっ!?
野菜は皮ごと食べるのが鉄則！
いつも捨てている皮やヘタ根の部分も栄養豊富なものが多いんだよ！
たとえば、じゃがいもなんかは皮に実の50倍のビタミンCがあるので大事にしよう

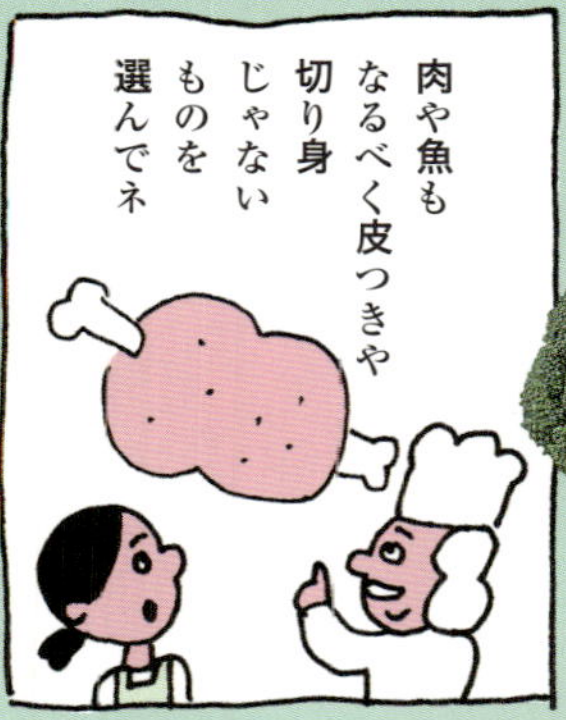

買うときは皮や根、葉など栽培時に近いものを!!
肉や魚もなるべく皮つきや切り身じゃないものを選んでネ

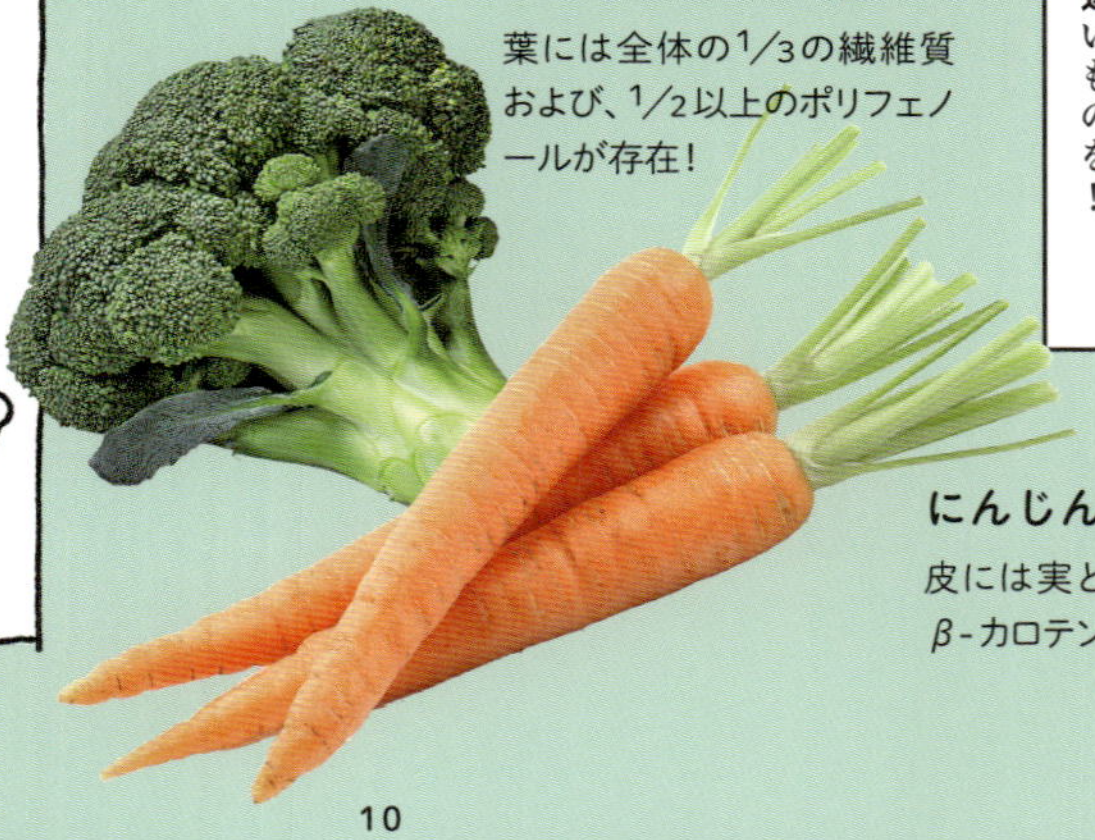

ブロッコリーの葉

葉には全体の1/3の繊維質および、1/2以上のポリフェノールが存在！

にんじんの皮

皮には実と同量以上のβ-カロテンが！

洗い方でも栄養ロスしない!

調理の下準備にもコツがあります。
キレイに洗って皮ごとが基本!

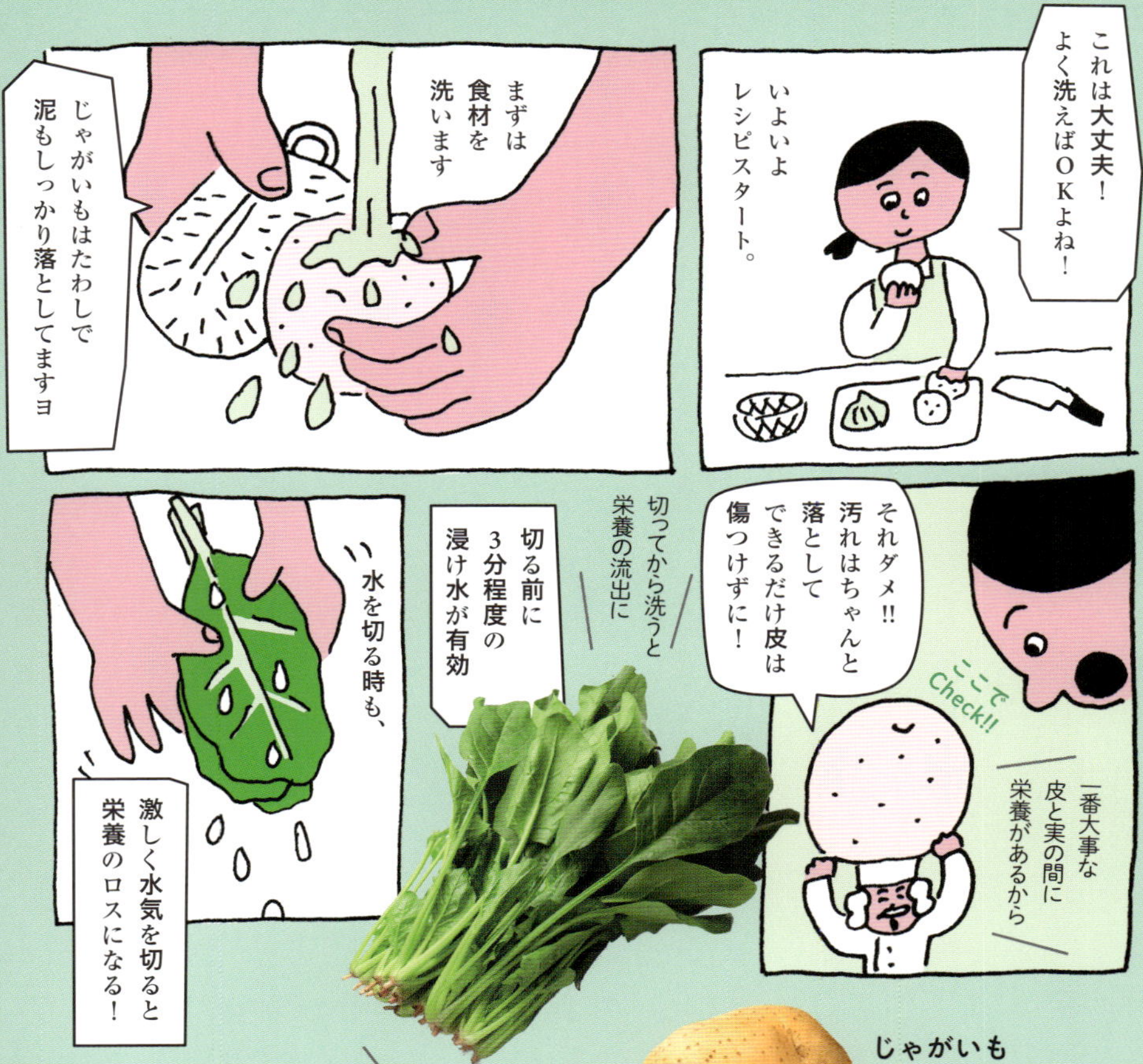

いよいよレシピスタート。
これは大丈夫!よく洗えばOKよね!
まずは食材を洗います
じゃがいもはたわしで泥もしっかり落としてますヨ
それダメ!!汚れはちゃんと落としてできるだけ皮は傷つけずに!
ここでCheck!!
一番大事な皮と実の間に栄養があるから
切ってから洗うと栄養の流出に
切る前に3分程度の浸け水が有効
水を切る時も、
激しく水気を切ると栄養のロスになる!

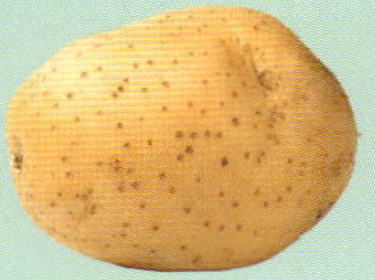

じゃがいも
キレイに洗って皮ごと!
芽は取り除く。

皮は丁寧に!

れんこん
皮も節も残して!

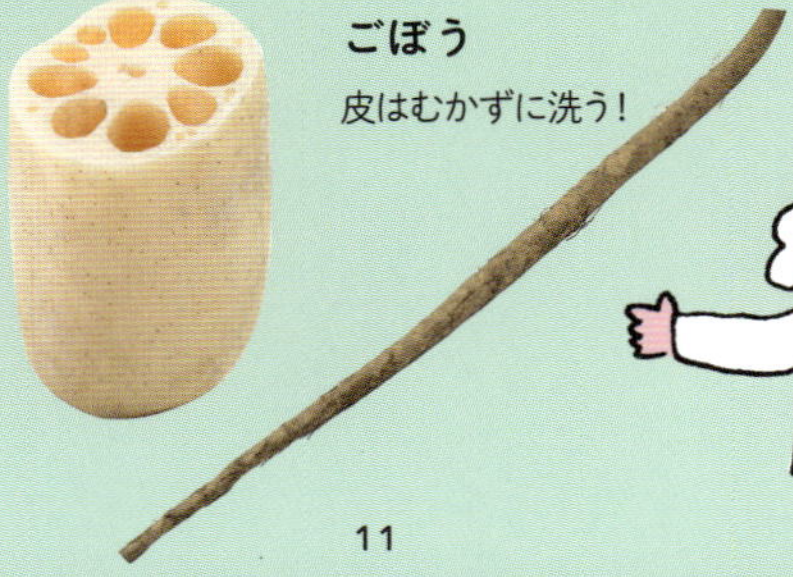

野菜洗いグローブ
こするだけで洗える
グローブがおすすめ!

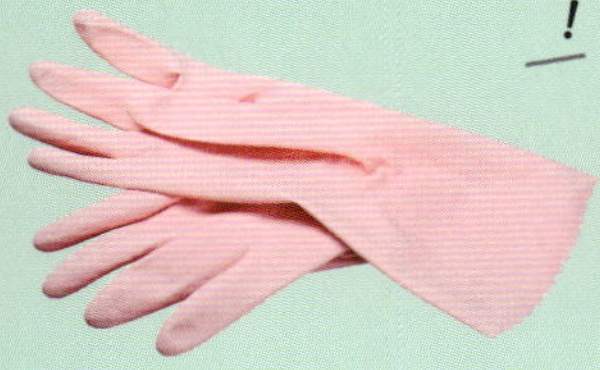

ごぼう
皮はむかずに洗う!

なるほど!

使う包丁で栄養がロスする！

切り方ひとつでも栄養は増えたり減ったり……。
切れない包丁は大ゾンのモトです！

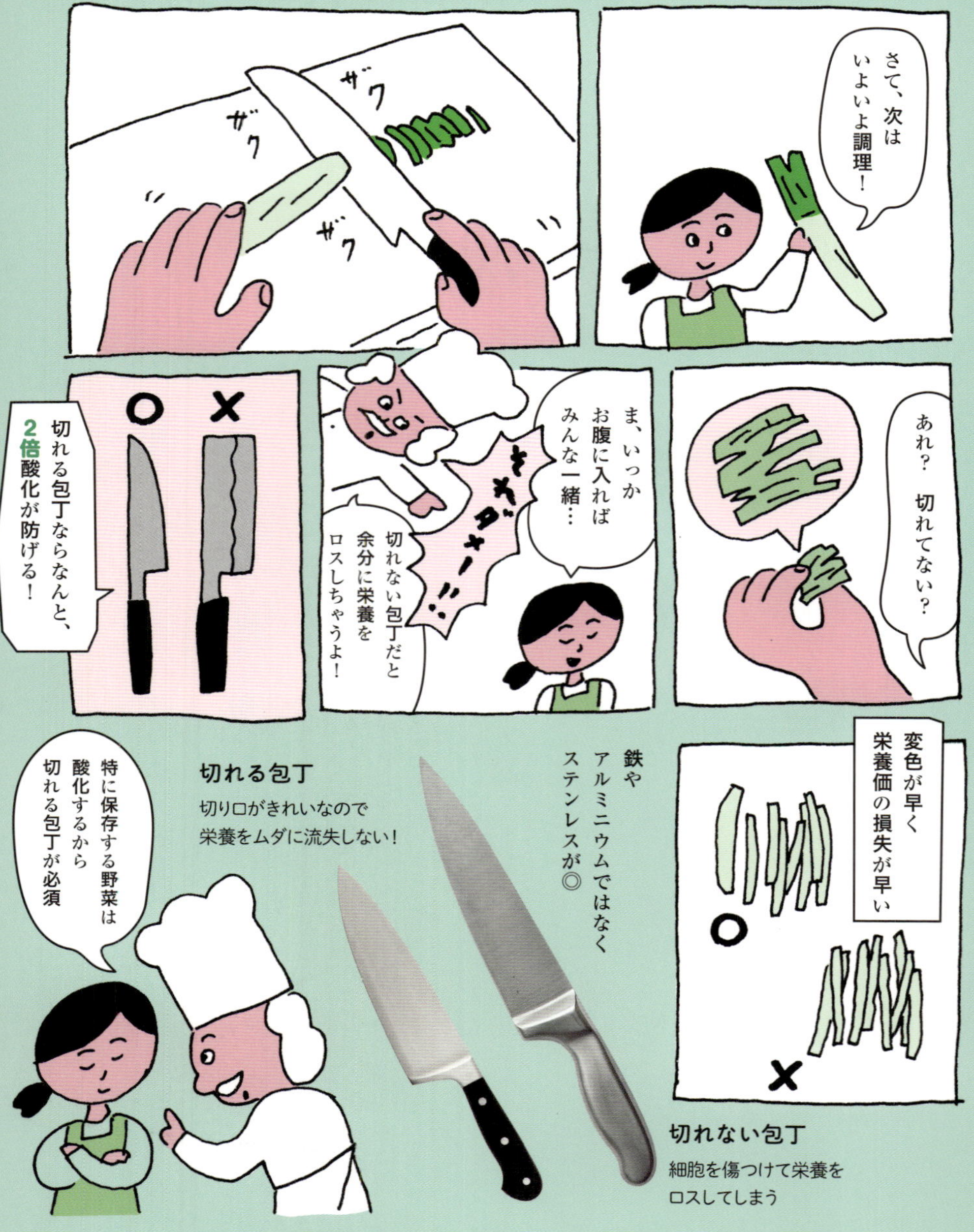

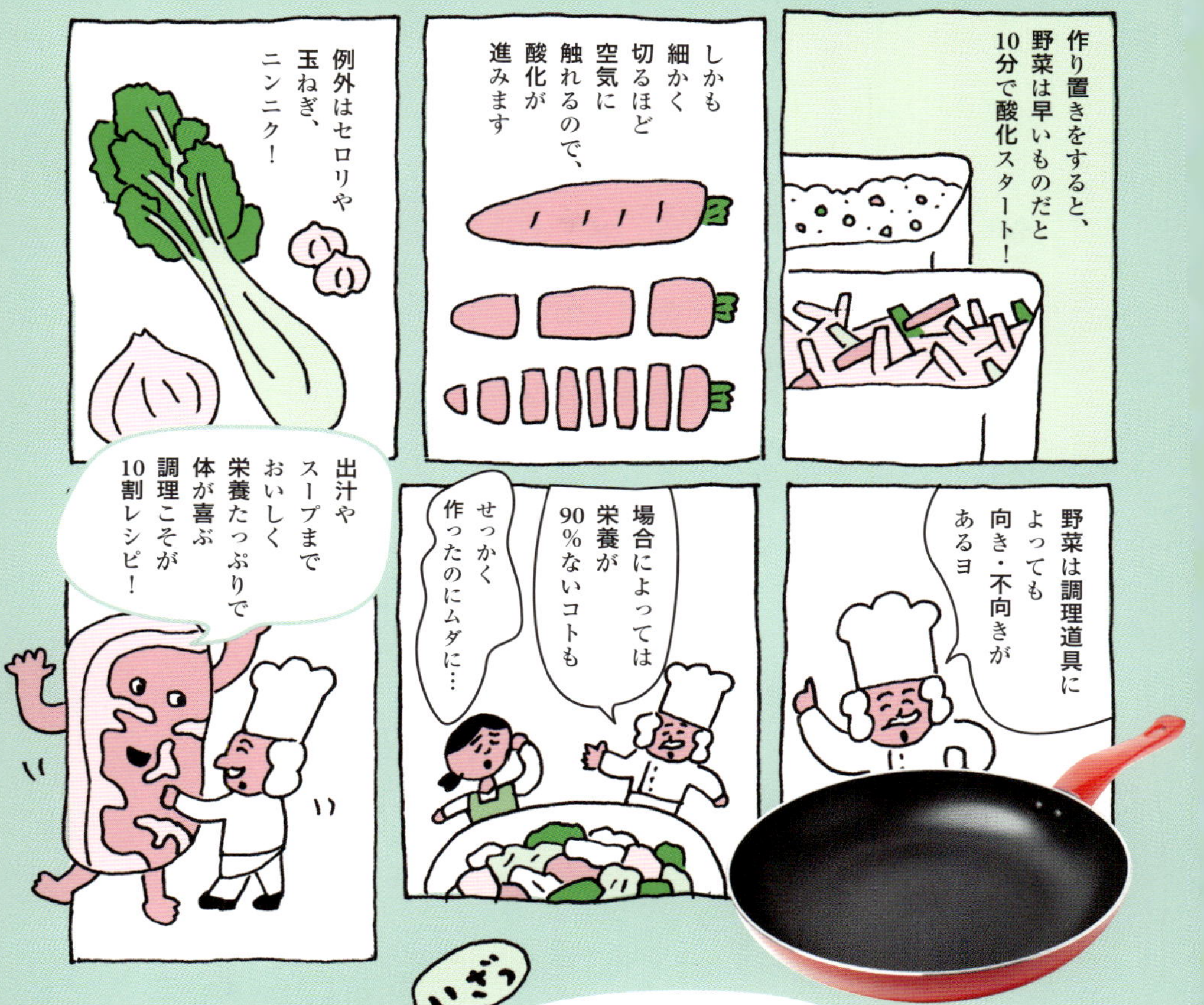
作り置きをすると、野菜は早いものだと10分で酸化スタート!
しかも細かく切るほど空気に触れるので、酸化が進みます
例外はセロリや玉ねぎ、ニンニク!
野菜は調理道具によっても向き・不向きがあるヨ
場合によっては栄養が90%ないコトも
せっかく作ったのにムダに…
出汁やスープまでおいしく栄養たっぷりで体が喜ぶ調理こそが10割レシピ!

いざっ

準備のための3つのお約束!!

1 時短で調理

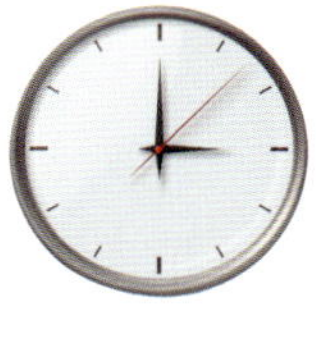

調理に長い時間をかけすぎたり、加熱しすぎるとビタミン、ミネラルがどんどん消失します。

2 素材を丸ごと

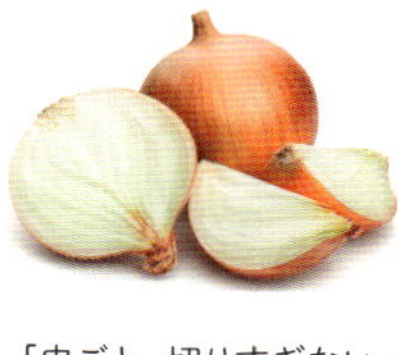

「皮ごと、切りすぎない」が基本!ただし切ったほうがいい食材もあるので、特徴に合わせて。

3 栄養がしっかり体に届くように

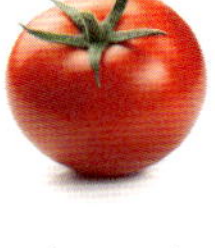

食材によって、生でも吸収できるもの、加熱しないと効果的に摂れないものなどがあります。

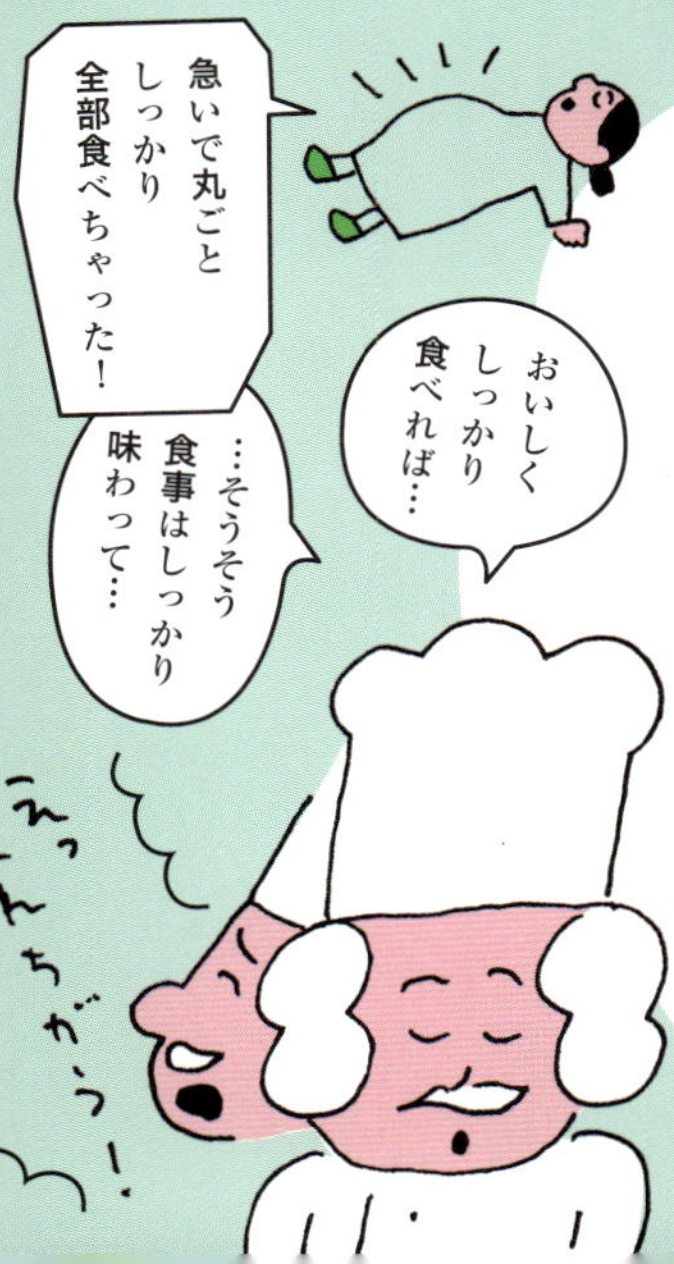
急いで丸ごとしっかり全部食べちゃった!
おいしくしっかり食べれば…
…そうそう食事はしっかり味わって…
えっそれちがう!

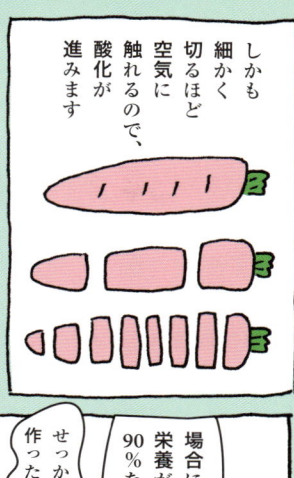

目次

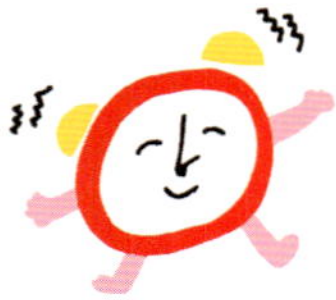

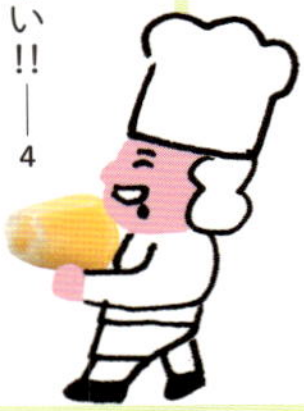

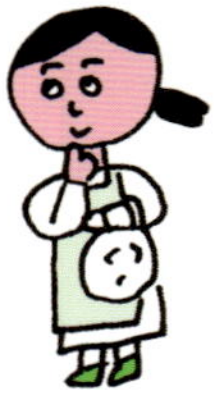

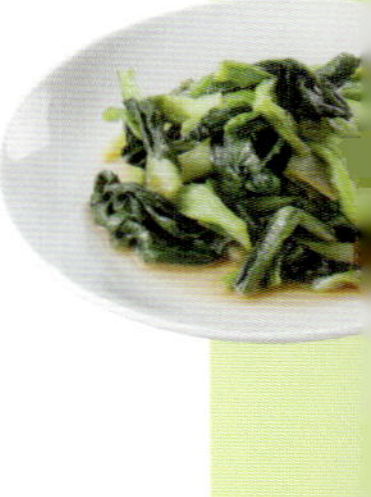

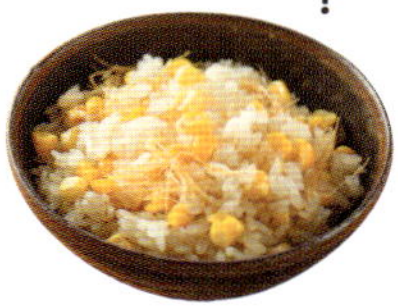

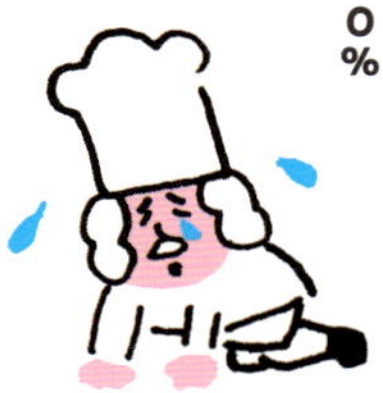

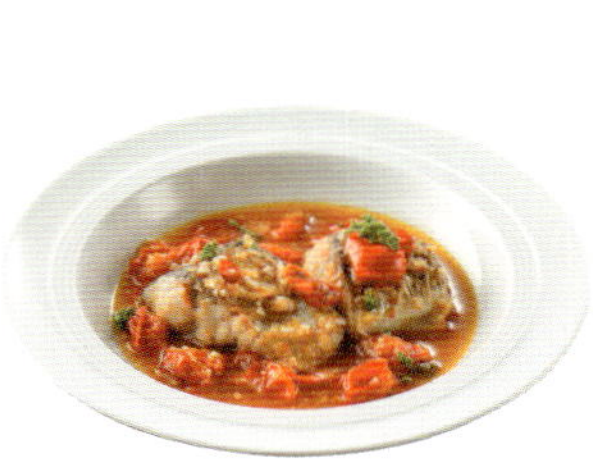

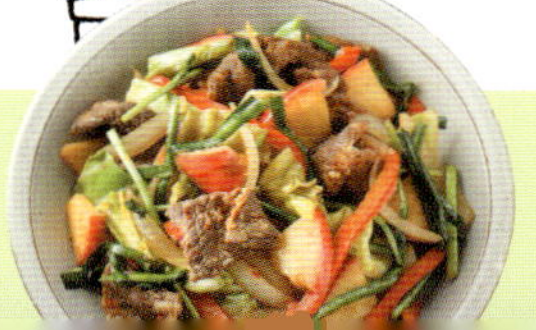

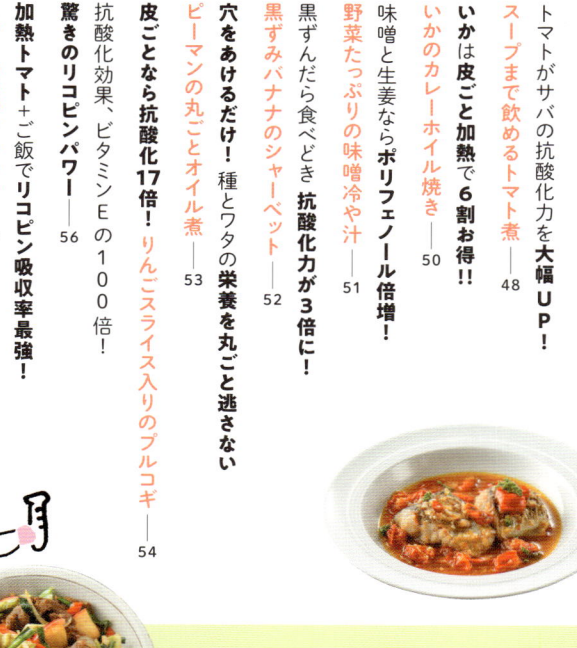

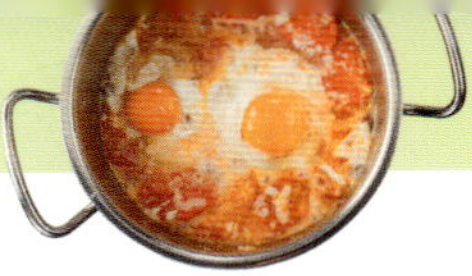

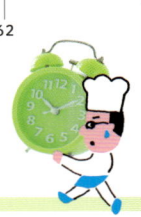

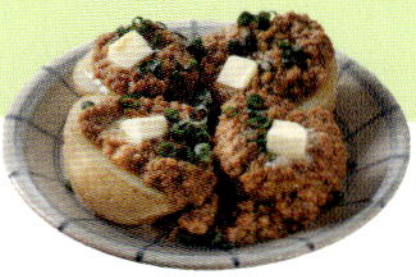

4 Chapter

やりすぎそれダメ

おはしょりこそ カラダが喜ぶ10割レシピ

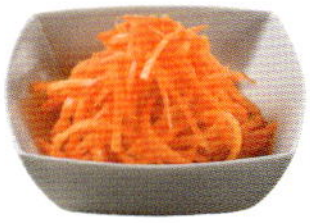

5 Chapter

知っているつもり？

王道レシピの新常識

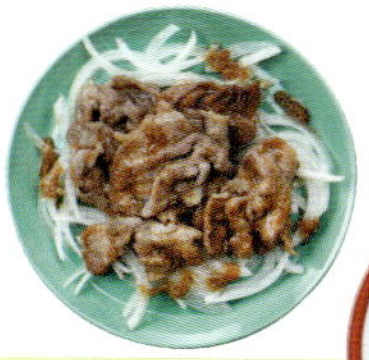

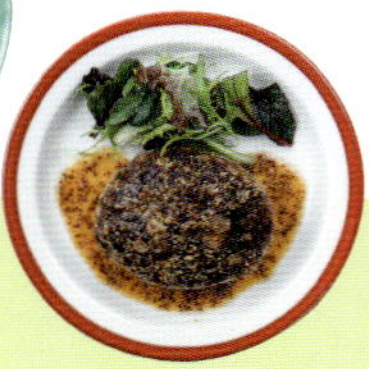

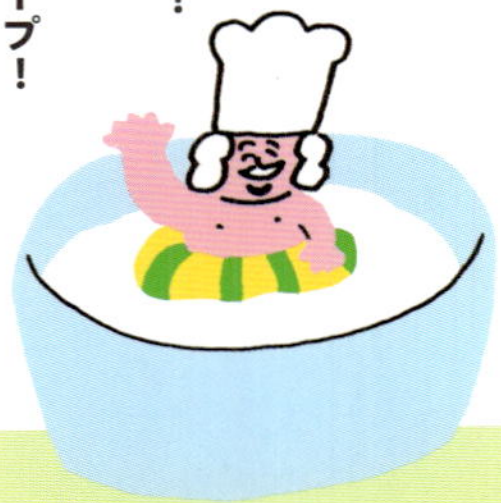

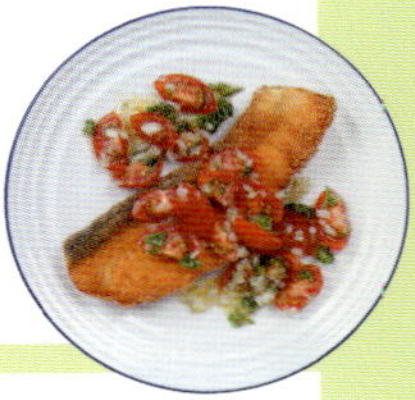

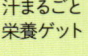

Column Nutritional change

アイコンの見方

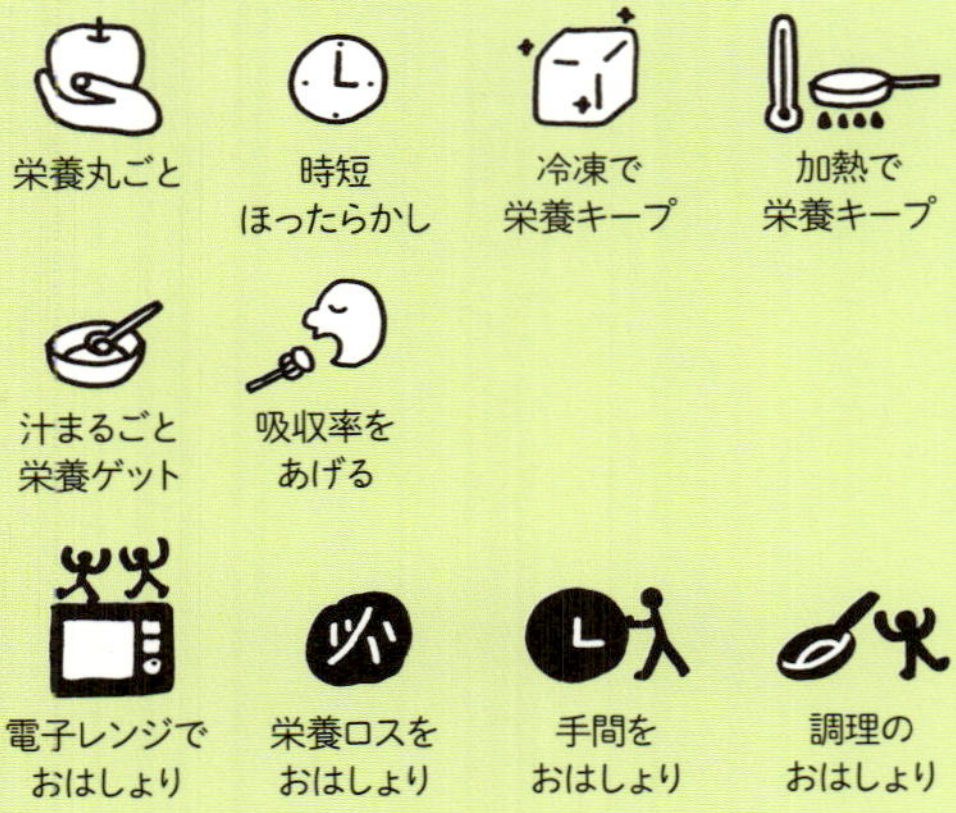
栄養丸ごと
時短
ほったらかし
冷凍で
栄養キープ
加熱で
栄養キープ
汁まるごと
栄養ゲット
吸収率を
あげる
電子レンジで
おはしょり
栄養ロスを
おはしょり
手間を
おはしょり
調理の
おはしょり

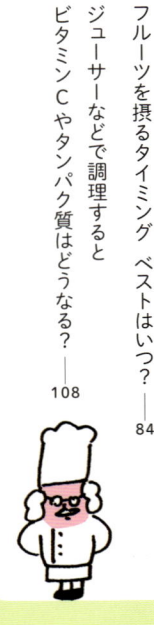

注意……エビデンスは厳正に調査したものに基づいておりますが、食材が収穫される季節や大きさ、個人の吸収能力などにより誤差が生じます。あくまでひとつの目安としてご参考にしてください。

●レシピについて

・小さじ1は5ml、大さじ1は15ml、1カップは200mlです。

・電子レンジの加熱時間は600Wのものを基準にしています。機種やメーカーによって差があるので、様子を見ながら調理してください。

Chapter 1

栄養とりこぼしゼロ

全部丸ごと食べて10割レシピ

皮ごと、根ごと、葉っぱごと。
いつも捨てている部分を
おいしく丸ごと食べたり、
そのままでは少ししか
吸収できない栄養を、
調理のコツでたくさん摂れるようにする。
食材を丸ごと、ムダなく食べられる
そんな栄養10割のレシピが大集合です！

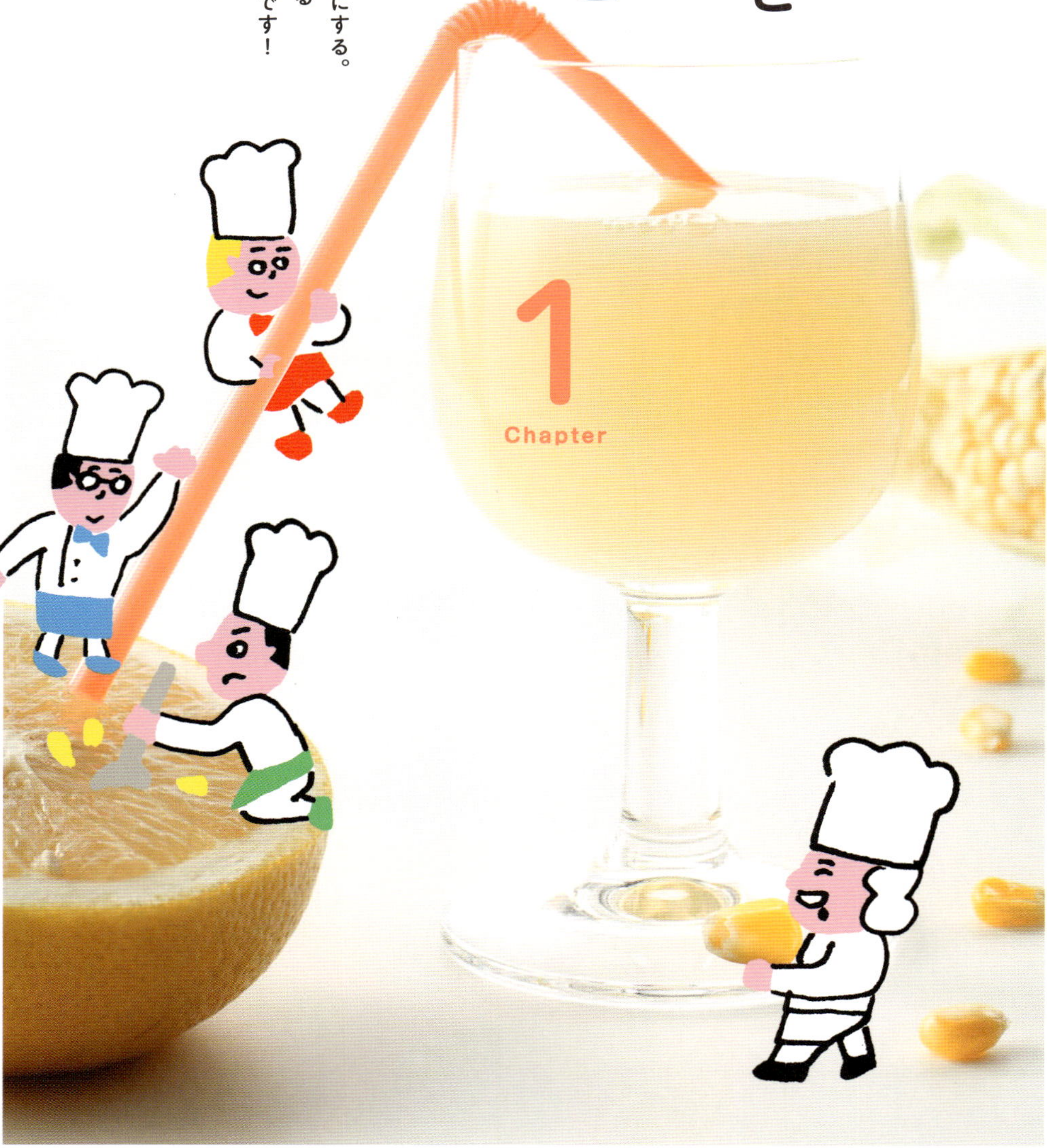

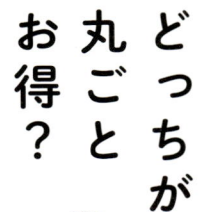

どっちが丸ごとお得？

S 丸ごとピーマン

ビタミンC
1.4倍お得!!

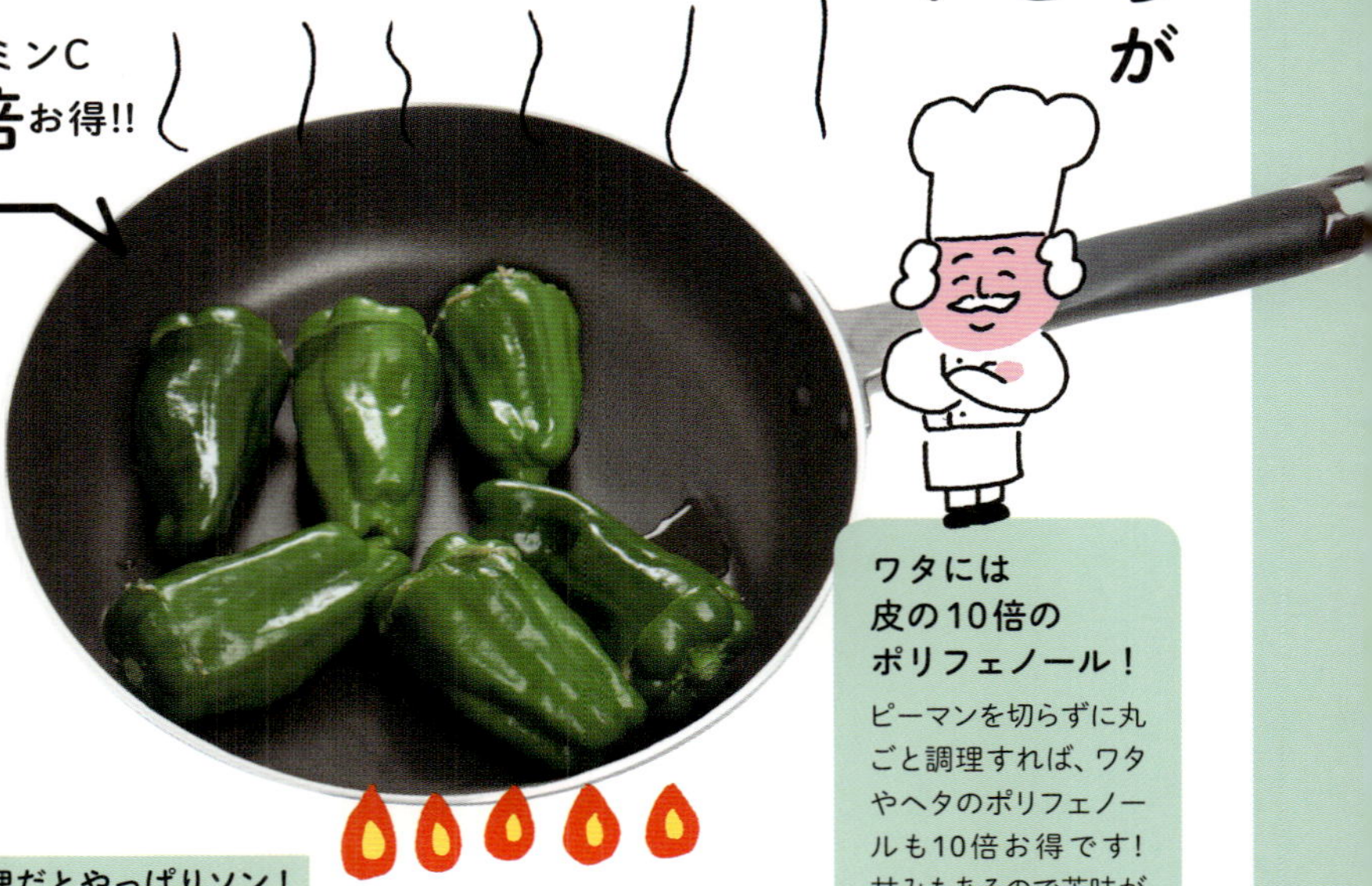

ワタには皮の10倍のポリフェノール！

ピーマンを切らずに丸ごと調理すれば、ワタやヘタのポリフェノールも10倍お得です！甘みもあるので苦味が苦手な人もお試しを。

切って調理だとやっぱりソン！

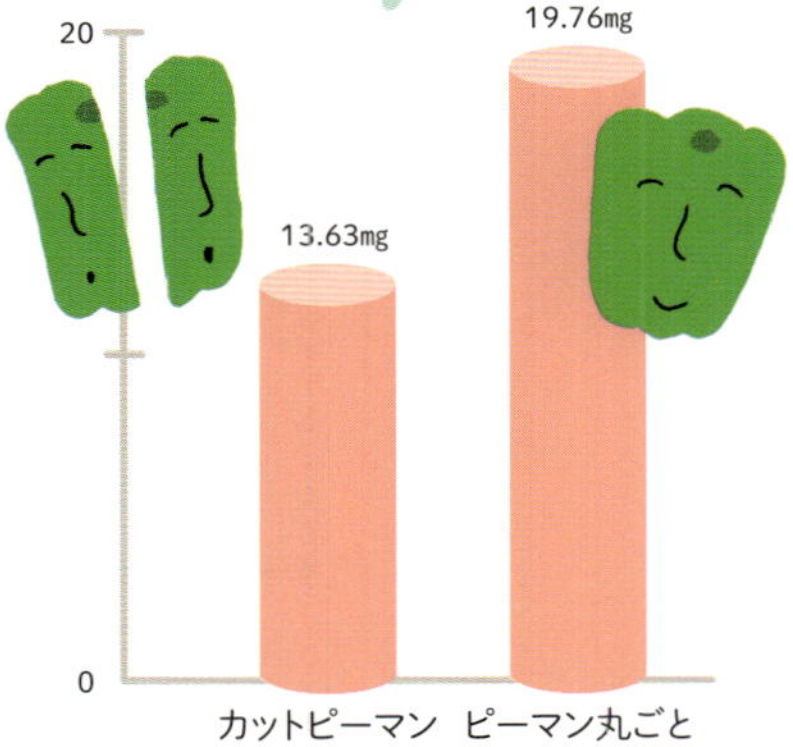
20
0
13.63mg
19.76mg
カットピーマン
ピーマン丸ごと

せん切りにしてから炒めた場合、ビタミンCは1.4倍ソン。ヘタやワタを捨てると、さらにソンします!!

ピーマンを細かく刻むとミネラルが最大50%ダウン！

レモンの2倍のビタミンCを含むピーマン。せん切りや輪切りなど、切ってから調理することの多い食材です。しかし、ピーマンの豊富なビタミンCやミネラルは、カットすることで1／3近く流出してしまいます。ピーマンは細かく刻むと細胞が傷つき、苦味成分が飛び出しやすくなります。でも、丸ごと調理なら苦味が出づらく、栄養面だけでなくおいしさも◎。刻む手間をカットすれば栄養もおいしさもロスなしです！

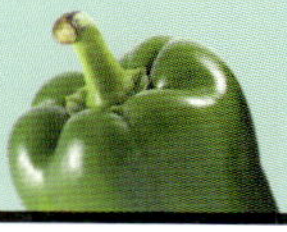

β-カロテン、ビタミンE、ビタミンKなどは油と一緒に、ビタミンB群やビタミンCは加熱に要注意。食材を知れば10割レシピでロスなく調理できます。

切った ピーマン

V

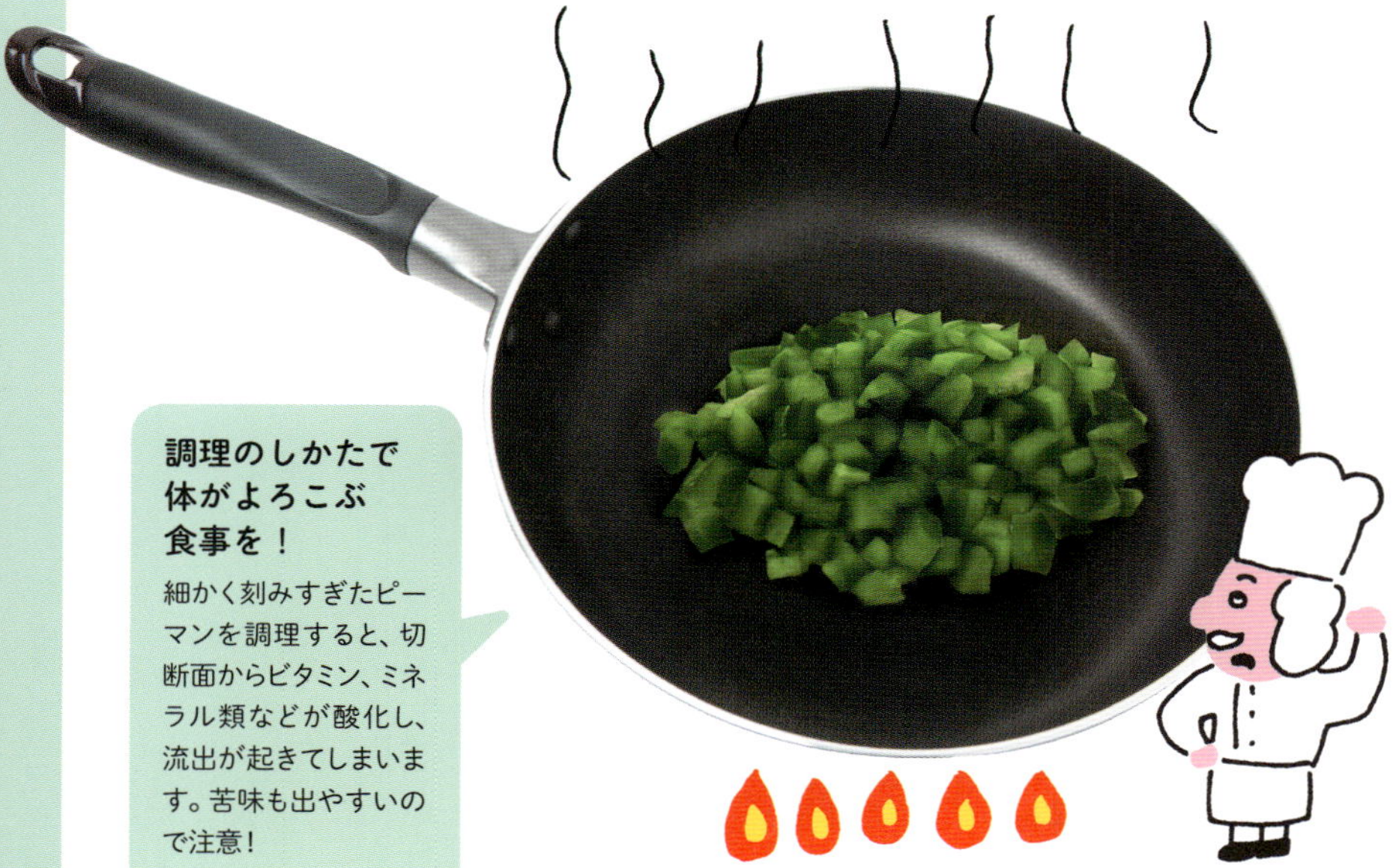

調理のしかたで体がよろこぶ食事を！

細かく刻みすぎたピーマンを調理すると、切断面からビタミン、ミネラル類などが酸化し、流出が起きてしまいます。苦味も出やすいので注意！

油で調理するだけでさらに10倍も吸収率UP！

ピーマンなどの緑黄色野菜に含まれるβ-カロテン。体内でビタミンAに変わり、美肌や風邪予防につながる栄養素です。β-カロテンは水には溶けず、油に溶ける性質なので、油のある、なしで吸収率は最大10倍も違います。ピーマンには、同じく油に溶けるビタミンEも豊富。抗酸化作用があるので、油と一緒に摂って吸収率を上げて。食材は調理法で栄養&吸収の損得が大きく変わるので、チェックが大事！

β-カロテン吸収率10倍！

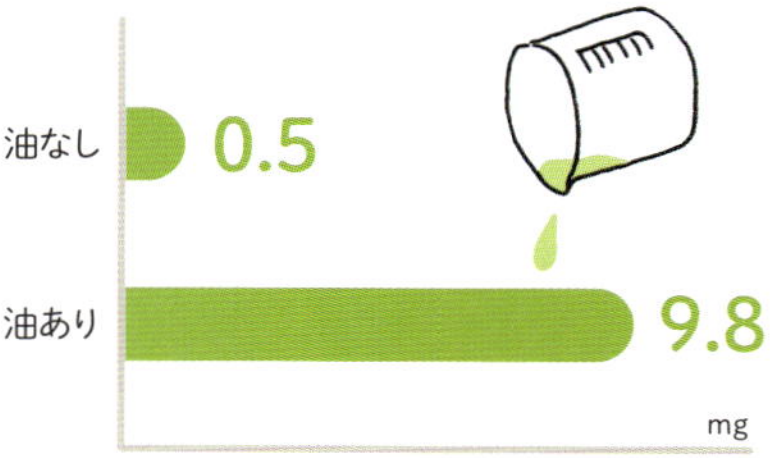

脂溶性のβ-カロテンは、油と一緒に摂ることで大幅に吸収率がアップします。7倍から、最大で10倍近くになるというデータも。

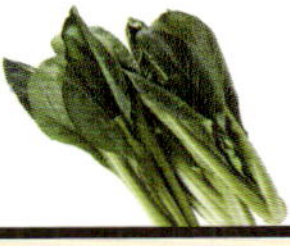

冷凍小松菜の卵とじ

材料(2人分)

冷凍小松菜…100g
豚コマ肉(小麦粉をまぶす)…50g
小麦粉…小さじ1
A 水…1/2カップ
　塩…小さじ1/2
　みりん…大さじ1
卵(ボウルなどに割りほぐす)…2個
ごま油…少々
一味唐辛子…少々

冷凍保存で100%キープ

ビタミンは
冷凍と卵で
二重に閉じ込めて

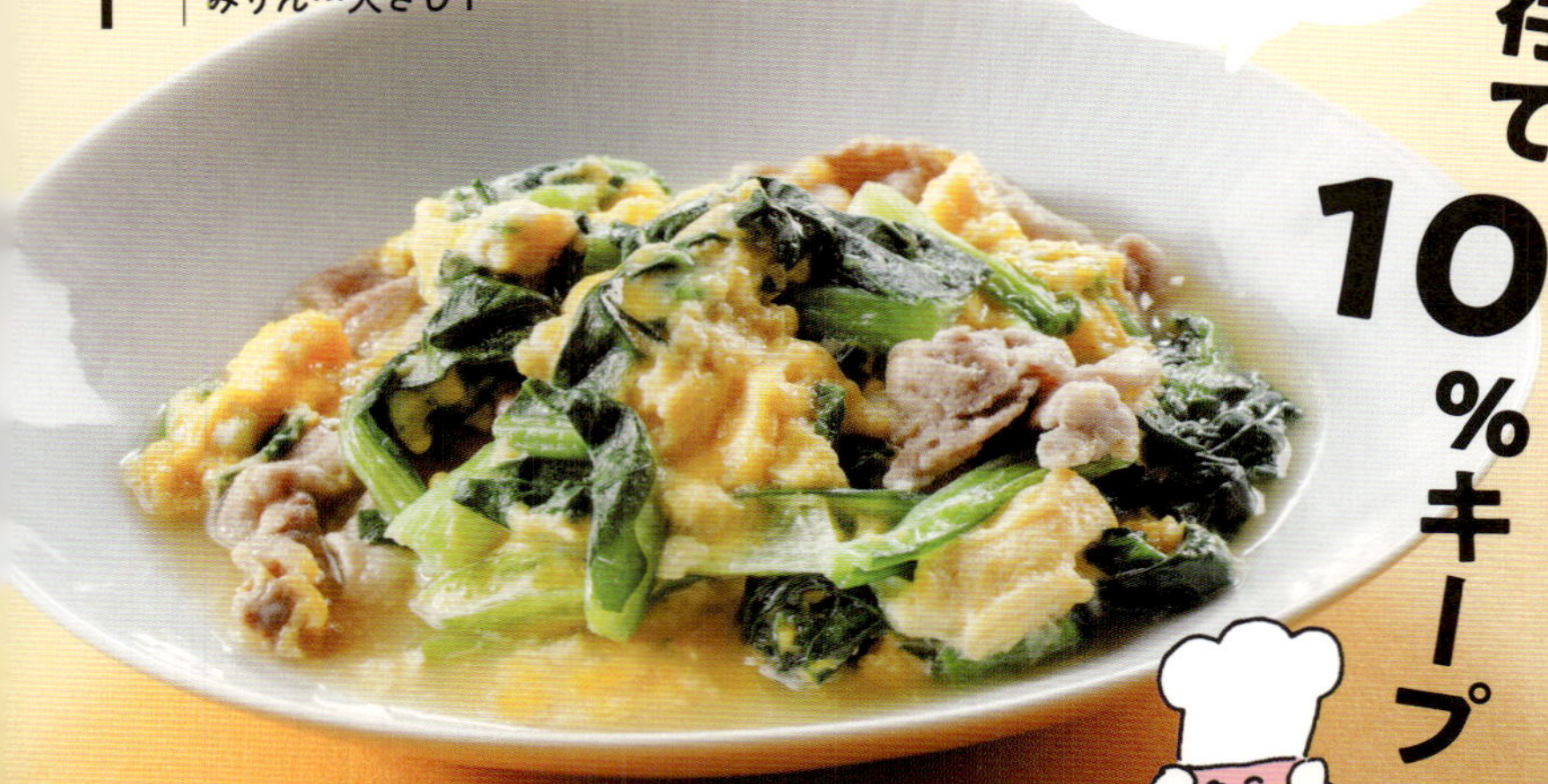

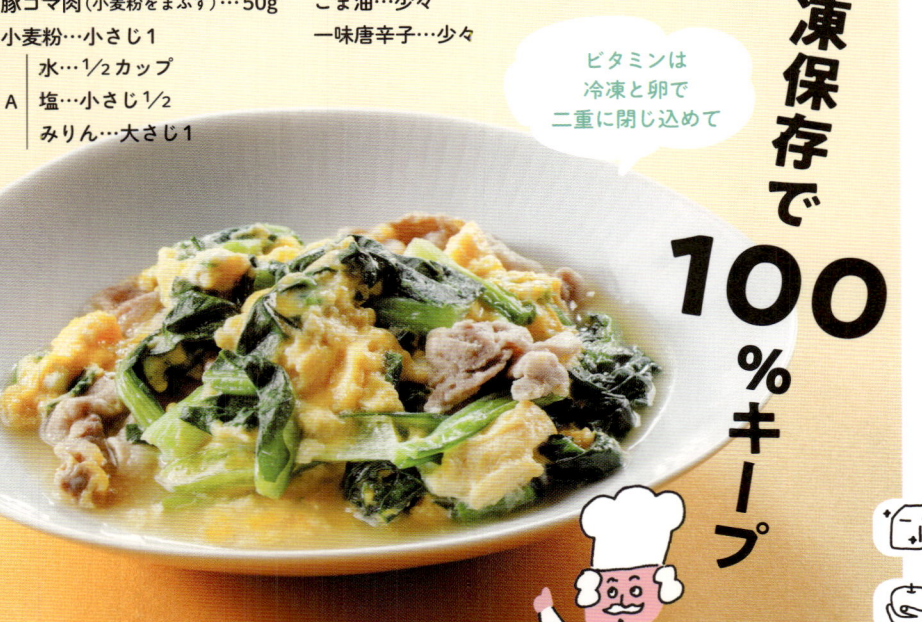

調理のコツ

冷凍なら100%キープ! ゆでると5割が流出します

小松菜は収穫されると自分自身の栄養を使って成長するため、日ごとに栄養価が下がり傷みが早い野菜です。そのため、いかに食べるまでに鮮度をキープできるかがポイント。室温だと、4日目にはビタミンCは16%しか残りませんが、冷凍なら買ったときのビタミンCの残存量を4日間はキープ、1週間でも6割近くを保ちます。ビタミンCは1日で20%減るので、保存には注意して。

○ 保存バッグで冷凍

× ラップして冷蔵

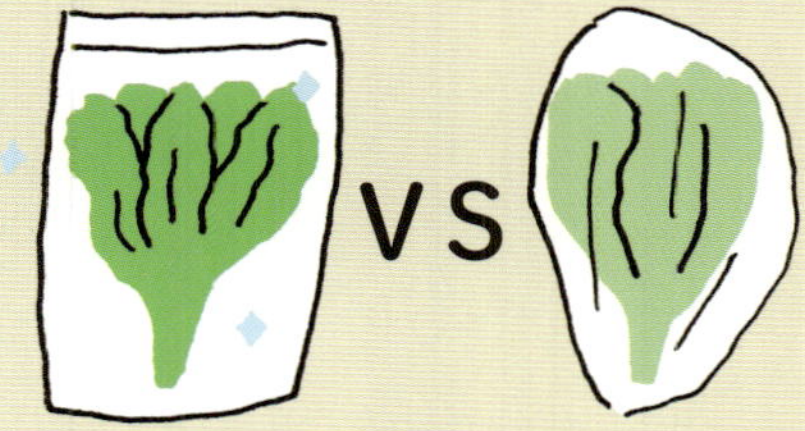

小松菜の特性と調理のコツ

小松菜は冷蔵でも2日後には約4割ダウン、一方、冷凍なら1週間で6割の残存量が。加熱でビタミンCが減少するため卵の凝固作用を利用して、ロスなし調理を。

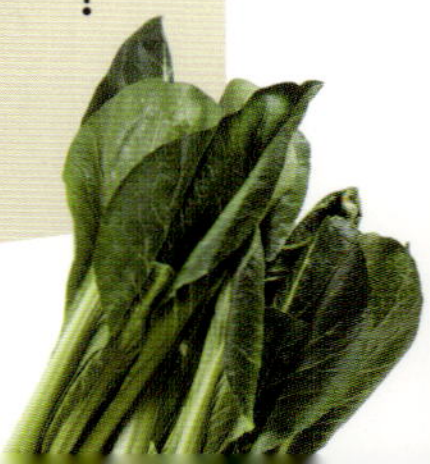

下準備

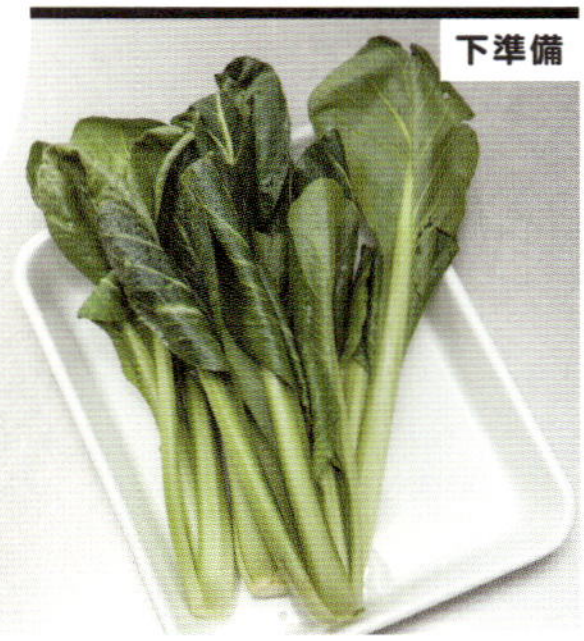

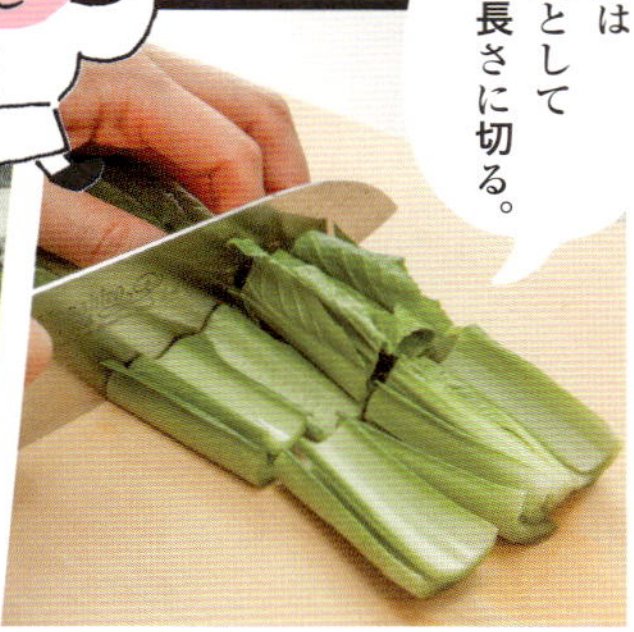
小松菜は根を落として5㎝の長さに切る。

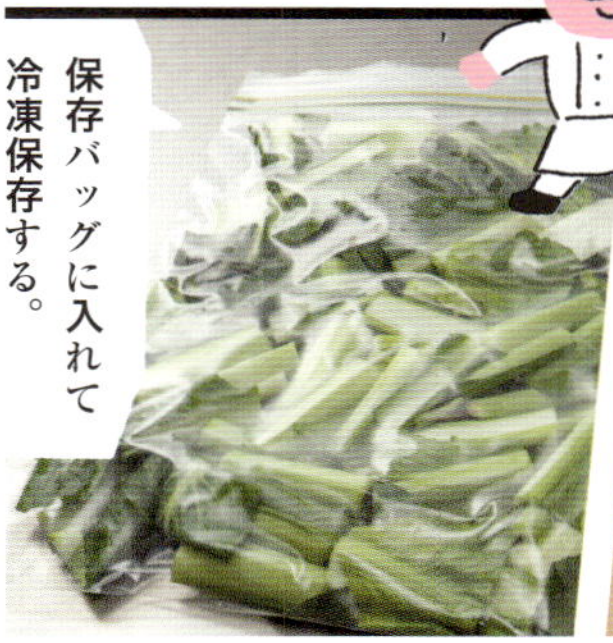
保存バッグに入れて冷凍保存する。

空気に触れないよう長めにカット!

作り方

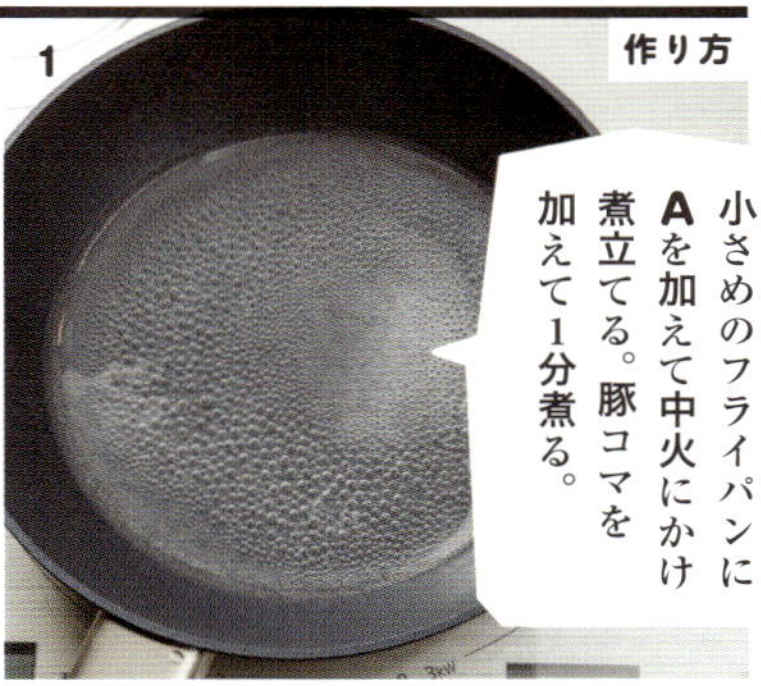
1
小さめのフライパンにAを加えて中火にかけ煮立てる。豚コマを加えて1分煮る。

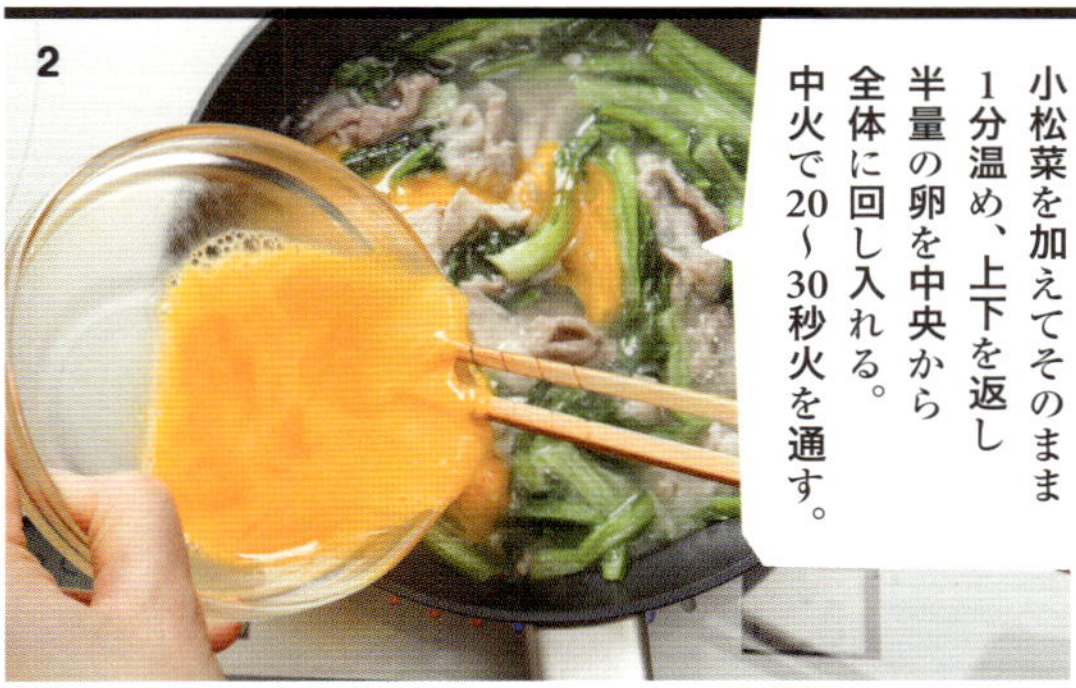
2
小松菜を加えてそのまま1分温め、上下を返し半量の卵を中央から全体に回し入れる。中火で20～30秒火を通す。

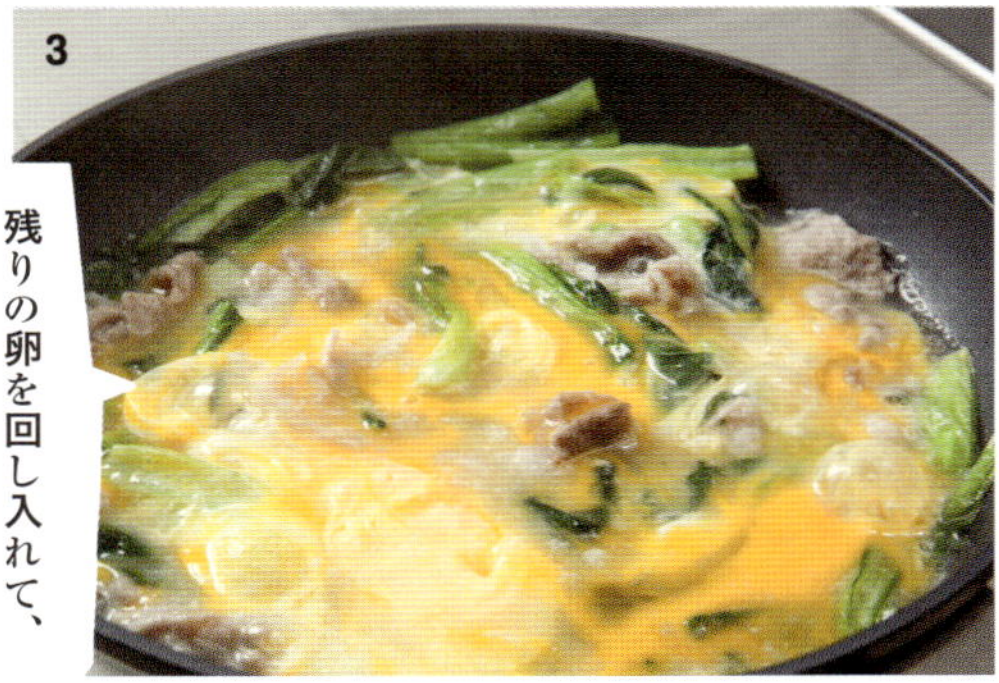
3
残りの卵を回し入れて、半熟状になるまでゆすりながら火を通す。最後にごま油・一味をふる。

1分加熱するごとにビタミンCは20%ロス

Cooking memo

β-カロテン吸収率を7倍UP!
「冷凍小松菜のバター炒め」

フライパンに油を入れて中火で熱し、小松菜を全体に広げる。
少し火を強めて押し付けて2分焼く。
全体を返して1分炒め、醤油をふり中央をあけ、バターを入れて溶かしながらからめる。

材料（2人分）
冷凍小松菜…150g
サラダ油…小さじ2
醤油…小さじ1
バター…5g

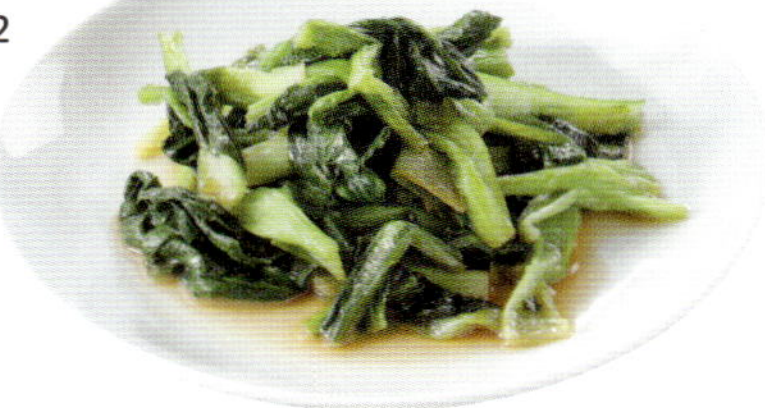

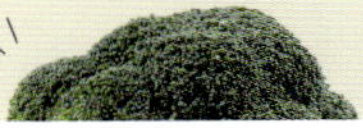

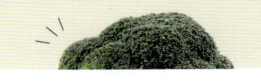

ブロッコリーの〝がん抑制効果〟は切って放置&加熱のしかたで変わる

加熱時間は短く、切ってしばらく置くことでスルフォラファンのがん抑制効果を引き出してくれます。

ブロッコリーの栄養満点レシピは2WAYで

解毒作用やがん抑制効果のスルフォラファンですが、グルコシノレート（GSL）という成分が、ブロッコリーを刻んだり、噛んだりして、細胞が壊れると発生する酵素・ミロシナーゼと結合して、はじめてスルフォラファンに変身できます。この酵素は加熱に弱くゆでるのは禁物。ちなみに、ブロッコリーにはレモンの２倍のビタミンCがありますが、こちらもゆでると70%が流失するので、ゆで調理はNG! お得に摂るなら蒸し調理か、レンジ調理、多少のビタミンの損失に目をつぶるのなら、炒めてもOKです.。

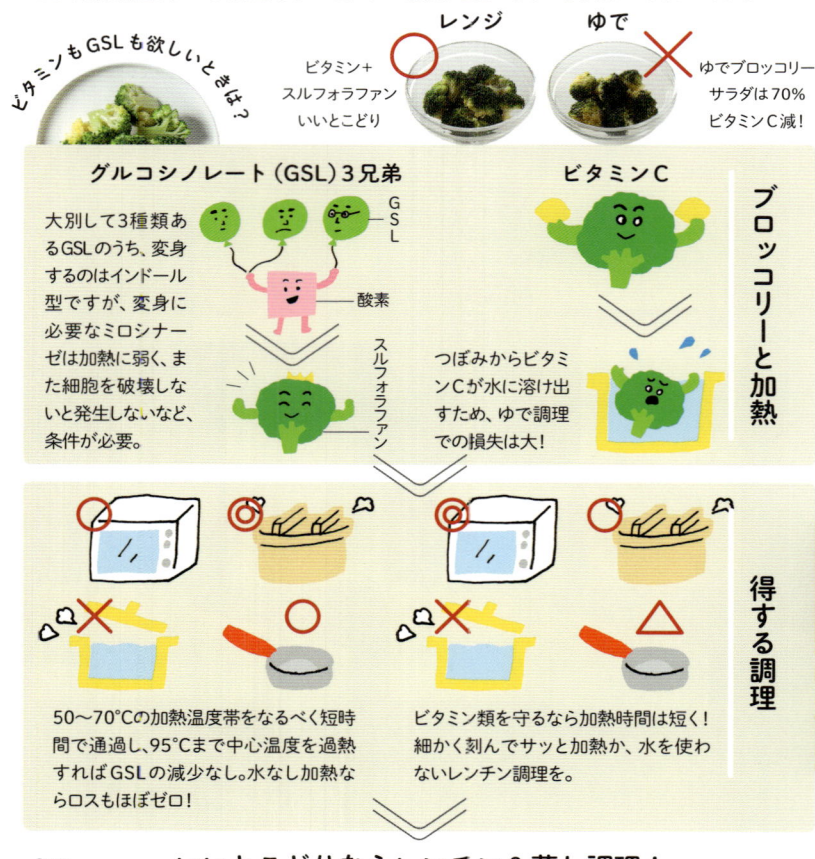

ビタミン＋スルフォラファンいいとこどり

ゆでブロッコリーサラダは70%ビタミンC減！

ブロッコリーと加熱

グルコシノレート（GSL）3兄弟

大別して3種類あるGSLのうち、変身するのはインドール型ですが、変身に必要なミロシナーゼは加熱に弱く、また細胞を破壊しないと発生しないなど、条件が必要。

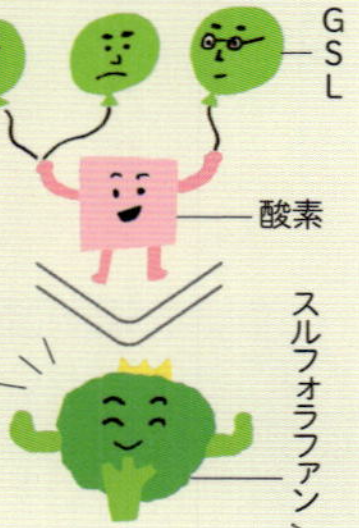

ビタミンC

つぼみからビタミンCが水に溶け出すため、ゆで調理での損失は大!

得する調理

50〜70℃の加熱温度帯をなるべく短時間で通過し、95℃まで中心温度を過熱すればGSLの減少なし。水なし加熱ならロスもほぼゼロ!

ビタミン類を守るなら加熱時間は短く！細かく刻んでサッと加熱か、水を使わないレンチン調理を。

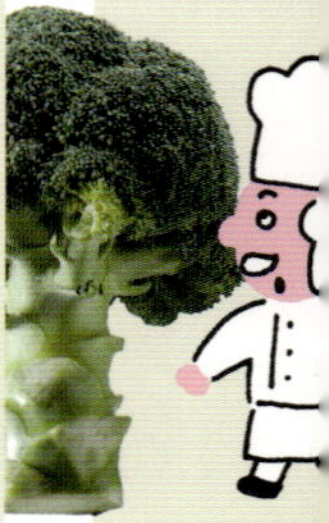

結果！ いいとこどりならレンチン&蒸し調理！炒めるときは、抗酸化力のある食材を加えて!!

ブロッコリーの茎ごとペペロンチーノ

材料（2人分）

ブロッコリー…1/2株（150g）

スパゲッティ…150g

A　にんにく（みじん切り）…1かけ
　　オリーブ油…大さじ4

赤唐辛子（小口切り）…1本分

塩…小さじ1/3

短時間加熱でグルコシノレートもおいしさも守る！

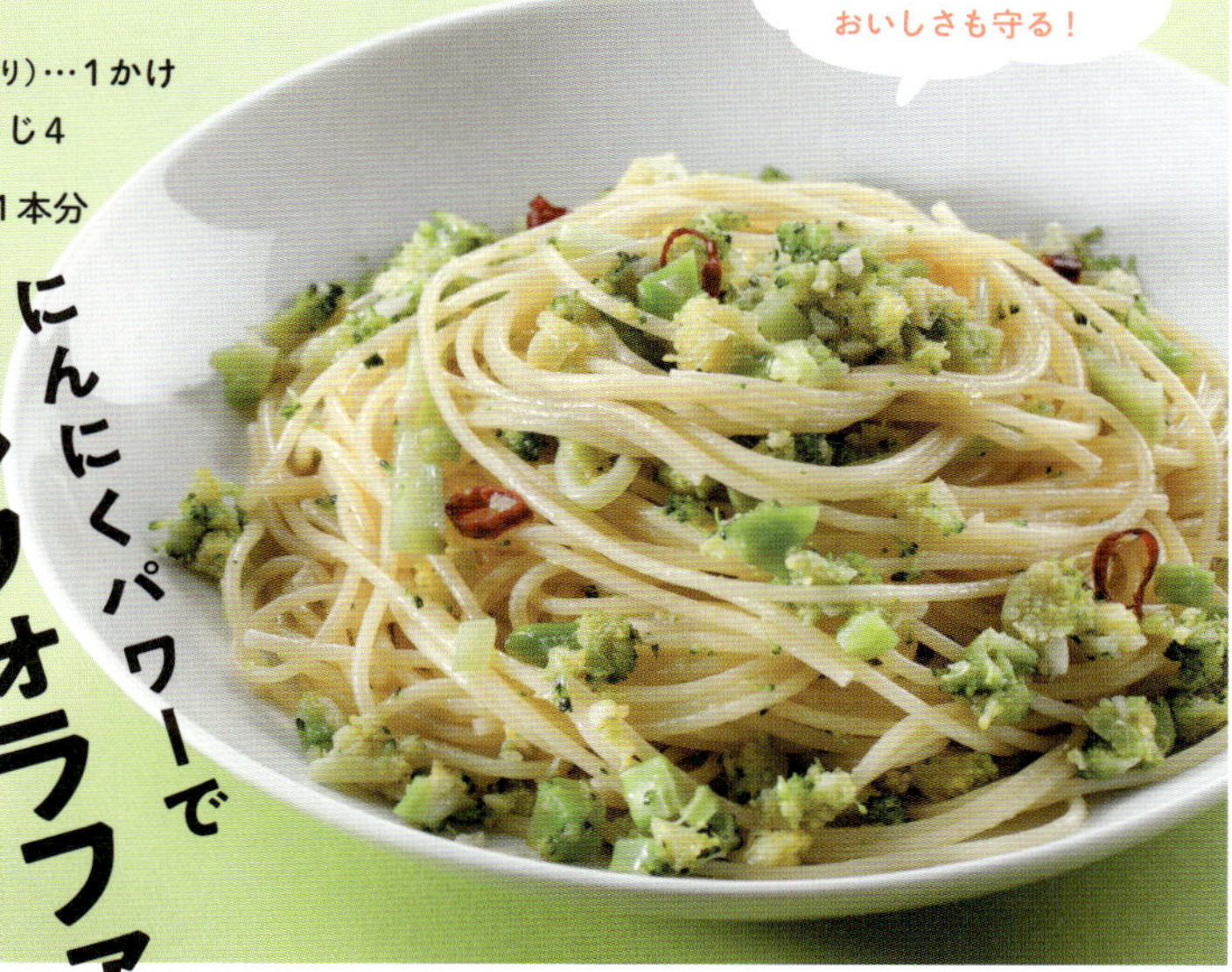

にんにくパワーでスルフォラファンをサポート!!

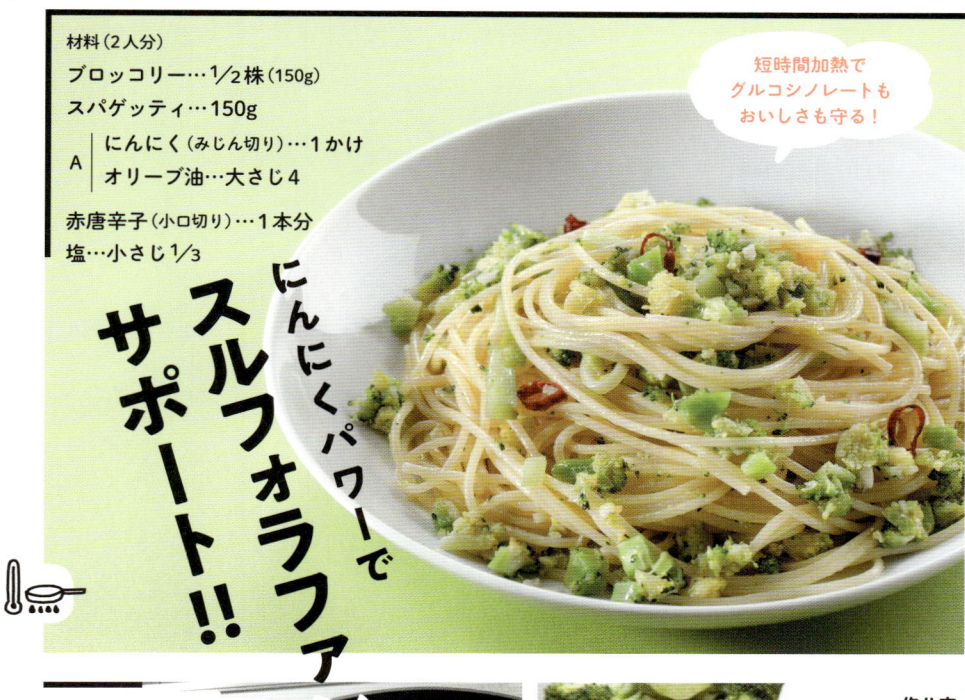

作り方

1 ブロッコリーを切る。茎の堅い部分はピーラーでむき、太めのせん切りにする。房の部分は5㎜角のざく切りにし、4～5分置く。

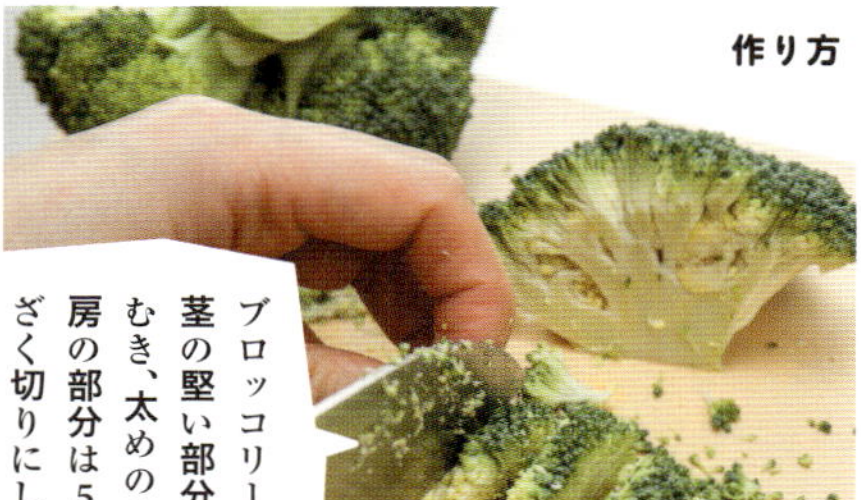

2 **A**を合わせておく。鍋に2ℓの湯を沸かし、1％の塩（分量外）を入れてスパゲッティを表示より2分短くゆでる。フライパンに**A**を入れて弱めの中火にかける。

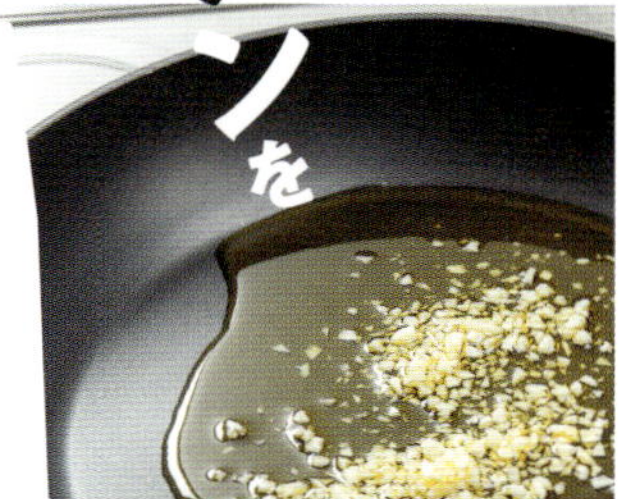

3 にんにくが薄いきつね色になったら、ブロッコリー、赤唐辛子を加えて弱めの中火で1分炒める。

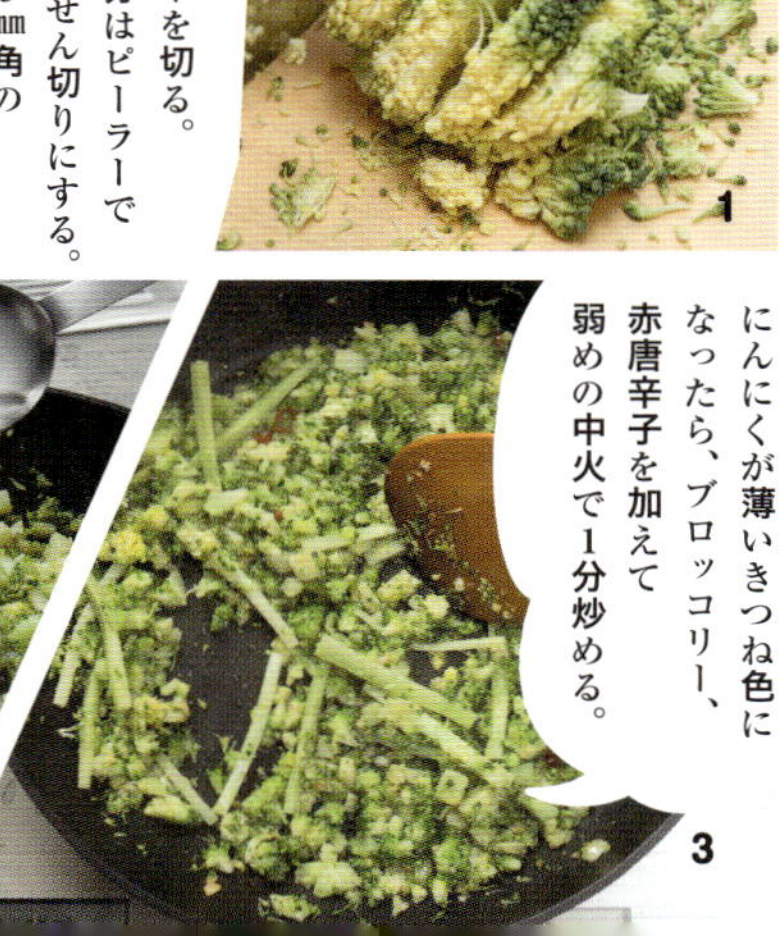

4 ゆで湯を大さじ4加え、ふたをずらして弱火で5分蒸す。

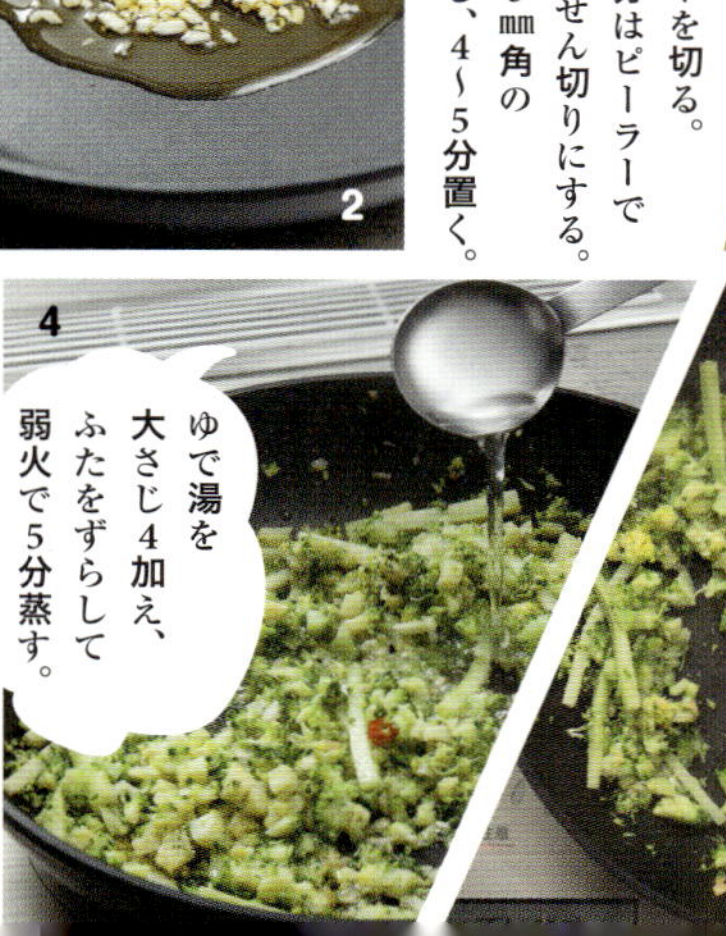

5 ゆで上がったスパゲッティを4に直接入れ、塩を加えて中火で1分、全体にからめる。

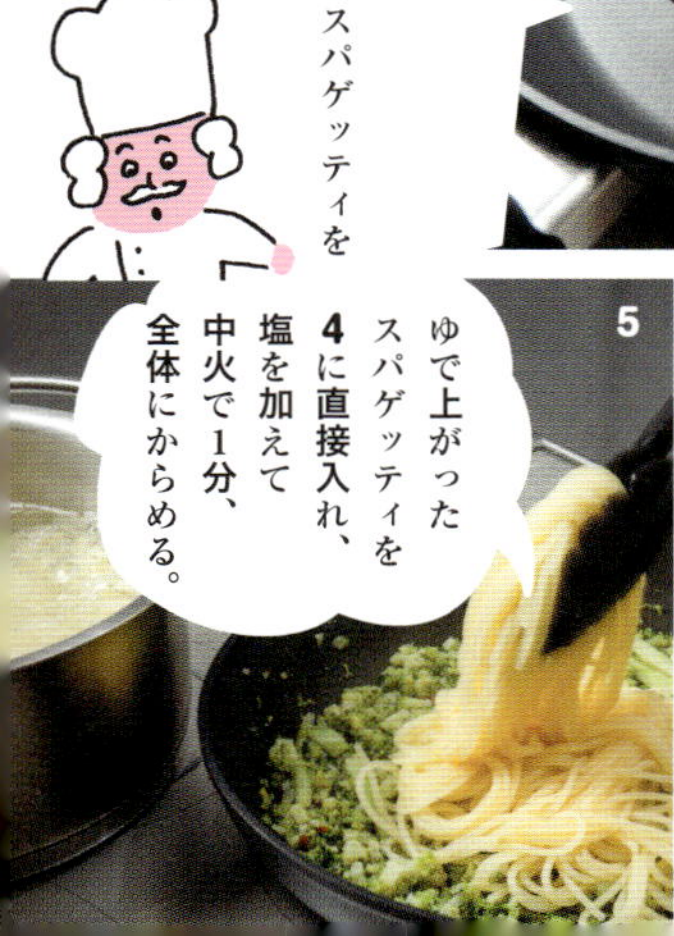

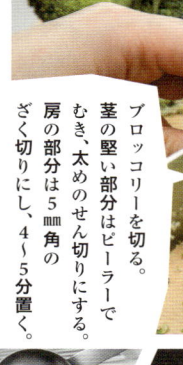

六ツ割ブロッコリーのエチュベ

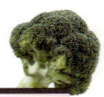

材料（2人分）

ブロッコリー…1株（300g）
塩…小さじ1/4
オリーブ油…小さじ2
水…大さじ4〜5
粒マスタード…適宜

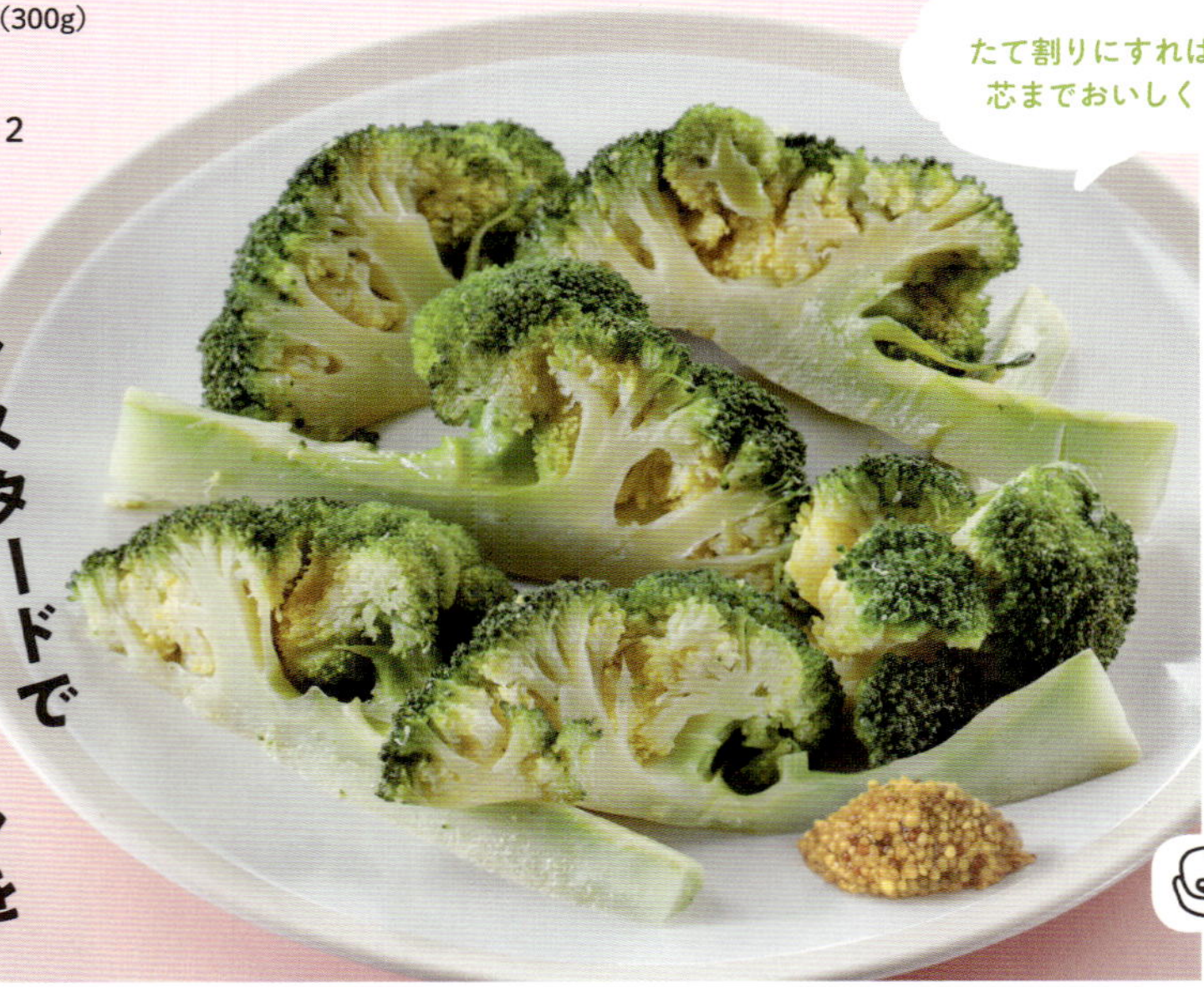

マスタードでスルフォラファンを**5倍強化！**

たて割りにすれば芯までおいしく

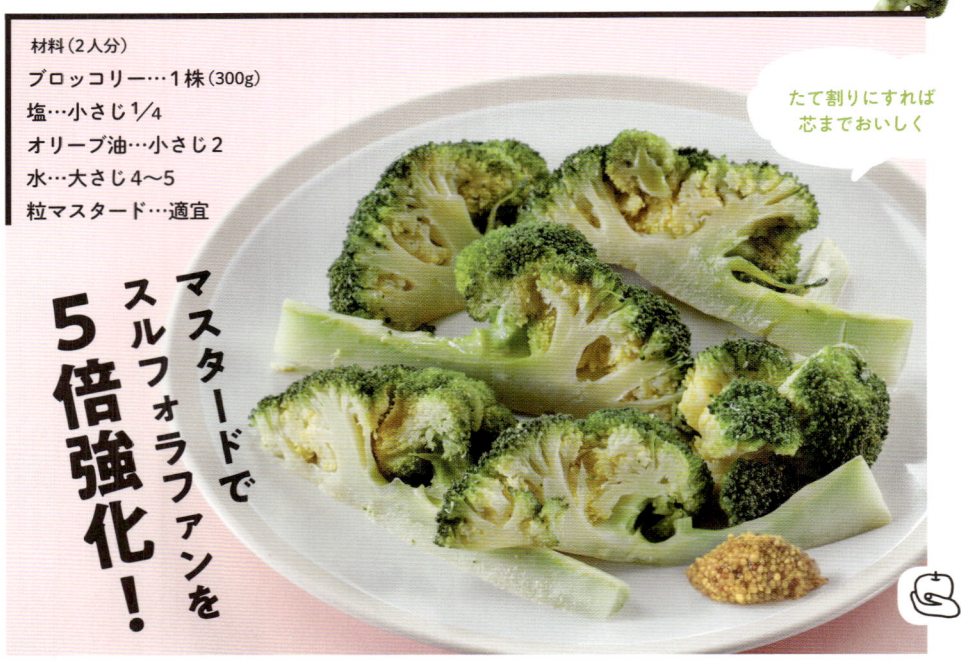

作り方

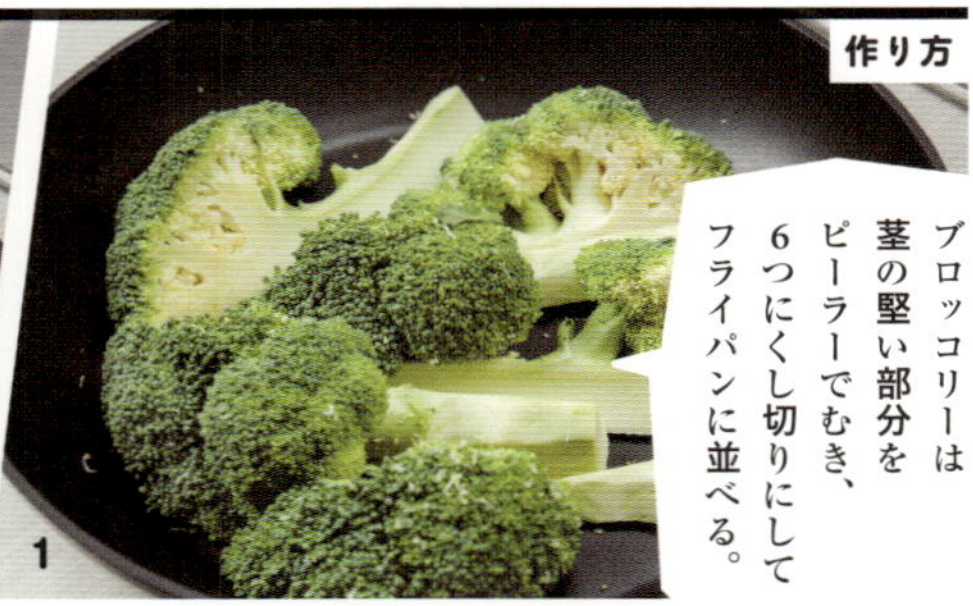

1 ブロッコリーは茎の堅い部分をピーラーでむき、6つにくし切りにしてフライパンに並べる。

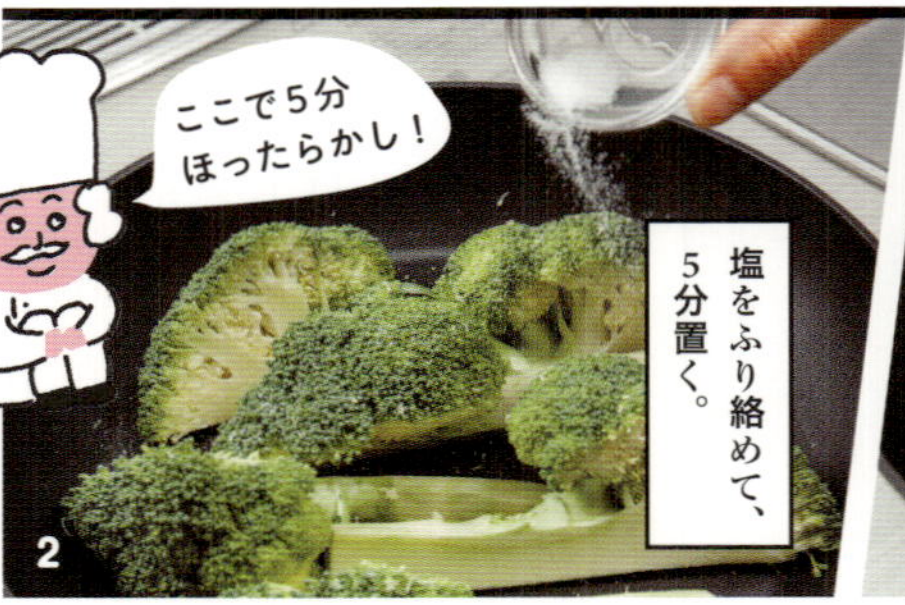

2 塩をふり絡めて、5分置く。

ここで5分ほったらかし！

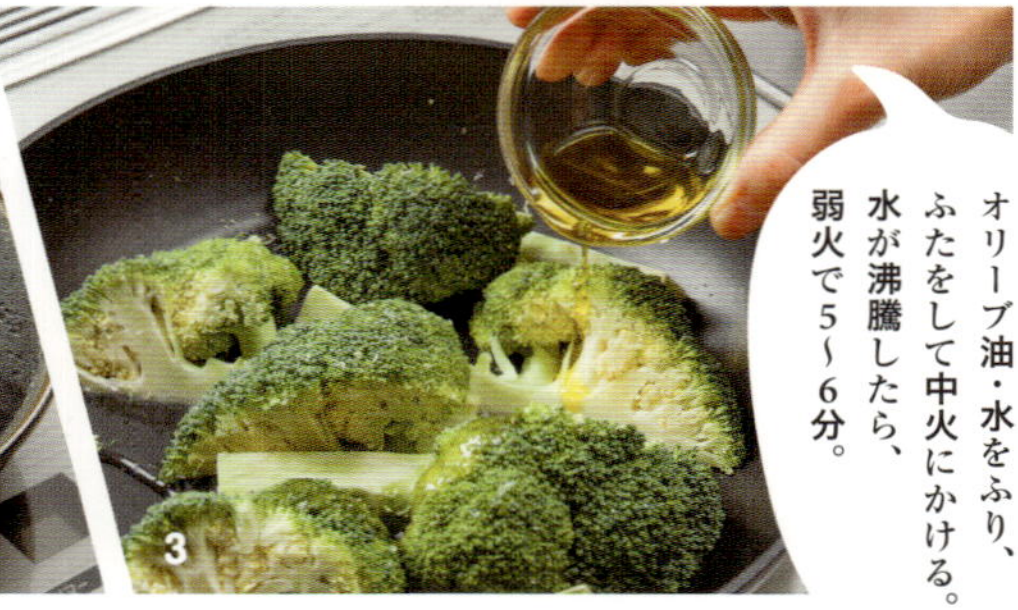

3 オリーブ油・水をふり、ふたをして中火にかける。水が沸騰したら、弱火で5〜6分。

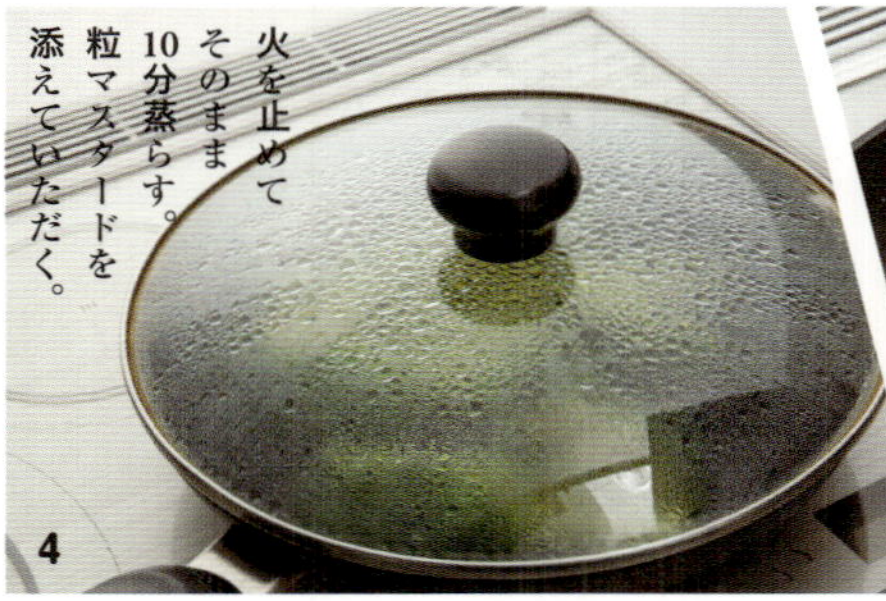

4 火を止めてそのまま10分蒸らす。粒マスタードを添えていただく。

＊エチュベ…フランス語で蒸し煮のこと

調理のコツ

栄養4倍！ おいしさ段違い ペーパータオルMAGIC

厚手のペーパータオルを使ったレンジ加熱ならビタミンCはゆでたときの2倍、B_2はなんと4倍！

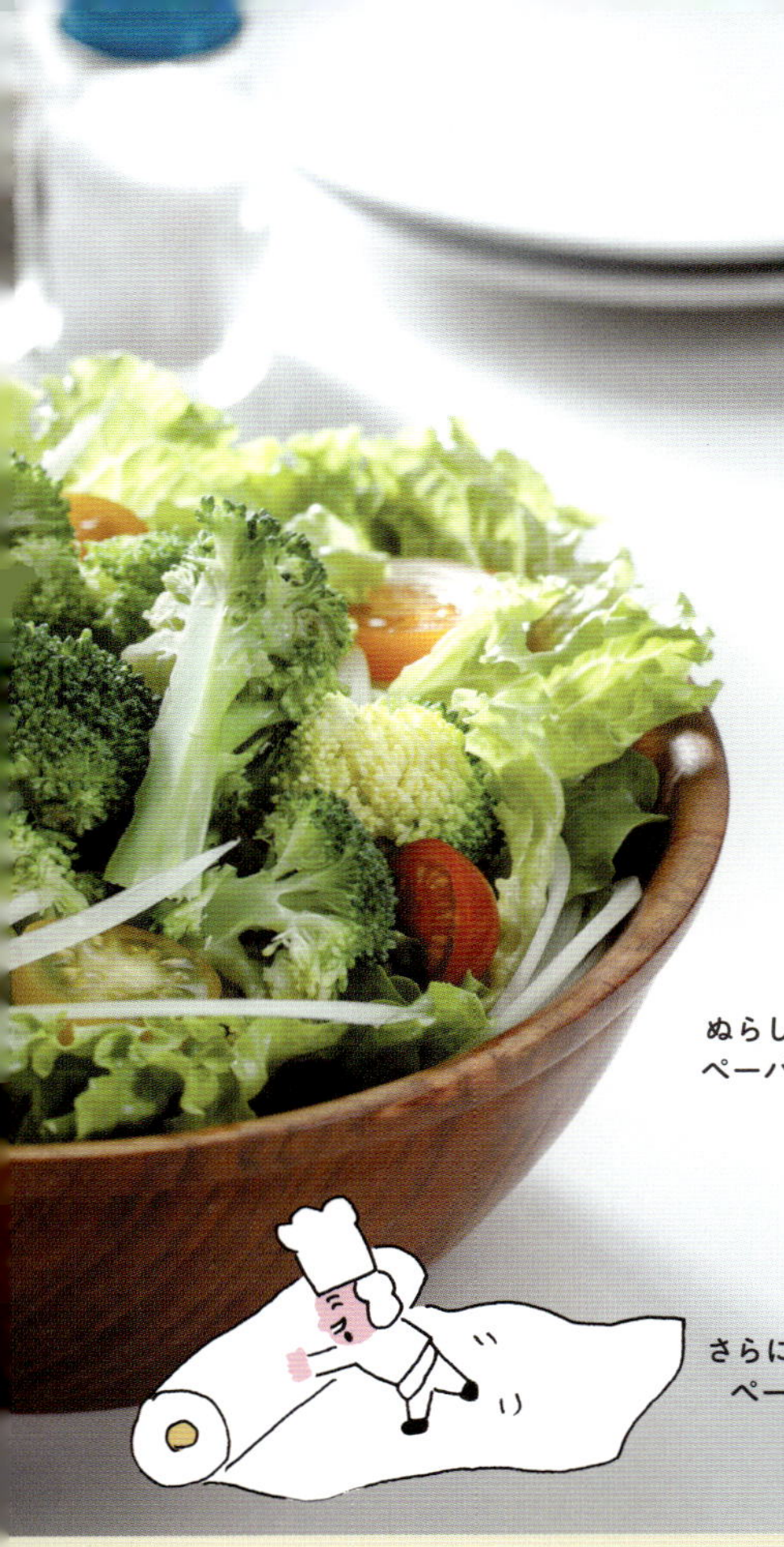

正しいレンチン使いと魔法のペーパータオル

1 食べやすい大きさにカット

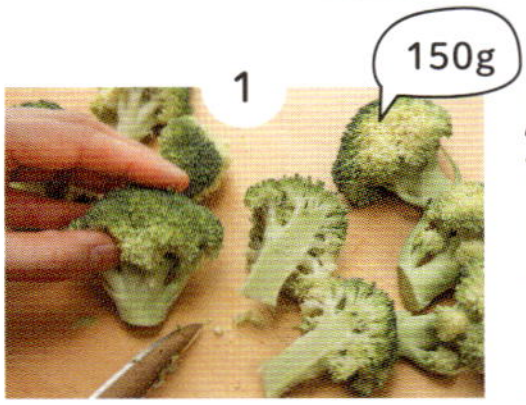

150g

2 ぬらして軽くしぼったペーパータオルを敷く

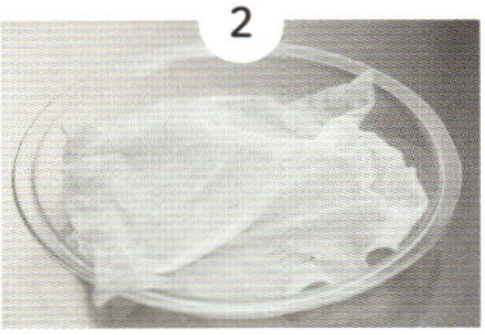

3 さらに上からぬらしたペーパーをかぶせる

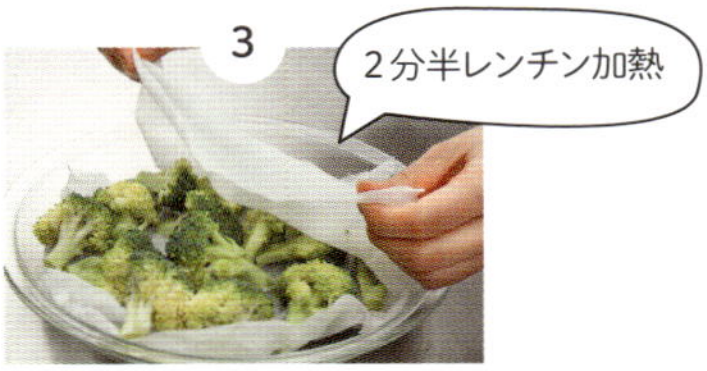

2分半レンチン加熱

ブロッコリー究極タッグ

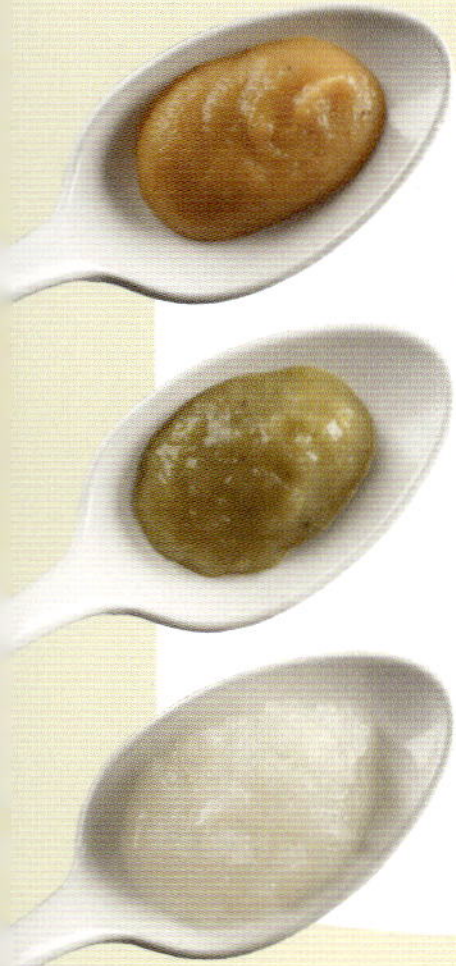

からし粉 de 5倍UP!

加熱で不活性になったミロシナーゼを補ってUP！

わさび de UP!

ブロッコリーの20倍のアリルイソチオシアネートでW補強！

大根おろし de UP!

加熱調理で失われたビタミンを補強する頼もしいひとさじ

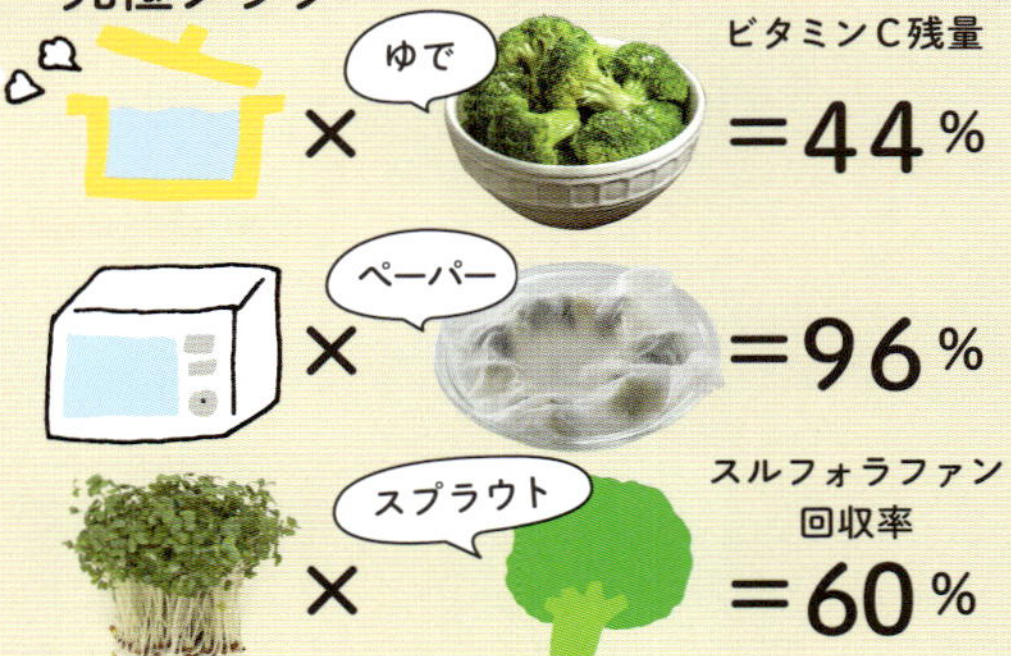

ゆで
ビタミンC残量
×
=44%
ペーパー
×
=96%
スプラウト
×
スルフォラファン回収率
=60%

加熱で消失したGSLの働きを補うなら辛味成分・アリルイソチオシアネートをプラスするとGSL効果が補えます。また、ブロッコリースプラウトと一緒に食べると成分が60%回収できる、という結果も。ペーパータオル使いとレンチンなら無敵のコンビに！

キャベツのフライパン焼き

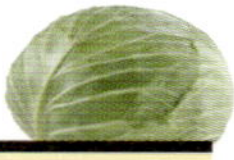

材料（2人分）

キャベツ…1/4個（300g）

オリーブ油…大さじ1/2

A
- 粉チーズ…大さじ3
- 酢…小さじ2
- オリーブ油…小さじ2

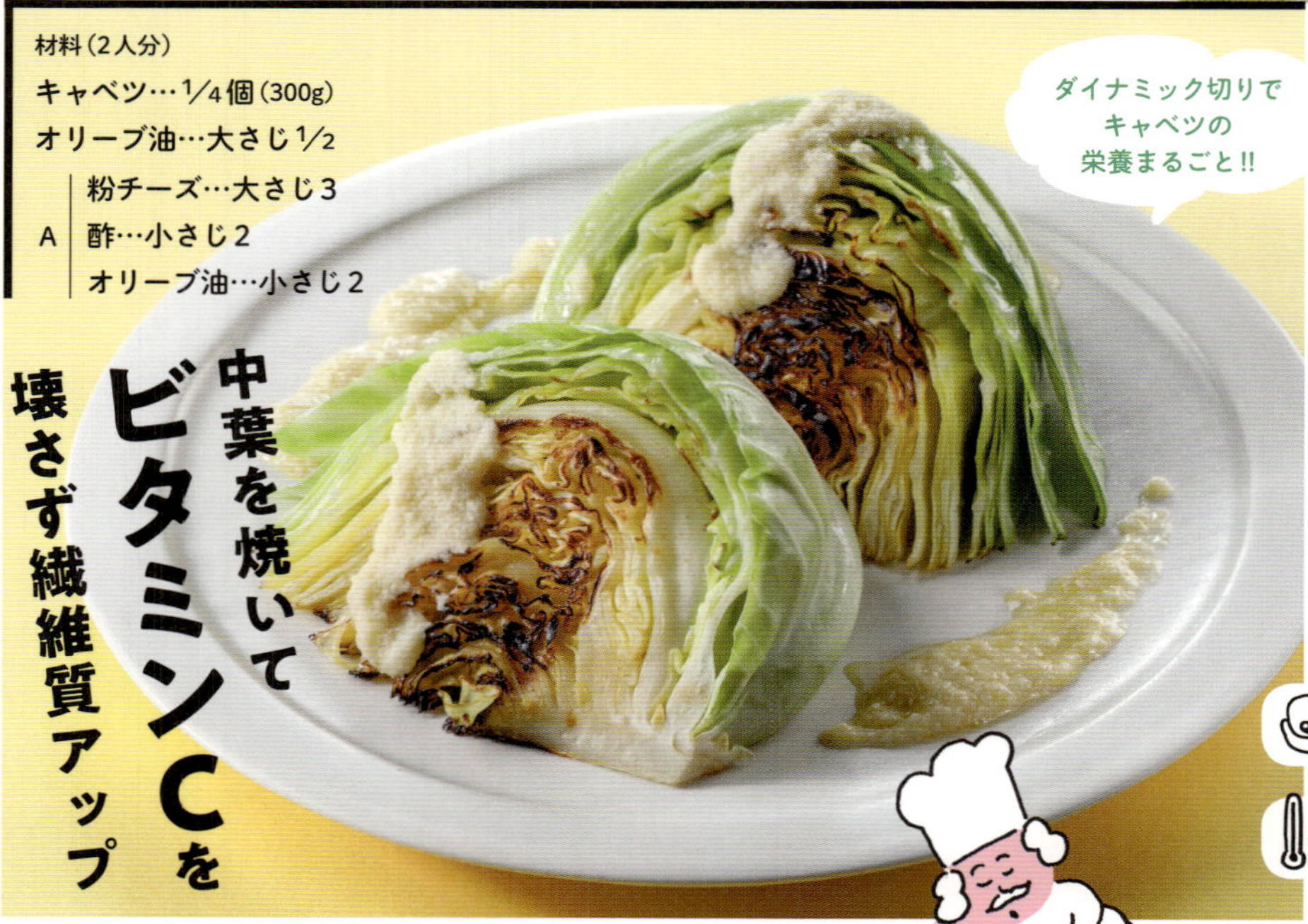
ダイナミック切りで
キャベツの
栄養まるごと!!

中葉を焼いてビタミンCを壊さず繊維質アップ

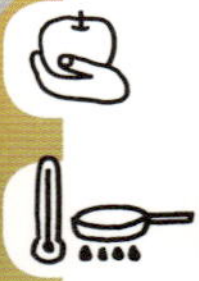

調理のコツ

外側の葉に含まれるビタミンCを守る

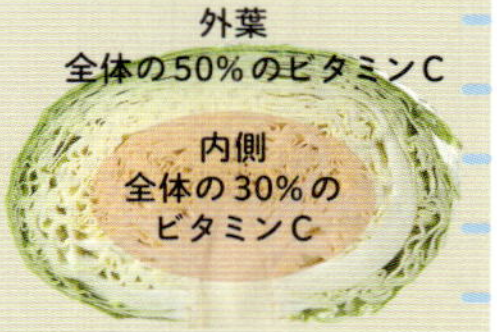
外葉
全体の50%のビタミンC
内側
全体の30%の
ビタミンC

部位によって栄養が異なるキャベツ。外側の葉は2〜3枚で1日に必要なビタミンCが摂れるほど豊富です。そのため、加熱に弱くビタミンCが多い外側は焼かないで、側面だけステーキのように焼き上げるのがポイント。内側の豊富な食物繊維の吸収率が10%アップするうえ、見た目以上に甘くてジューシーに！

作り方

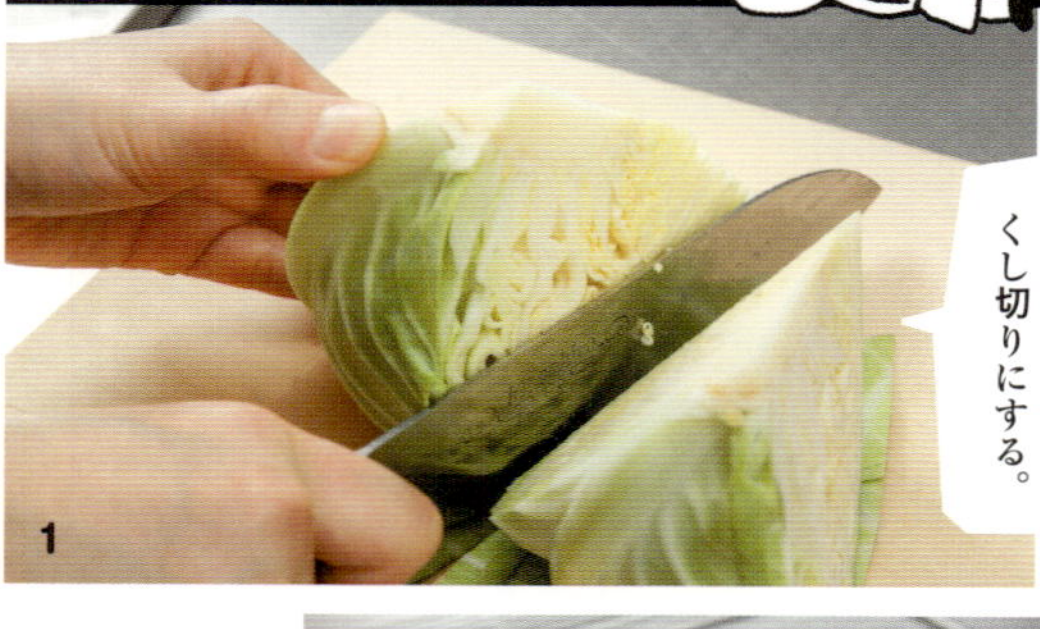

1 キャベツは2〜3等分のくし切りにする。

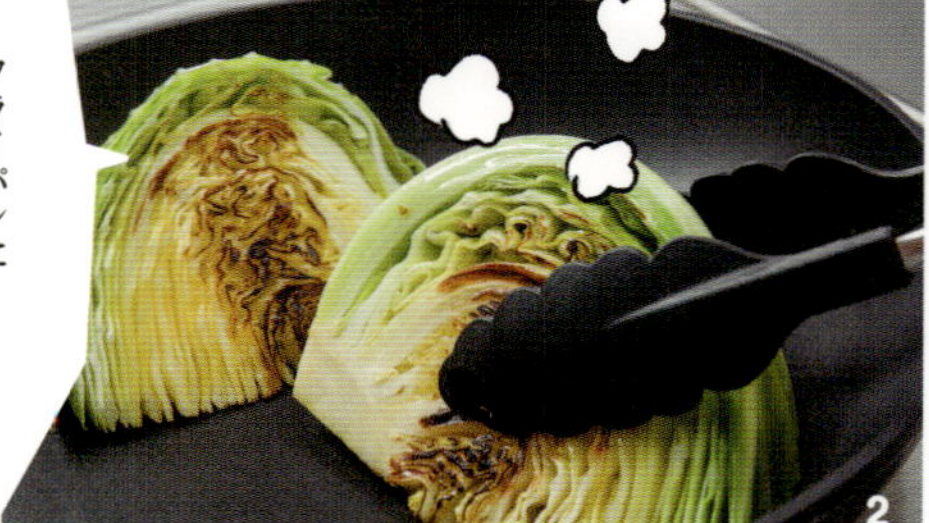

2 フライパンにオリーブ油を入れて熱し、切り口を中火で3〜4分、同様に裏面も3〜4分焼く。混ぜたAを添える。

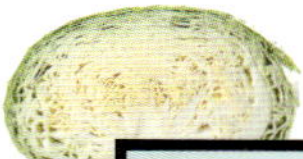

キャベツの豚バラ挟《はさ》み蒸し

材料（2人分）

キャベツ…1/4個（300g）
豚バラ薄切り肉…100g
醤油…小さじ2
水…1/3カップ

キャベツのビタミンCと
豚バラのビタミンB_{12}で疲労回復！

キャベツ自身の水分で 90%ビタミンキープ

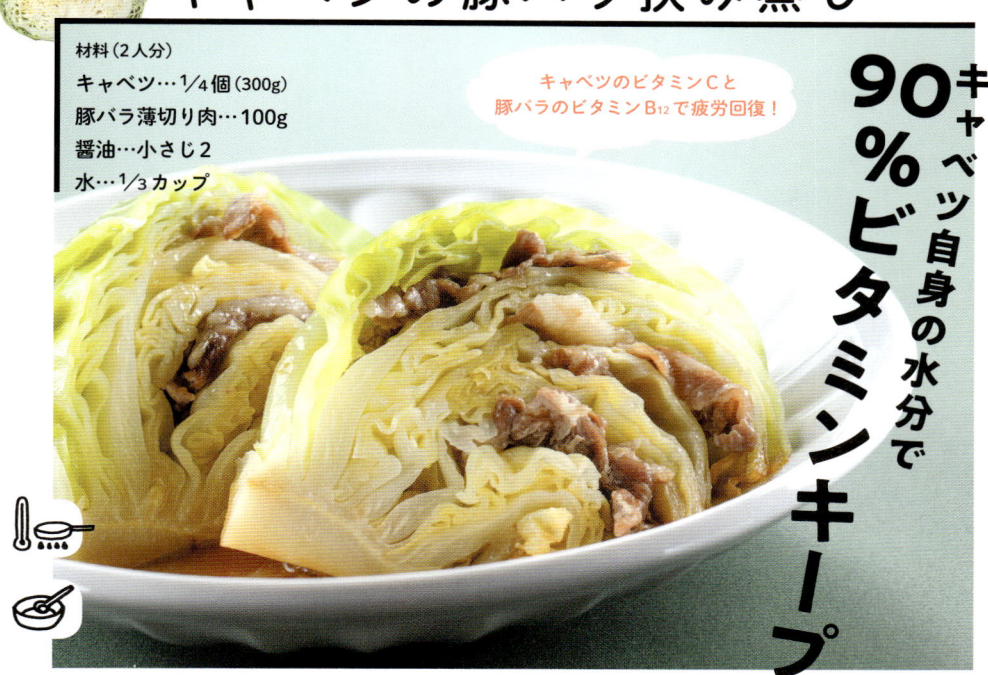

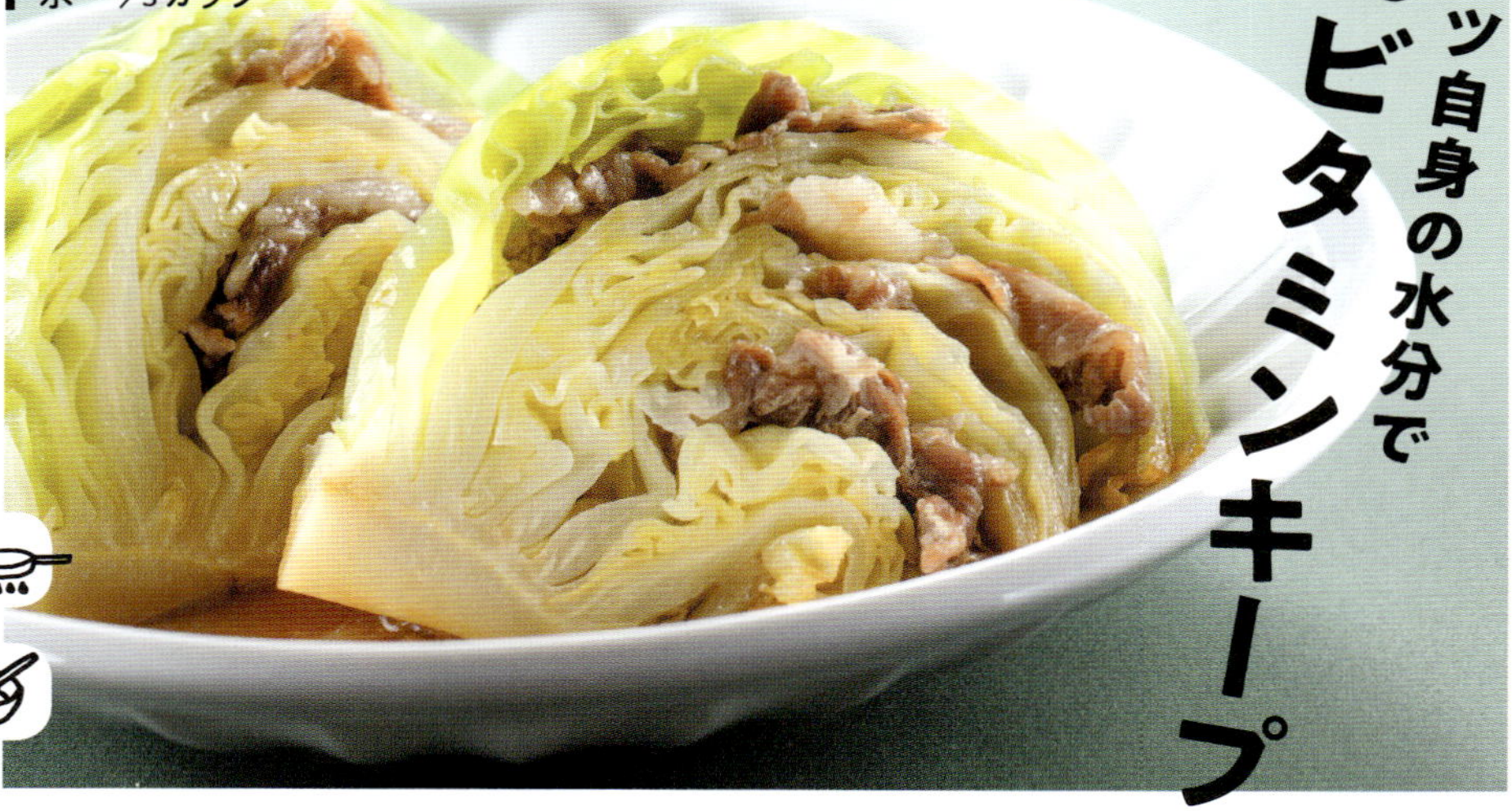

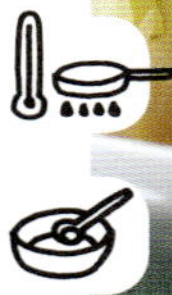

とにかくジューシー

調理のコツ

キャベツ自身の水分で蒸し上げる

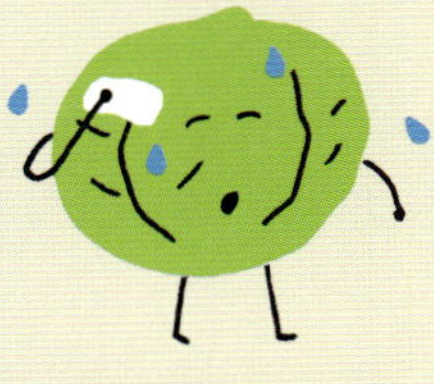

葉物野菜はたっぷりの水による、ゆで調理だとビタミンCが50%に激減します。そのため、全体が水に浸からないように蒸す調理法で残存率を90%キープ！

作り方

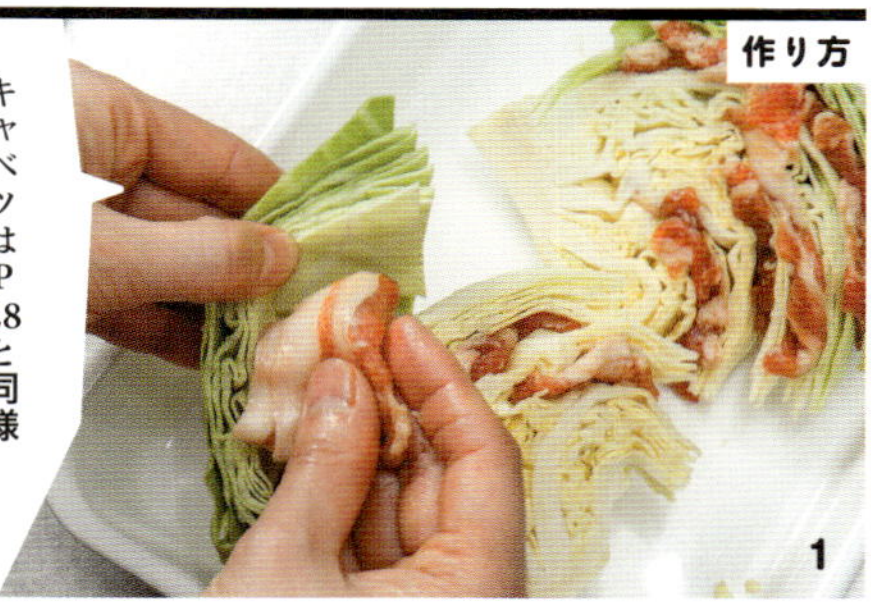
1

1 キャベツはP28と同様2～3等分のくし切りにし、豚バラ肉は5㎝に切り、醤油をからめ、キャベツにはさみこむ。フライパンに並べる。

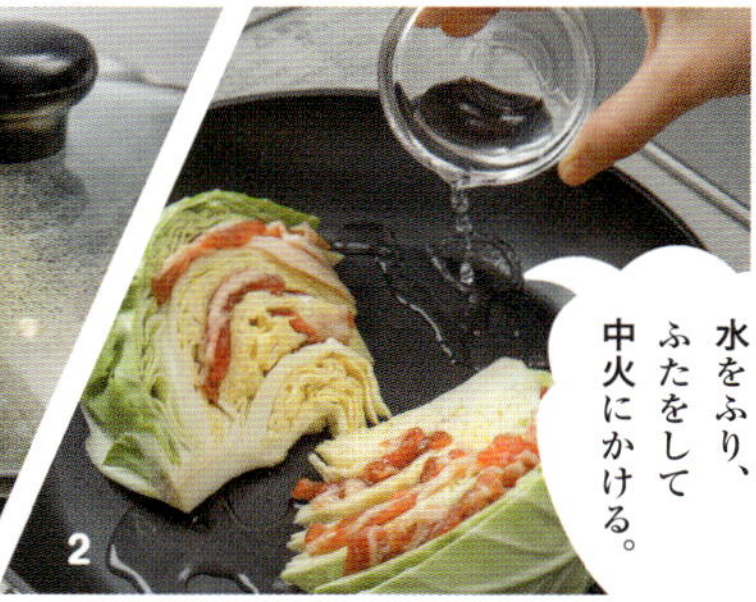
2

2 水をふり、ふたをして中火にかける。

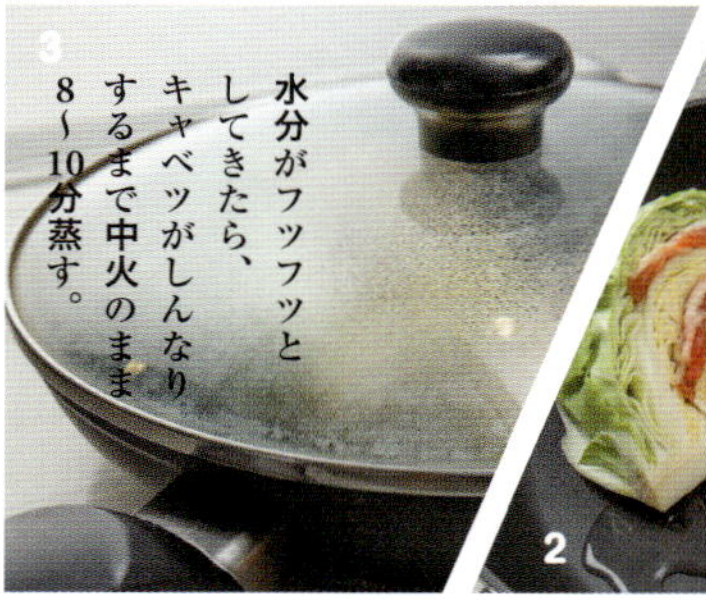
3

3 水分がフツフツとしてきたら、キャベツがしんなりするまで中火のまま8～10分蒸す。

皮つき大根の肉巻き煮 おろしだれ

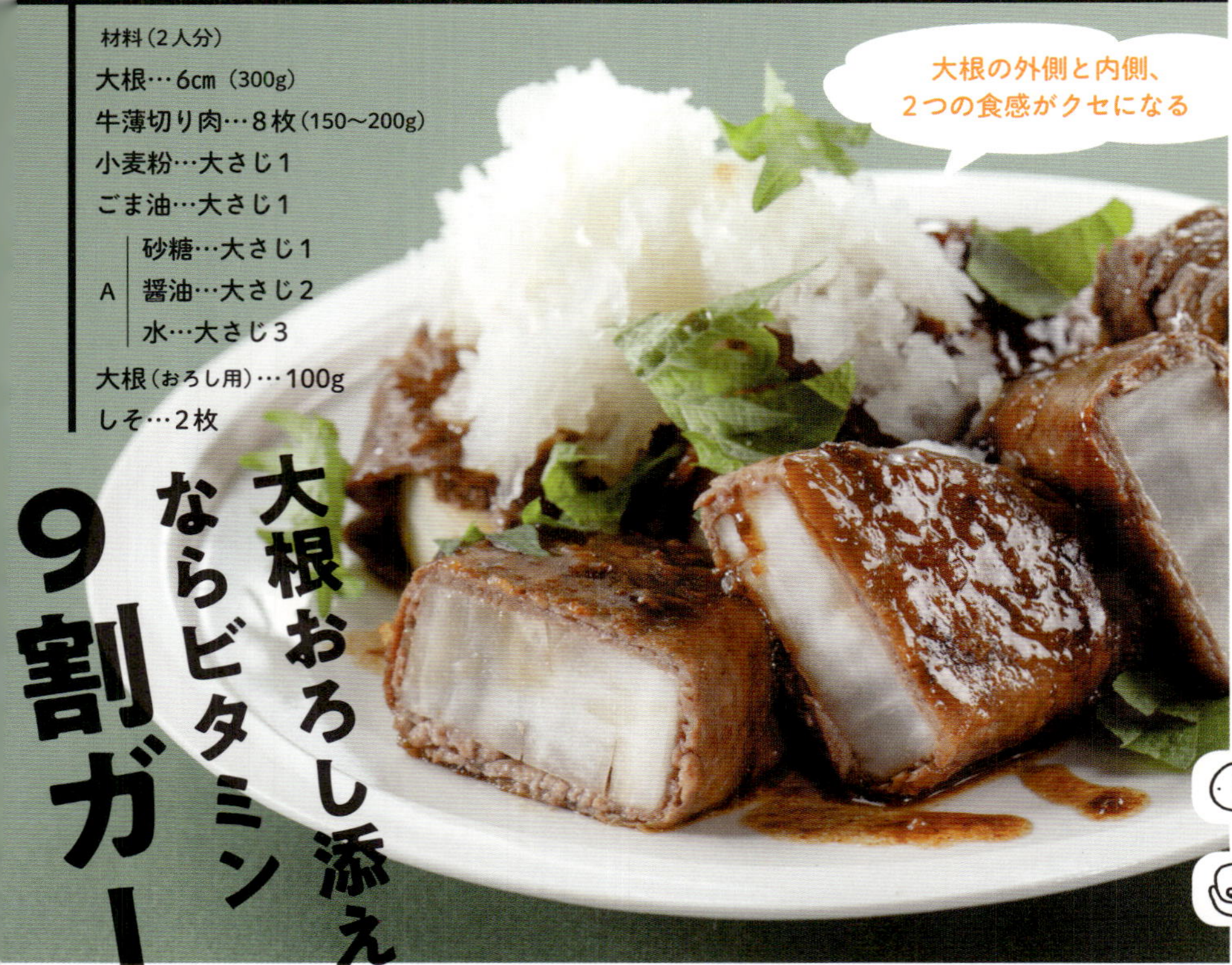

材料（2人分）

- 大根…6cm（300g）
- 牛薄切り肉…8枚（150〜200g）
- 小麦粉…大さじ1
- ごま油…大さじ1
- A
  - 砂糖…大さじ1
  - 醤油…大さじ2
  - 水…大さじ3
- 大根（おろし用）…100g
- しそ…2枚

大根の外側と内側、
2つの食感がクセになる

大根おろし添えならビタミン9割ガード！

イソチオシアネートが
30分で半減！

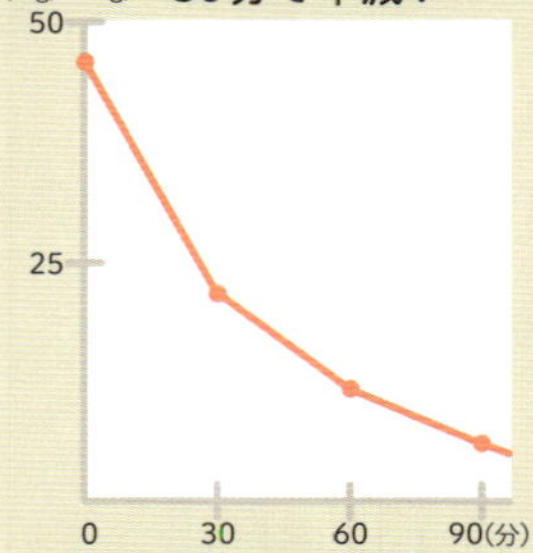

大根おろしのイソチオシアネートは30分で半減！ ビタミンCが減少を抑えるので、皮ごと＆食べる直前におろさないと大ゾン!!

調理のコツ

牛肉も大根も加熱しすぎは体に大ゾン！

大根に含まれるビタミンCや消化酵素ジアスターゼは加熱に弱い成分。牛肉の加熱しすぎも、体の酸化をまねくグリコトキシンが発生しやすくなるため、どちらも短時間加熱が最適なんです。また、牛肉の鉄分は、ビタミンCと合わせることで吸収率が4倍にアップ！ ビタミンCの多い皮ごと大根を調理すれば最強タッグに!! 大根の肉巻き煮なら、牛肉が大根のビタミンCの流出もガードしてくれます！

作り方

1

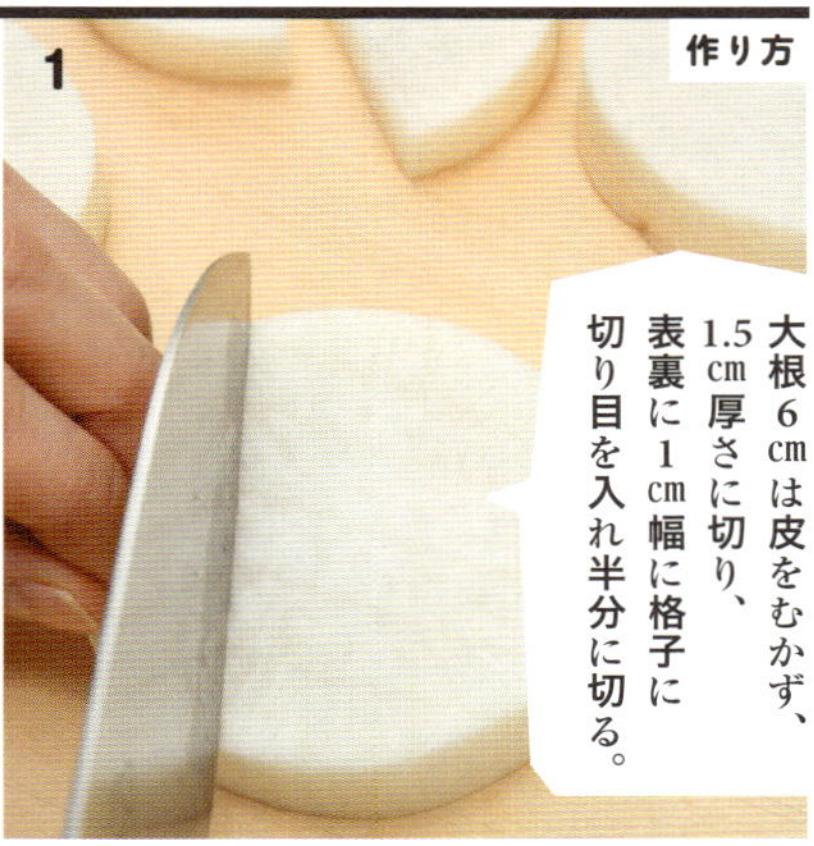

大根6cmは皮をむかず、1.5cm厚さに切り、表裏に1cm幅に格子に切り目を入れ半分に切る。

2

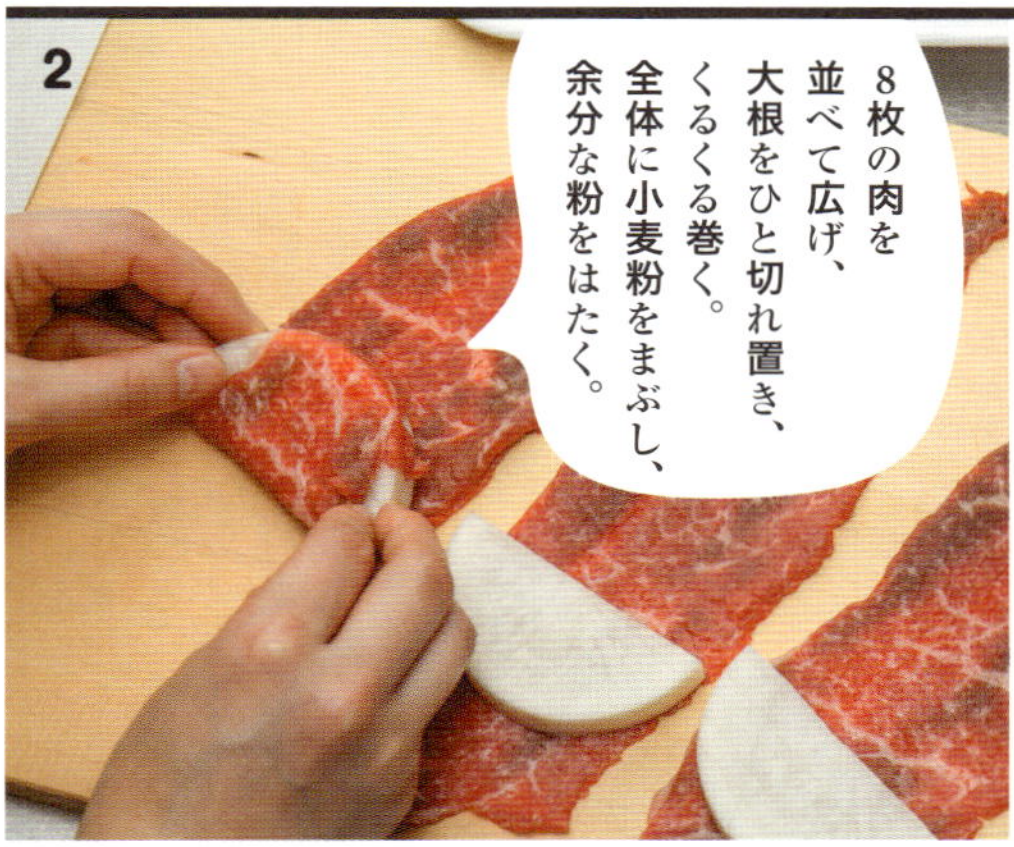

8枚の肉を並べて広げ、大根をひと切れ置き、くるくる巻く。全体に小麦粉をまぶし、余分な粉をはたく。

3

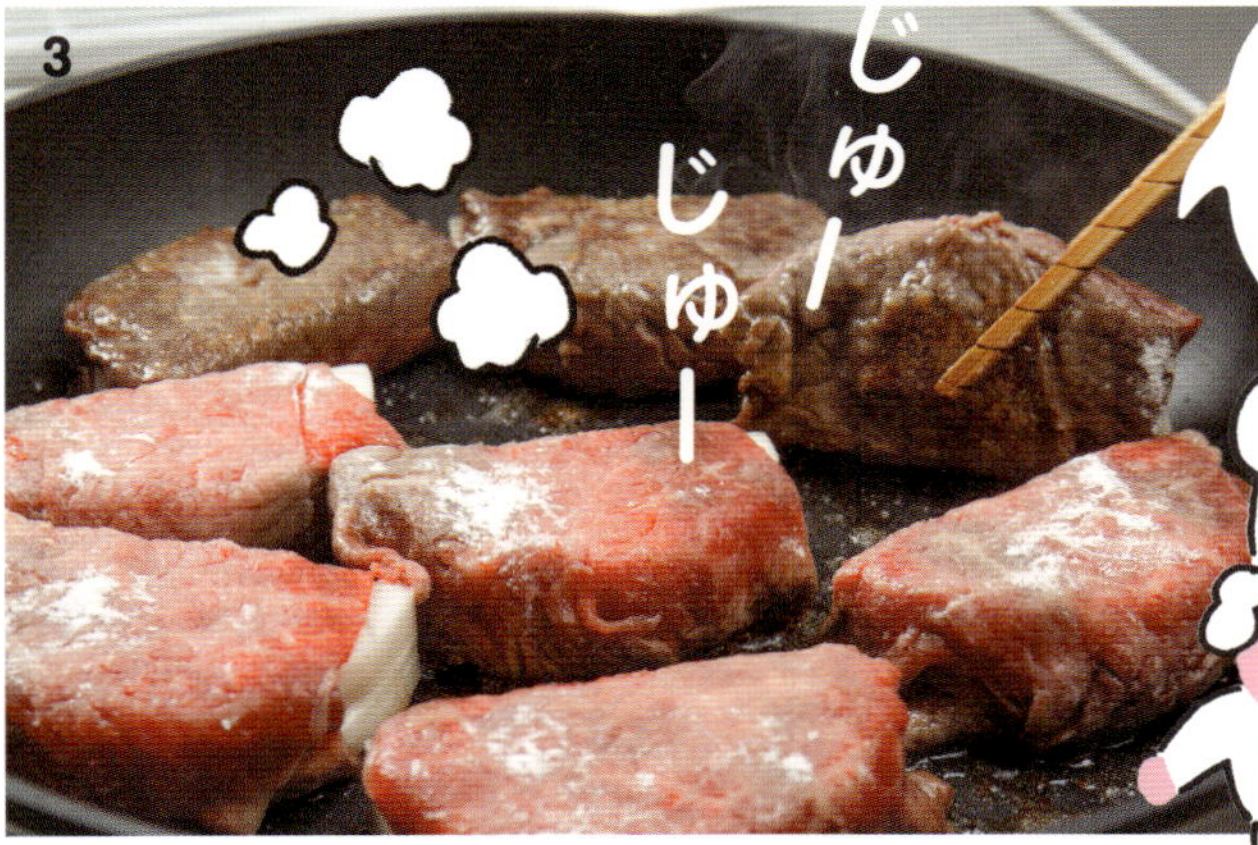
じゅー
じゅー

フライパンを熱しごま油を入れ、巻き終わりを下にして入れ、中火で転がしながら6〜7分焼く。Aを回し入れて3〜4分、味をからめる。

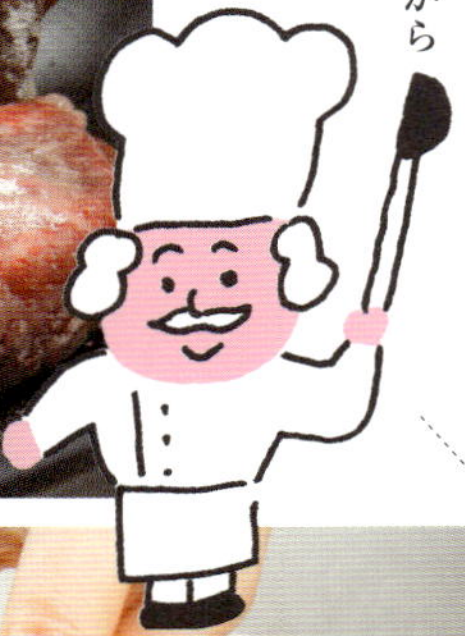
大根は中が半生でもOK!

4

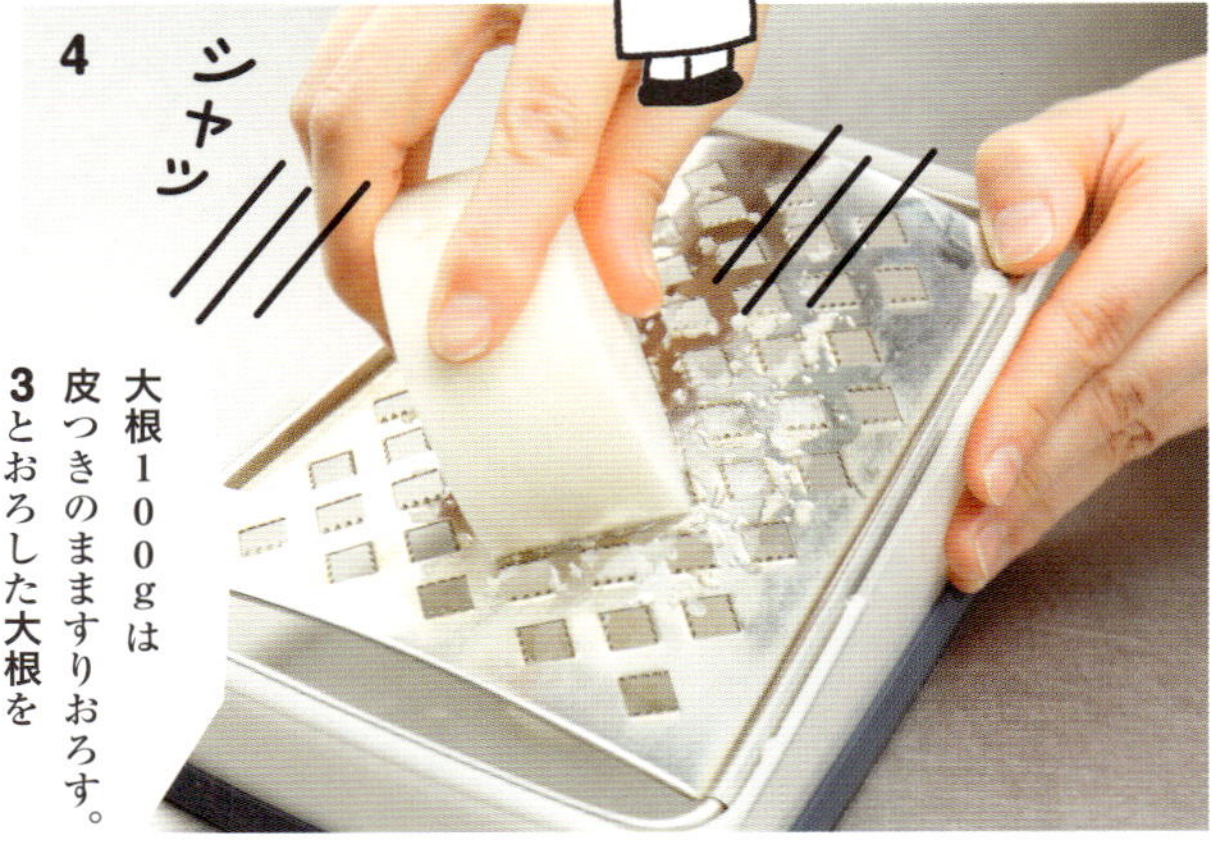
シャッ

大根100gは皮つきのまますりおろす。3とおろした大根を盛りつけ、ちぎったしそを散らす。

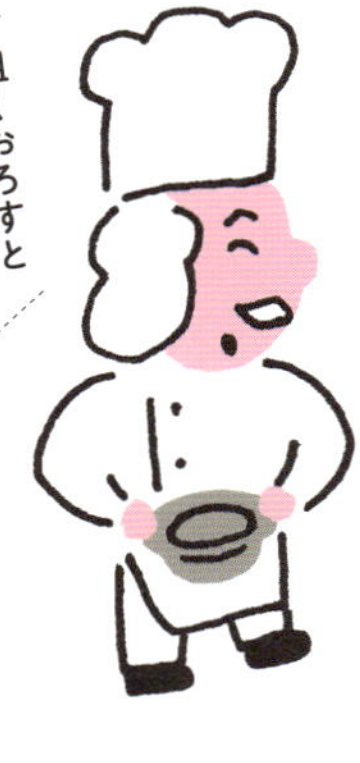
粗くおろすと歯ごたえも◎

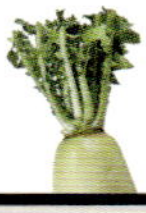

大根葉の炒め味噌

材料（作りやすい分量）

大根の葉…150g

ごま油…大さじ1

A
- 刻み白ごま…大さじ2
- 砂糖…大さじ1
- 味噌…大さじ2
- 酒または水…大さじ3

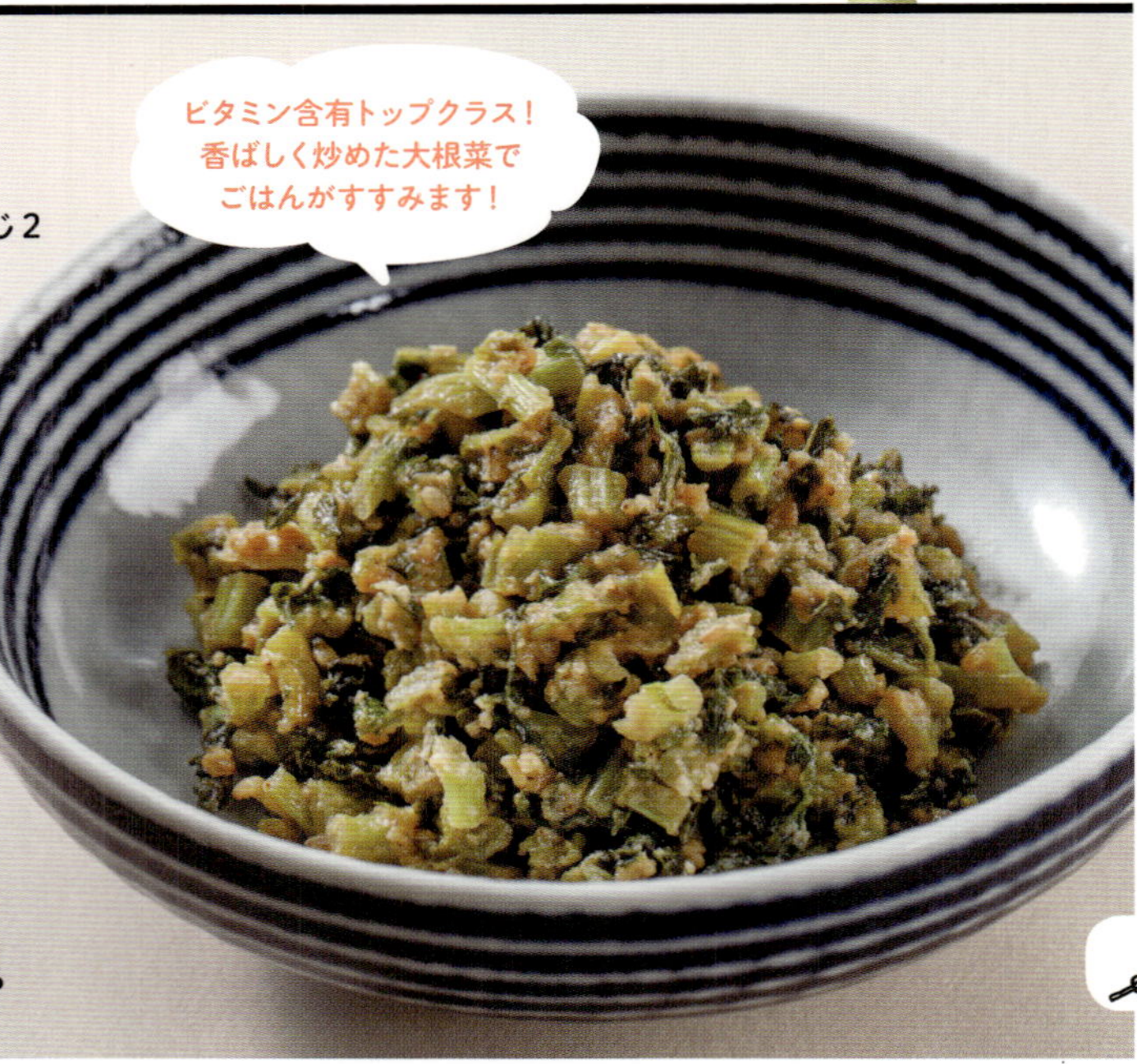

ビタミン含有トップクラス！
香ばしく炒めた大根菜で
ごはんがすすみます！

炒めて大変身!! ビタミン7倍に

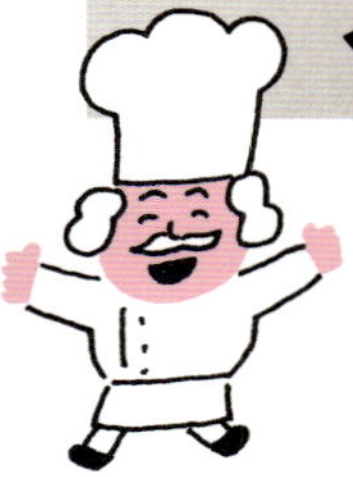

作り方

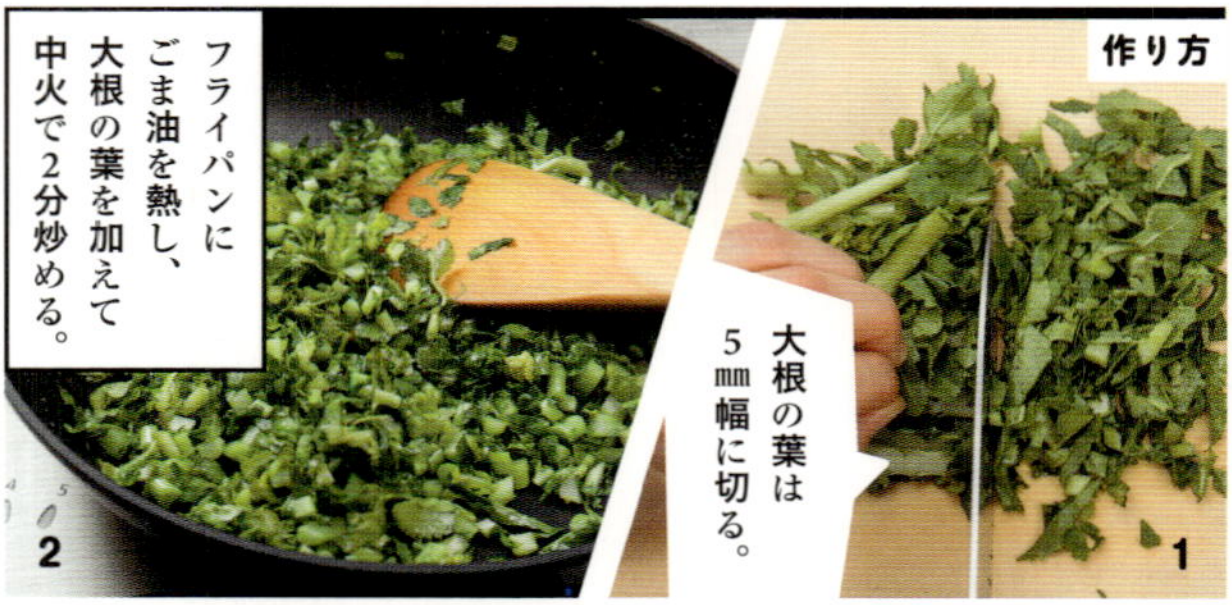

1 大根の葉は5㎜幅に切る。

2 フライパンにごま油を熱し、大根の葉を加えて中火で2分炒める。

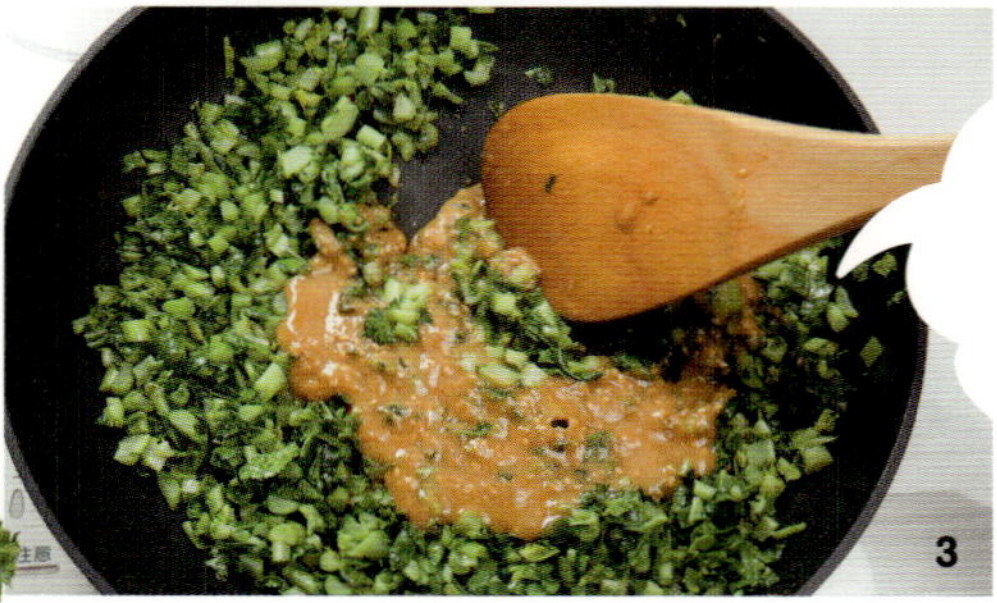

3 **A**を加えて、中火のまま水分が少なくなるまで5分炒める。

調理のコツ

大根の葉のパワーはほうれんそうの5倍、炒めればビタミンA・Eが7倍に！

大根の葉のビタミンCやカルシウムの含有量は、ほうれんそうの実に5倍！β-カロテン含有量もトップクラスです。カルシウムの吸収を助けるビタミンKも含むので、油炒めなら同じ脂溶性の成分で吸収率が7倍に。

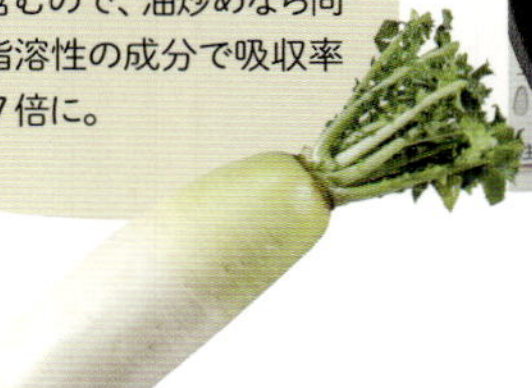

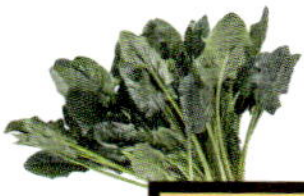

ちりめんじゃこのホットサラダ

材料（2人分）
ほうれんそう…100g
ちりめんじゃこ…1/4カップ（15g）
ごま油…大さじ2
白ごま…大さじ1
醤油…小さじ1
酢…大さじ1
胡椒…少々

ビタミン野菜は
加熱しない
ホットサラダで！

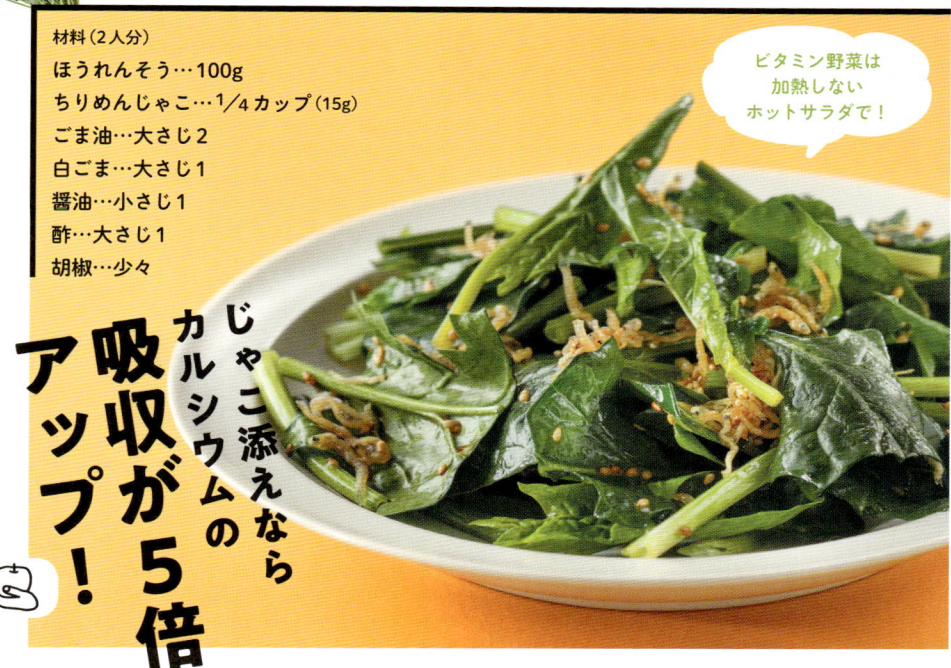

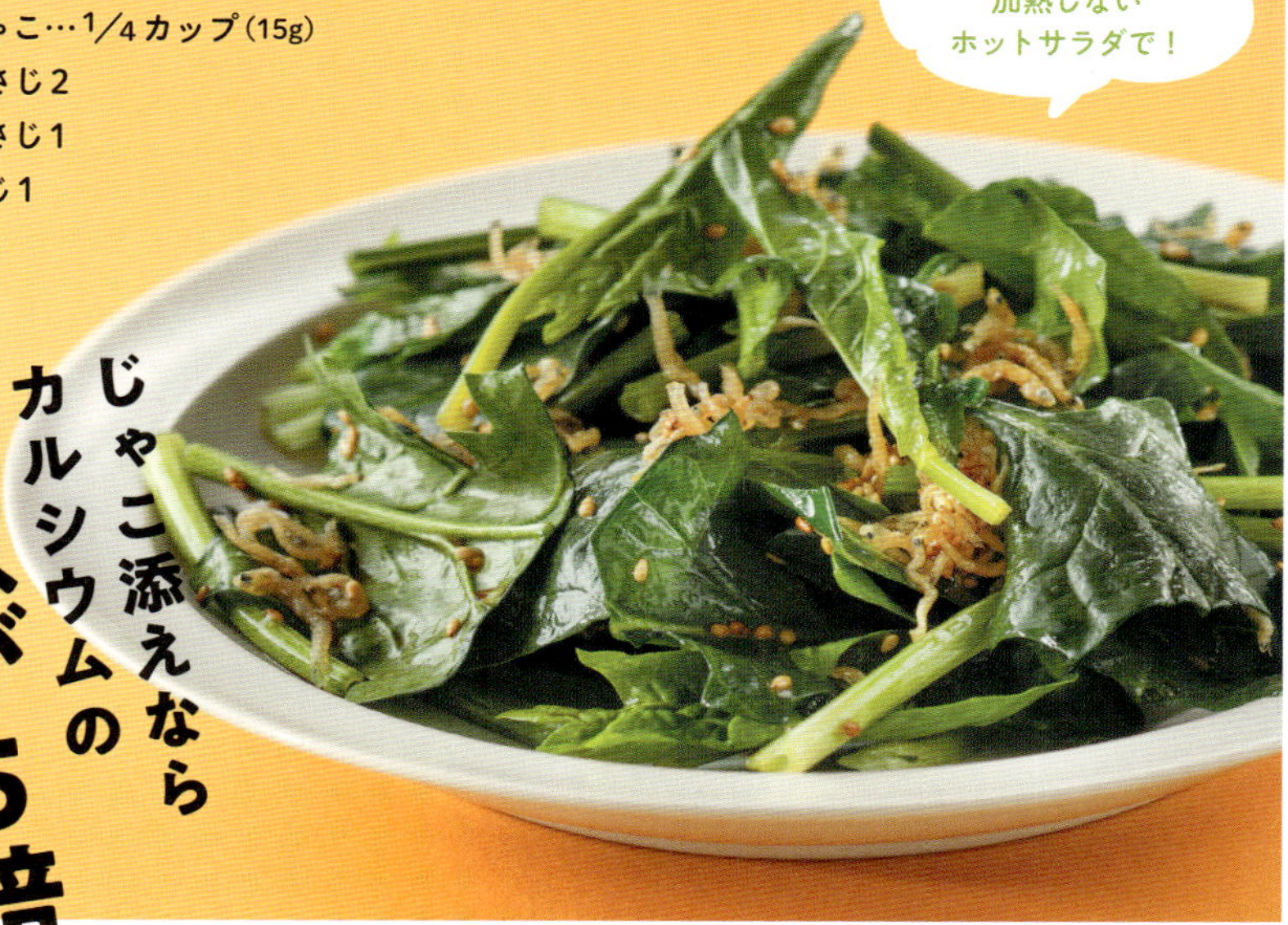

じゃこ添えなら カルシウムの 吸収が5倍に アップ！

作り方

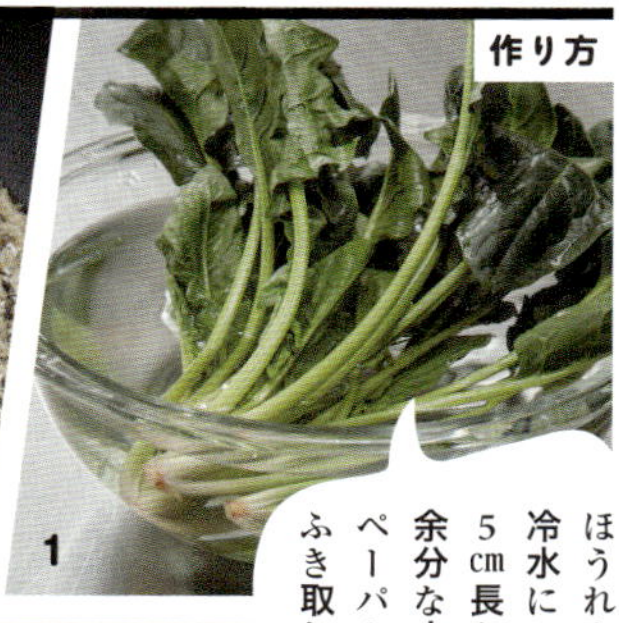

1 ほうれんそうは、根に切り込みを入れ冷水に20分放ってパリッとさせる。5㎝長さに切り、余分な水分はペーパータオルでふき取りボウルに入れる。

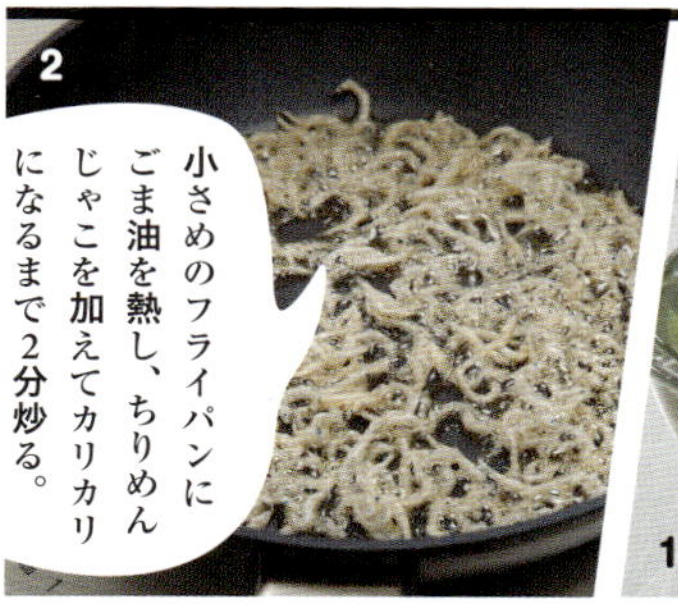

2 小さめのフライパンにごま油を熱し、ちりめんじゃこを加えてカリカリになるまで2分炒る。

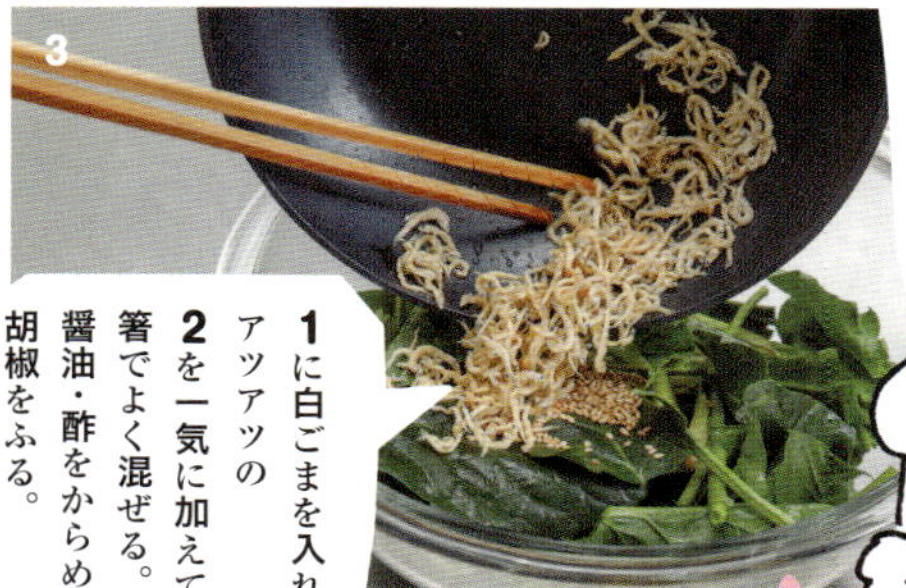

3 1に白ごまを入れ、アツアツの2を一気に加えて箸でよく混ぜる。醤油・酢をからめて胡椒をふる。

調理のコツ

ほうれんそう＋ちりめんじゃこで骨密度を高める！

ほうれんそうのビタミンKはちりめんじゃこのカルシウムの吸収を助け、お互いの強みを引き出す最高の組み合わせ！ また、ほうれんそうのえぐみのもとで、結石の原因にもなるシュウ酸は通常ゆでることで抑えますが、ビタミンCも40％流れ出てしまうのが難点。普通の食事の量なら生でも気にするほどではありません。気になる場合はレンチン加熱を。

ほうれんそうのレンチンゆで

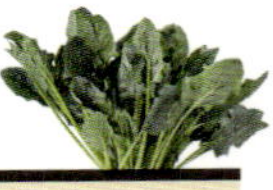

材料（2人分）

ほうれんそう…150g

A
- 塩…2つまみ
- オリーブ油…小さじ1

水…大さじ2

胡椒…少々

オリーブ油と塩で
ほうれんそう本来の
甘みを十分に引き出す！

ゆでない！でビタミンCを9割保存!!

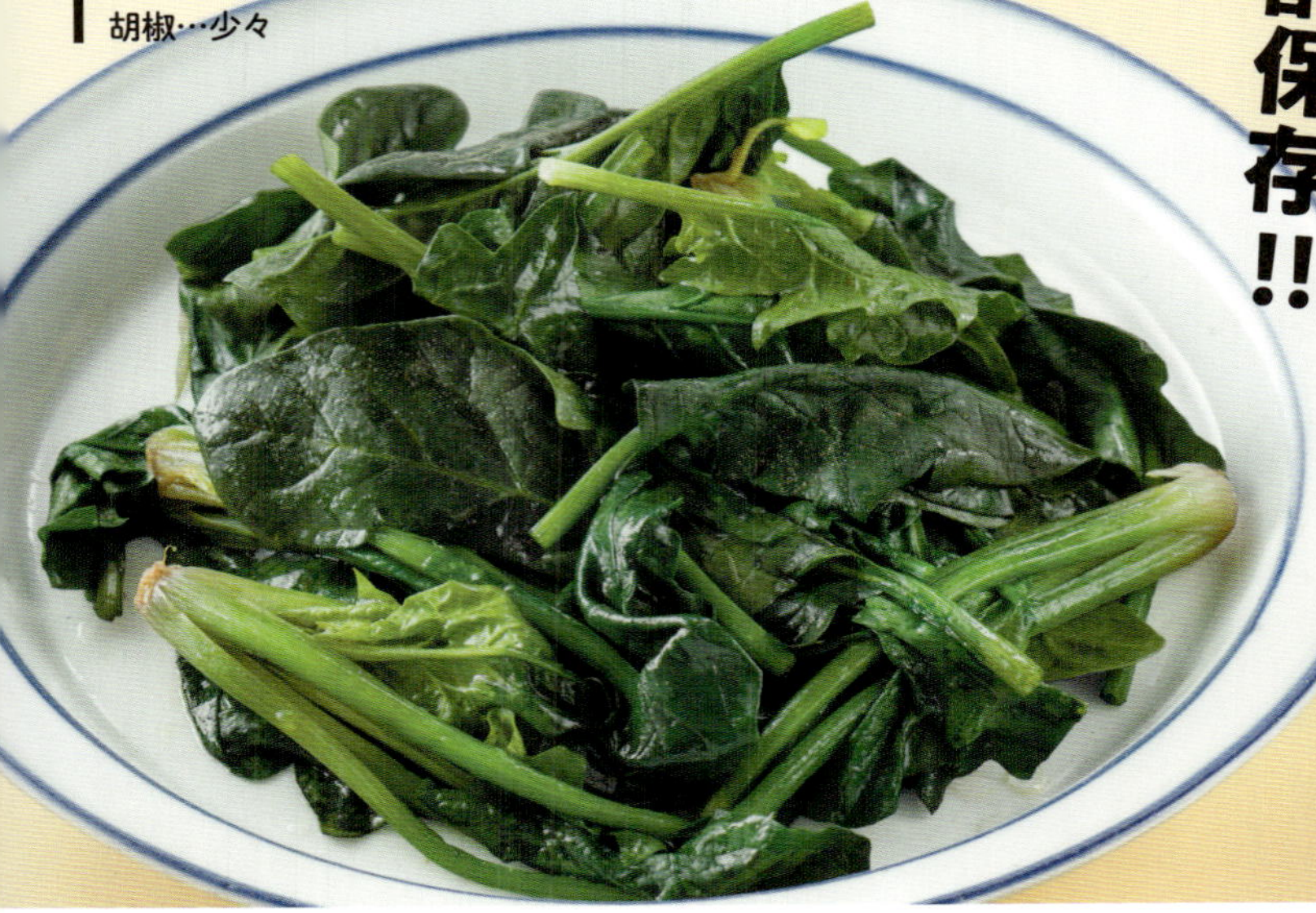

ゆでとレンチンでここまで変わる！

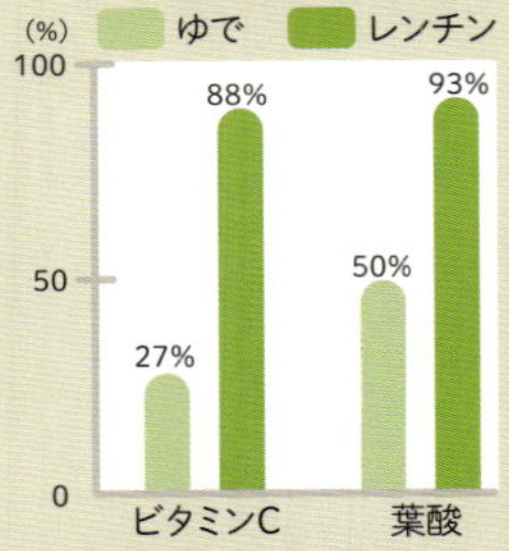

(%)
ゆで
レンチン
100
50
0
27%
88%
50%
93%
ビタミンC
葉酸

ほうれんそうのおいしい季節におすすめのシンプルレシピ。たっぷりの水でゆでるのではなく、油を加えたレンチン加熱だからビタミンもミネラルも満タン！

調理のコツ

β-カロテンは、生の3倍吸収！

ほうれんそうは加熱で多くのビタミンCやB群をロスします。ビタミンCは1分ゆでても最大80％が損失、ビタミンB群である葉酸もほぼ半分に。一方で調理すれば生の3倍ものβ-カロテンが吸収できます。だからビタミンを残すには短時間レンチン調理が最強なのです。蒸し調理は比較的少なく20％程度のロスでおさまりますが、ラップで水分の蒸発を防いだレンチン調理ならビタミンの流失は約10％に！

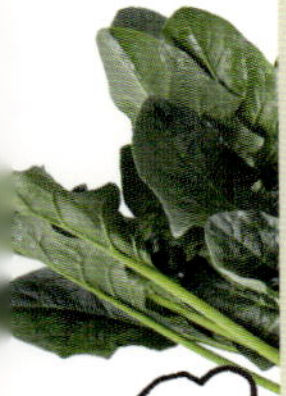

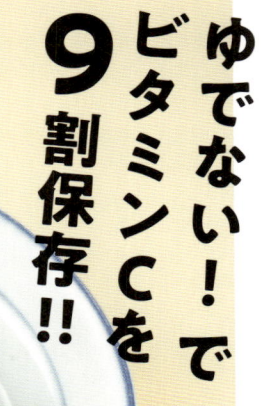

ラクチン！
ラクチン！

作り方

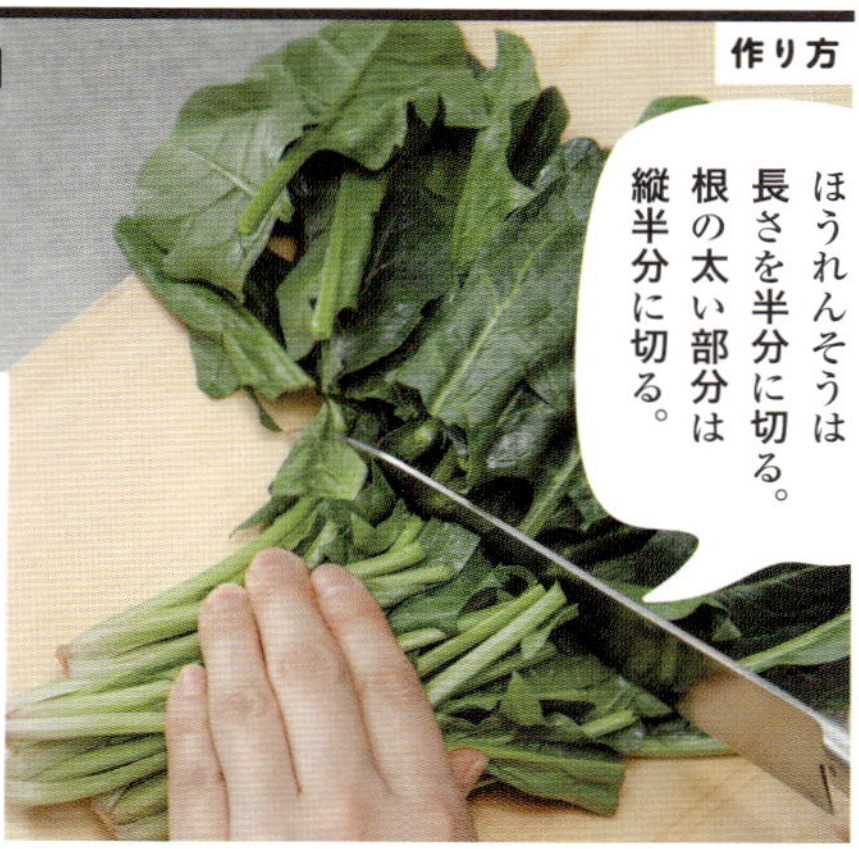

1 ほうれんそうは長さを半分に切る。根の太い部分は縦半分に切る。

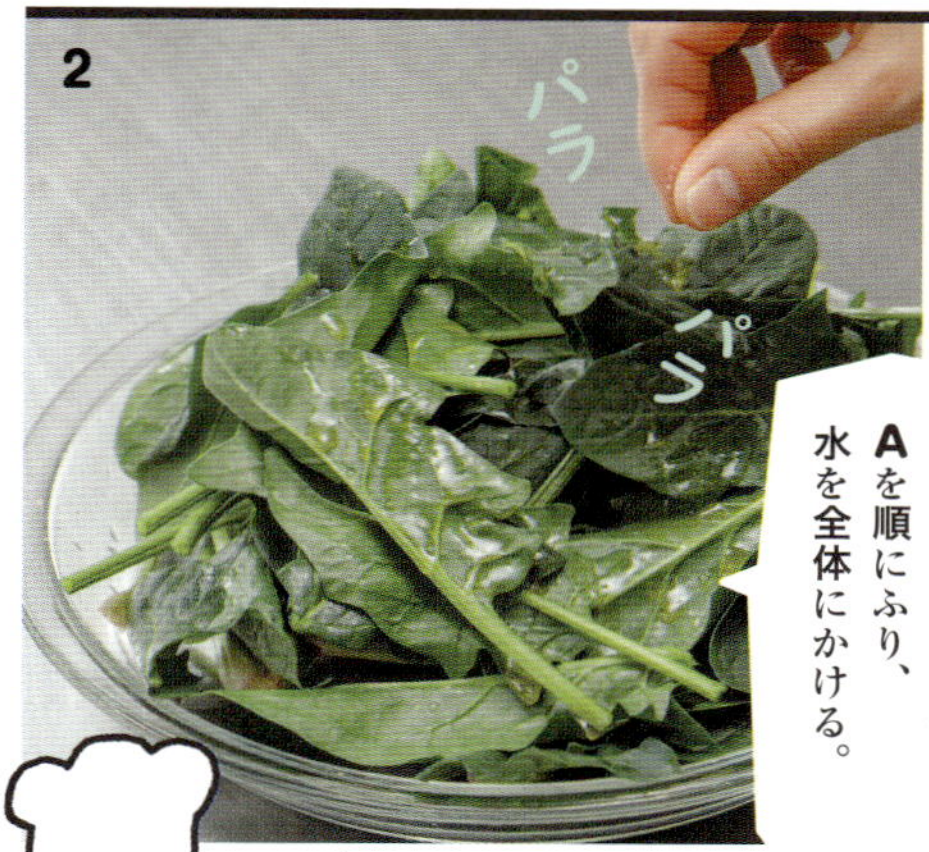

2 耐熱皿に**1**をのせる。**A**を順にふり、水を全体にかける。

ふんわりラップで破裂するのを防ごう

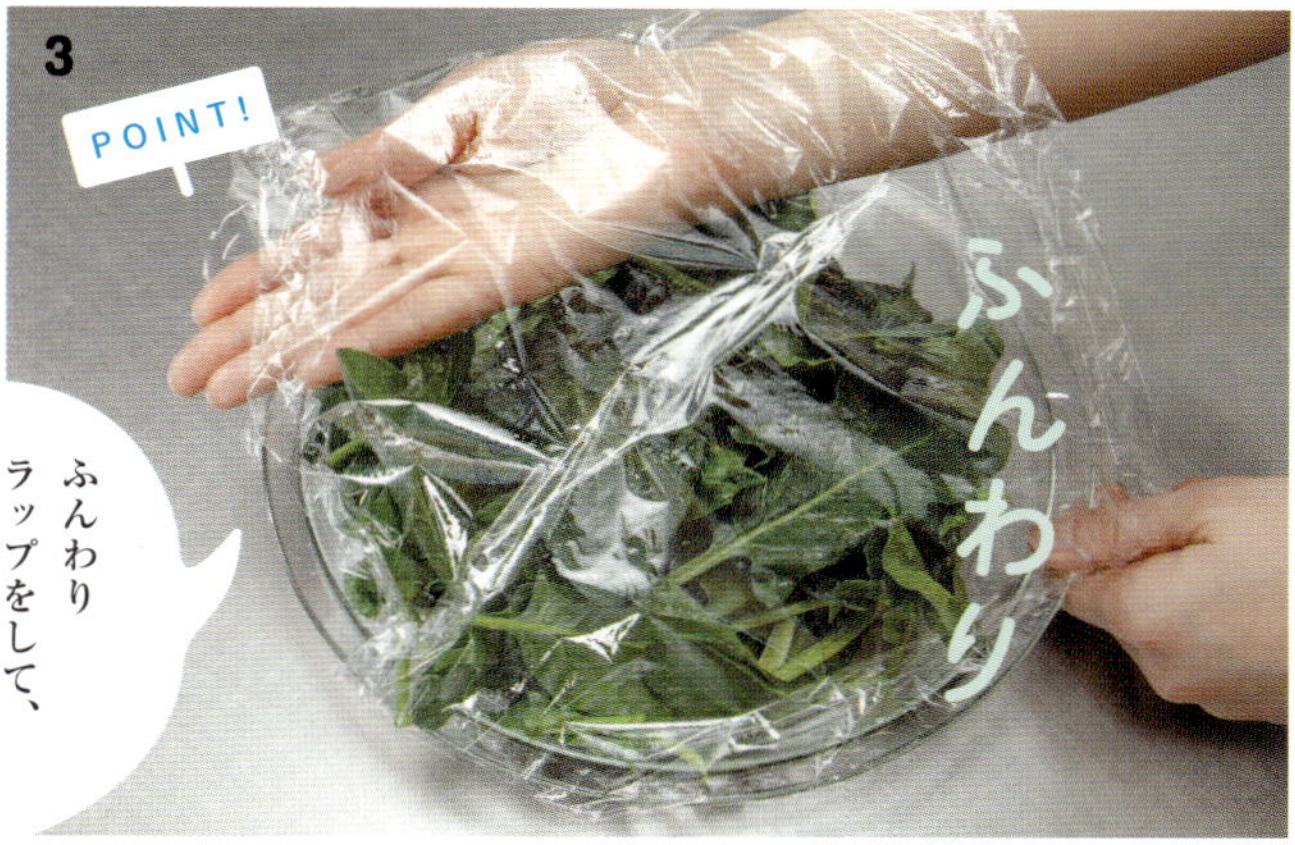

3 ふんわりラップをして、電子レンジで2分加熱。そのまま余熱で2分蒸らす。

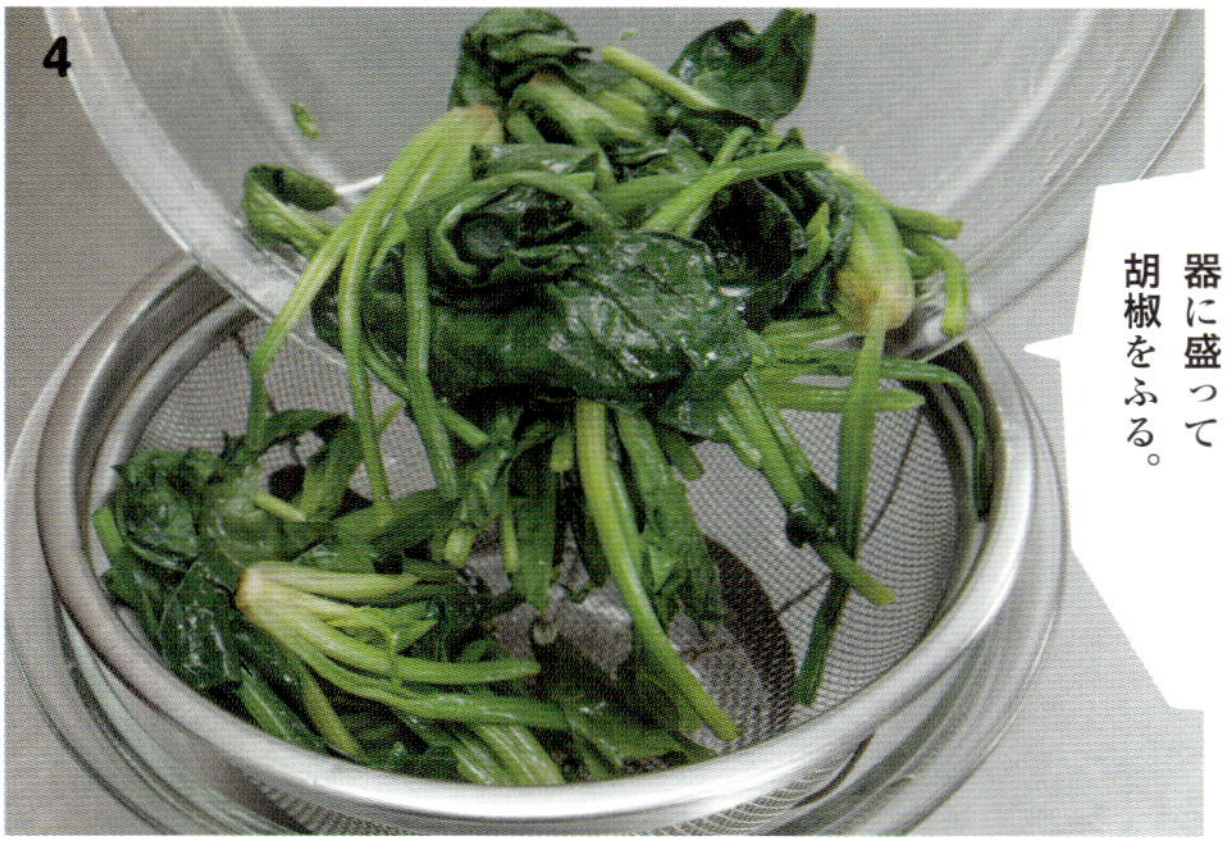

4 上下を返し、ザルにあげてから器に盛って胡椒をふる。

根には豊富なマンガンがあるよ！

カリフラワーのフリッター

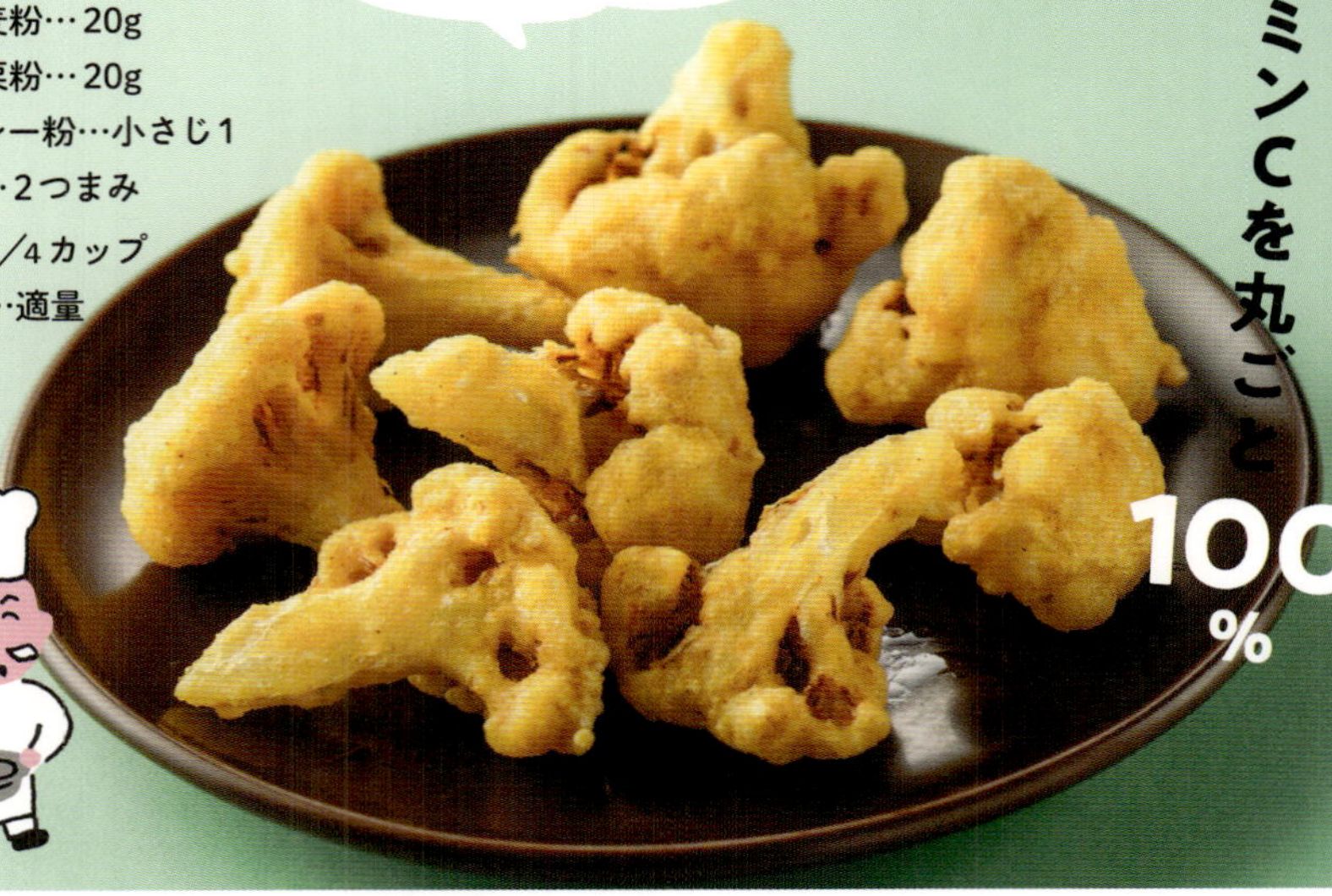

衣揚げでロスなし
ビタミンCを丸ごと100%

カリフラワーのビタミンCは
加熱しても減りません！

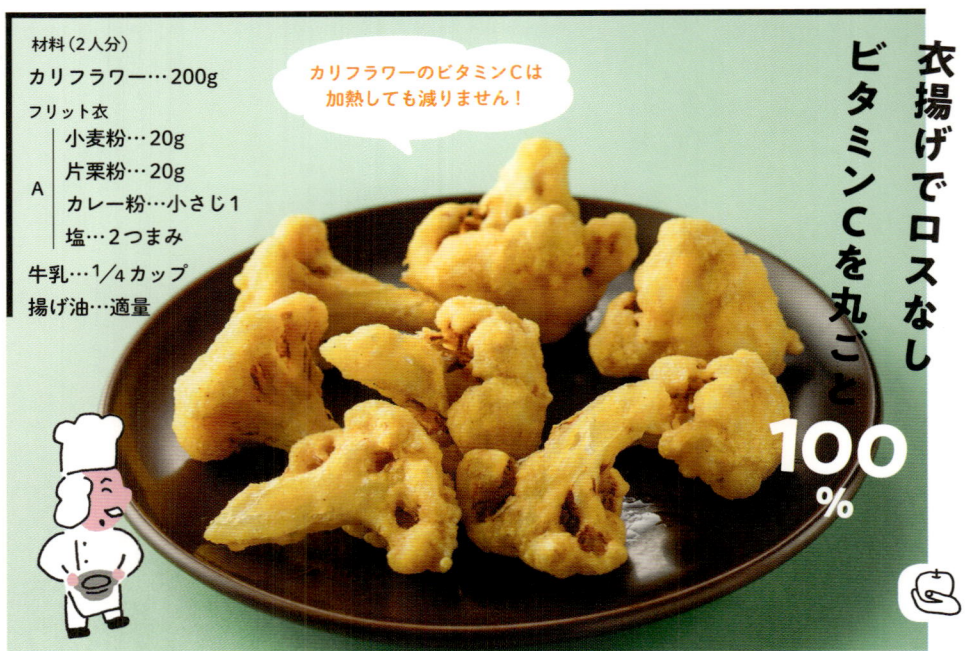

材料（2人分）

カリフラワー…200g

フリット衣

A
- 小麦粉…20g
- 片栗粉…20g
- カレー粉…小さじ1
- 塩…2つまみ

牛乳…1/4カップ

揚げ油…適量

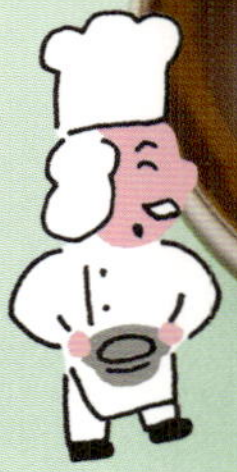

調理のコツ

カリフラワーに火を入れるならフライがベスト！

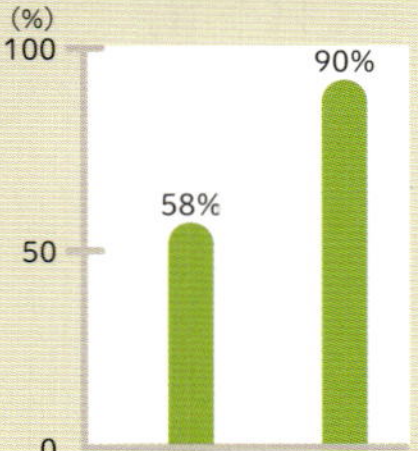

カリフラワーのビタミンCはでんぷんに守られ、熱に強いのが特徴。ゆでても損失は2割程度で済みますが、衣をつけて揚げれば、ビタミン損失は1割程度に！ カレー粉を加えればさらにアンチエイジング効果もアップ！

作り方

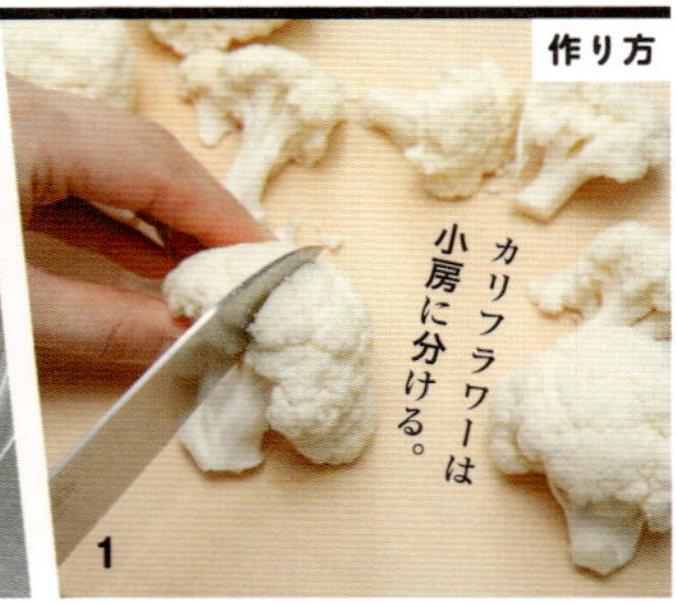

1 カリフラワーは小房に分ける。

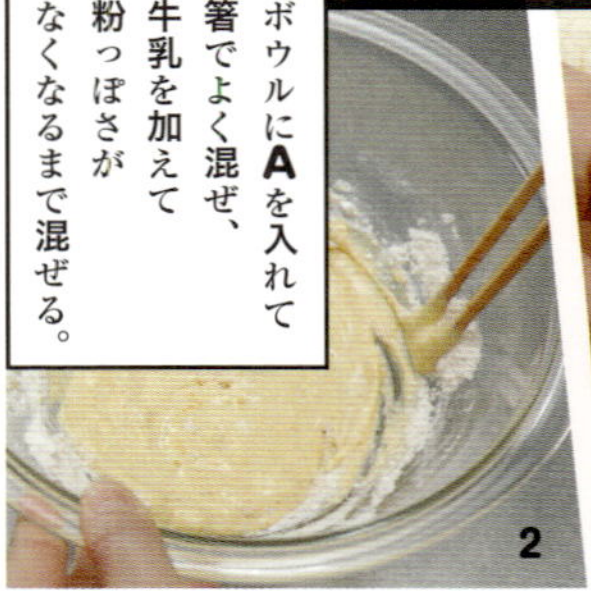

2 ボウルに**A**を入れて箸でよく混ぜ、**牛乳を加えて**粉っぽさがなくなるまで混ぜる。

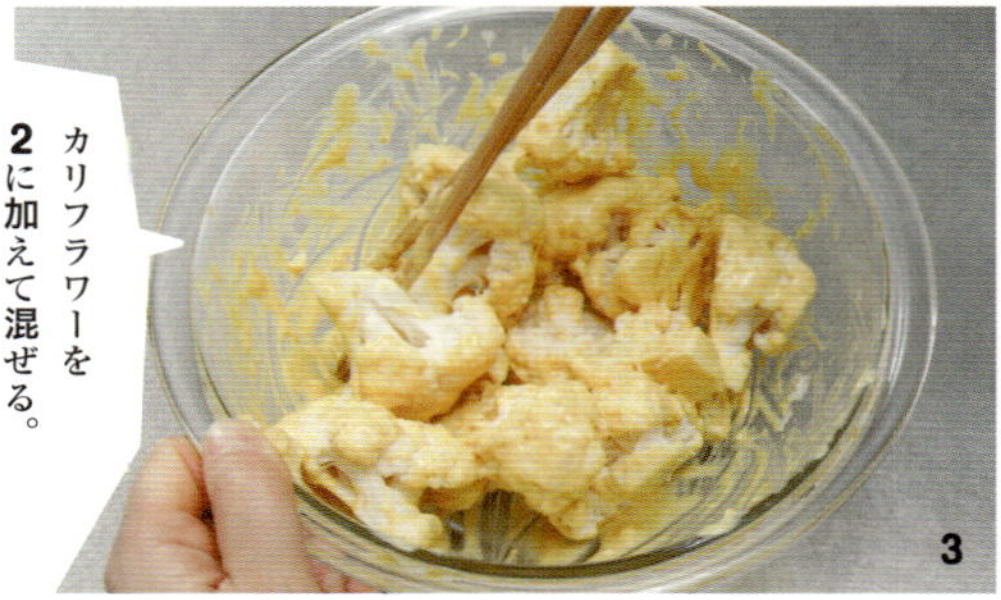

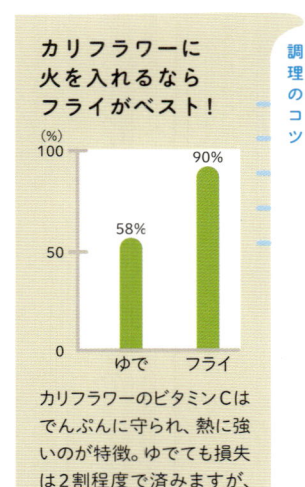

3 カリフラワーを**2に加えて混ぜる。****油を180℃に熱し、****全体を3回に分けて、****2分ずつ衣が**カリッとするまで**揚げる**。

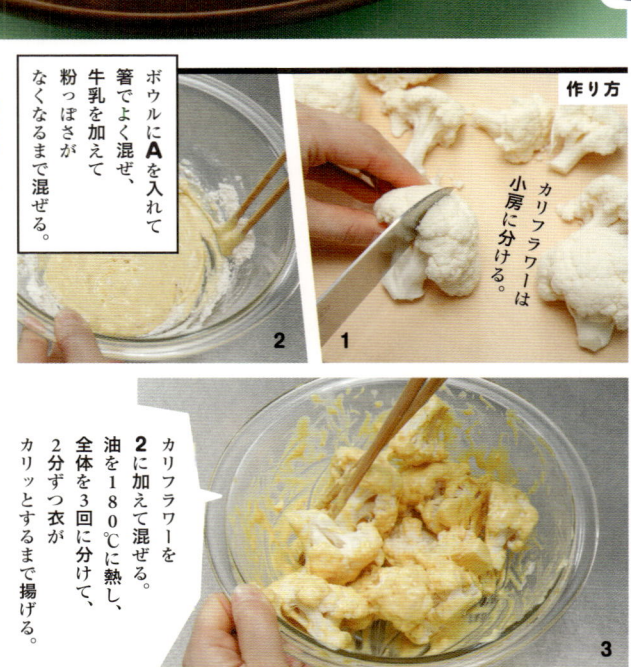

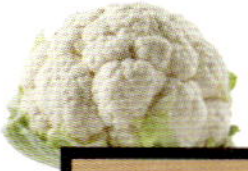

カリフラワーのタブレサラダ

材料（2〜3人分）

カリフラワー…150g

パセリ（みじん切り）…大さじ1分

トマト…1/2個（80g）

ミックスドライフルーツ
…大さじ1〜2

A
- 酢…小さじ2
- オリーブ油…小さじ2〜3
- 塩…小さじ1/2
- カイエンペッパーまたはチリパウダー…少々

ツナ缶：小1缶（正味60g）

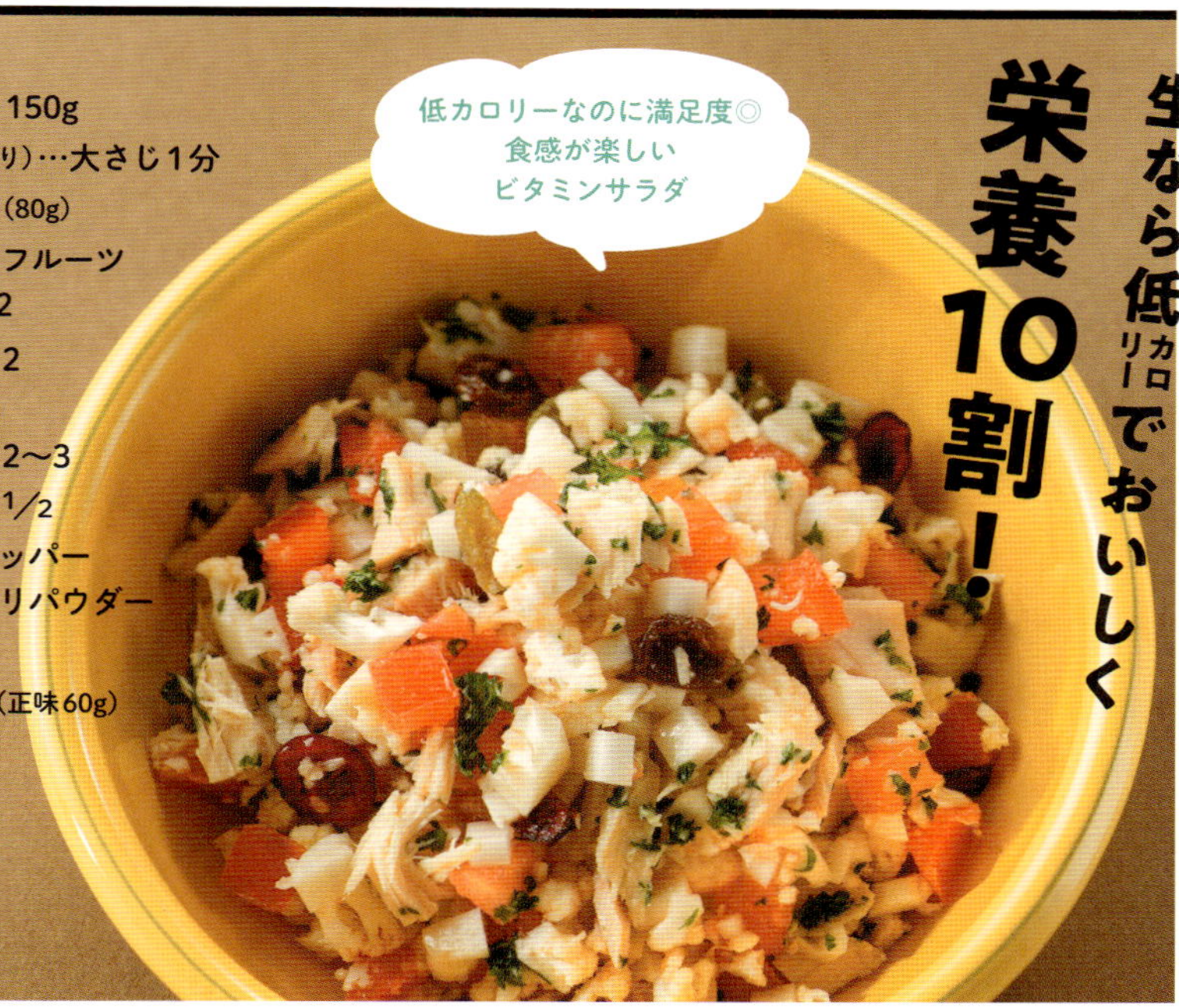

生なら低カロリーでおいしく

栄養10割！

低カロリーなのに満足度◎
食感が楽しい
ビタミンサラダ

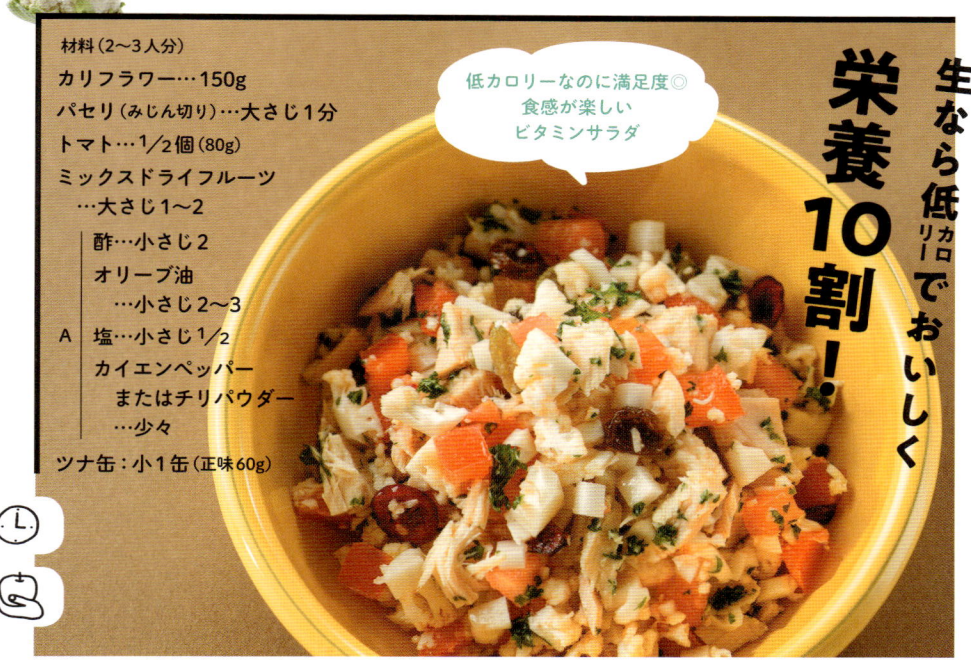

作り方

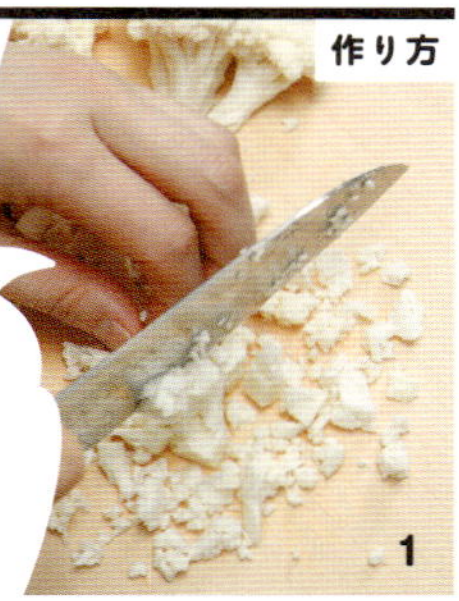

1 カリフラワーは小房に分けてから5㎜角に刻む。トマトは8㎜角に切る。

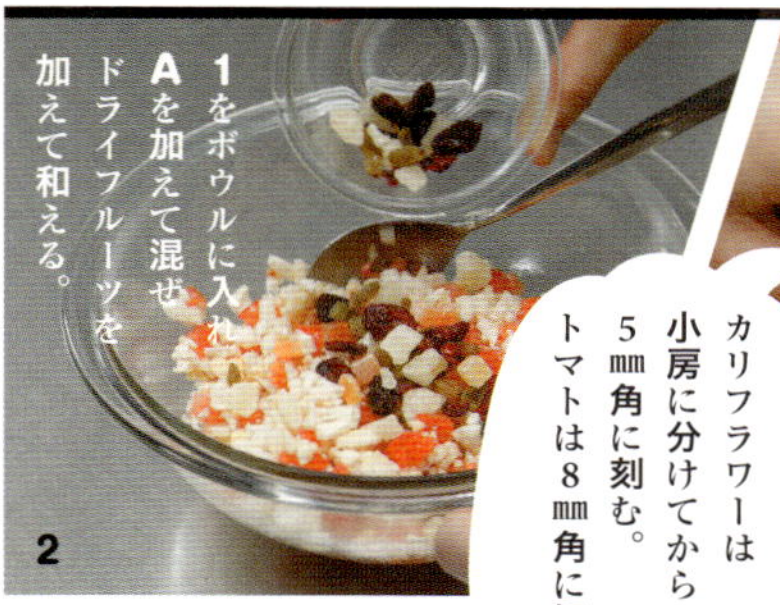

2 1をボウルに入れAを加えて混ぜドライフルーツを加えて和える。

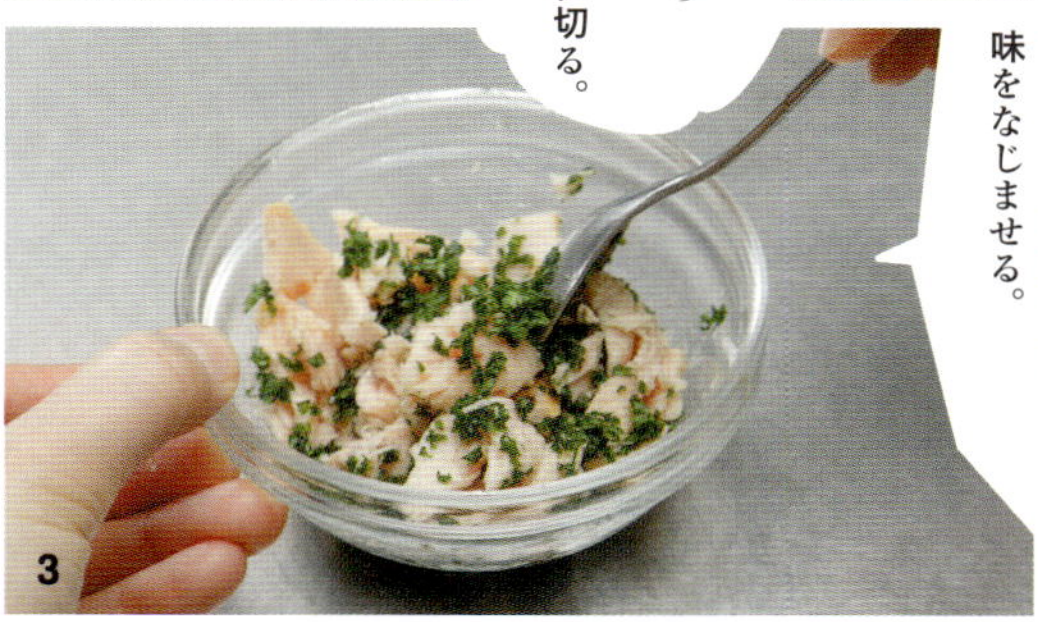

3 ツナ缶の汁を切り、パセリと一緒に2とざっくり混ぜる。1時間以上置き、味をなじませる。

調理のコツ

カリフラワーとブロッコリー。加熱に強いのはどっち？

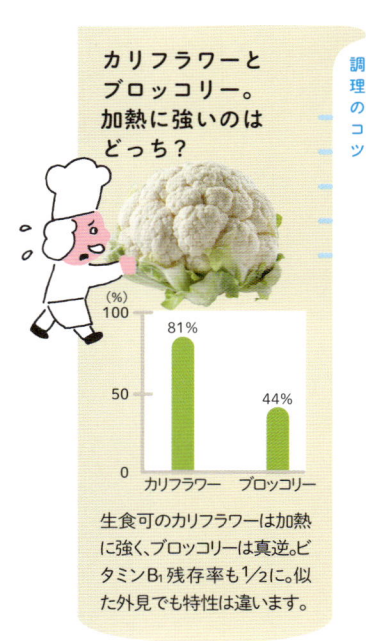

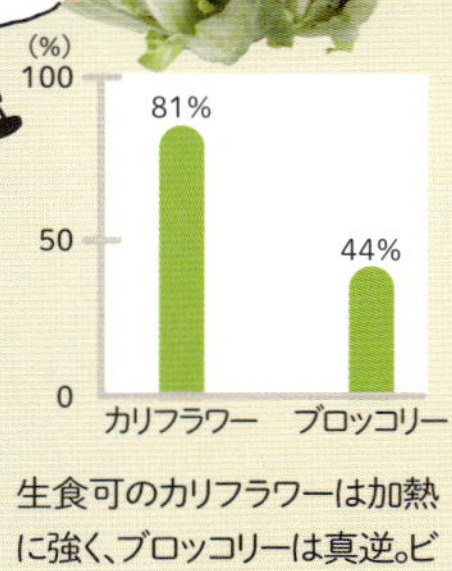

生食可のカリフラワーは加熱に強く、ブロッコリーは真逆。ビタミンB_1残存率も1/2に。似た外見でも特性は違います。

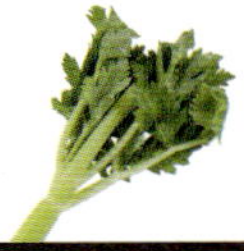

セロリと葉の浅漬けキムチ

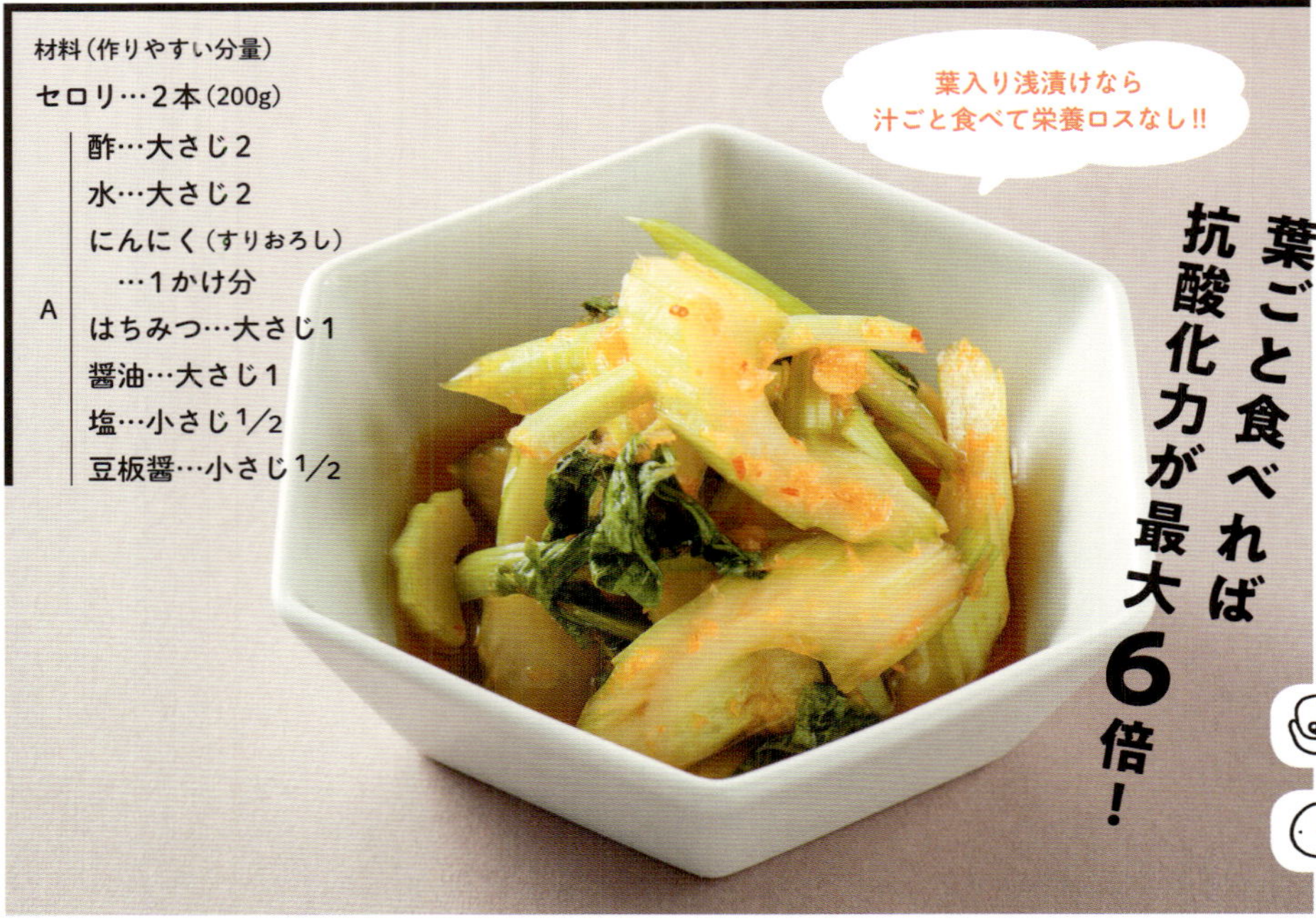

材料（作りやすい分量）

セロリ…2本（200g）

A
- 酢…大さじ2
- 水…大さじ2
- にんにく（すりおろし）…1かけ分
- はちみつ…大さじ1
- 醤油…大さじ1
- 塩…小さじ1/2
- 豆板醤…小さじ1/2

葉入り浅漬けなら
汁ごと食べて栄養ロスなし!!

葉ごと食べれば抗酸化力が最大6倍！

セロリの部位別 No.1はセロリの葉

セロリの葉にはβ-カロテンやマグネシウム、カルシウムや抗酸化作用のあるポリフェノール、アピゲニンなどが茎の2〜6倍！　茎と根元に豊富なのはカリウム。生で食べればむくみ防止効果も期待できます。

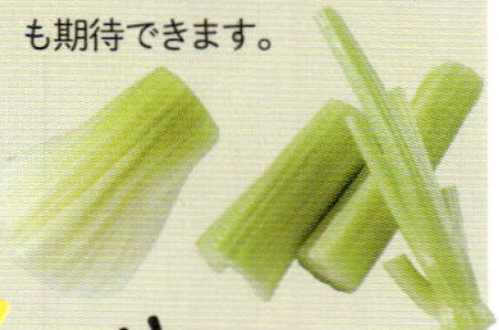

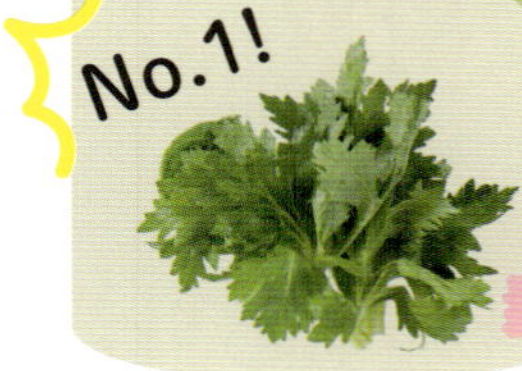

調理のコツ

作り方

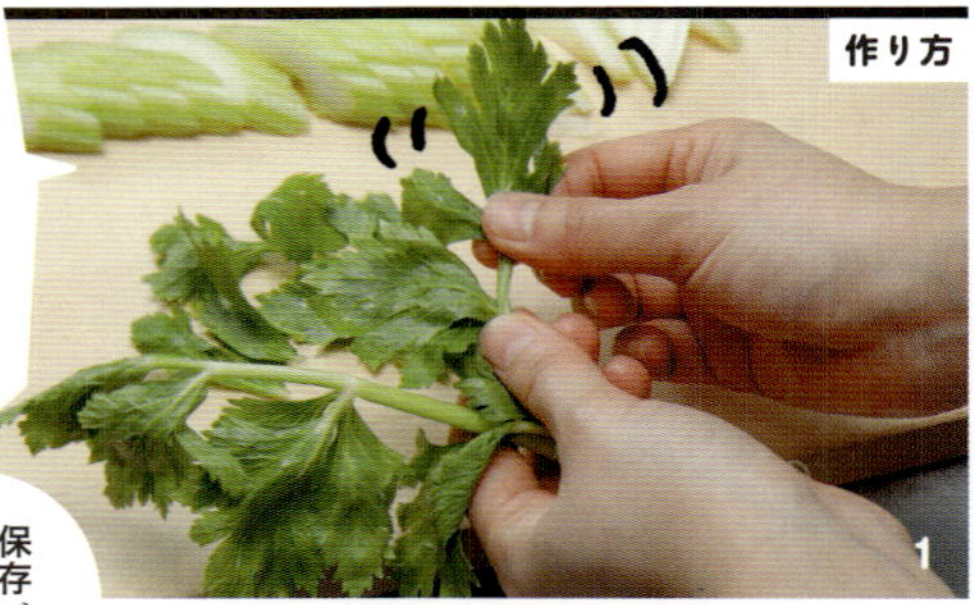

1 セロリは筋をとって斜め1cm幅に切り、葉をちぎる。

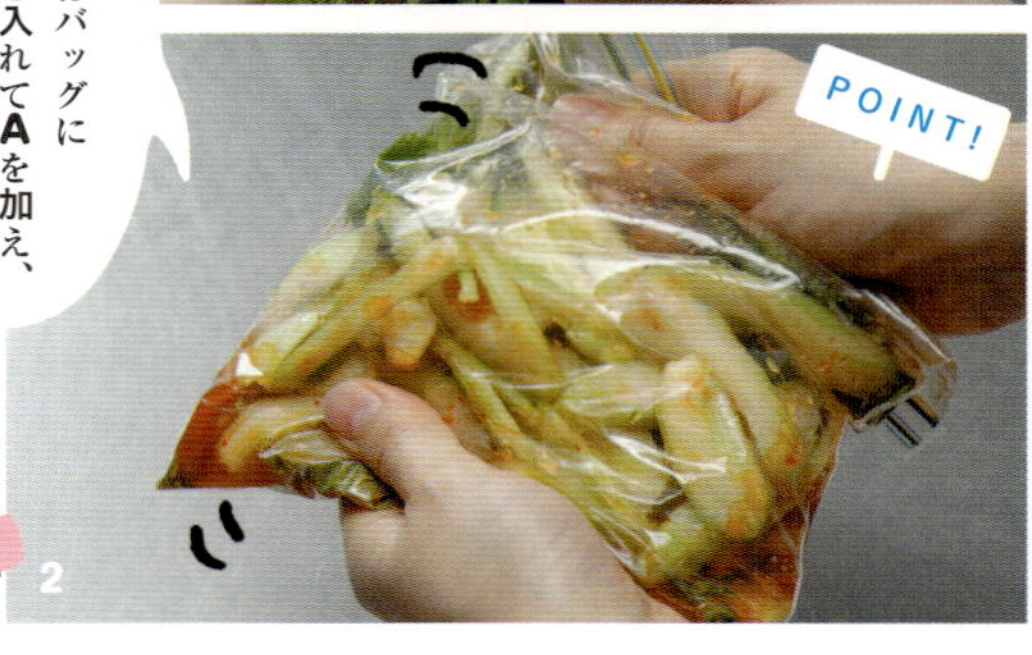

2 保存バッグに**1**を入れて**A**を加え、袋の口を閉じる。手で軽くもみ混ぜ1時間以上置く。

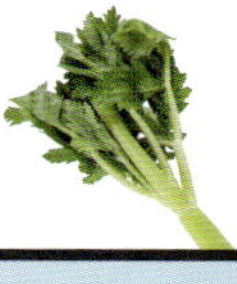

セロリの塩炒め

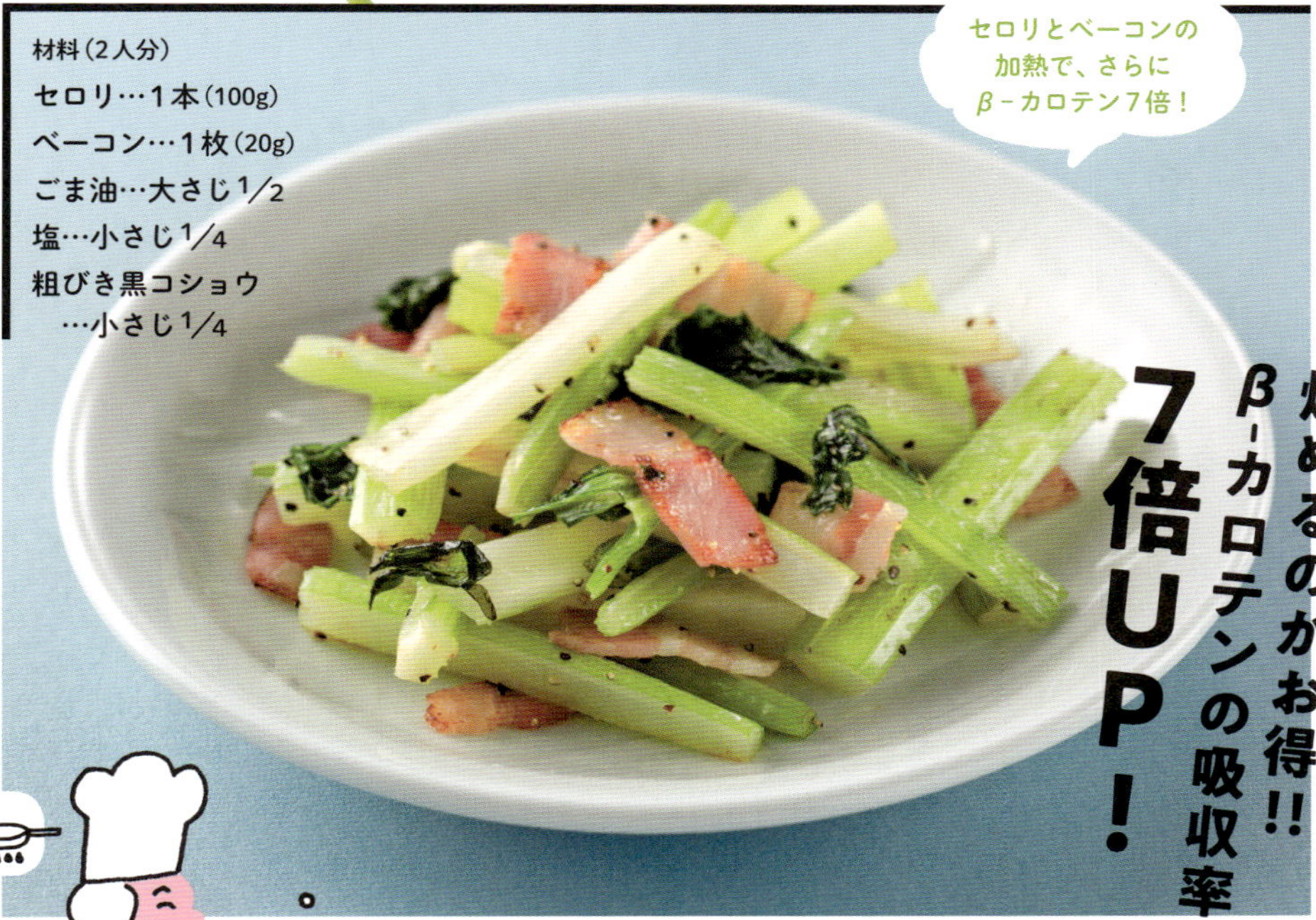

材料（2人分）

セロリ…1本（100g）
ベーコン…1枚（20g）
ごま油…大さじ1/2
塩…小さじ1/4
粗びき黒コショウ…小さじ1/4

セロリとベーコンの加熱で、さらにβ－カロテン7倍！

炒めるのがお得!! β-カロテンの吸収率7倍UP！

加熱しても抗酸化物質は99%維持する!!

調理のコツ

セロリの葉に多く含まれるβ-カロテンは油で加熱すると吸収効率が7倍アップ！葉に含まれる血液サラサラ効果のピラジンは、加熱しても成分が壊れません。さらにセロリにはゆで調理で14%減った以外はすべての加熱調理で抗酸化作用がアップするという貴重な野菜です。また、セロリの香りを作るポリフェノール、アピインは、加熱するとコクと旨みを増すため、スープの出汁としてもおすすめです。

作り方

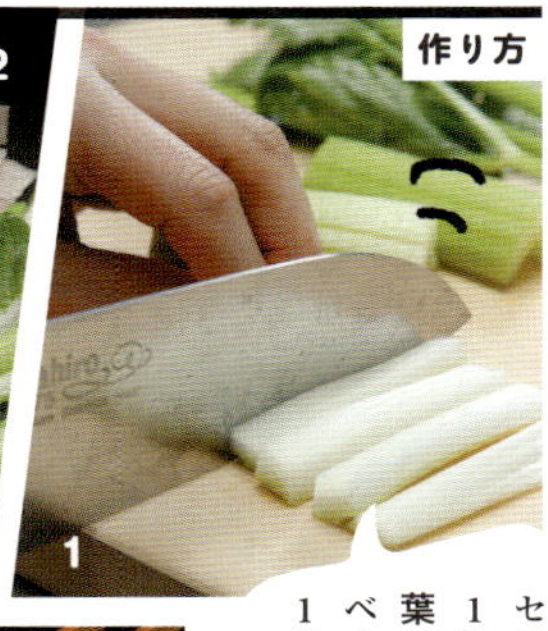

1 セロリは茎を6㎝×1㎝角の棒状に切り、葉はちぎる。ベーコンは1㎝幅に切る。

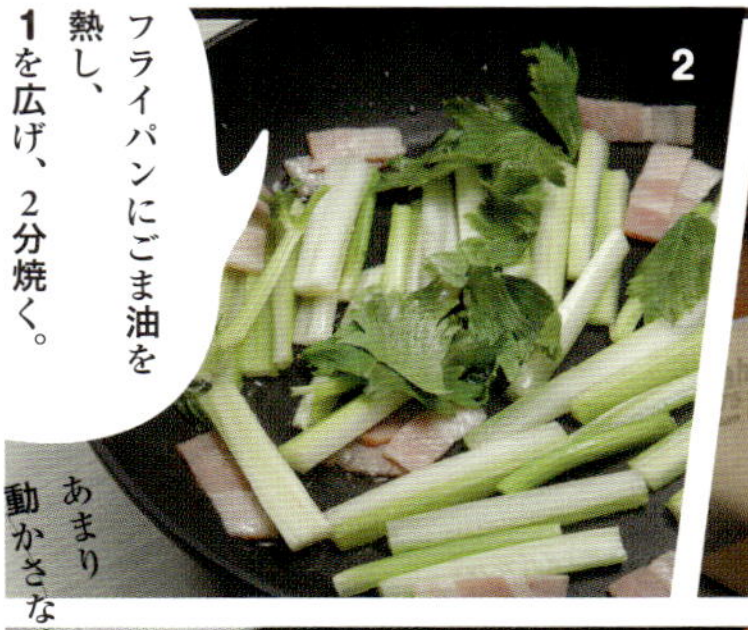

2 フライパンにごま油を熱し、1を広げ、2分焼く。

あまり動かさなくてOK！

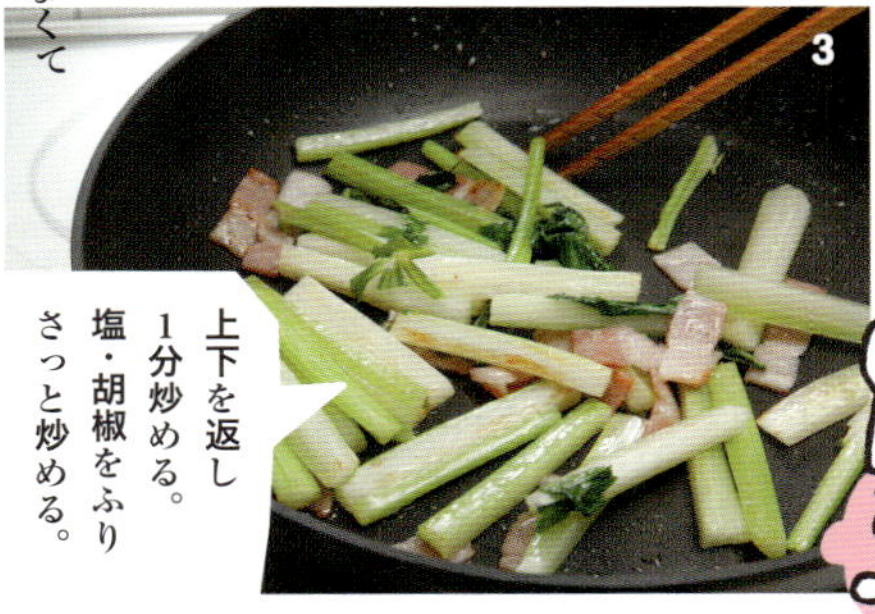

3 上下を返し1分炒める。塩・胡椒をふりさっと炒める。

ひげ根つき、半生もやしのにんにくナムル

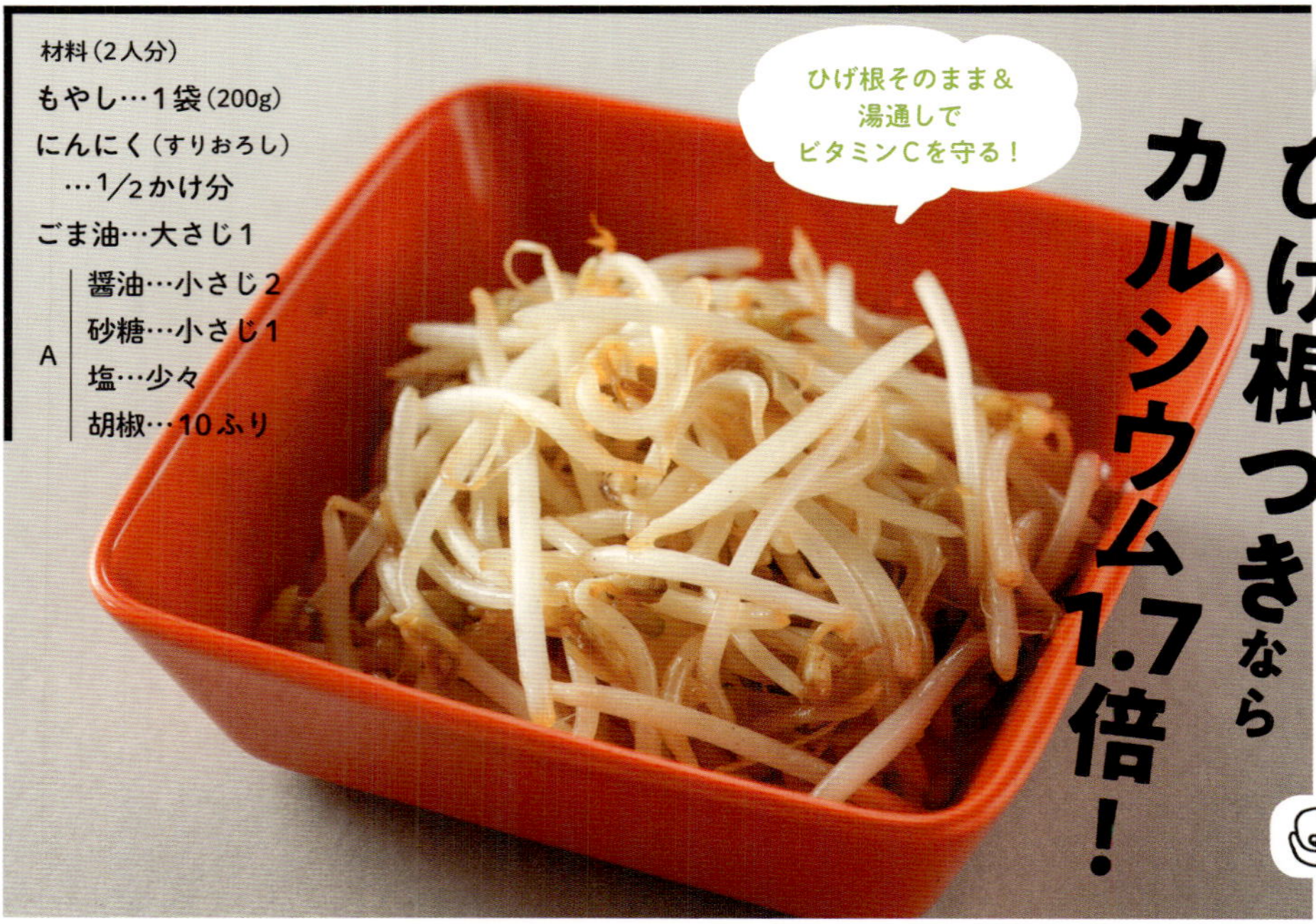
ひげ根そのまま＆
湯通しで
ビタミンCを守る！
ひげ根つきなら
カルシウム1.7倍！

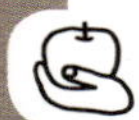

材料（2人分）

もやし…1袋（200g）
にんにく（すりおろし）…1/2かけ分
ごま油…大さじ1
A 醤油…小さじ2
A 砂糖…小さじ1
A 塩…少々
A 胡椒…10ふり

調理のコツ

もやしはひげ根を生かしてサッと加熱！

もやしのビタミンC残存率は生が一番ですが、炒めとゆででは、炒めたほうが1.4倍多く、2.5分の炒めなら約80％が残存します。加熱時間が短いほど◎!! ひげ根にも栄養があるので捨てちゃダメ！

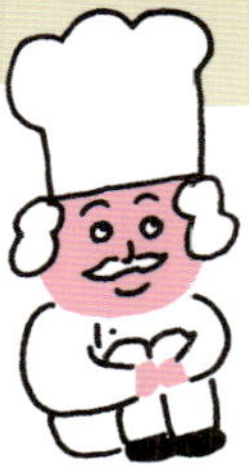

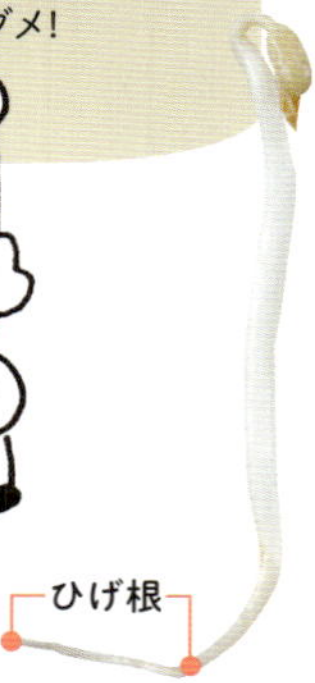
ひげ根

作り方

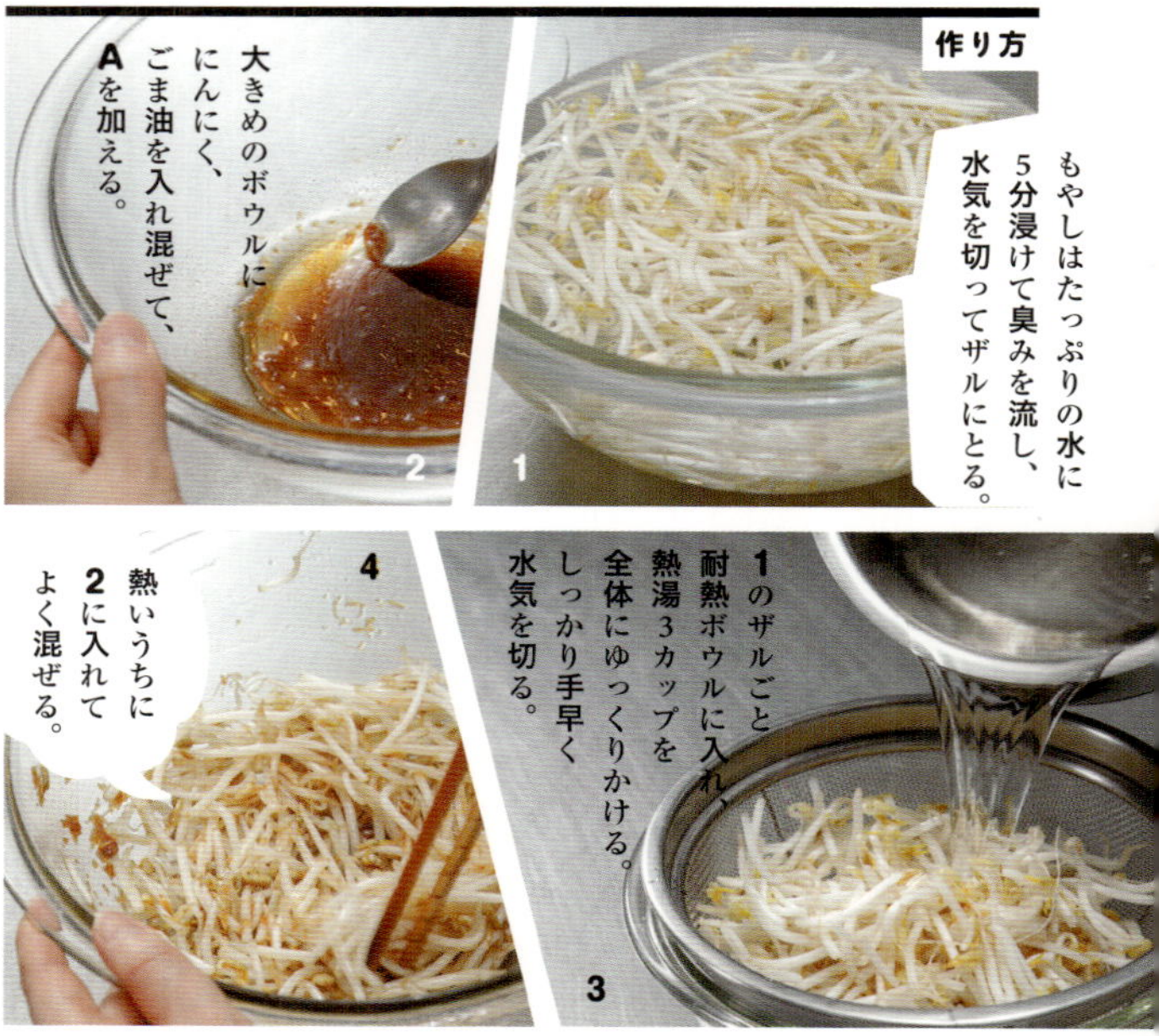

1. もやしはたっぷりの水に5分浸けて臭みを流し、水気を切ってザルにとる。
2. 大きめのボウルににんにく、ごま油を入れ混ぜて、Aを加える。
3. 1のザルごと耐熱ボウルに入れ、熱湯3カップを全体にゆっくりかける。しっかり手早く水気を切る。
4. 熱いうちに2に入れてよく混ぜる。

生もやしのベトナム風卵焼き

材料（2人分）
- もやし…1袋（200g）
- A
  - 塩…小さじ1/3
  - ごま油…小さじ2
- 桜海老…10g
- 豚ひき肉…100g
- B
  - 砂糖…小さじ2
  - 醤油…大さじ1
- 卵…4個
- ごま油…小さじ3
- 香菜…適宜

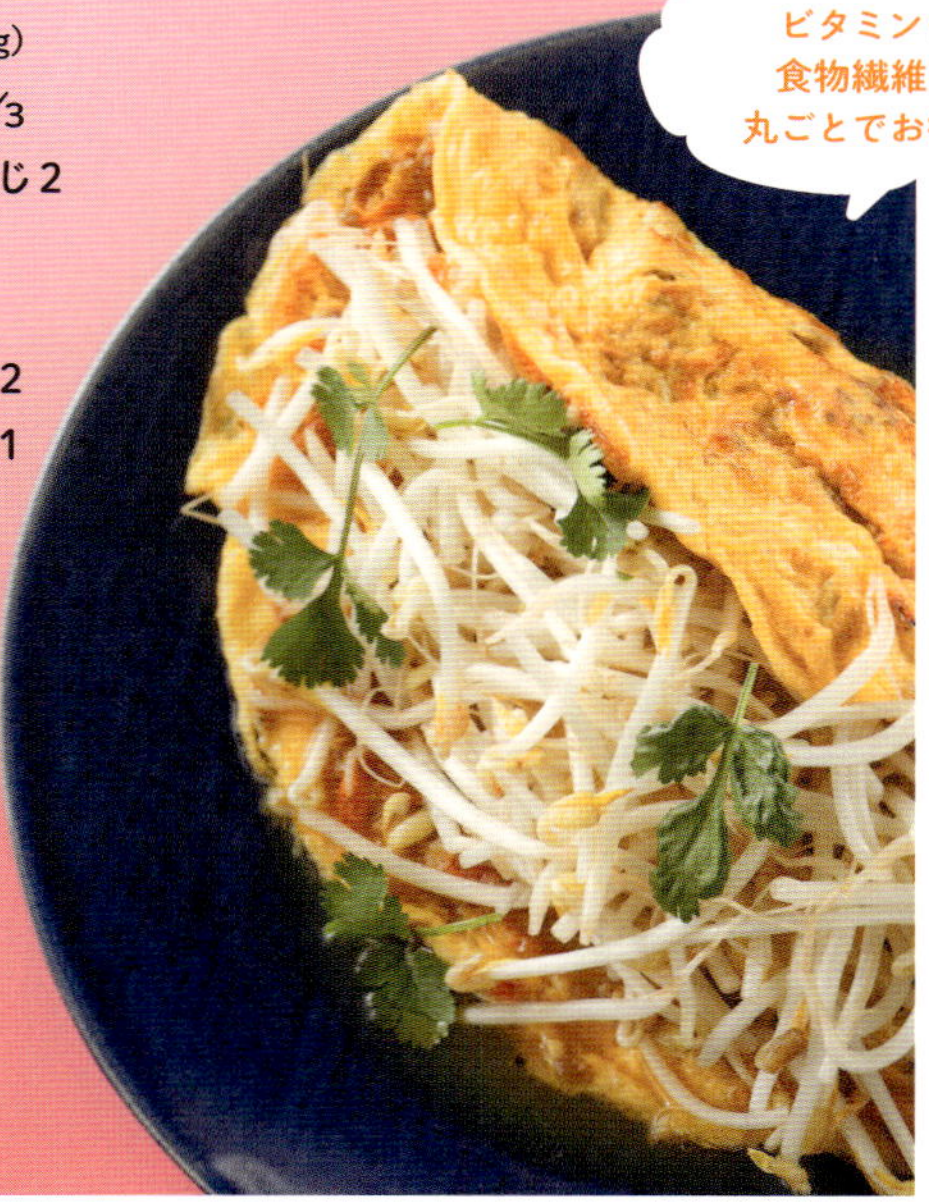

ビタミンも
食物繊維も
丸ごとでお得！

加熱なら炒めがベスト！汁ごとで5割得する！

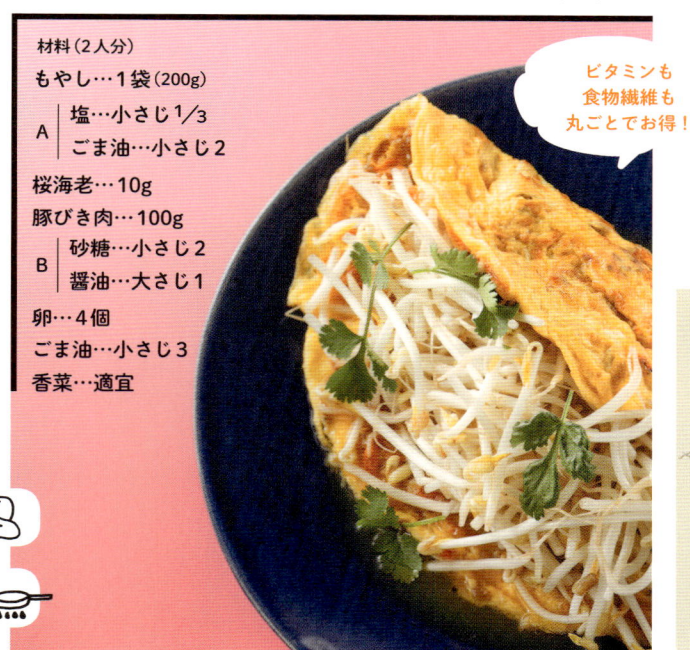

調理のコツ

調理後の汁は捨てると5割ソンする

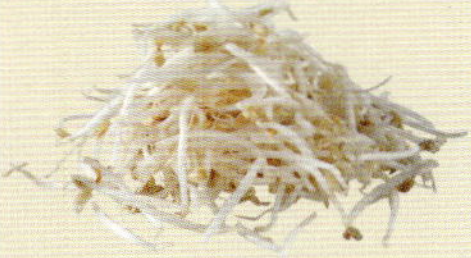

もやしは加熱するとビタミン類が流出しやすく、最大50%も損失してしまいます。調理の際に出る水分ごといただくのが正解です。

作り方

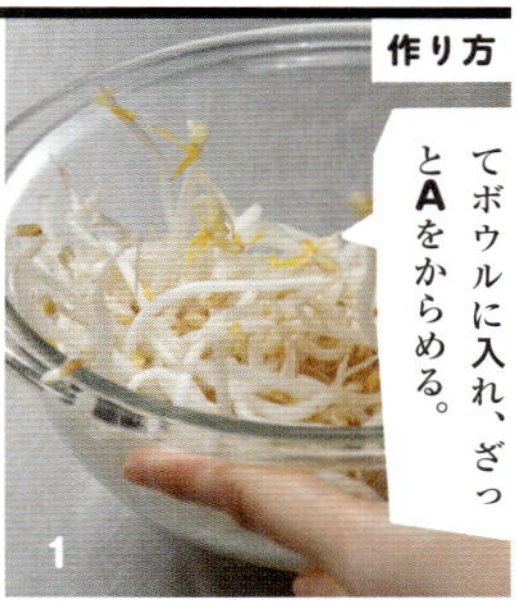

1 に5分浸けて臭みを流し、水気を十分に切ってボウルに入れ、ざっと**A**をからめる。

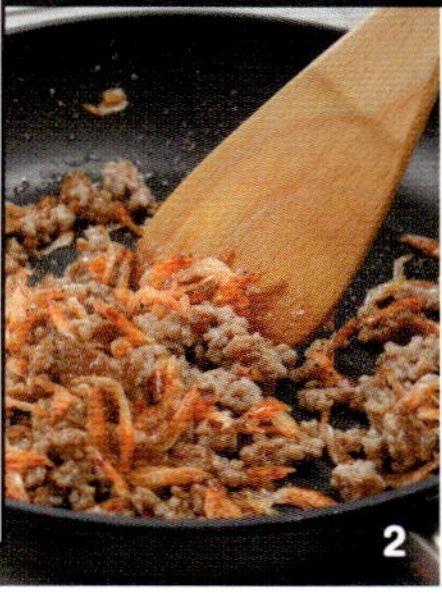

2 挽肉に**B**を加えてよく混ぜる。フライパンを熱し小さじ1のごま油を入れ、桜海老・ひき肉を広げ2分焼く。

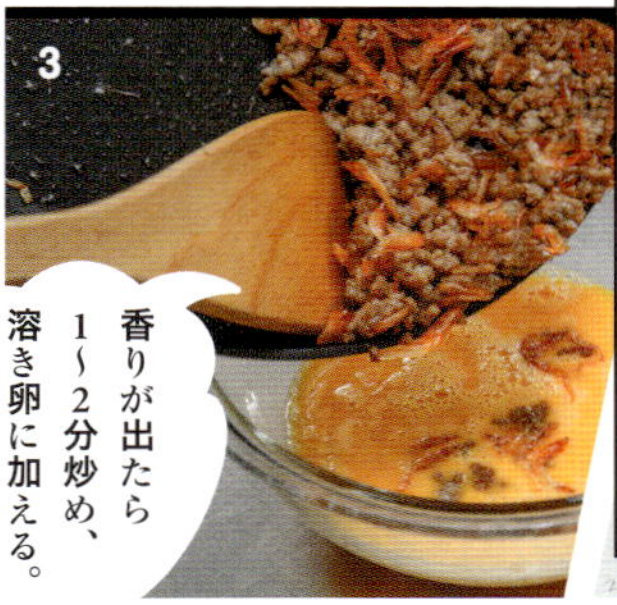

3 香りが出たら1～2分炒め、溶き卵に加える。

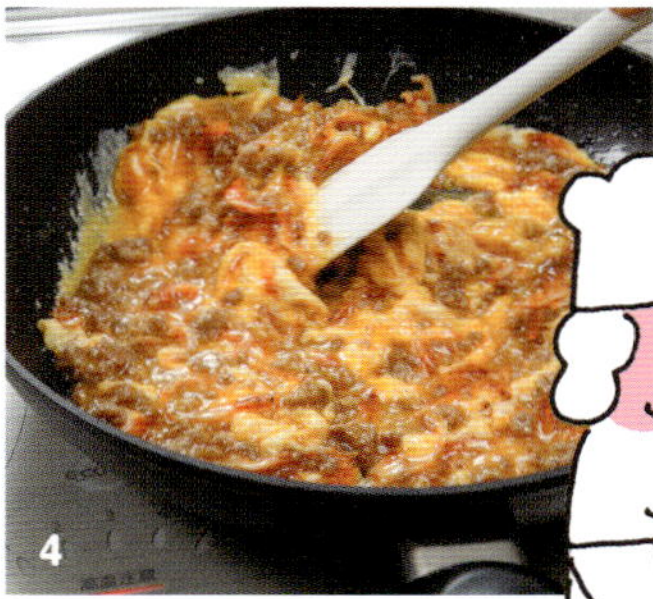

4 フライパンに小さじ2のごま油を足してやや火を強める。**3**を流し入れ、周りが固まったら5回ほど混ぜる。

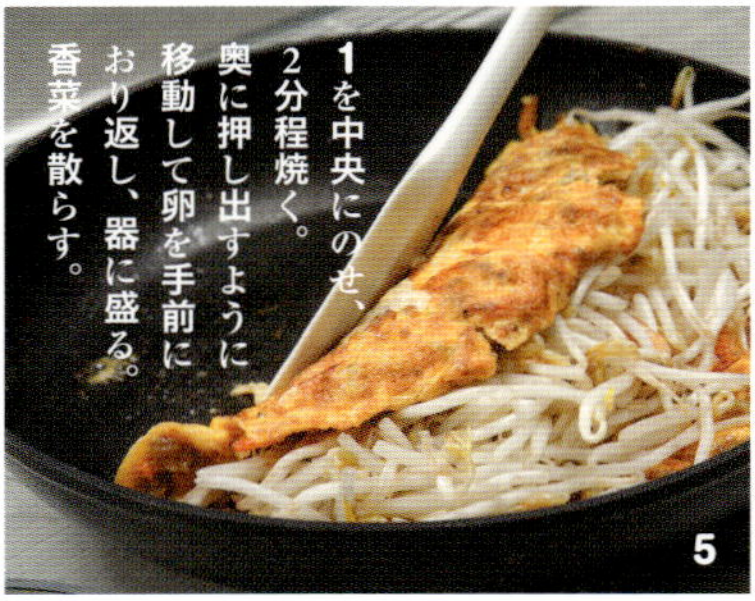

5 **1**を中央にのせ、2分程焼く。奥に押し出すように移動して卵を手前に折り返し、器に盛る。香菜を散らす。

丸ごとトウモロコシの炊きこみご飯

材料（作りやすい量）

米…２合（1合180㎖）

A｜水…1・1/2カップ
　｜塩…小さじ1/2

トウモロコシ
…1本（実のみ150〜200g）

バター…10g

醤油…小さじ1

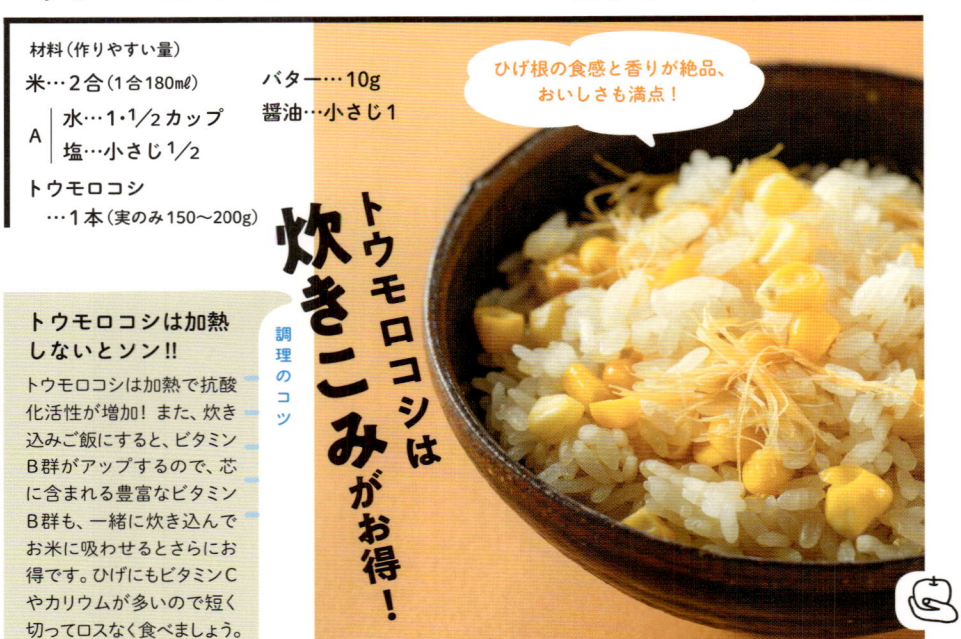

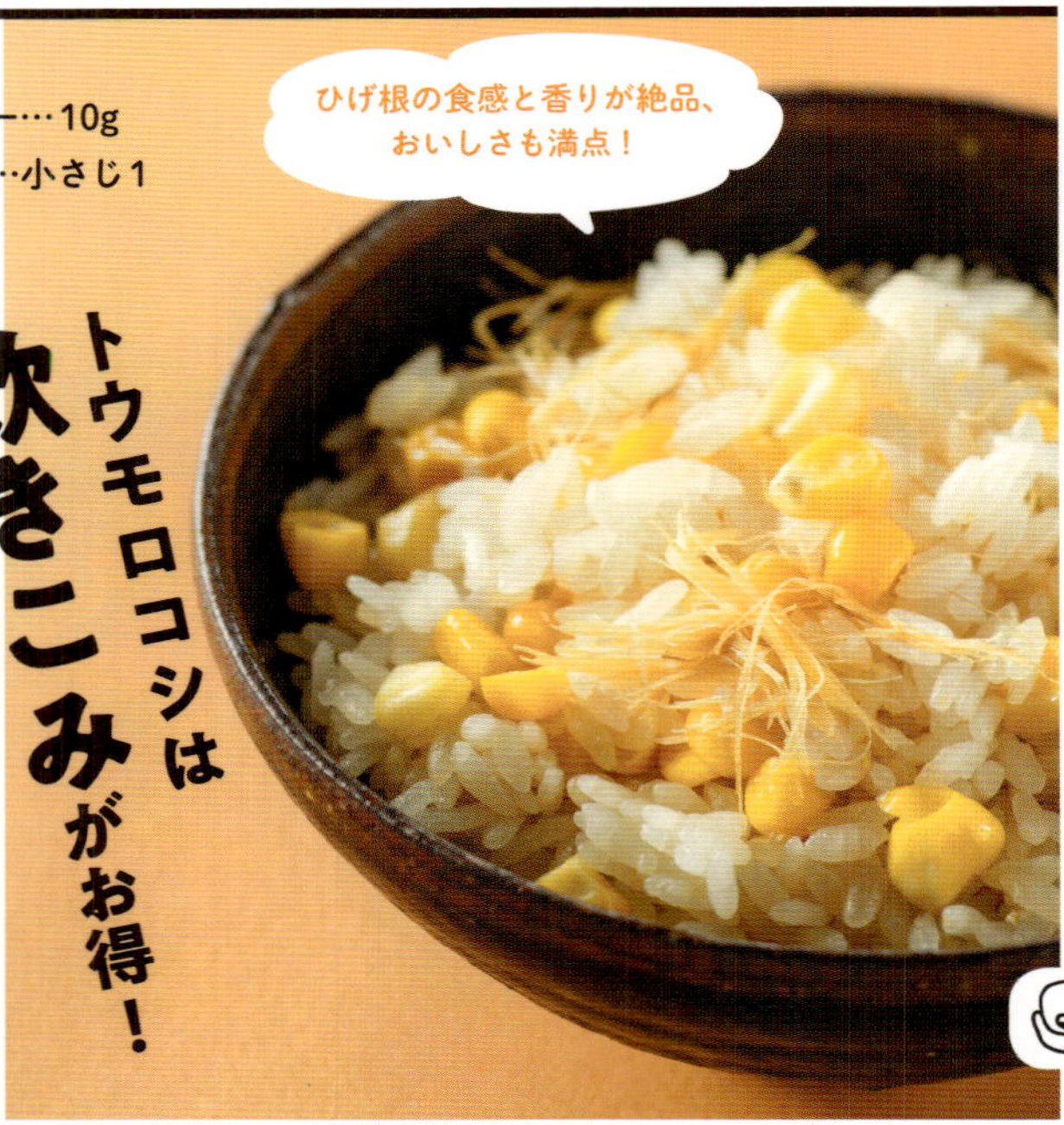
ひげ根の食感と香りが絶品、
おいしさも満点！

トウモロコシは炊きこみがお得！

調理のコツ

トウモロコシは加熱しないとソン!!

トウモロコシは加熱で抗酸化活性が増加！ また、炊き込みご飯にすると、ビタミンB群がアップするので、芯に含まれる豊富なビタミンB群も、一緒に炊き込んでお米に吸わせるとさらにお得です。ひげにもビタミンCやカリウムが多いので短く切ってロスなく食べましょう。

作り方

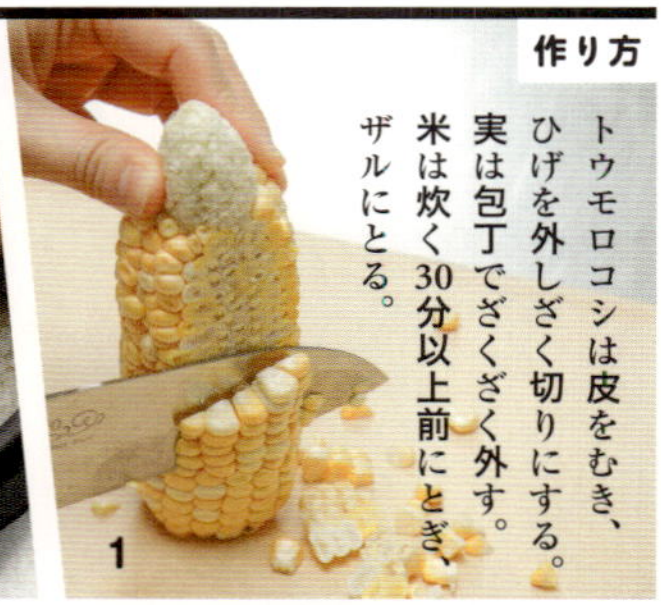

1 トウモロコシは皮をむき、ひげを外しざく切りにする。実は包丁でざくざく外す。米は炊く30分以上前にとぎ、ザルにとる。

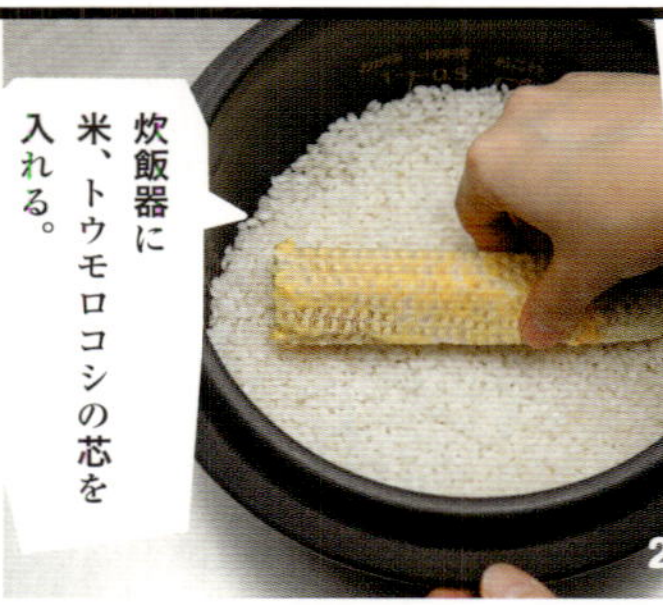

2 炊飯器に米、トウモロコシの芯を入れる。

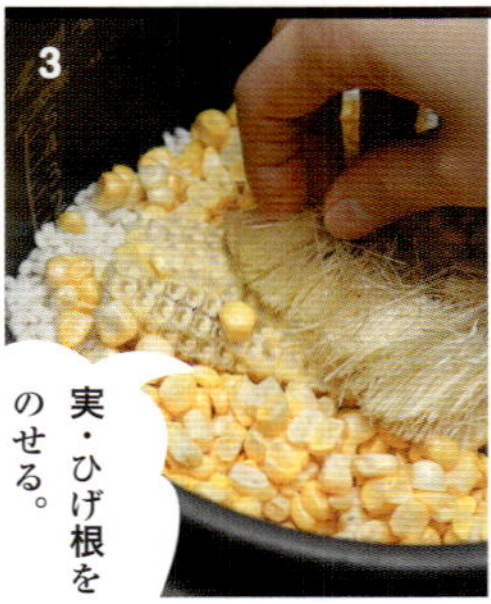

3 実・ひげ根をのせる。

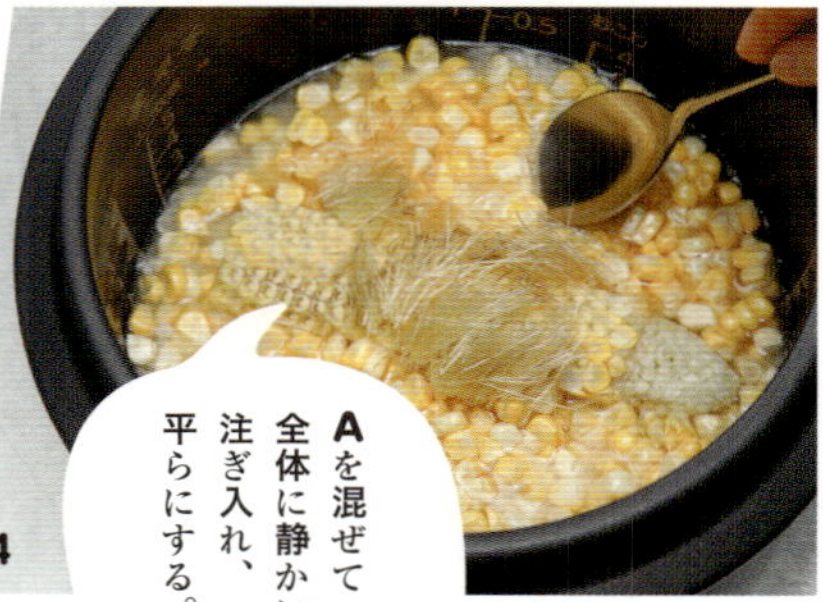

4 Aを混ぜて全体に静かに注ぎ入れ、平らにする。

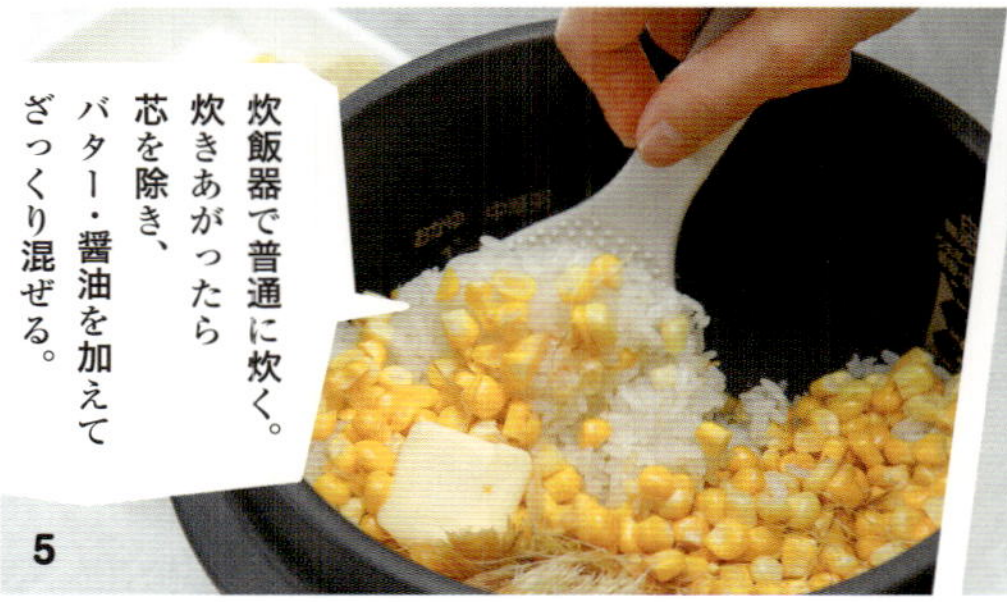

5 炊飯器で普通に炊く。炊きあがったら芯を除き、バター・醤油を加えてざっくり混ぜる。

鶏ささみとアスパラのガーリックマヨ焼き

材料（2人分）

鶏ささみ…4本
アスパラ…6本
サラダ油…大さじ1
小麦粉…大さじ1
A にんにく（すりおろし）…1/2かけ分
　マヨネーズ…大さじ2
醤油…小さじ1

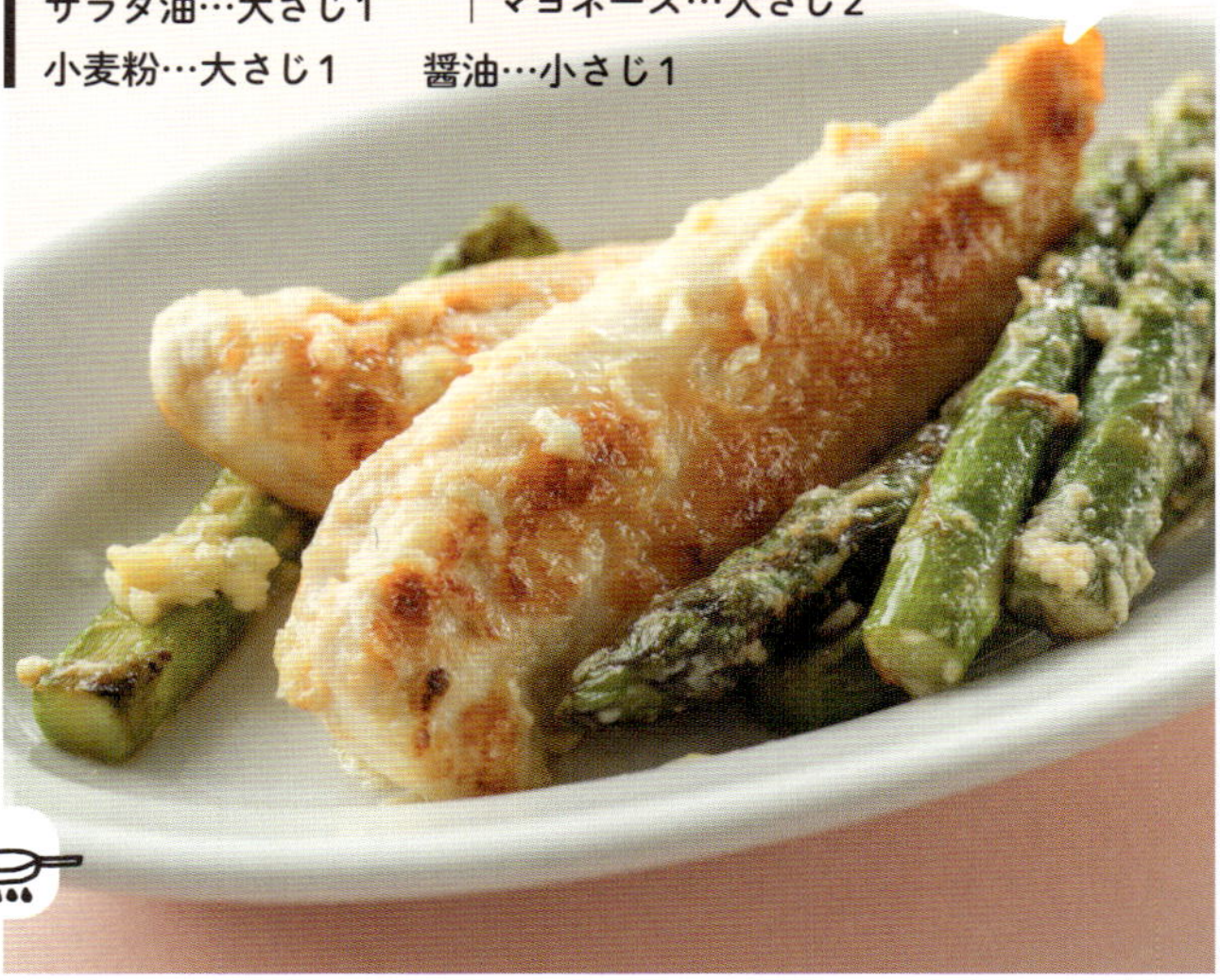

アスパラ＆ガーリックでWの元気回復効果！

アスパラは加熱で食物繊維をアップ!!

調理のコツ

加熱するなら、炒めるのが一番お得！

アスパラには、高い抗酸化力を発揮するルチンが豊富。熱に対して安定性があり、調理しても抗酸化力はほぼそのまま。加熱すると食物繊維が1.7倍増大するという結果もあり、またアスパラに含まれるβ-カロテンは油炒めで吸収率7倍に！ 加熱するなら炒めがお得です！

作り方

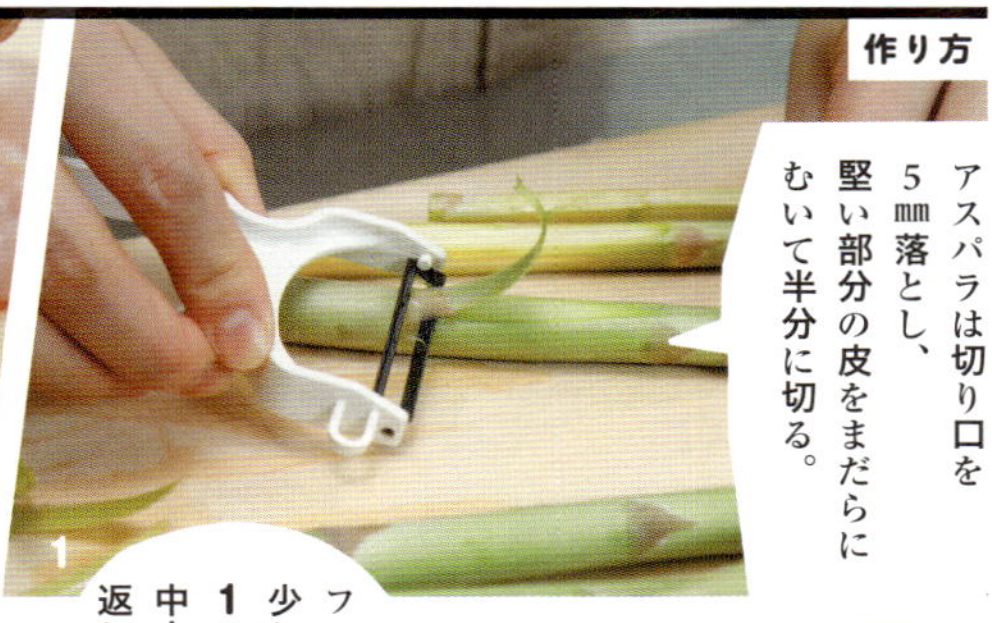

1 アスパラは切り口を5㎜落とし、堅い部分の皮をまだらにむいて半分に切る。

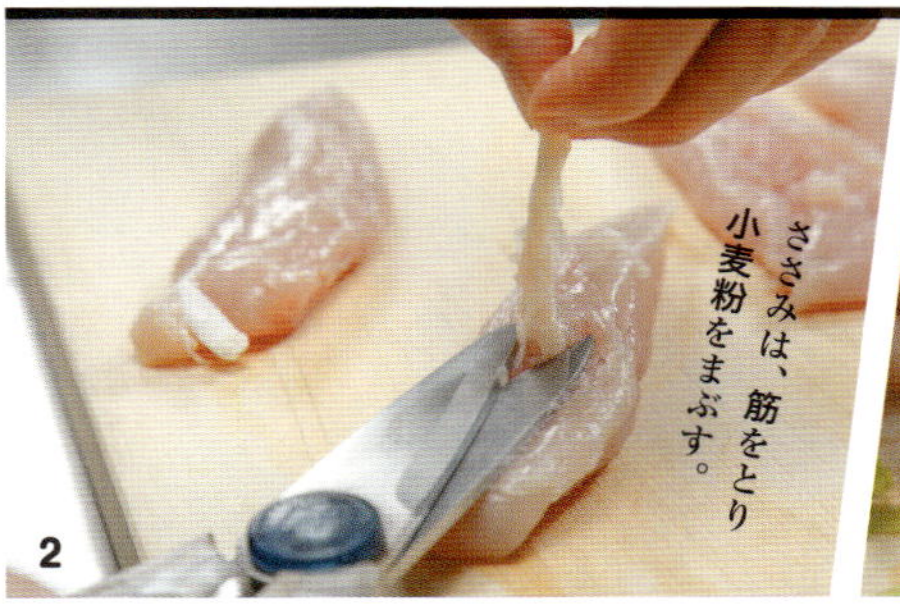

2 ささみは、筋をとり小麦粉をまぶす。

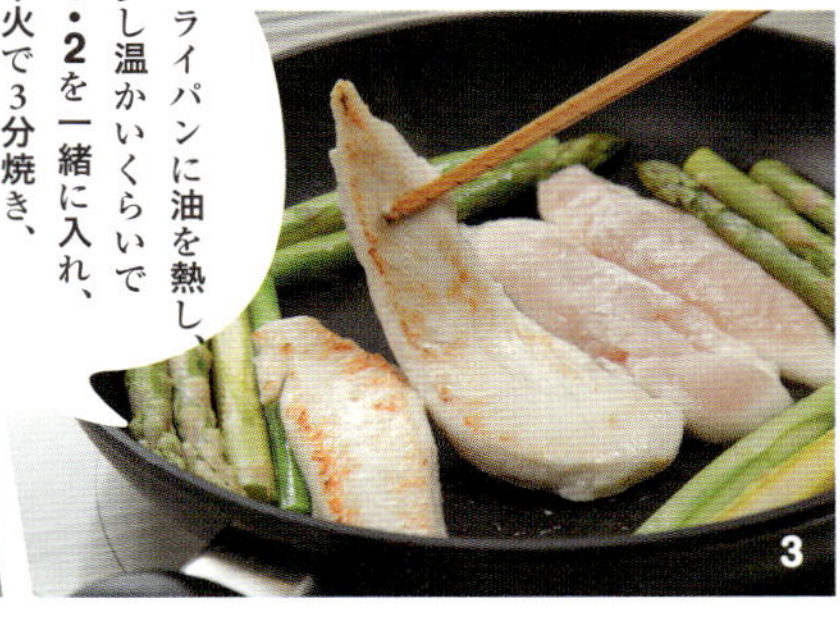

3 フライパンに油を熱し、少し温かいくらいで**1・2**を一緒に入れ、中火で3分焼き、返して3分焼く。

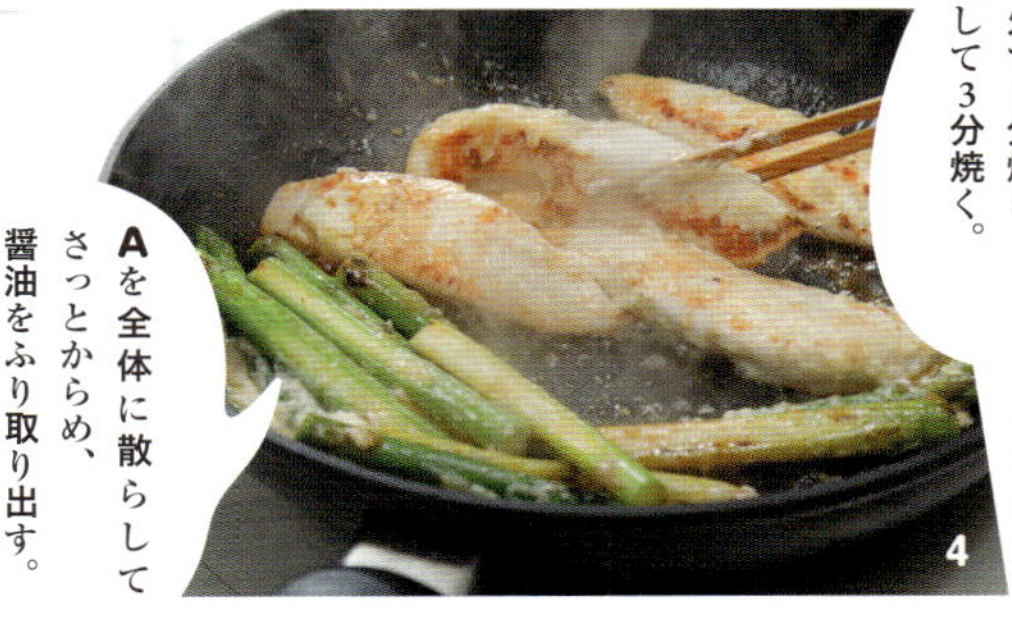

4 **A**を全体に散らしてさっとからめ、醤油をふり取り出す。

アジのカルパッチョ風タルタル

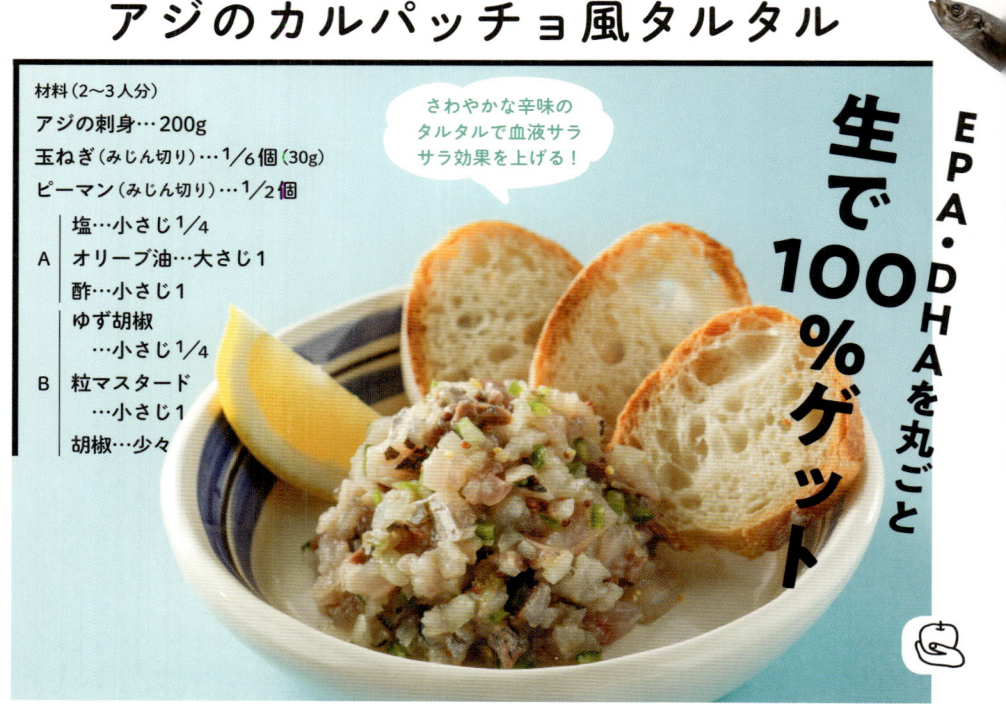

材料（2〜3人分）

アジの刺身…200g

玉ねぎ（みじん切り）…1/6個（30g）

ピーマン（みじん切り）…1/2個

A
- 塩…小さじ1/4
- オリーブ油…大さじ1
- 酢…小さじ1

B
- ゆず胡椒…小さじ1/4
- 粒マスタード…小さじ1
- 胡椒…少々

さわやかな辛味のタルタルで血液サラサラ効果を上げる！

EPA・DHAを丸ごと生で100%ゲット

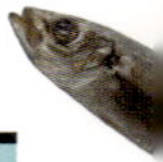

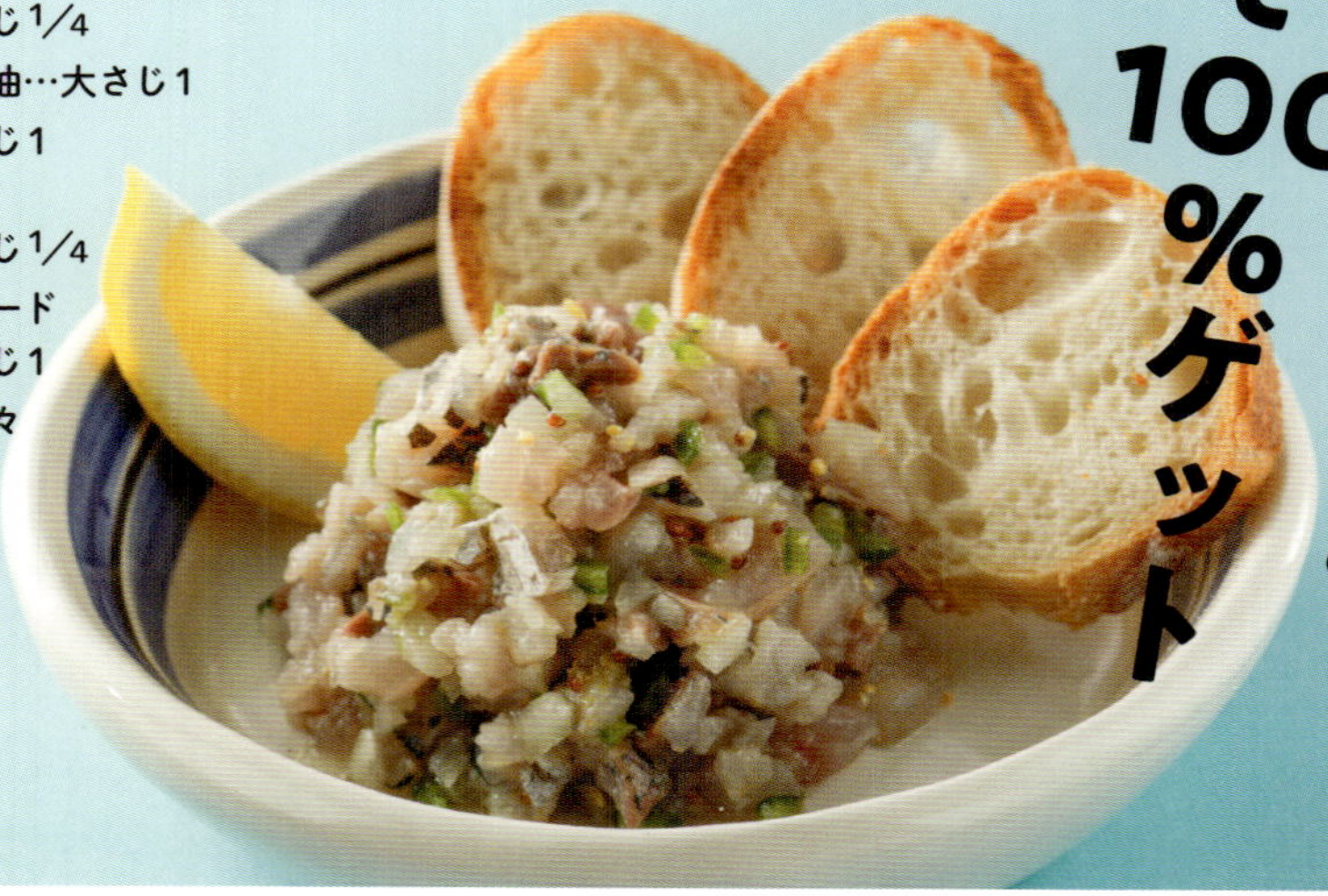

作り方

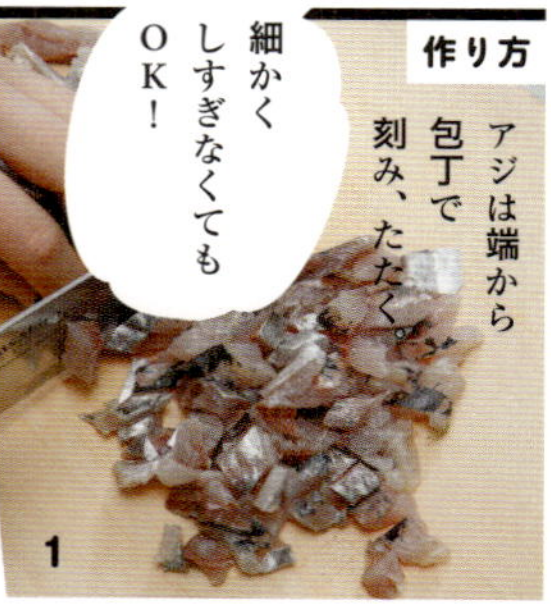

細かくしすぎなくてもOK！
1

アジは端から包丁で刻み、たたく。

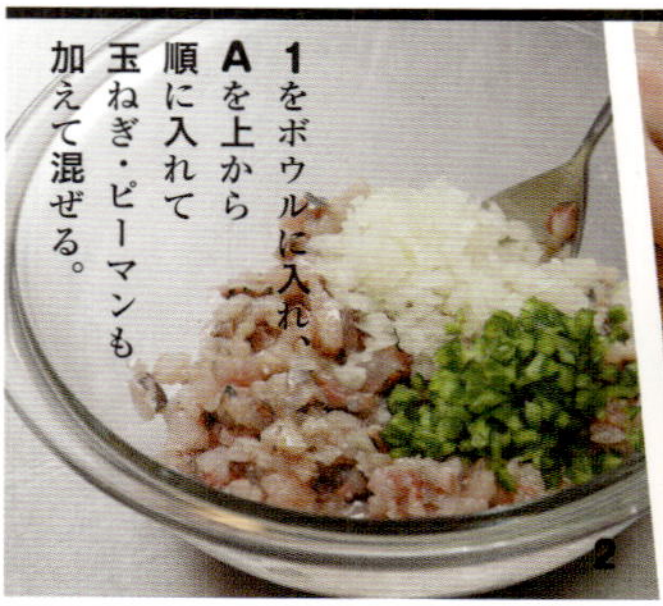

2

1をボウルに入れ、Aを上から順に入れて玉ねぎ・ピーマンも加えて混ぜる。

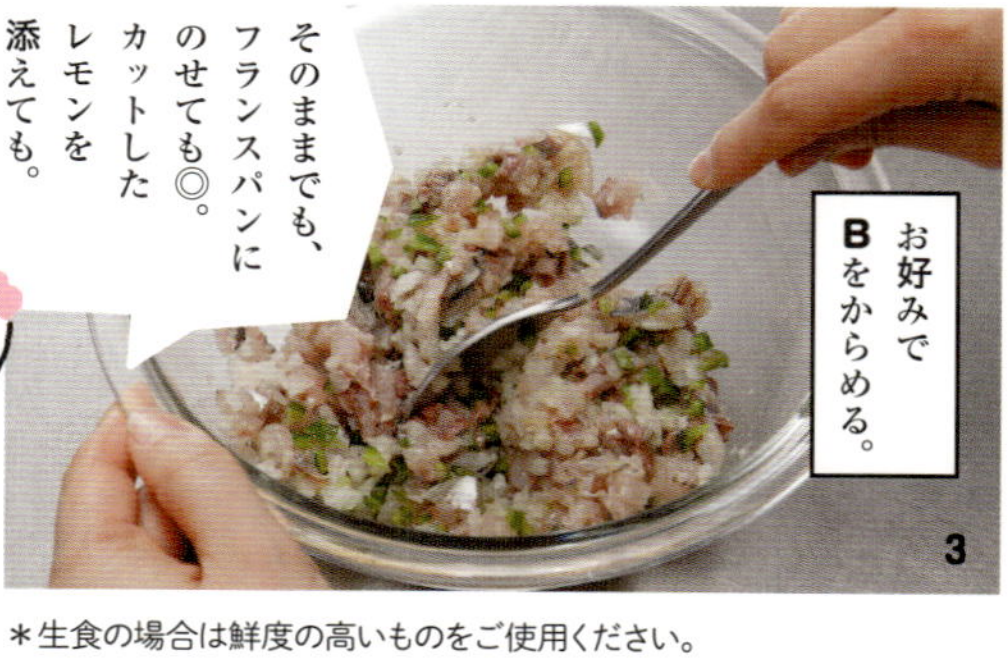

3

お好みでBをからめる。

そのままでも、フランスパンにのせても◎。カットしたレモンを添えても。

＊生食の場合は鮮度の高いものをご使用ください。

調理のコツ

青魚のEPA・DHAは酸化しやすい

揚げるとEPA消失！
焼くとDHA最大8割減!!

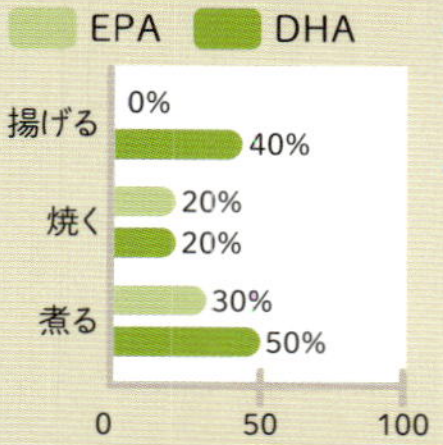

EPA
DHA
揚げる
0%
40%
焼く
20%
20%
煮る
30%
50%
0
50
100

青魚のEPA・DHAは酸化しやすく、揚げるとEPAは消失してしまいます。生で食べればどちらも効果が100%！ そのうえ、抗酸化作用のある玉ねぎなどを加えると、調理中も酸化を抑えてくれます。

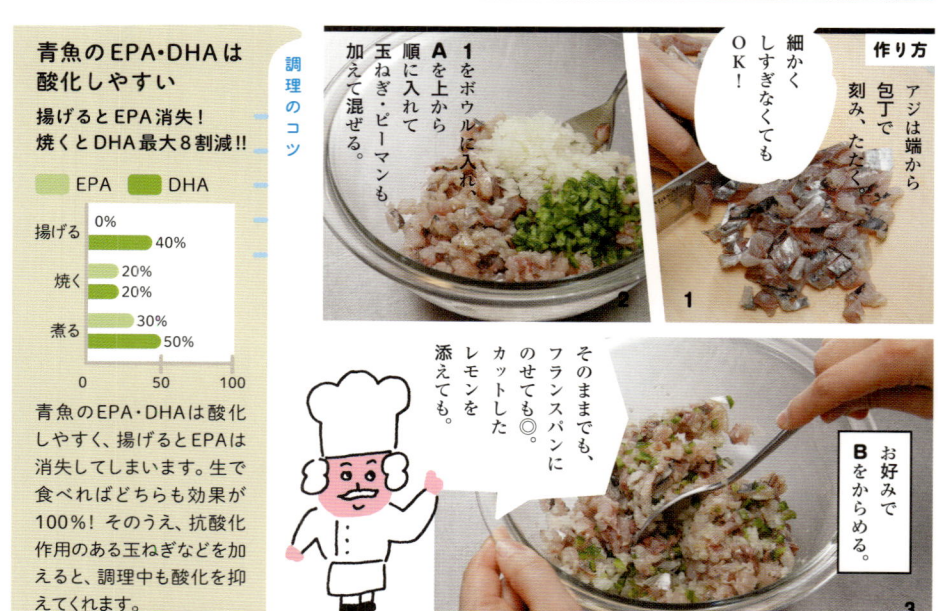

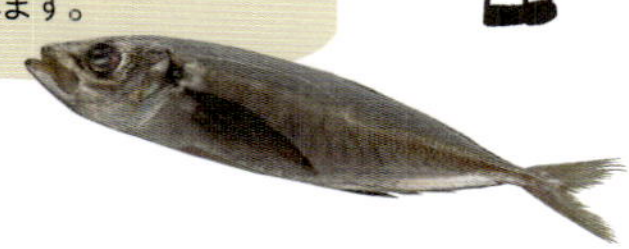

にんにくの味噌漬け

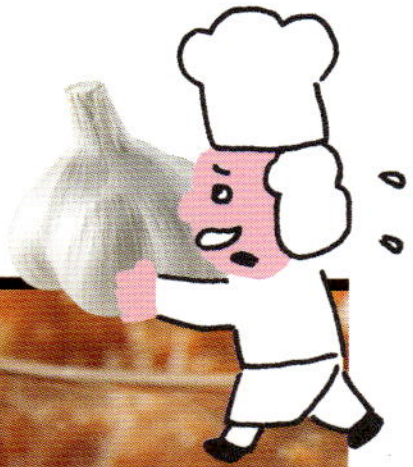

材料（作りやすい分量）

にんにく…2株（100g⇒正味80g）

味噌床

- 味噌…1/2カップ（130g）
- 砂糖…大さじ1
- みりん…大さじ1
- サラダ油…大さじ1

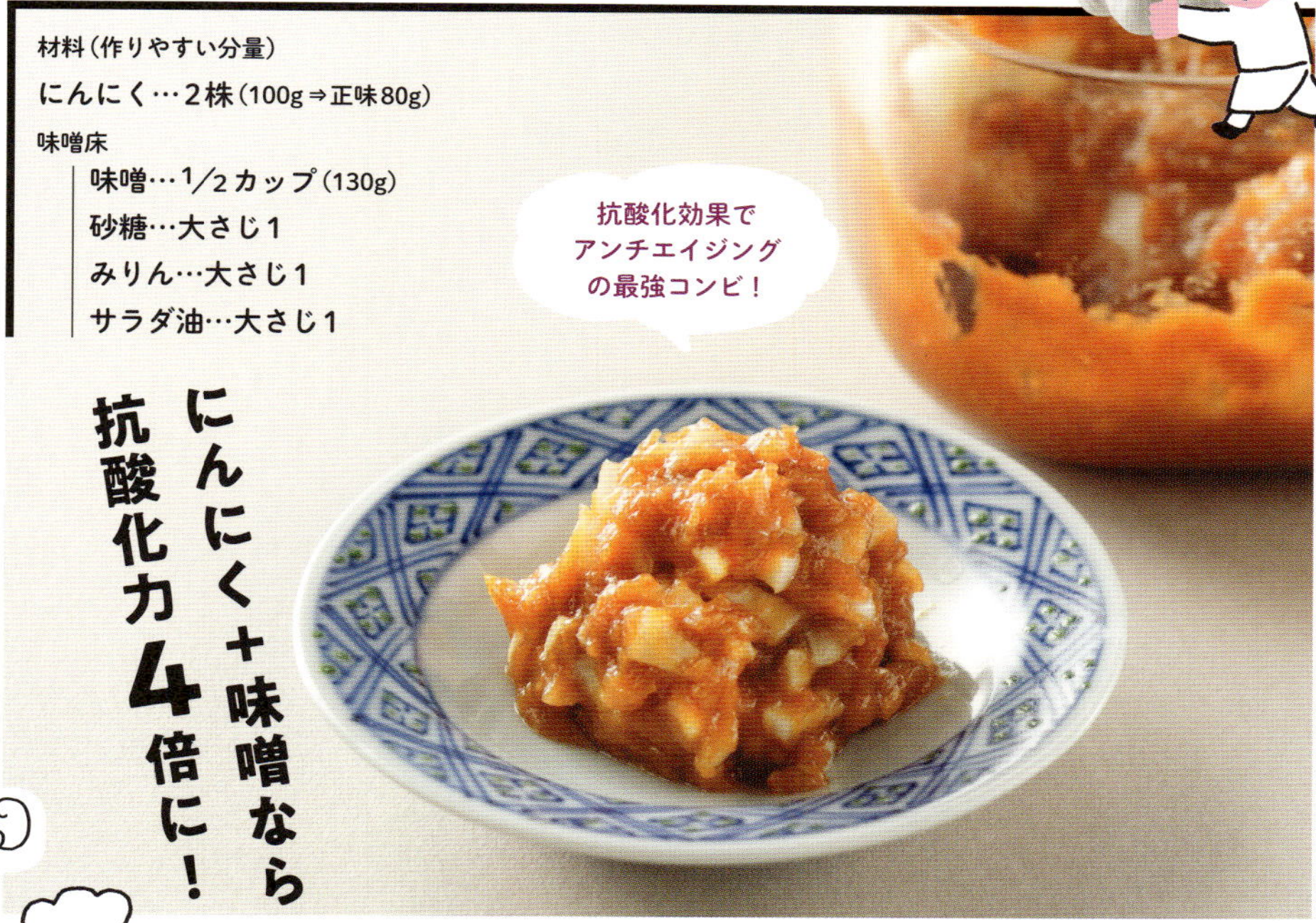

抗酸化効果で
アンチエイジング
の最強コンビ！
にんにく＋味噌なら
抗酸化力4倍に！

作り方

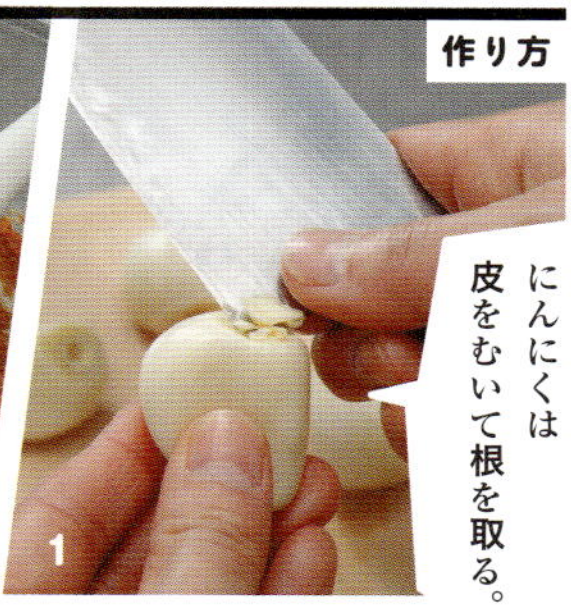

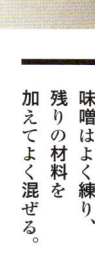

1 にんにくは皮をむいて根を取る。

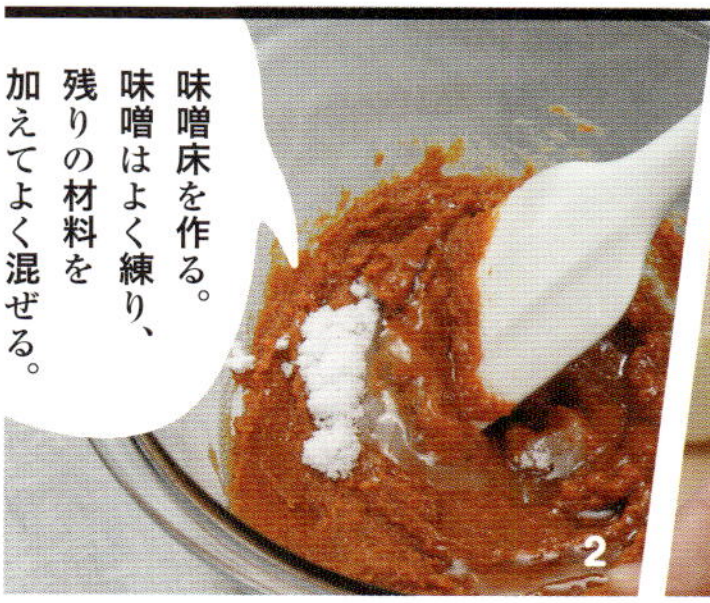

2 味噌床を作る。味噌はよく練り、残りの材料を加えてよく混ぜる。

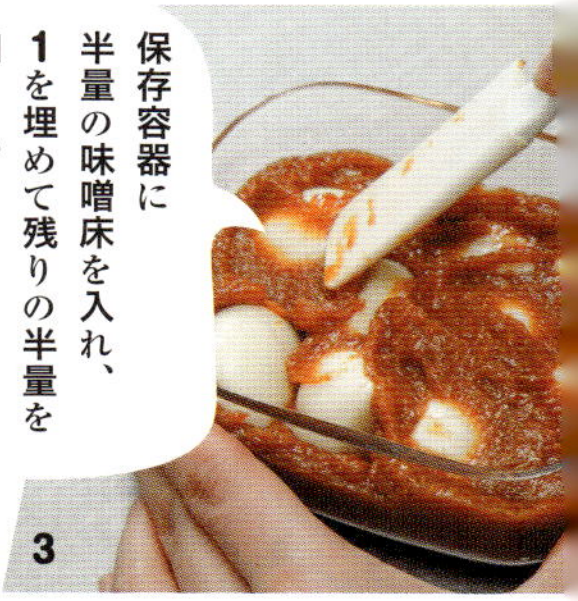

3 保存容器に半量の味噌床を入れ、1を埋めて残りの半量を加える。冷蔵庫で1日以上置く。1か月くらいまでが目安。

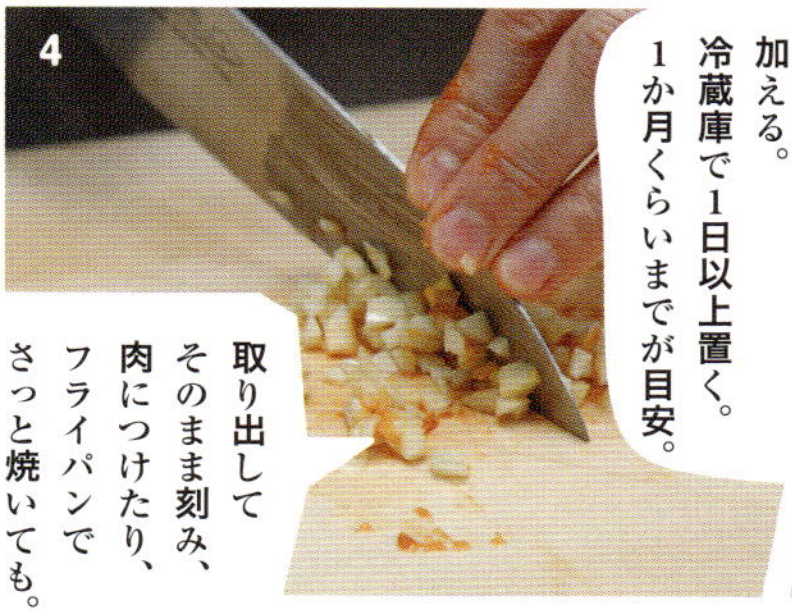

4 取り出してそのまま刻み、肉につけたり、フライパンでさっと焼いても。

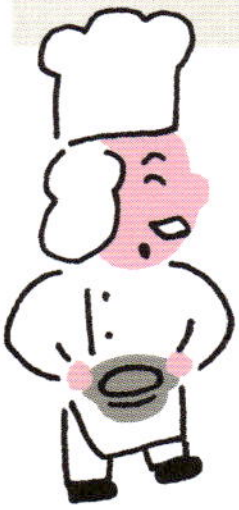

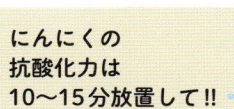

食べごろは
3〜4日目から！

調理のコツ

にんにくの抗酸化力は10〜15分放置して!!

単品でも抗酸化力の高いにんにく。味噌と組み合わせると、抗酸化作用は4倍近く引き上げられます。食べる時は、刻んで10〜15分置けば血液サラサラ効果のアリシンが最大に！　野菜のディップや、お豆腐の薬味などにもおすすめです！

えびときのこの簡単トムヤムクン

材料（2人分）
パクチー（根元つき）…50g
ごま油…小さじ2
殻つきえび…8尾（150～200g）
酒…小さじ1
ごま油…小さじ1
もやし…1/2袋（100g）
マッシュルーム缶
　またはエリンギ…50g
パプリカ…1/4個（40g）
生姜（皮つき）…1かけ
A
赤唐辛子（小口切り）…2本分
酢またはレモン汁…大さじ2
塩…小さじ1/2
醤油…大さじ1
水…2カップ

根に含まれる抗菌作用を逃さない！

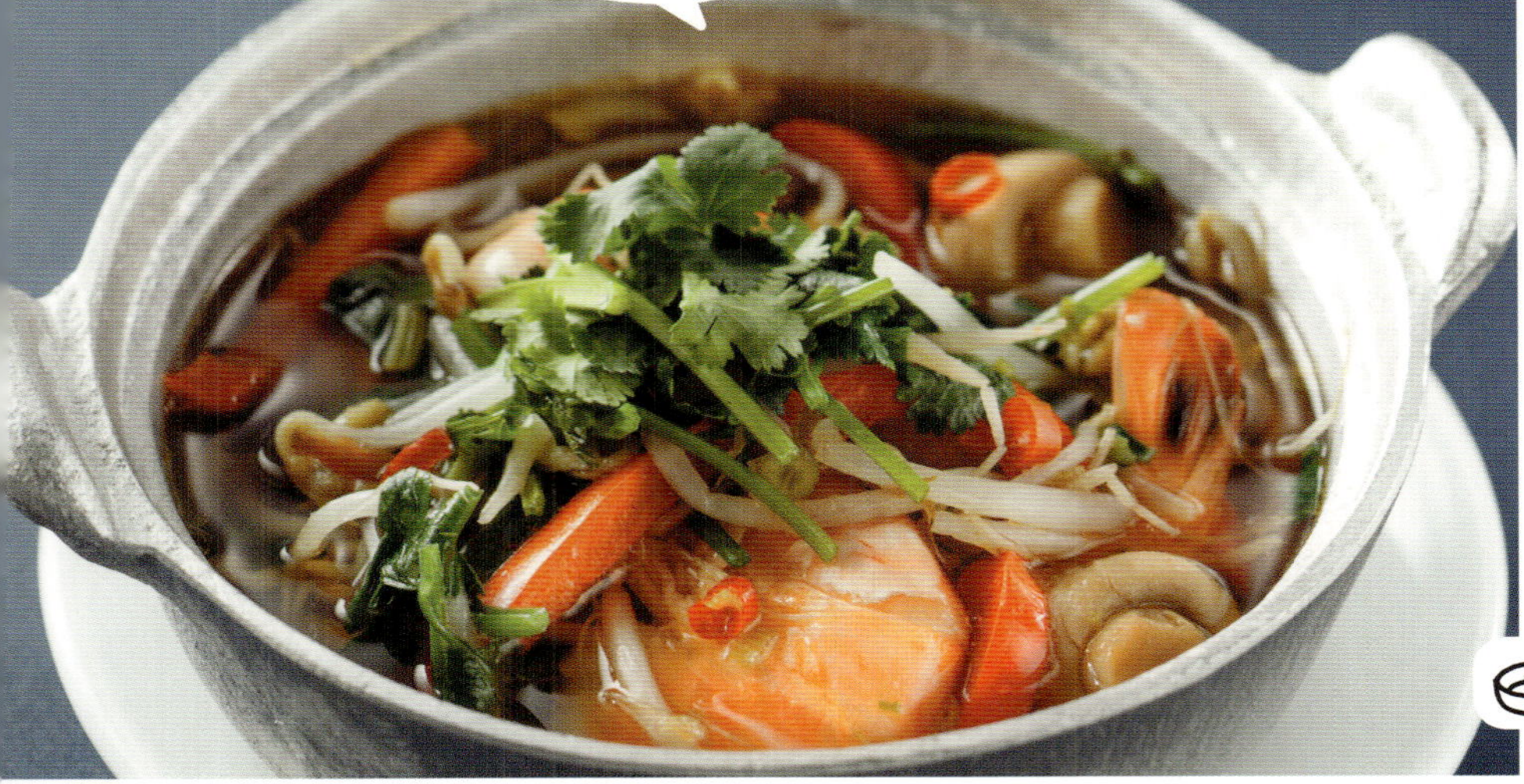

パクチーは根ごと食べれば7倍お得！

調理のコツ

パクチーは根つきで抗酸化力が最強にお得！

パクチーの香り成分、ドデセナールは、抗菌や消化促進などの効果があります。これをもっとも多く含んでいるのが、実は「根」。葉や茎の7倍の量が根に含まれているので、パクチーの香りも栄養もいただくなら、根ごとが必須！ 保存安定性を高めるため、パクチーに松の実、にんにくなどを加えたパクチーペーストにしてお得な薬味にするのもおすすめです。

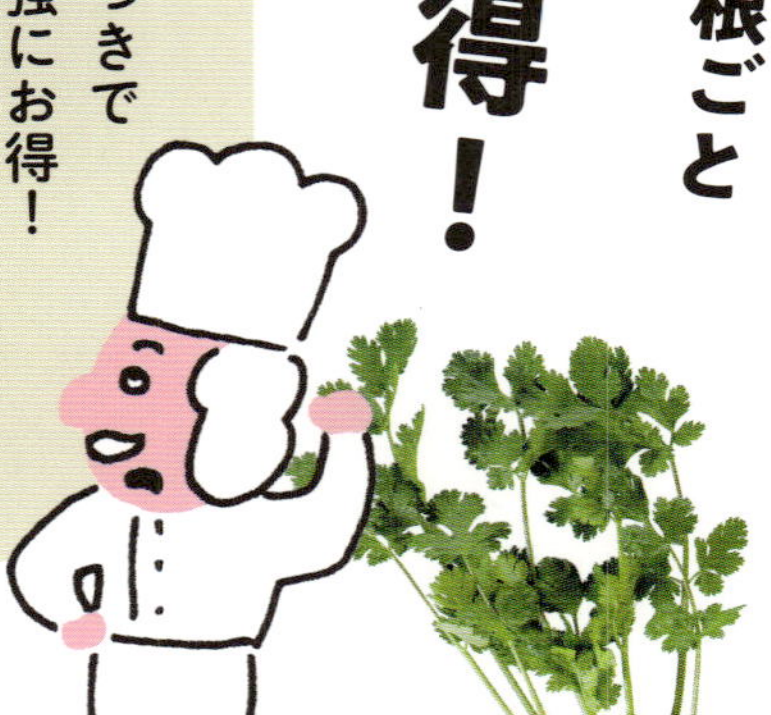

Cooking memo

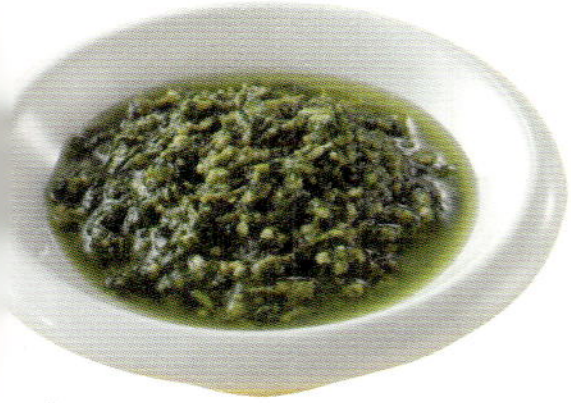

（作りやすい分量）
パクチー100g、松の実30g、にんにく・生姜（薄切り）各1/2かけ、塩大さじ1/2、油1/2カップをフードプロセッサーにかけ、滑らかにして完成。

作り方

1

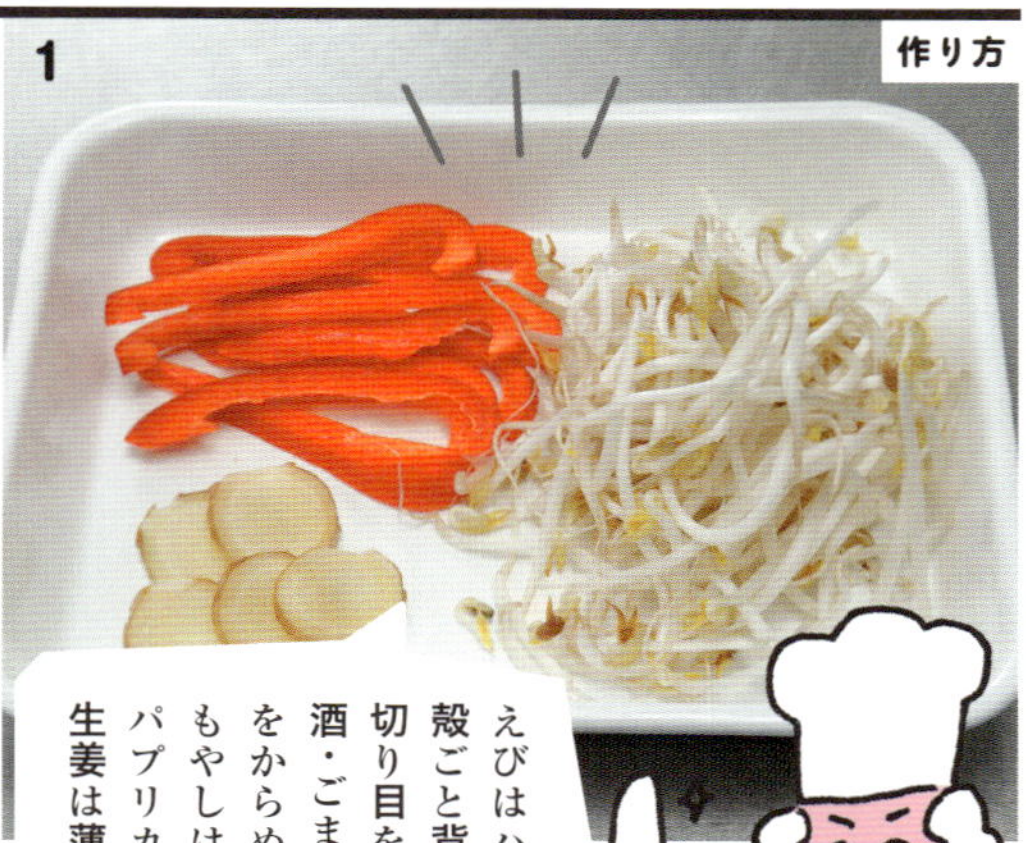

えびはハサミで殻ごと背に切り目を入れ、酒・ごま油（小さじ1）をからめる。もやしはさっと洗い、パプリカは細切り、生姜は薄切りにする。

2

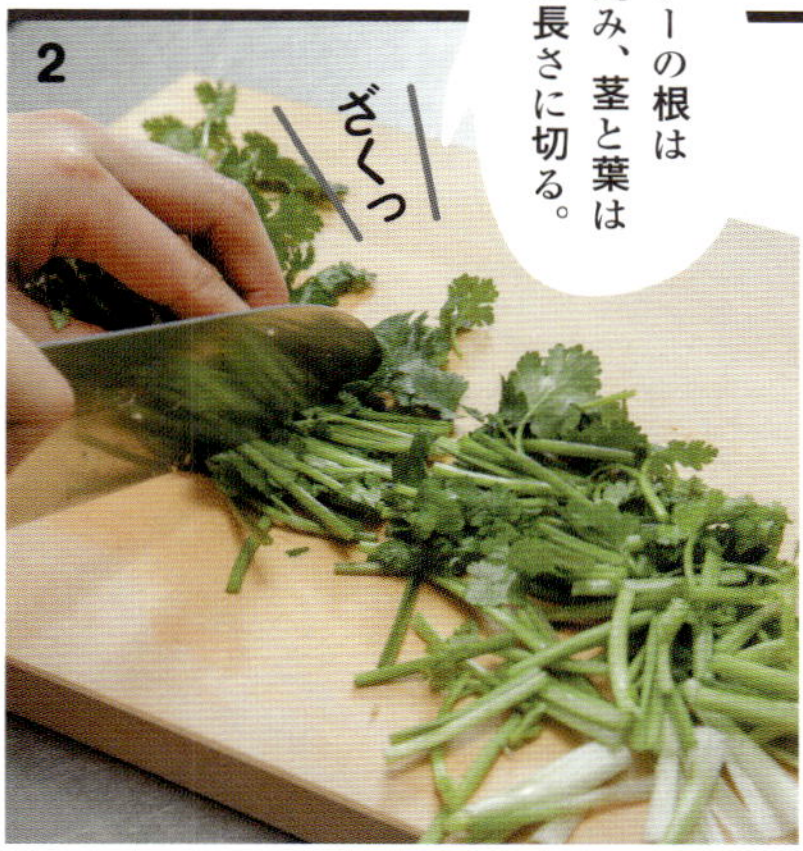

パクチーの根は粗く刻み、茎と葉は3㎝の長さに切る。

3

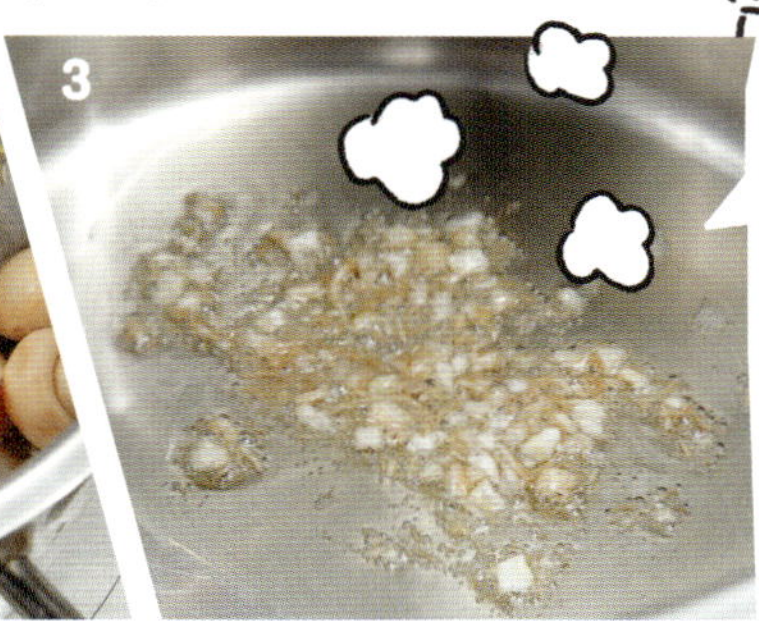

鍋に、ごま油（小さじ2）・パクチーの根を入れて中火にかけ香りを出す。

4

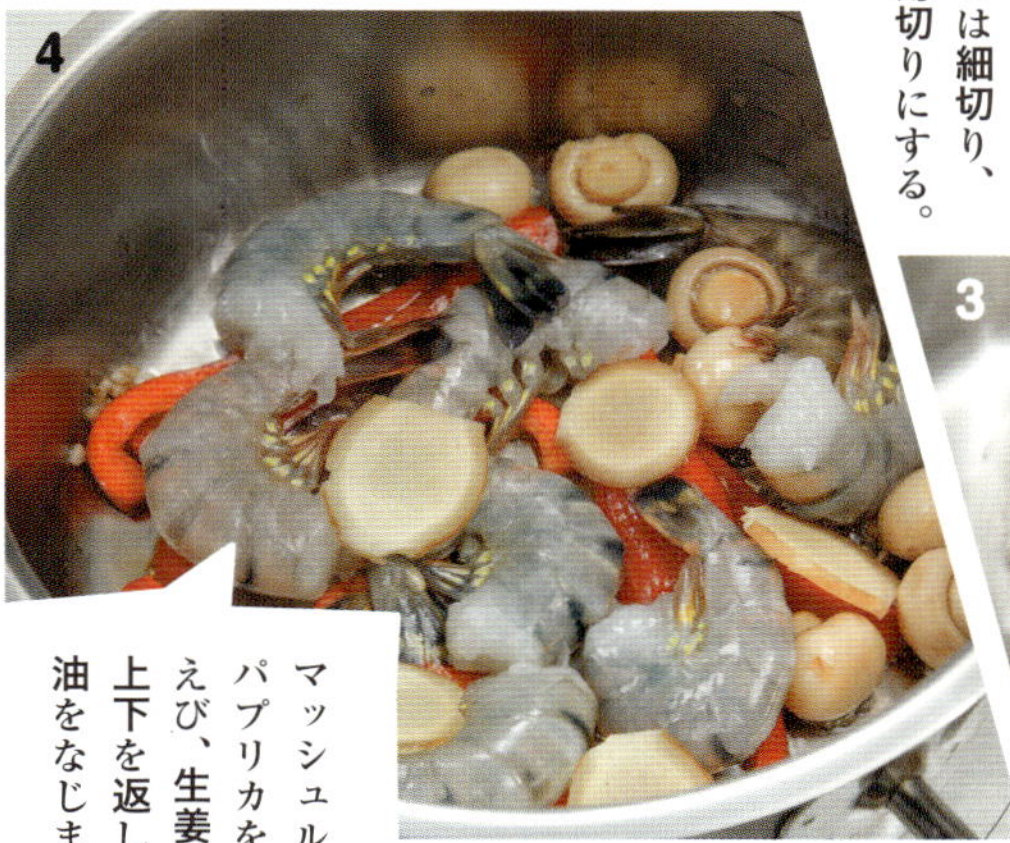

マッシュルームとパプリカを入れ、えび、生姜を加えて上下を返して全体に油をなじませる。

5

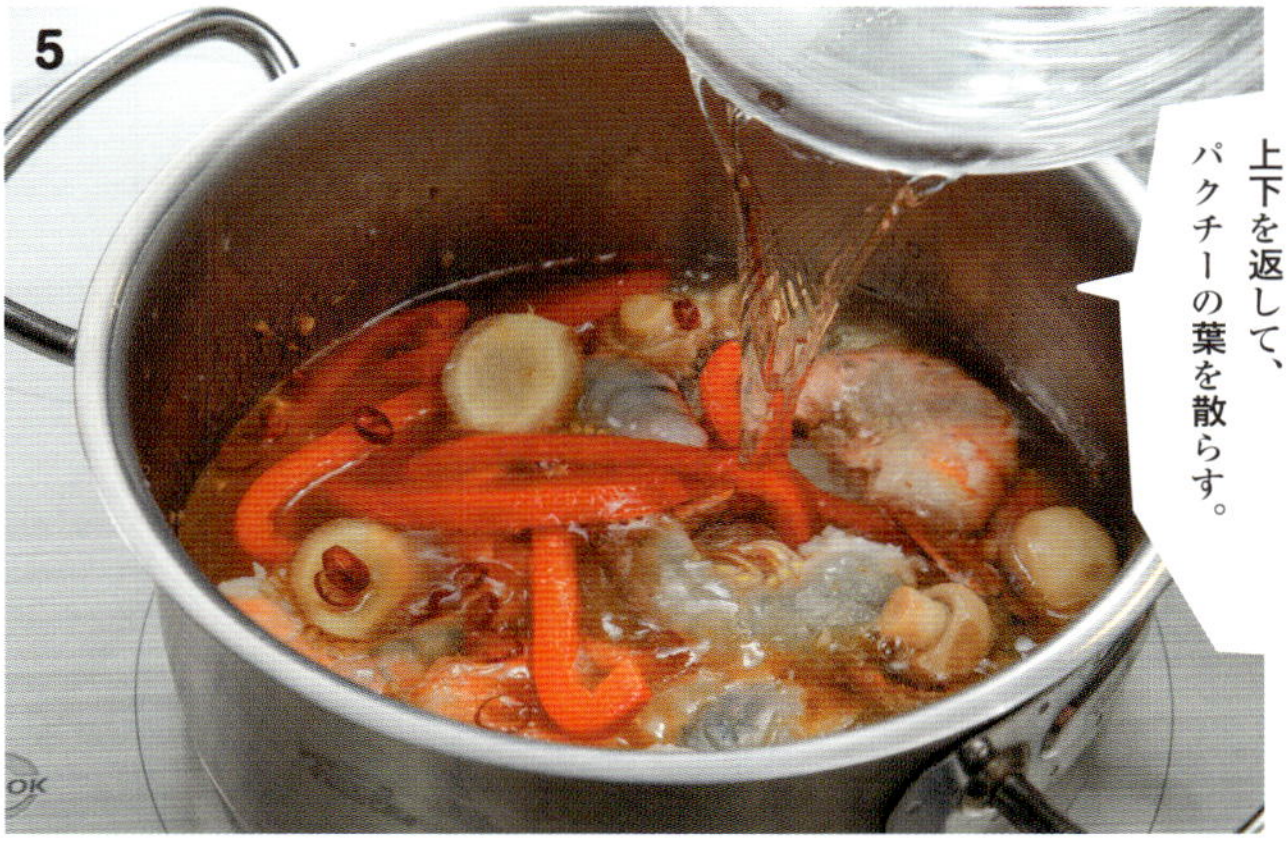

Aを加え水を注ぎふたをして中火にかける。煮立ったら弱火で10分煮る。上下を返して、パクチーの葉を散らす。

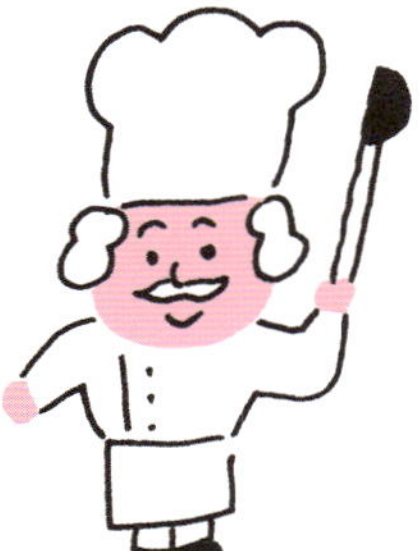

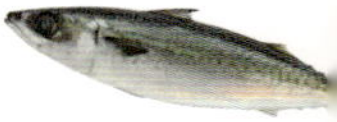

スープまで飲めるトマト煮

材料（2人分）

- サバ（切り身）…2切れ（200g）
- A
  - 塩…小さじ1/4
  - 白ワイン…大さじ1
- 小麦粉…大さじ1
- にんにく…1かけ
- オリーブ油…大さじ2
- B
  - ミニトマト…12〜16個（150g）
  - 赤唐辛子（小口切り）…1本分
  - 塩…小さじ1/2
  - 胡椒…少々
- 水…1/3カップ
- パセリ…適宜

トマトの旨みが
抗酸化作用を引き出す！

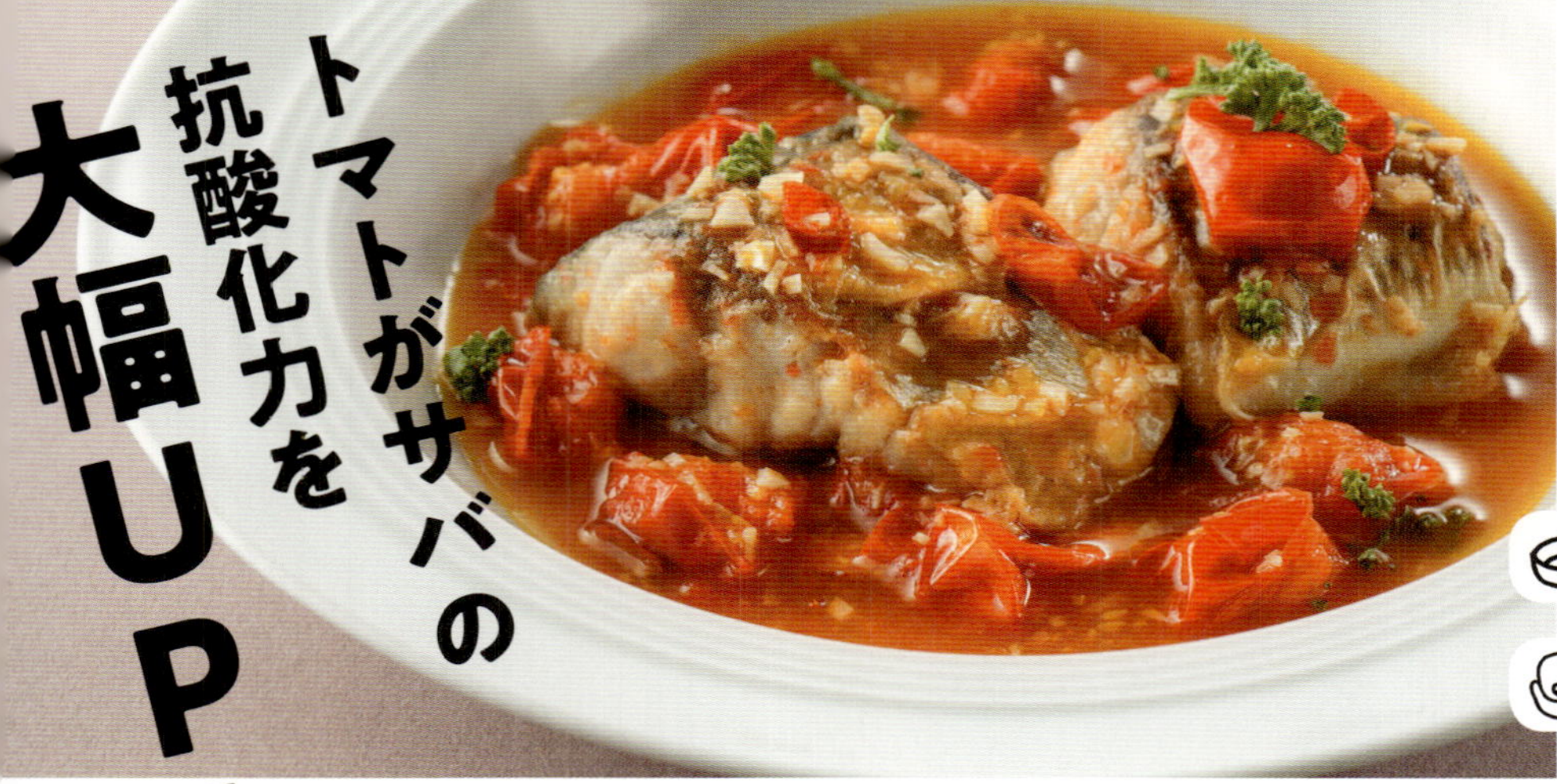

トマトがサバの抗酸化力を大幅UP！

トマトは加熱することで、グルタミン酸などの旨みをぎゅっと凝縮して煮込み料理をおいしくしてくれます。加熱ならリコピンの効果も4倍に。

調理のコツ

粉をまぶせば栄養キープは9割！

トマトのリコピンは脂溶性のため、脂を一緒に摂るのが必須です。サバに含まれるEPA・DHAの不飽和脂肪酸が、リコピンの吸収を4倍に引き上げます。魚のEPA・DHAは焼くと8割も流出しますが、粉をまぶせば流出を1割に抑えてくれます。スープまでいただくことでさらに栄養ロスを防げます！　しかも、加熱したトマトのグルタミン酸の旨みで塩分もカットできるから、塩分の摂りすぎが気になる人にも◎！

作り方

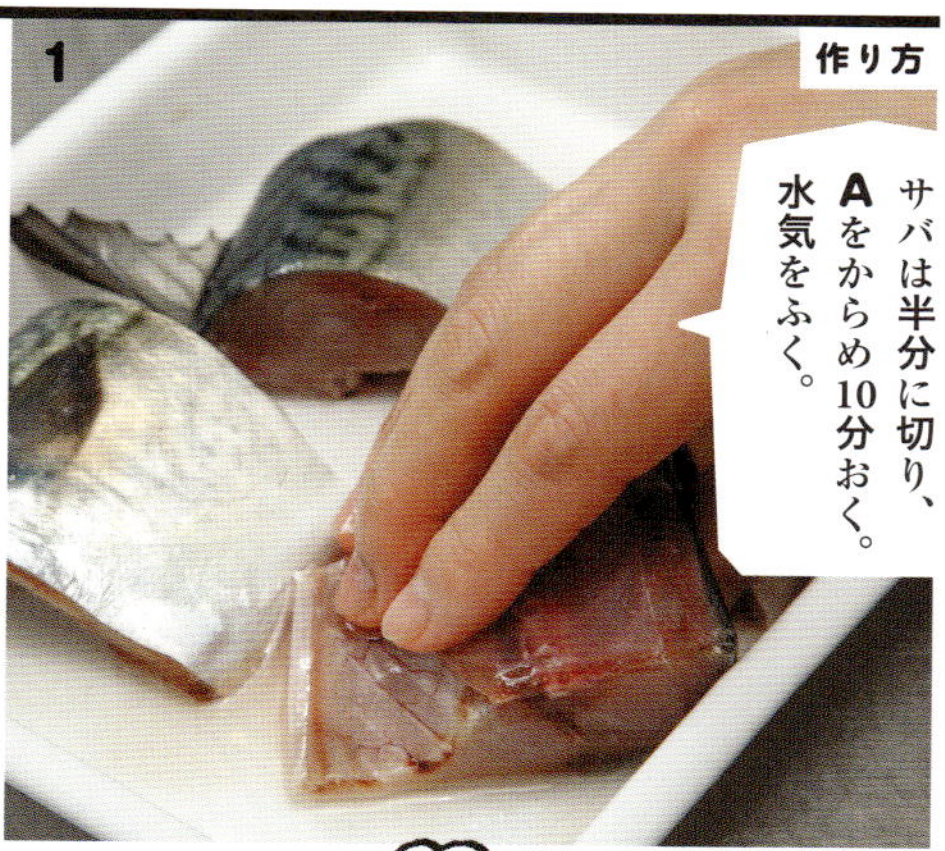

1

サバは半分に切り、**A**をからめ10分おく。**水気**をふく。

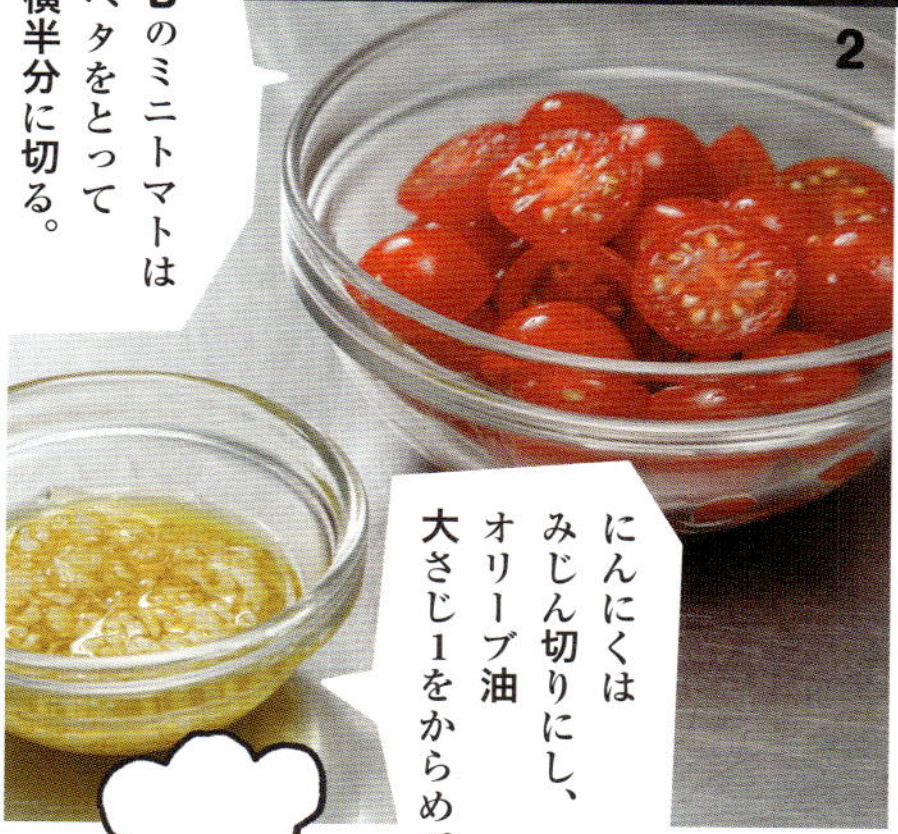

2

Bのミニトマトはヘタをとって**横半分**に切る。

にんにくはみじん切りにし、オリーブ油**大さじ1**をからめておく。

不飽和脂肪酸キープのコツ!

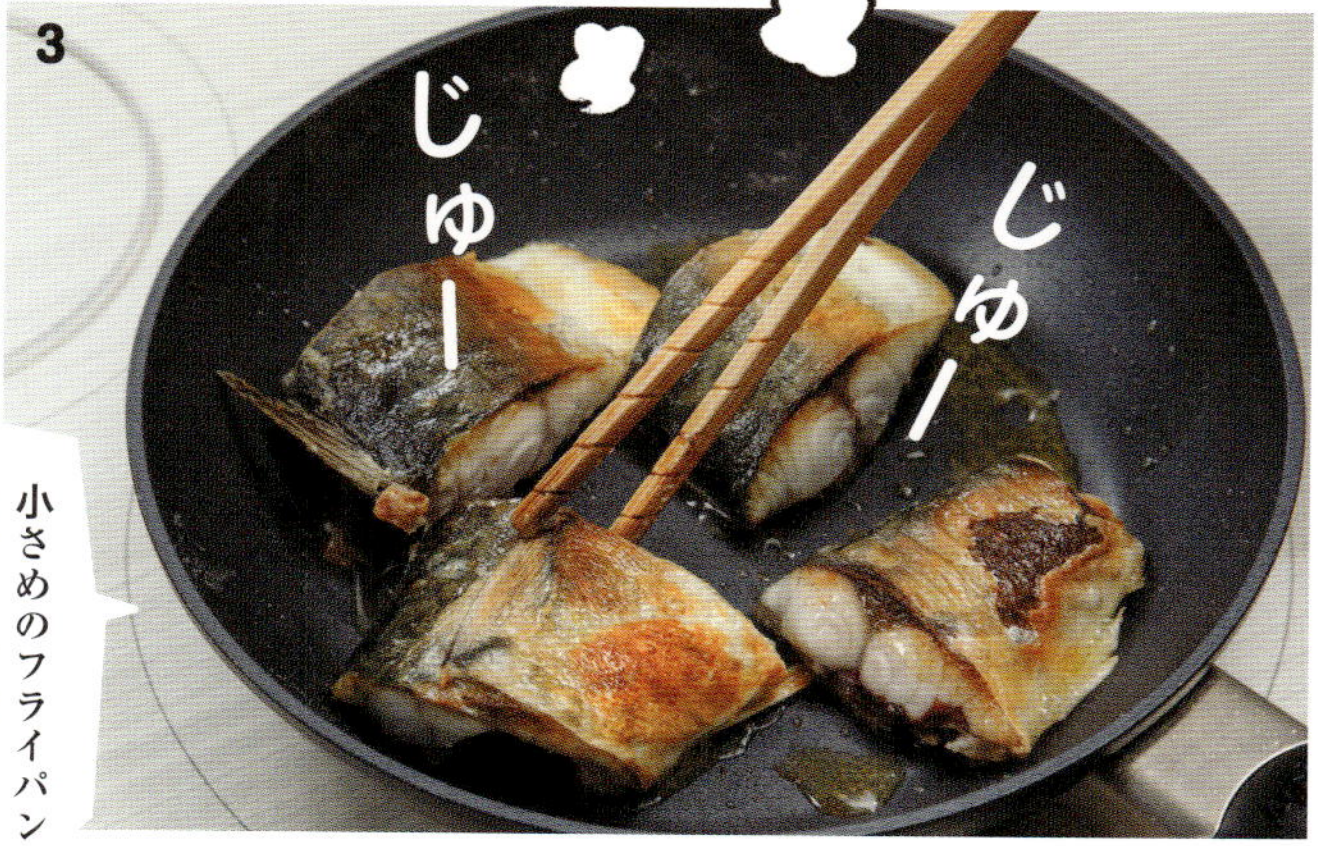

3

小さめのフライパンにオリーブ油**大さじ1**を熱し、**小麦粉**をまぶして**余分**をはたいたサバを入れて**表裏2分**ずつ焼く。**一度取り出し**、フライパンをペーパータオルでふく。

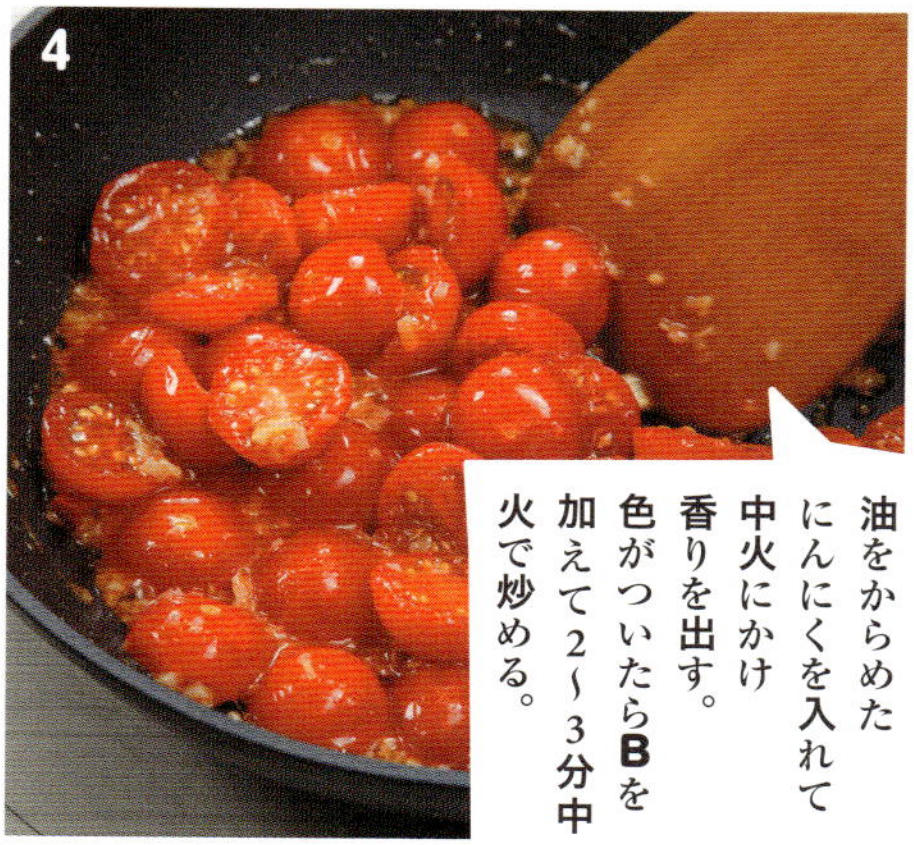

4

油をからめたにんにくを入れて**中火**にかけ**香り**を出す。**色**がついたら**B**を**加え**て**2～3分中火**で炒める。

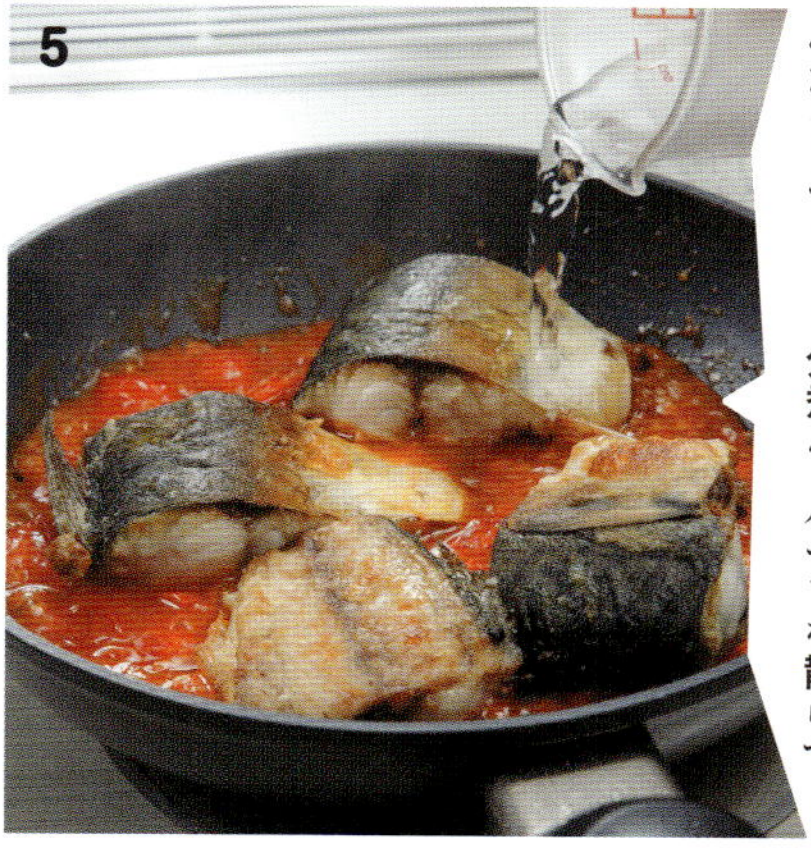

5

汁が出てきたらサバ・水を加える。ふたをして2～3分煮る。パセリを散らす。

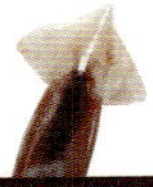

いかのカレーホイル焼き

材料（2人分）
するめいか…1杯（300～400g）
塩…小さじ1/3
カレー粉…小さじ1
マヨネーズ…大さじ1
サラダ油…少々

カレー粉のスパイスがクセになるおいしさ

いかは皮ごと加熱で6割お得!!

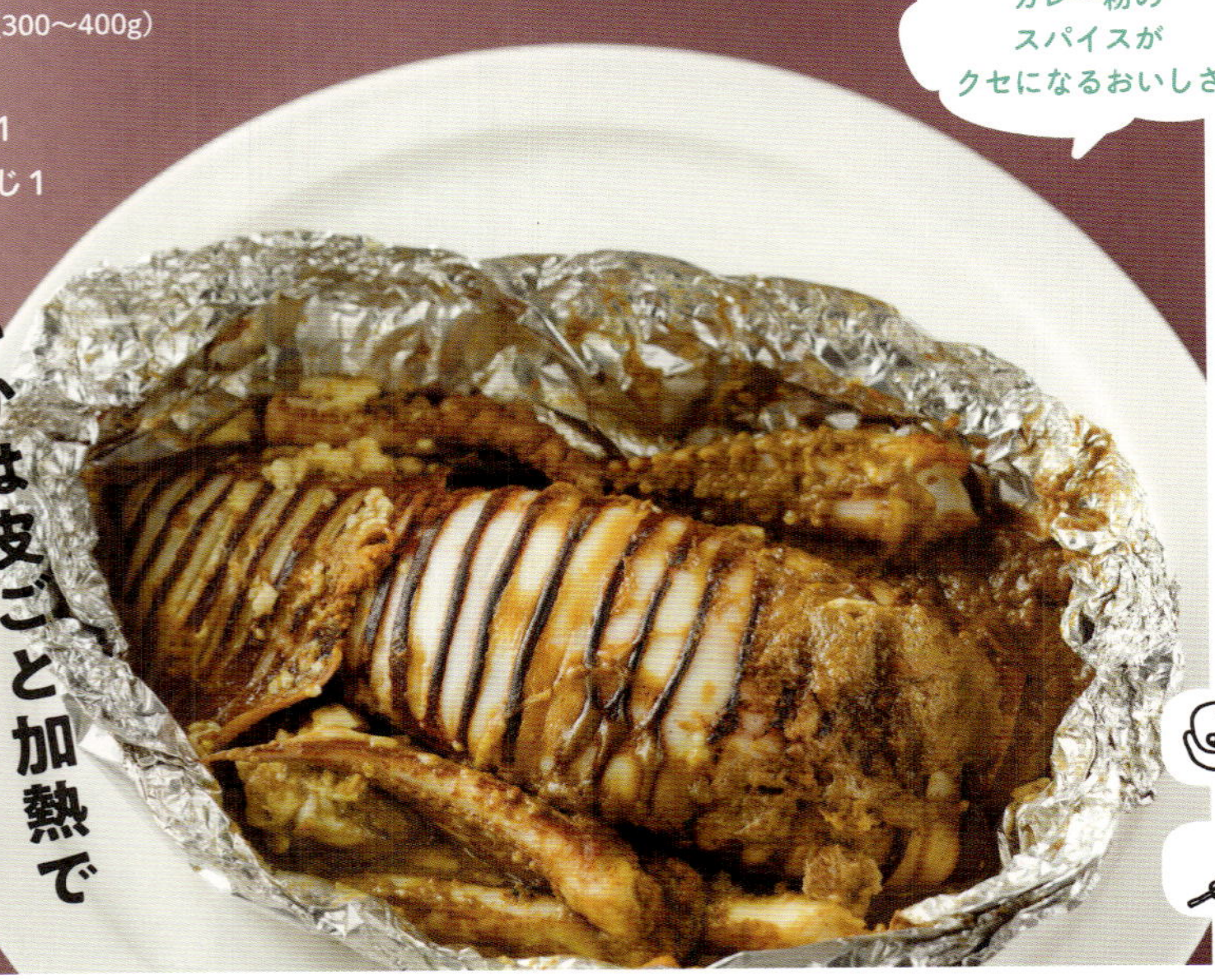

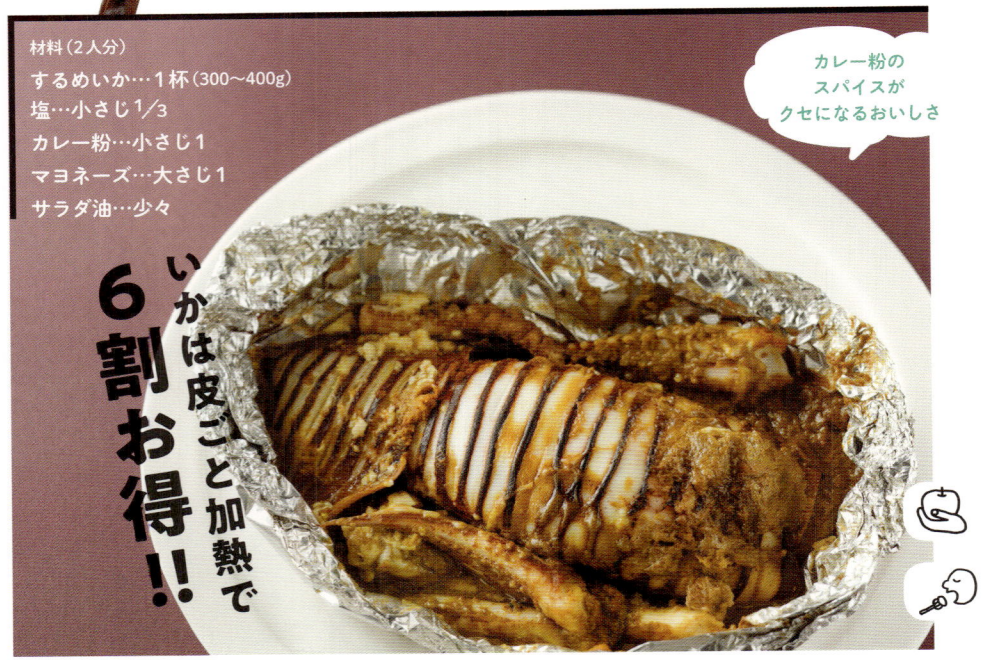

調理のコツ

いかは皮なしで調理するとタウリンが65%も損失！

タウリンは酸化を抑制しますが加熱に弱く、皮をむいて加熱すると6割以上も減少！ また、全体の5割以上のコラーゲンがげそに集中し加熱すると煮汁に流失するので煮汁ごとが正解。カレー粉に含まれるクルクミンと合わせれば、抗酸化力も活性化！

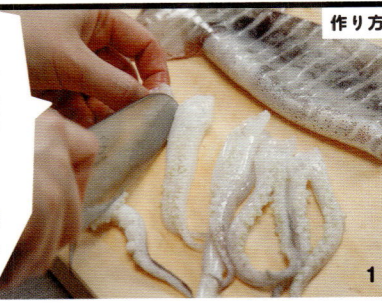

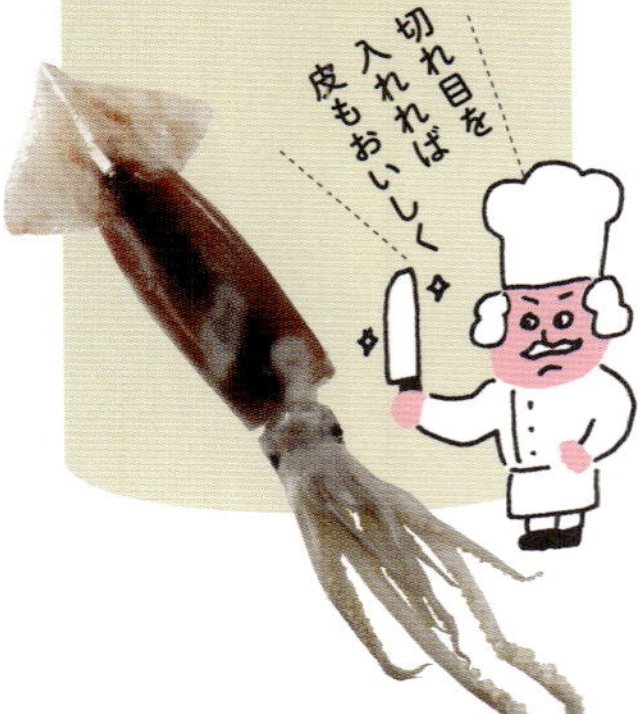

作り方

1　いかは胴からワタを抜き、軟骨を外す。胴は水洗いして表に8㎜幅に浅く切れ目を入れる。くちばしを除き、吸盤はハサミでこそげ、2本ずつに切る。

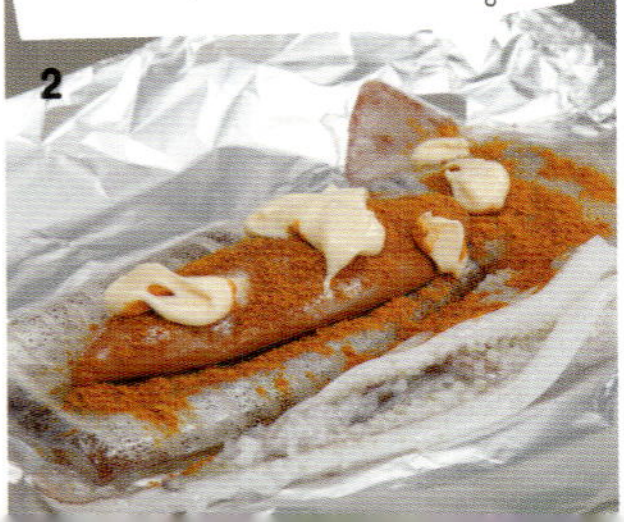

2　ワタはスミ袋を取り除く。アルミホイルに胴とげそを入れ、ワタをのせ、塩、カレー粉、マヨネーズをふりアルミホイルで包む。

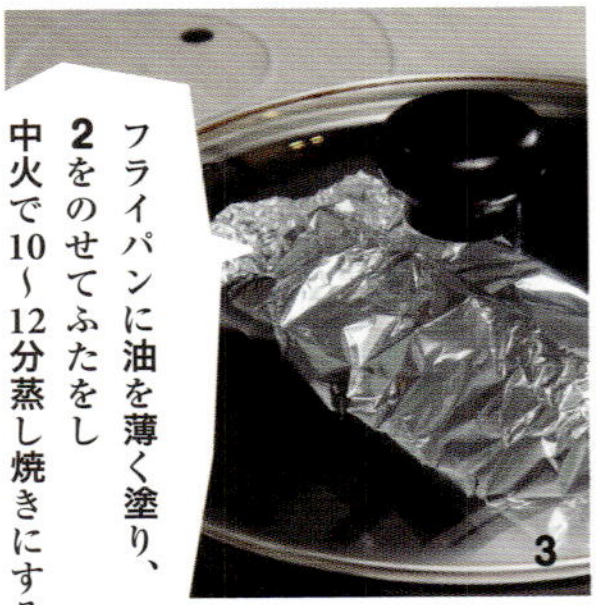

3　フライパンに油を薄く塗り、**2**をのせてふたをし中火で10～12分蒸し焼きにする。

野菜たっぷりの味噌冷や汁

材料（2人分）
ツナ缶…小1缶（正味60g）
A
- 長ねぎ…1/2本（50g）
- 生姜…1かけ
- 味噌…大さじ3

冷水…1カップ
きゅうり…1本
刻み白ごま…適宜
わさび…適宜

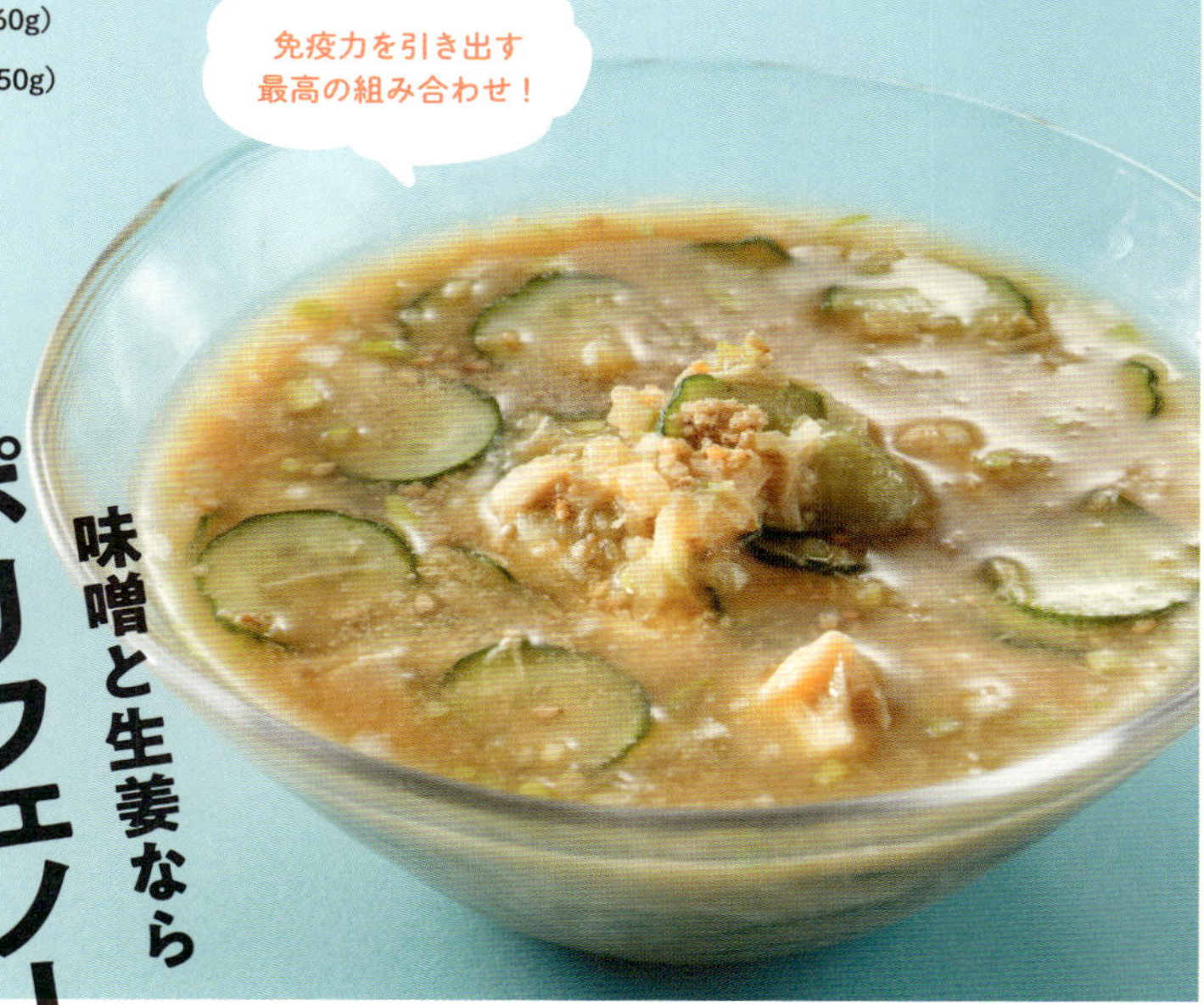

免疫力を引き出す
最高の組み合わせ！

味噌と生姜なら ポリフェノール倍増！

調理のコツ

**味噌は＋生姜がお得！
抗酸化力アップで
ポリフェノールも
1.5倍**

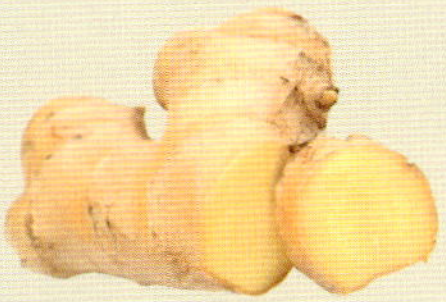

味噌に生姜を加えると、味噌のサポニンが生姜のポリフェノール、ジンゲロールを増大させます。ジンゲロールは免疫力アップに効果的で、加熱した場合には抗酸化作用が1.5倍に。

作り方

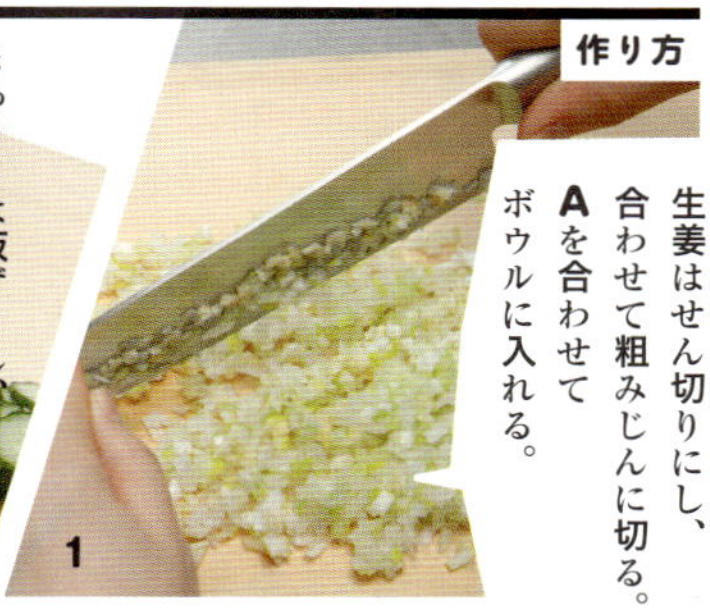

1 長ねぎは小口切り、生姜はせん切りにし、合わせて粗みじんに切る。**A**を合わせてボウルに入れる。

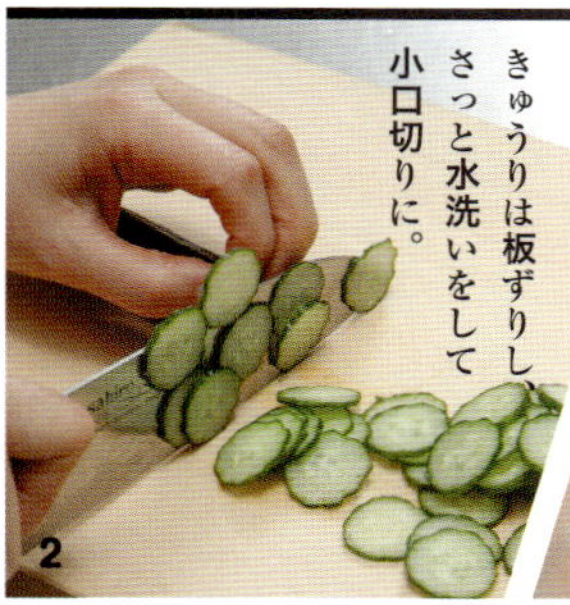

2 きゅうりは板ずりし、さっと水洗いをして小口切りに。

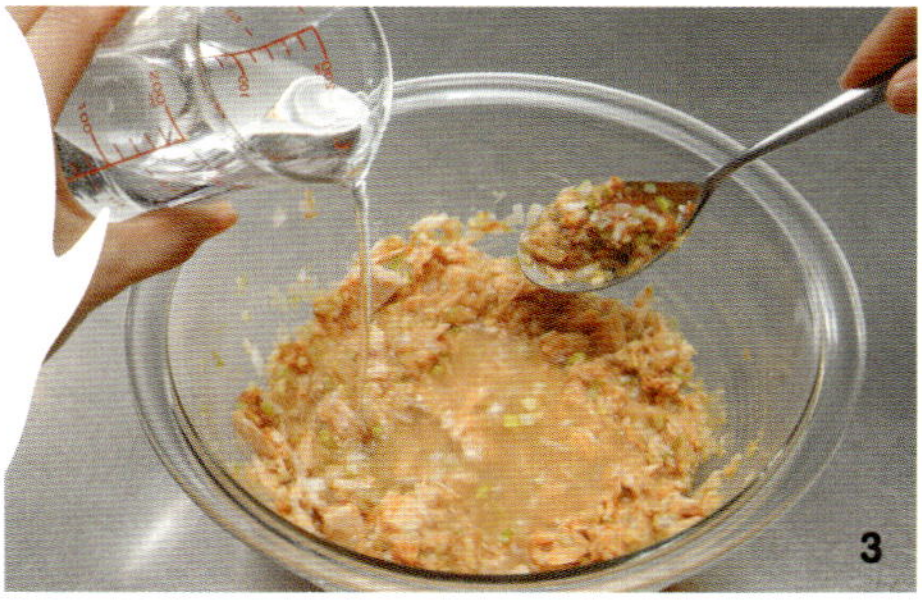

3 ツナ缶は汁を切り、フレーク状に小さくほぐす。**1**を合わせて水で伸ばし、きゅうりを加える。わさび・白ごまをお好みで入れる。

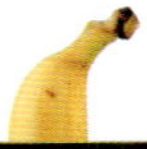

黒ずみバナナのシャーベット

材料（作りやすい分量）
バナナ…2本（正味180〜200g）
三温糖または黒砂糖…50g
水…1カップ
生姜（すりおろし）…大さじ1分

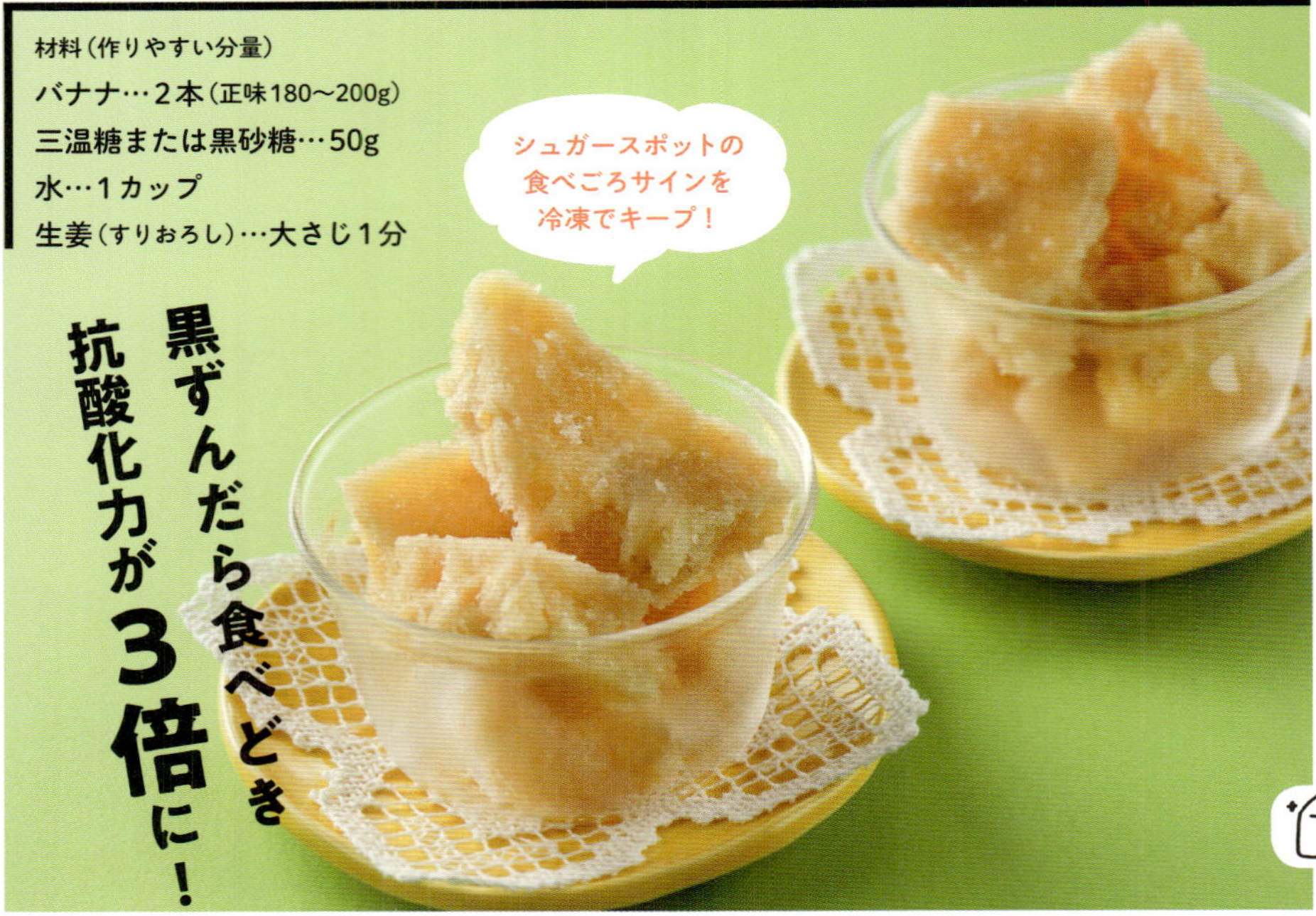

シュガースポットの食べごろサインを冷凍でキープ！

黒ずんだら食べどき 抗酸化力が3倍に！

バナナは色で栄養が違う？

バナナは熟度によって栄養成分が大きく変化します。青いバナナは食物繊維が主ですが、シュガースポットの出た黒ずみバナナはポリフェノールの免疫力アップ効果がプラスされるうえ、胃粘膜の保護機能も。黒くなったら冷凍して、栄養をキープして。

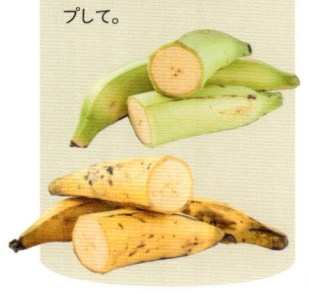

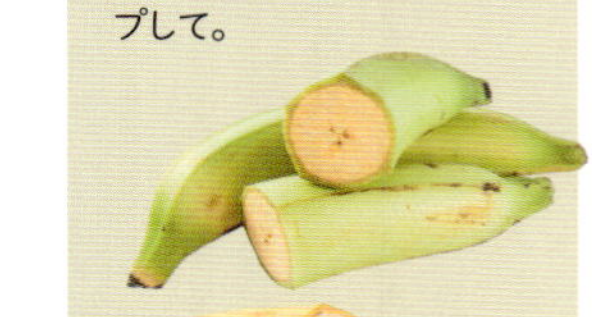

作り方

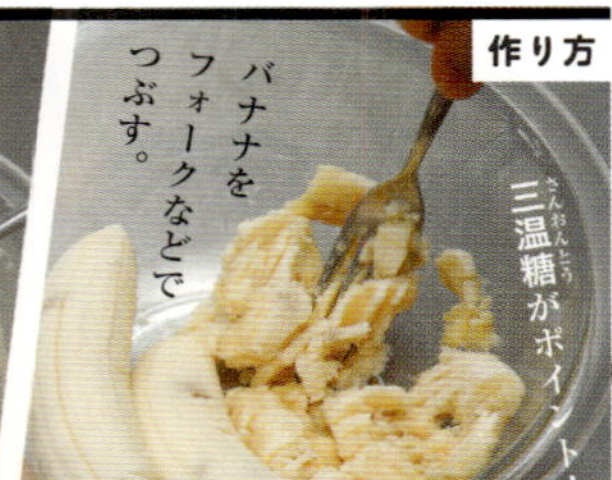

1 バナナをフォークなどでつぶす。

三温糖《さんおんとう》がポイント！

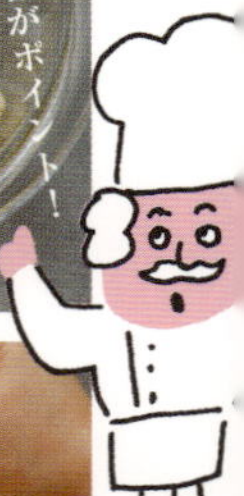

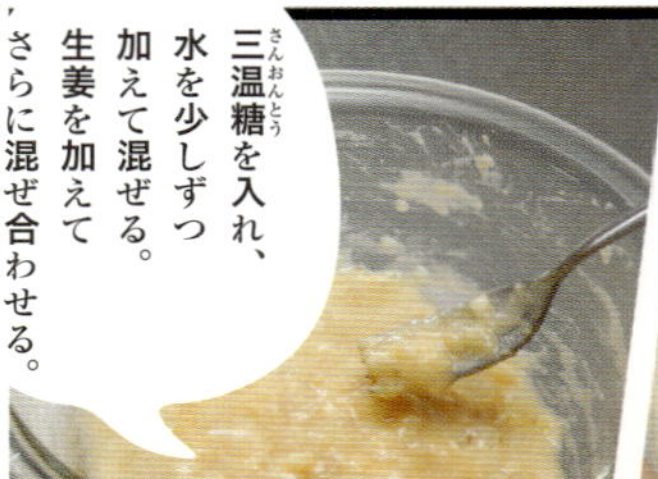

2 三温糖《さんおんとう》を入れ、水を少しずつ加えて混ぜる。生姜を加えてさらに混ぜ合わせる。

調理のコツ

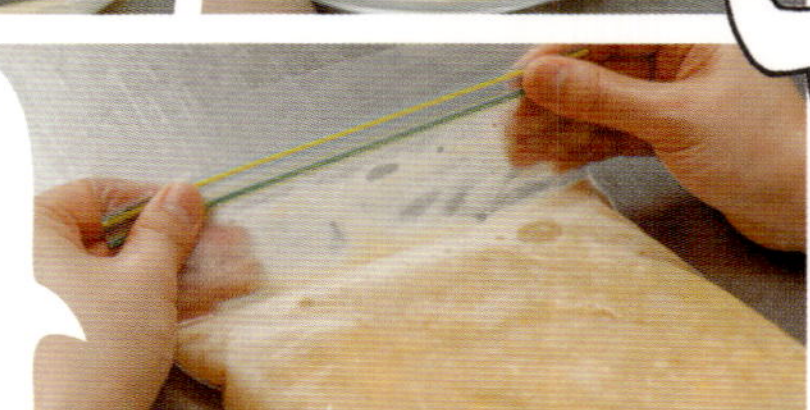

3 保存バッグに2を入れて口を閉じて密閉し、平らにして冷凍する。完全に固まったら手で割って盛りつける。

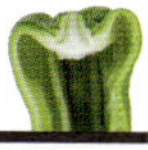

ピーマンの丸ごとオイル煮

材料（2人分）

- ピーマン…4個（120g）
- サラダ油…大さじ1
- にんにく…1かけ
- 塩…少々
- 醤油…大さじ1/2
- オリーブ油…大さじ4

ピーマンは丸ごとが
旨みと栄養の秘訣！

穴をあけるだけ！ 種とワタの栄養を丸ごと逃さない

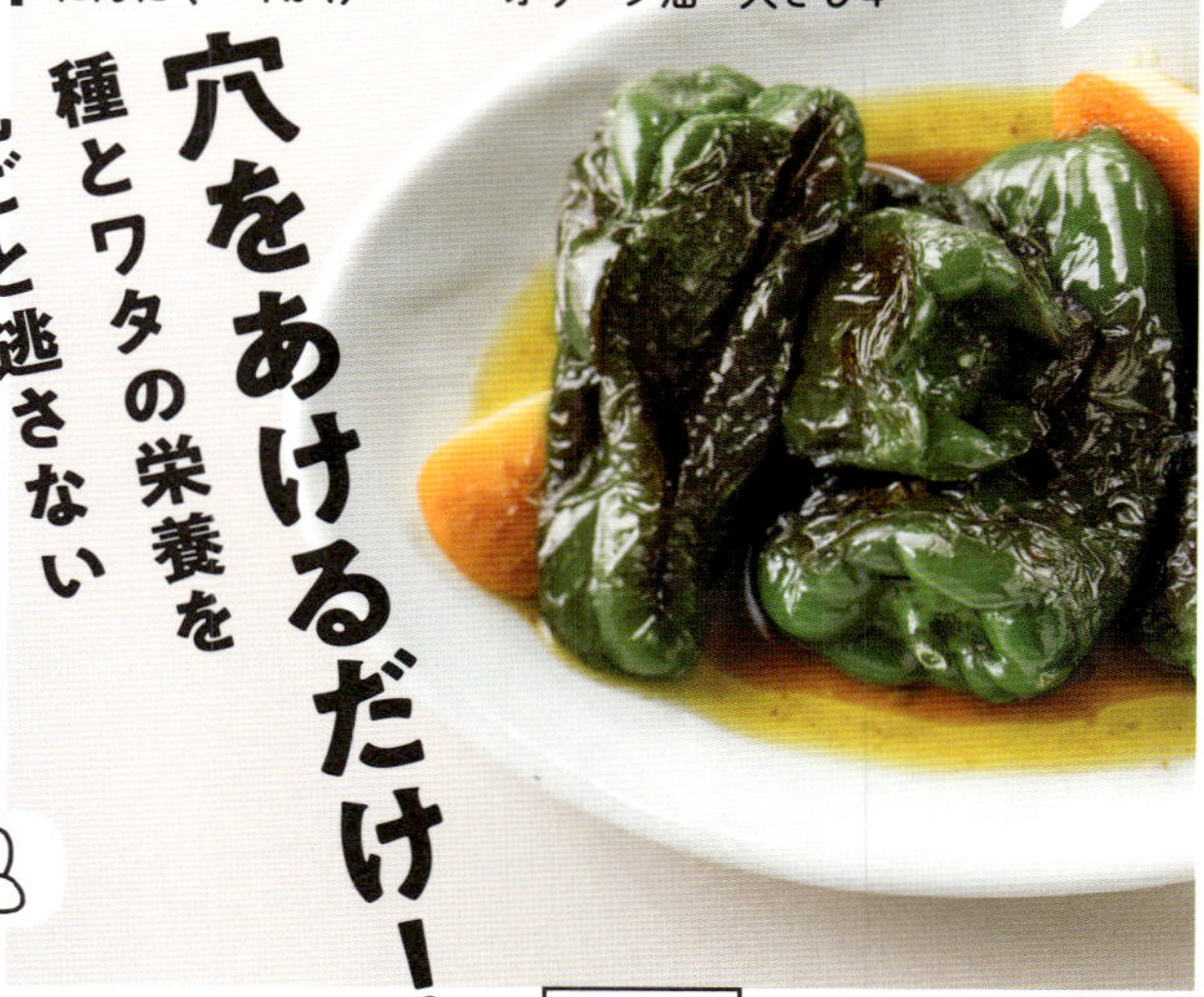

調理のコツ

皮の10倍の栄養価！ 種とワタの成分を逃さない

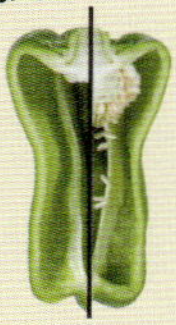

ピーマンの種とワタには、血液サラサラ効果のピラジンが皮の10倍！ ヘタには皮と同等の、加熱に強いβ-カロテンも含まれるので、丸ごと食べるのがお得です。

作り方

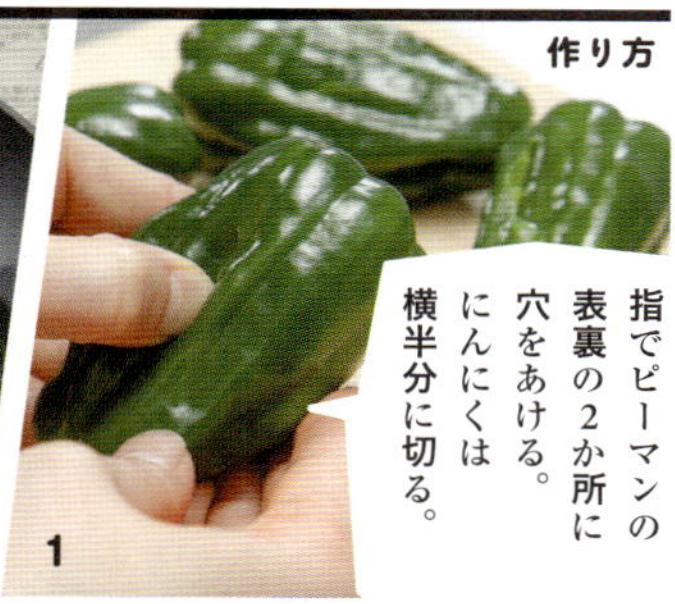

1 指でピーマンの表裏の2か所に穴をあける。にんにくは横半分に切る。

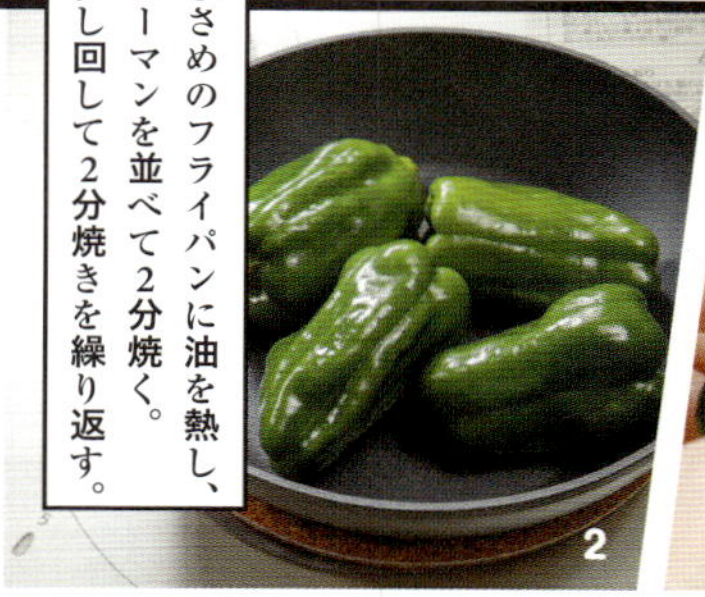

2 小さめのフライパンに油を熱し、ピーマンを並べて2分焼く。少し回して2分焼きを繰り返す。

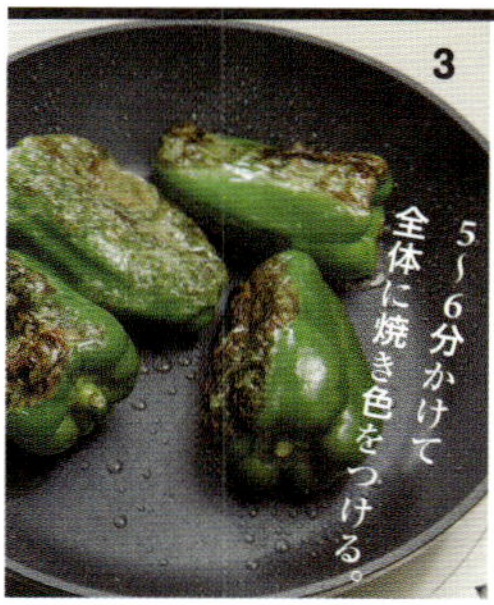

3 5〜6分かけて全体に焼き色をつける。

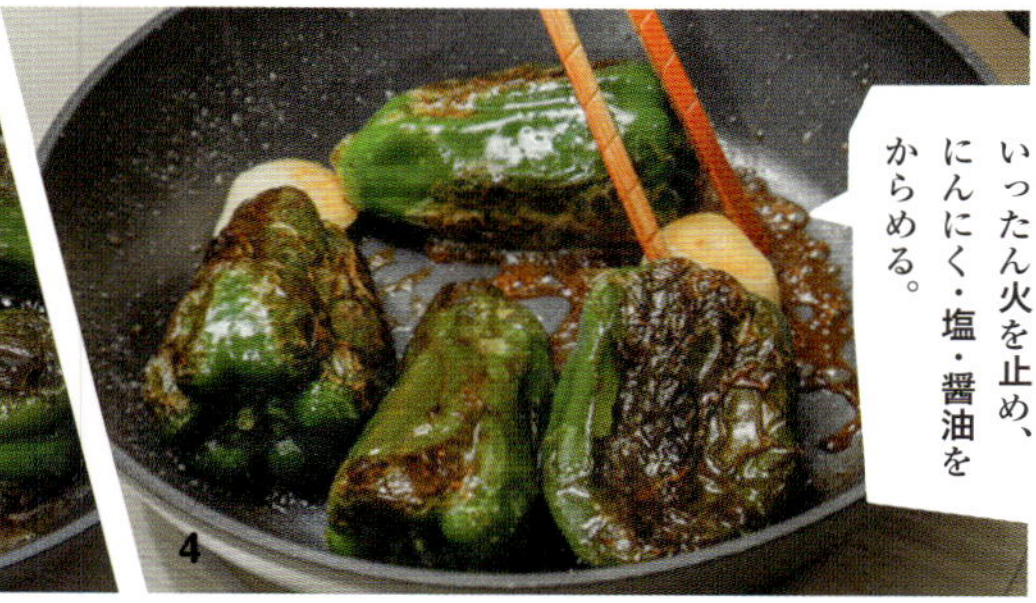

4 いったん火を止め、にんにく・塩・醤油をからめる。

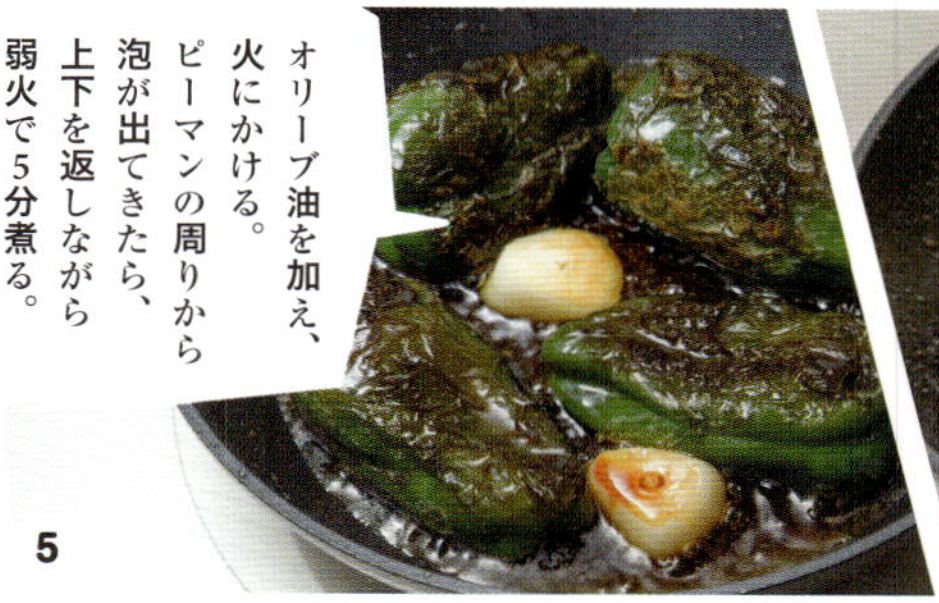

5 オリーブ油を加え、火にかける。ピーマンの周りから泡が出てきたら、上下を返しながら弱火で5分煮る。

りんごスライス入りのプルコギ

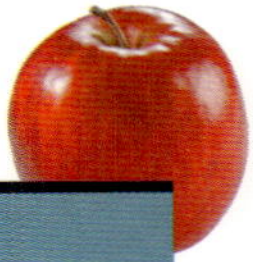

材料（2〜3人分）

- りんご…1個（250g）
- 牛焼肉用肉…250g
- A
  - 醤油…大さじ2
  - 砂糖…小さじ1
  - 味噌…大さじ1
  - 片栗粉…小さじ1
  - にんにく（すりおろし）…1かけ分
  - 生姜（すりおろし）…1かけ分
  - 豆板醤…小さじ1
  - ごま油…大さじ1
- 玉ねぎ…小1/2個（80g）
- キャベツ…150g
- ニラ…1/2把（50g）
- パプリカ…1/2個（80g）
- サラダ油…少々

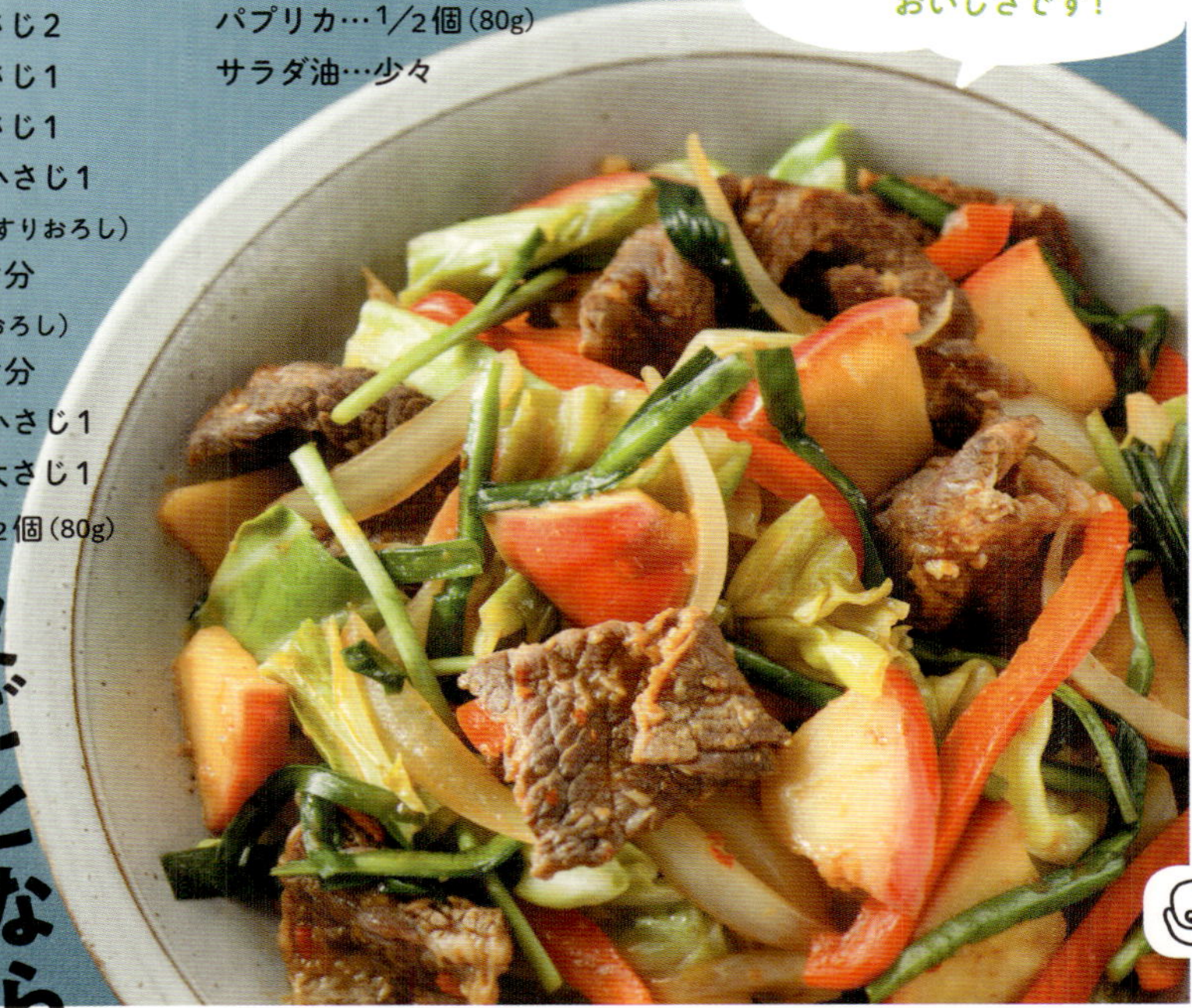
甘辛ダレでご飯が進む
おいしさです！

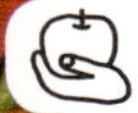

皮ごとなら抗酸化17倍！

肉を酸性にして
保水力UP！

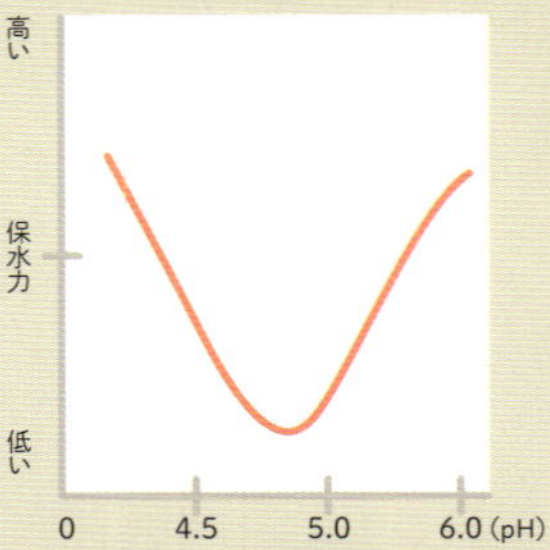
高い
保水力
低い
0
4.5
5.0
6.0（pH）

肉の柔らかさはpH5周辺が最も低くなります。りんごの酸はpH2.8のため、肉の保水力を高めて柔らかくします。お買い得なお肉もおいしく！

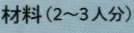

調理のコツ

ポリフェノールだけじゃない！皮には、筋力アップ効果も

りんごの皮にのみ含まれるりんごポリフェノールは高い抗酸化力を持っています。その威力は、高い抗酸化力で知られるセサミンのなんと17倍！　また皮に含まれるウルソール酸とトマチジンは、老化による筋力低下や筋萎縮を防ぐと考えられ、マウスによる実験ではたった2か月で筋力アップの効果も出たそう。

作り方

1

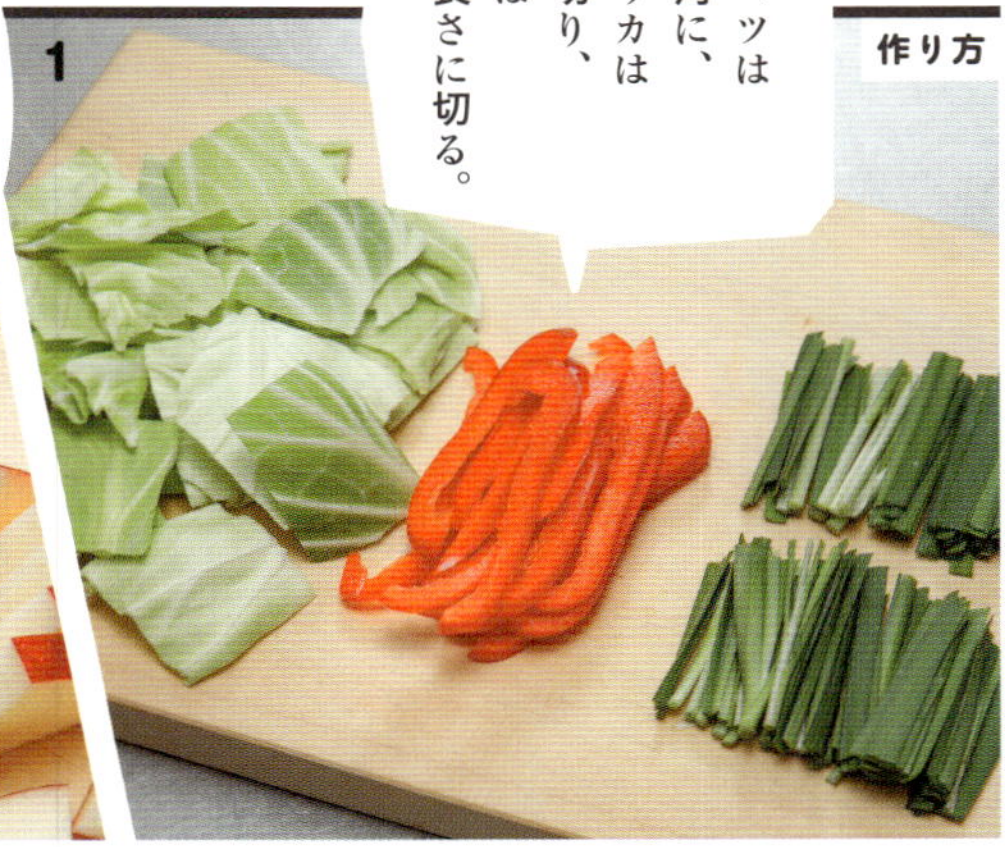

キャベツは5cm角に、パプリカはせん切り、ニラは6cm長さに切る。

2

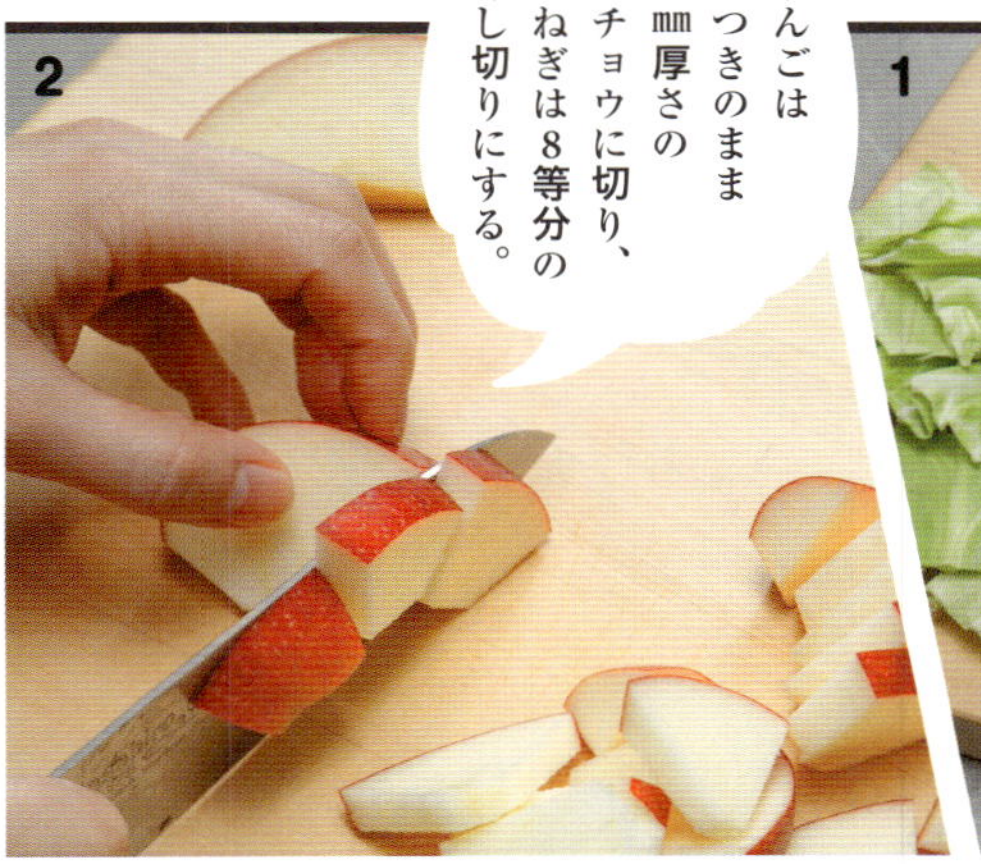

りんごは皮つきのまま8mm厚さのイチョウに切り、玉ねぎは8等分のくし切りにする。

3

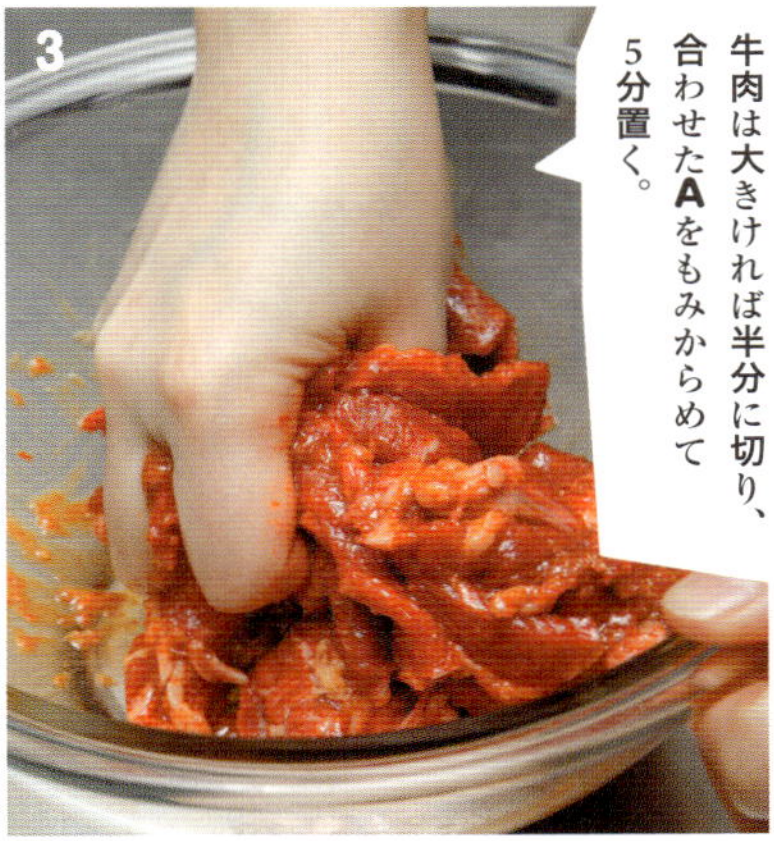

牛肉は大きければ半分に切り、合わせたAをもみからめて5分置く。

4

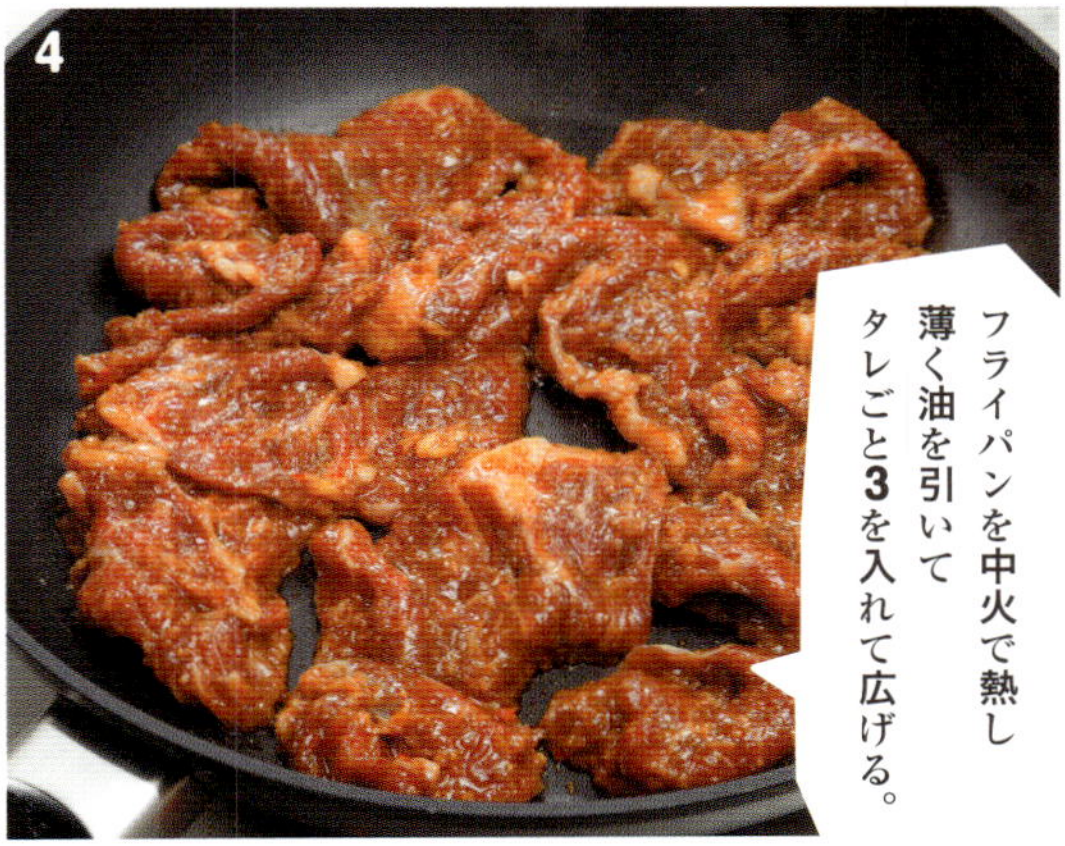

フライパンを中火で熱し薄く油を引いてタレごと3を入れて広げる。

5

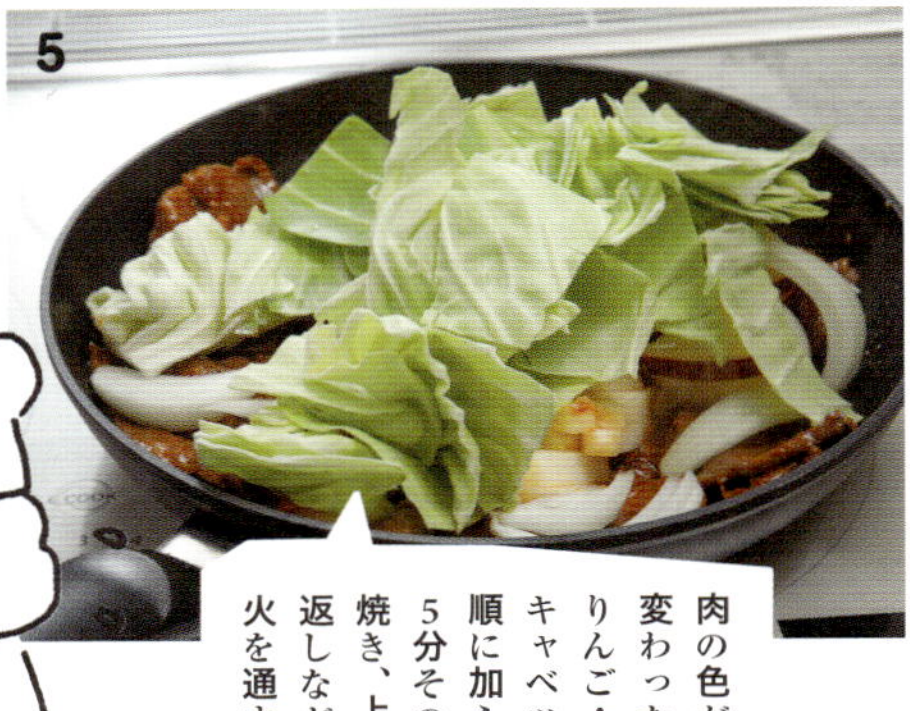

肉の色が半分変わったら、りんご・玉ねぎ・キャベツの順に加えて5分そのまま焼き、上下を返しながら火を通す。

6

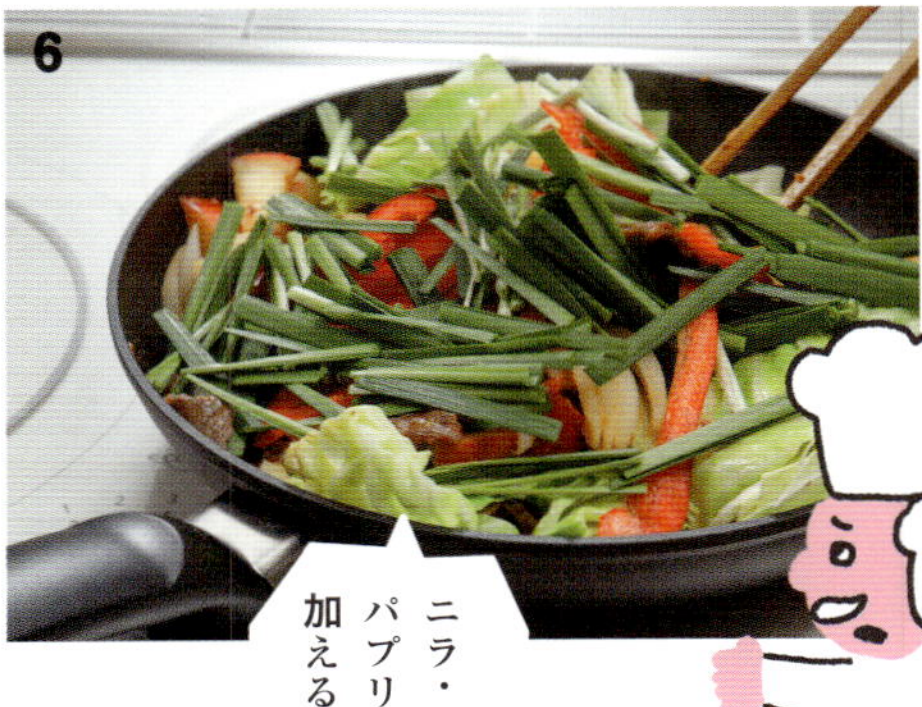

ニラ・パプリカを加える。

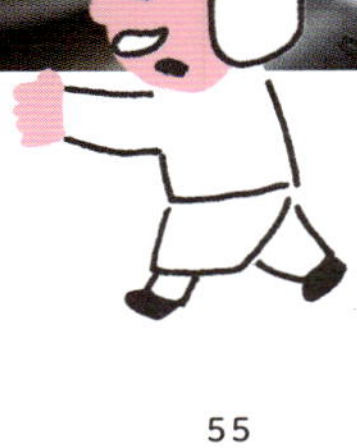

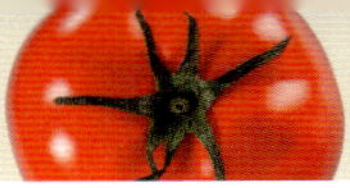

抗酸化効果、ビタミンEの100倍！ 驚きのリコピンパワー

トマトに含まれるカロテノイド「リコピン」は
調理方法と食べ方で吸収率が大きく変わります。

トマトは加熱しないとソン！ 旨みも栄養もアップ！

トマトの栄養成分といえば、赤い色素のリコピン。
強い抗酸化作用を持ち、活性酸素の除去や老化防止などに高い効果を発揮します。

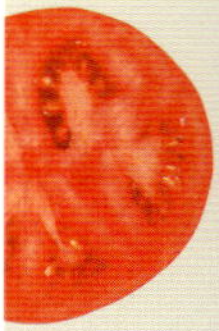

トマトと加熱

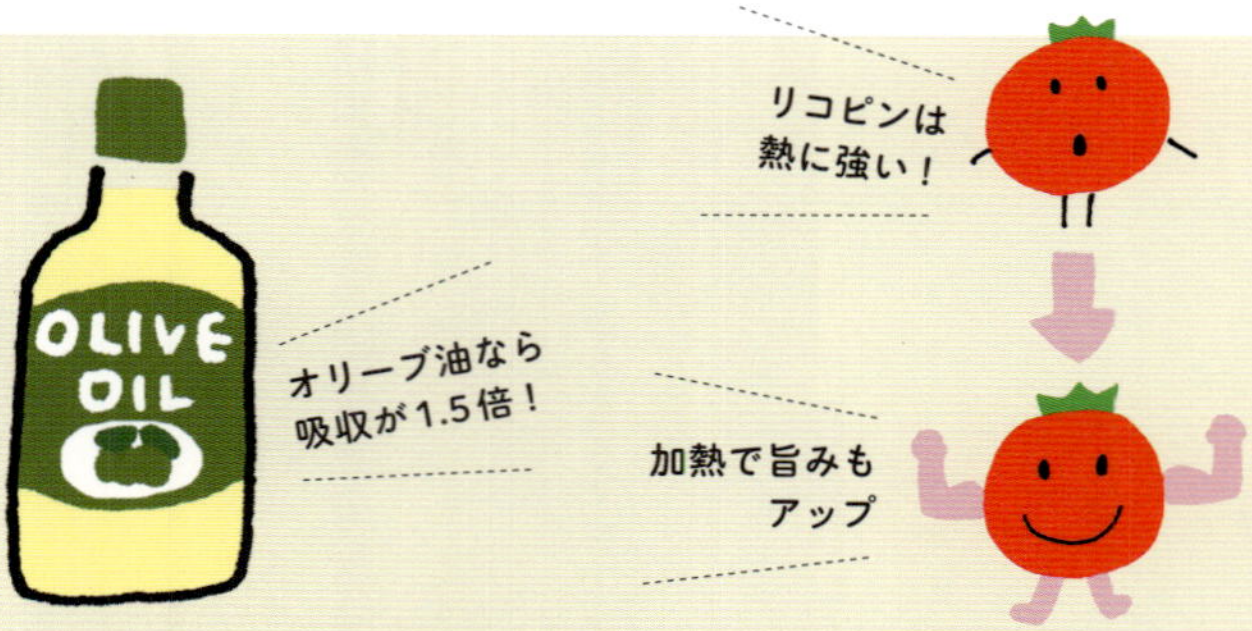
OLIVE OIL
オリーブ油なら吸収が1.5倍！
リコピンは熱に強い！
加熱で旨みもアップ

脂溶性であるリコピンは、油と摂るのがベストですが、中でも最強なのがオリーブ油。他の油と比べると1.5倍もリコピンの吸収率が変わります。

トマトのリコピンは熱に強く、加熱しても成分が変化したり壊れる心配がありません。しかも、旨みのグルタミン酸も凝縮するため、適度な加熱調理がおすすめです。

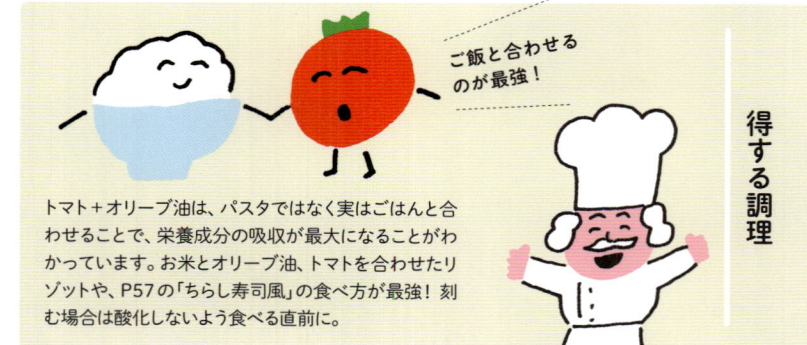

得する調理

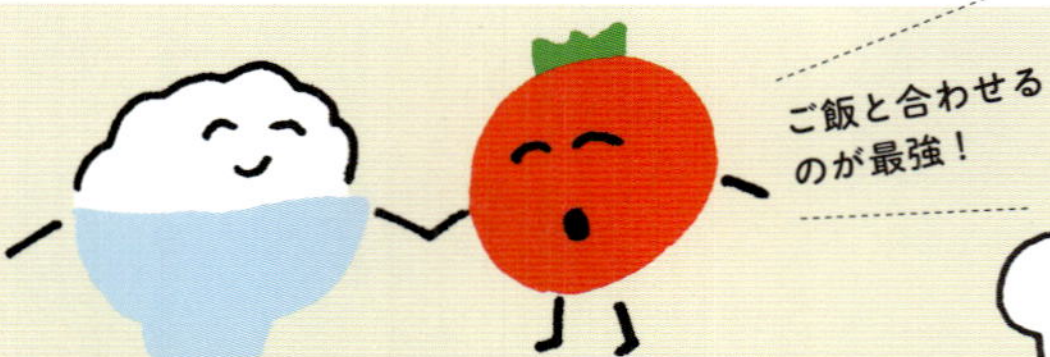
ご飯と合わせるのが最強！

トマト＋オリーブ油は、パスタではなく実はごはんと合わせることで、栄養成分の吸収が最大になることがわかっています。お米とオリーブ油、トマトを合わせたリゾットや、P57の「ちらし寿司風」の食べ方が最強！ 刻む場合は酸化しないよう食べる直前に。

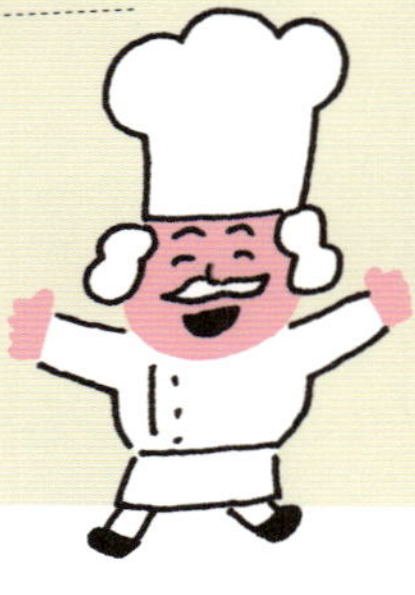

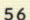

結果！ 抗酸化成分を上げるなら ゼッタイ加熱！

トマトののっけちらし

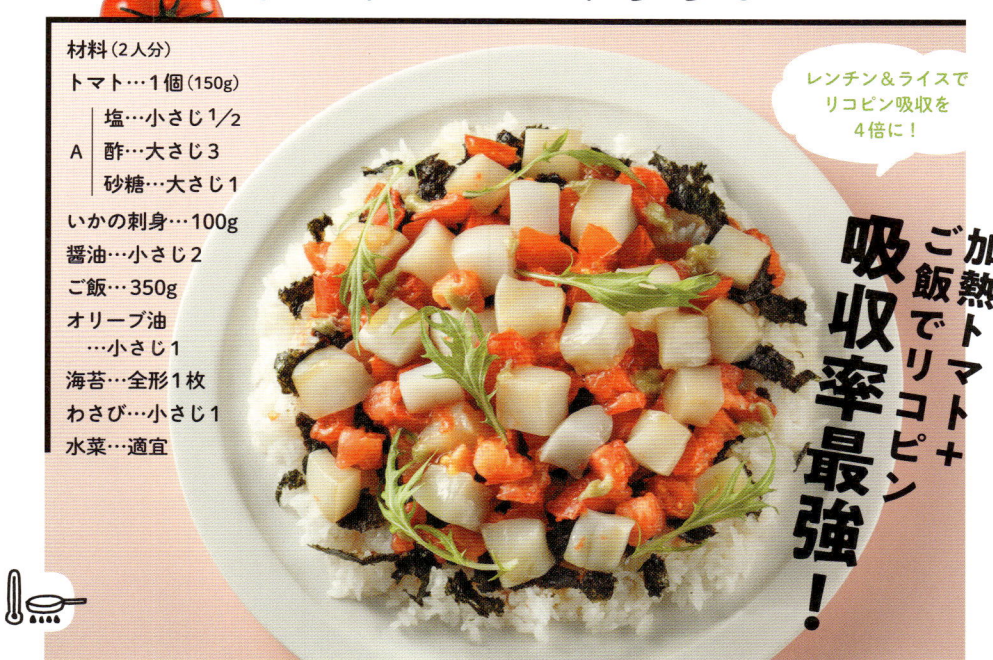

材料（2人分）

トマト…1個（150g）

A
- 塩…小さじ1/2
- 酢…大さじ3
- 砂糖…大さじ1

いかの刺身…100g

醤油…小さじ2

ご飯…350g

オリーブ油…小さじ1

海苔…全形1枚

わさび…小さじ1

水菜…適宜

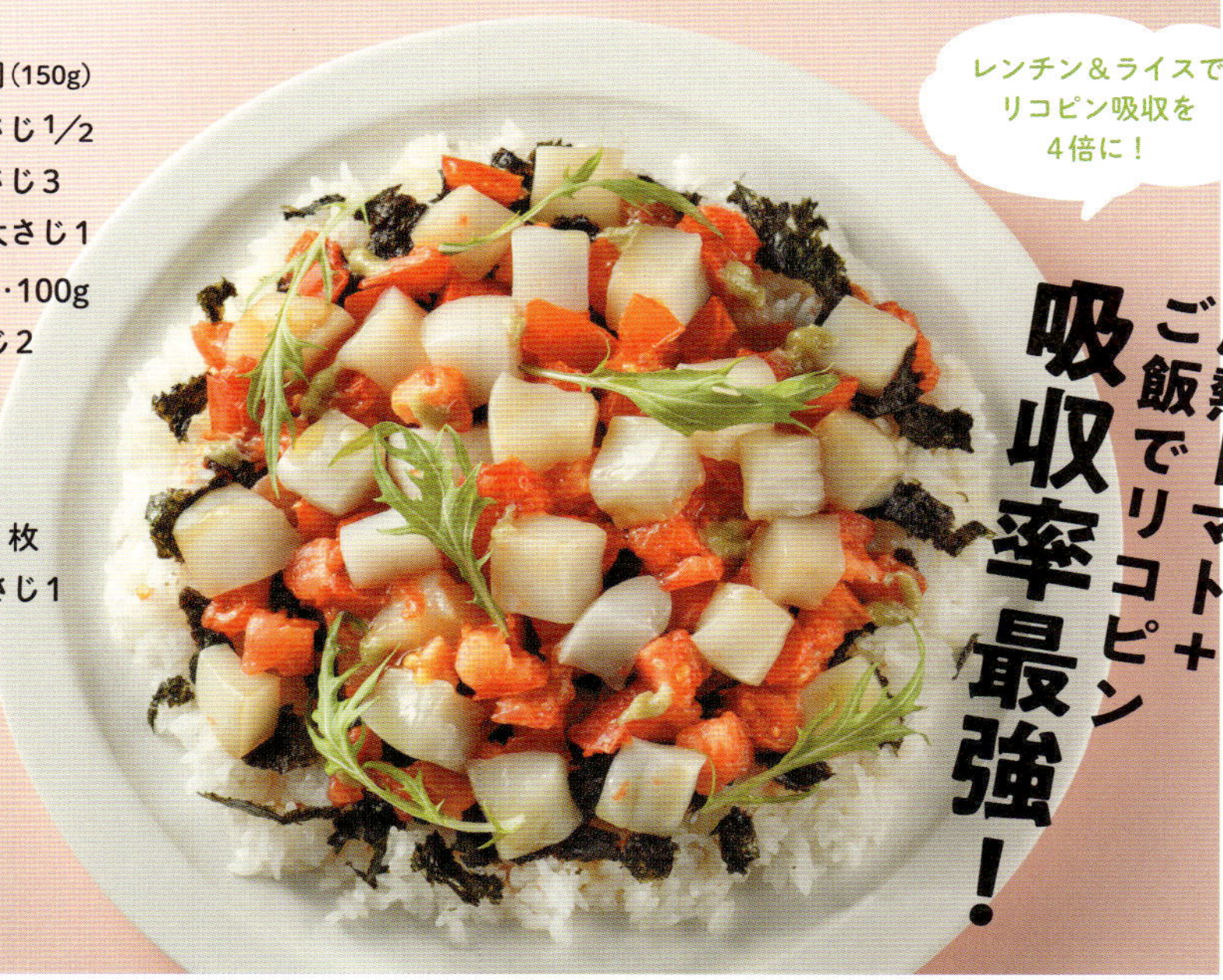

レンチン＆ライスでリコピン吸収を4倍に！

加熱トマト＋ご飯でリコピン吸収率最強！

作り方

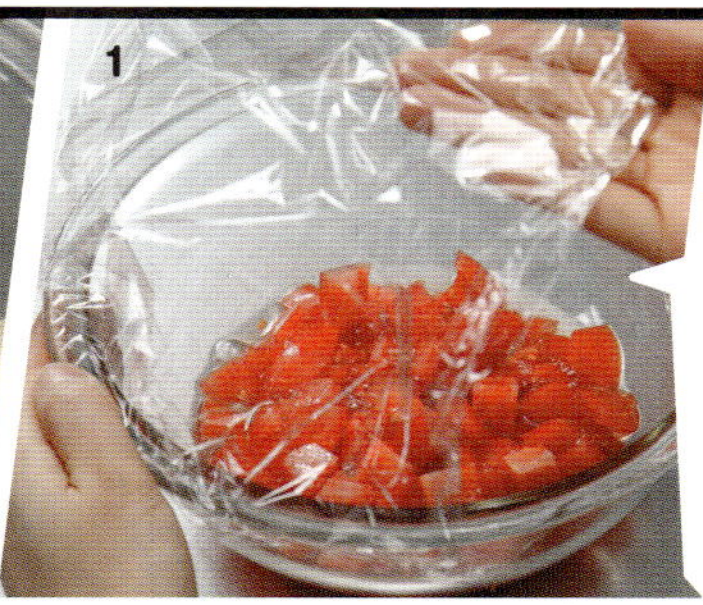

1 トマトは皮つきのまま1cmの角切りにし、耐熱ボウルに入れふんわりラップをして電子レンジで1分半加熱。取りだしたところにAを加えサッと混ぜ粗熱をとる。

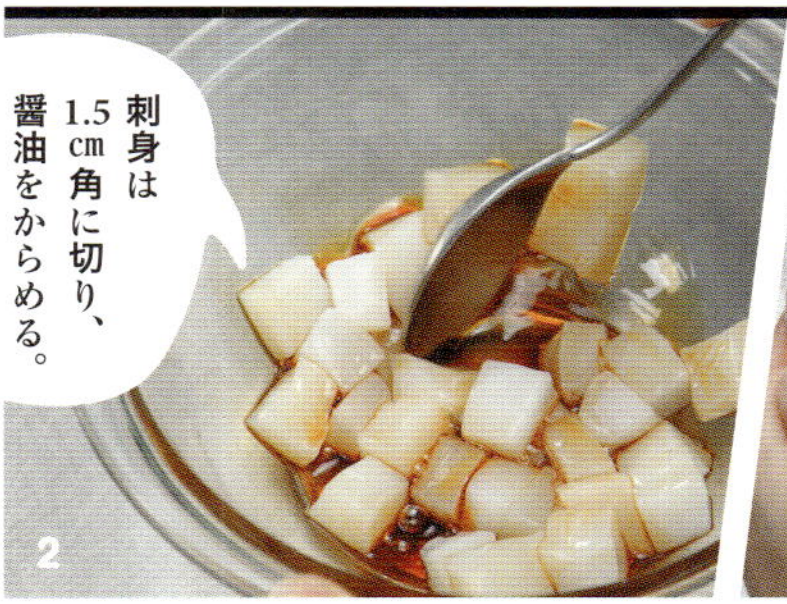

2 刺身は1.5cm角に切り、醤油をからめる。

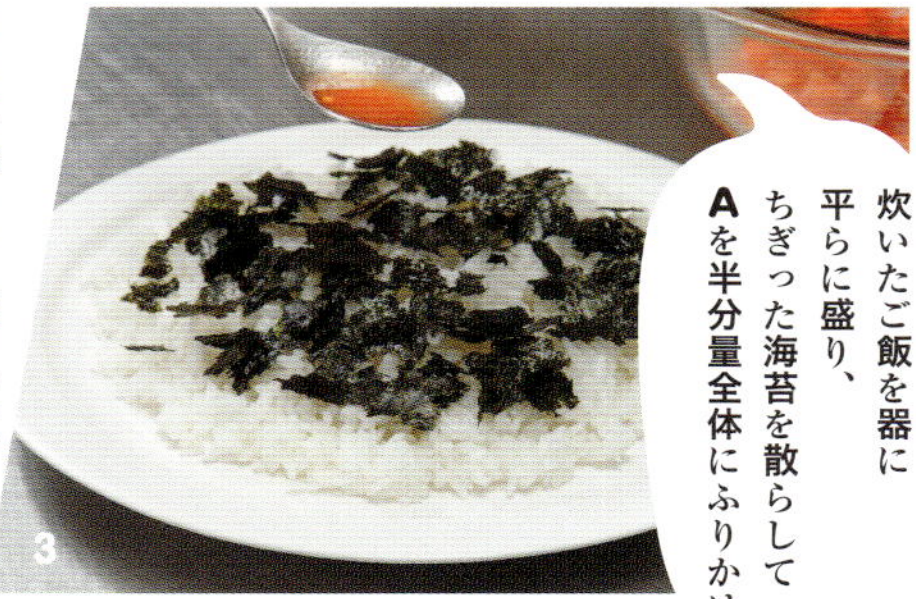

3 炊いたご飯を器に平らに盛り、ちぎった海苔を散らしてAを半分量全体にふりかける。

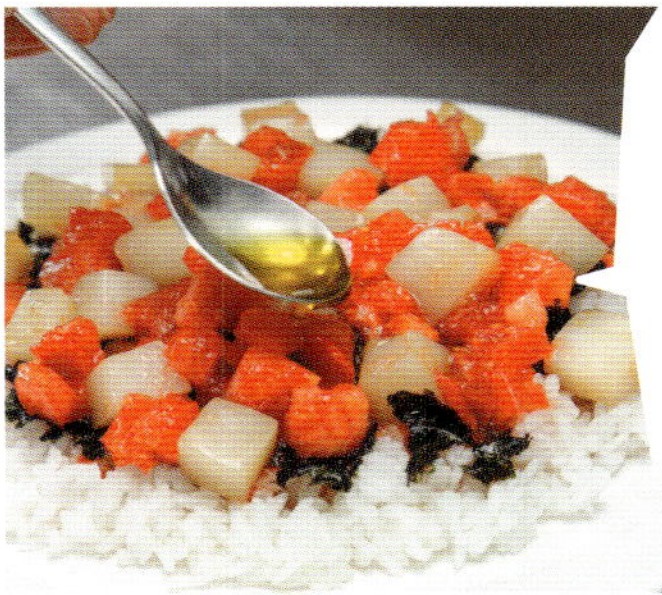

4 1・2を彩りよく盛りつけ、残りのAをふりかける。オリーブ油をまわしかけ、お好みでわさびをつけて水菜を散らす。

丸ごとかぶと葉入り肉団子の中華煮

材料（2人分）

かぶ…4個（400g）
かぶの葉…ついている分（80g）

A
- 豚ひき肉…150g
- 卵…1個
- 塩…小さじ1/4
- 片栗粉…大さじ1

B
- 水…1・1/2カップ
- オイスターソース…大さじ1
- 醤油…大さじ1
- みりん…大さじ2

ごま油…小さじ1

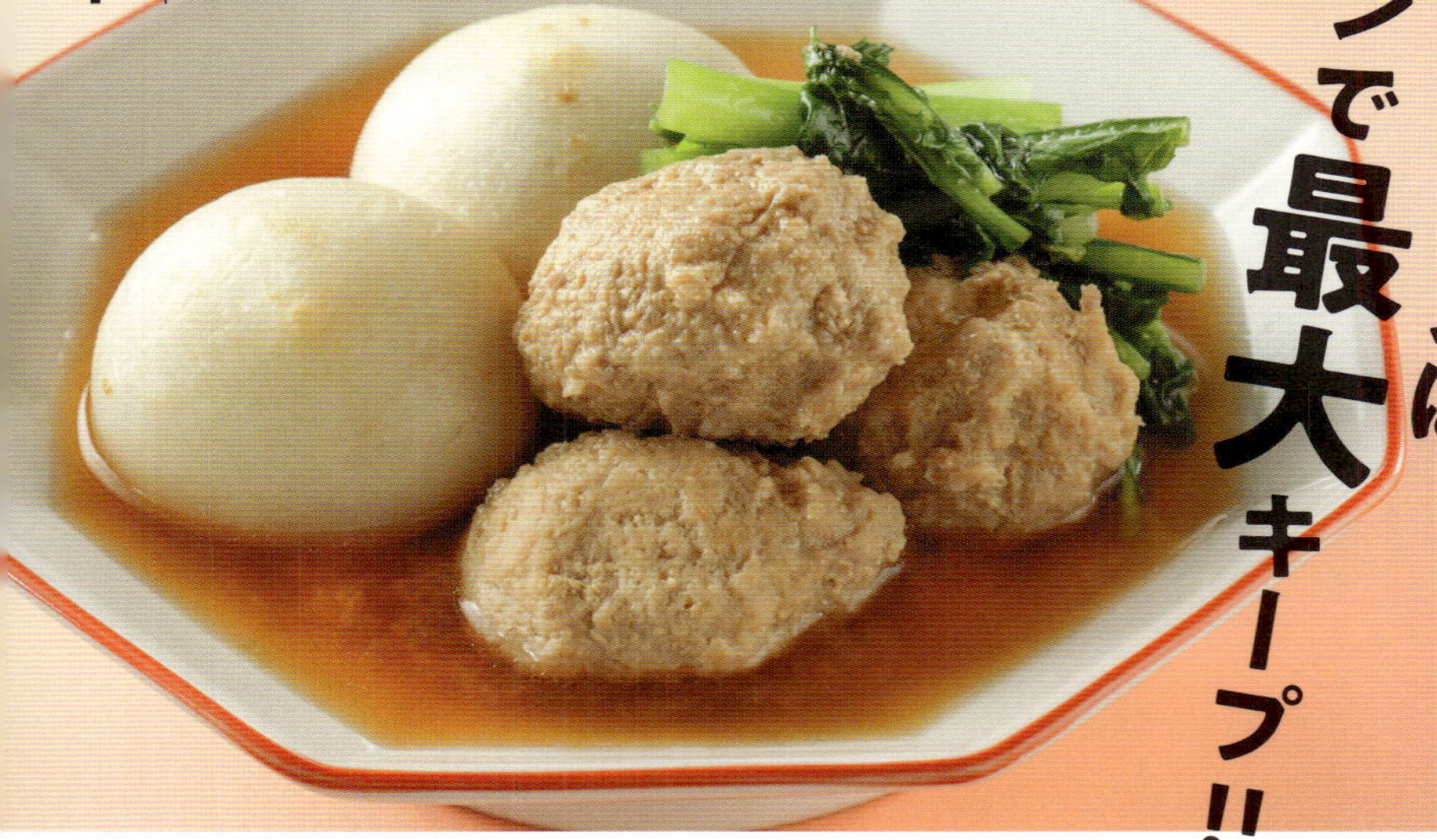

皮の中は
とろ〜り、甘いかぶを
レンチンで

かぶのビタミンはレンチンで最大キープ!!

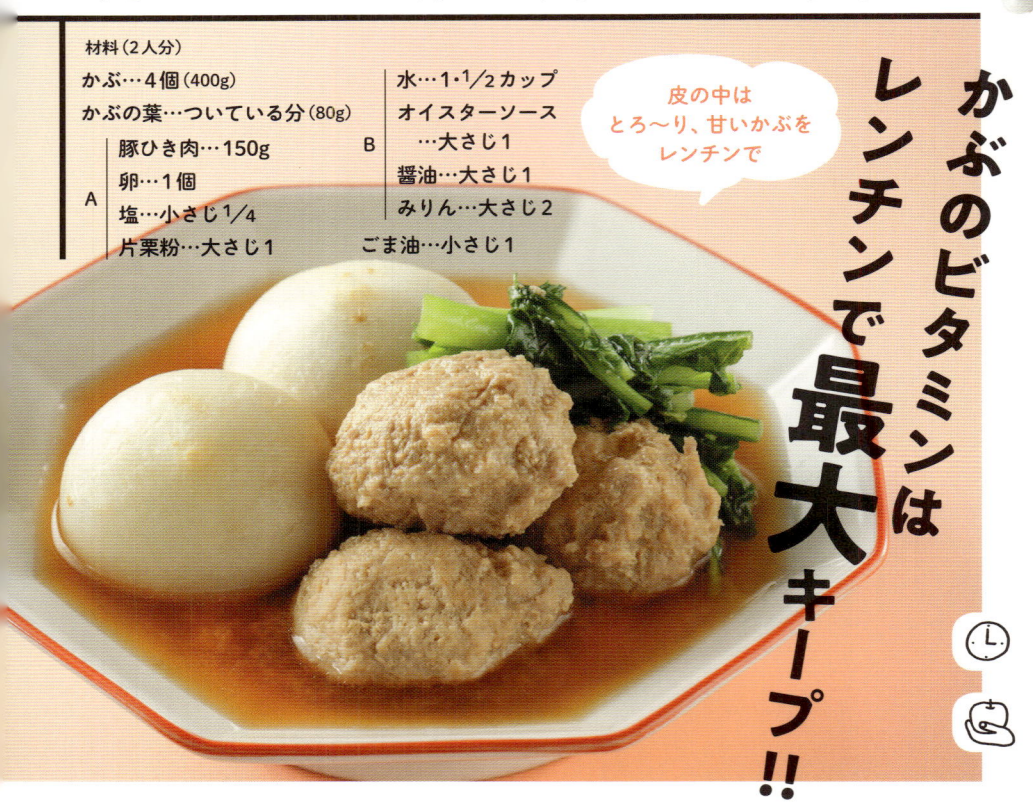

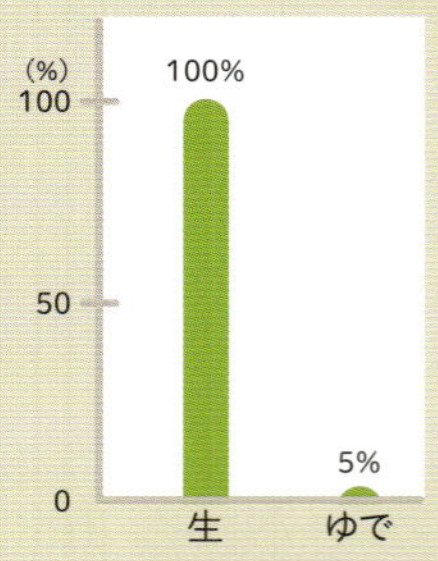

かぶのビタミン類や消化酵素は皮の下にもっとも多く含まれます。皮ごとレンチン調理なら、内側はトロッと、外側はシャッキリの両方が楽しめます。

調理のコツ

煮込むと95％のビタミンがロス!! 皮つきレンチンなら、ほぼ100％

かぶにはビタミンCやビタミンB群、かぶの葉には豊富なβ-カロテンが含まれています。ただし、皮をむいて煮込むと、ビタミン類は最大5％程度にまで減少します！　皮ごとレンチンで調理すれば、残存率はすべてのビタミンでほぼ100％！　葉に含まれるβ-カロテンは脂溶性なので、ひき肉と合わせたり、最後にごま油を加えるのがポイントです。

作り方

1

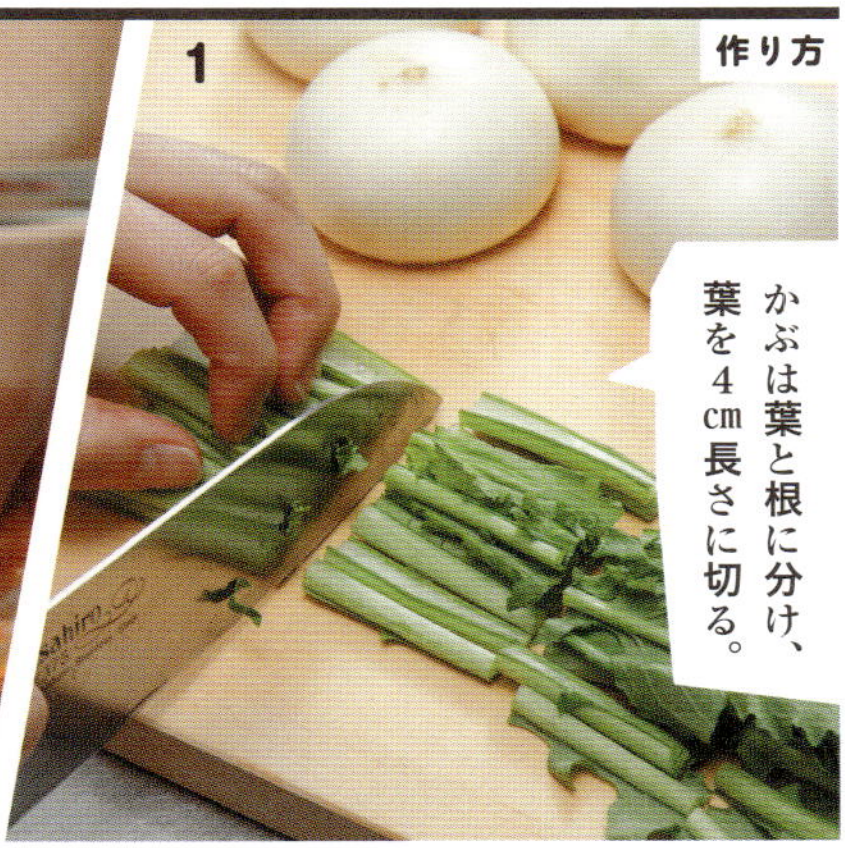

かぶは**葉**と**根**に**分け**、**葉**を4cm**長**さに**切**る。

2

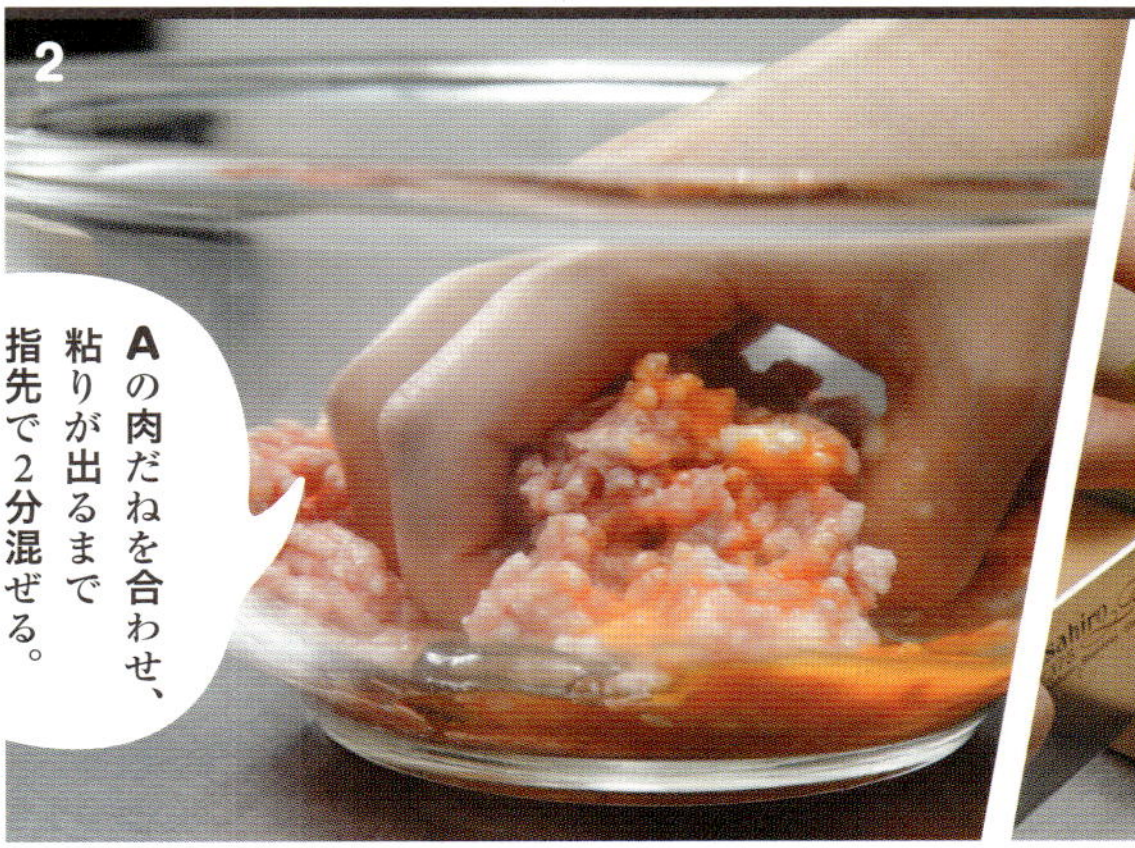

Aの**肉**だねを**合**わせ、**粘**りが**出**るまで**指先**で2**分混**ぜる。

3

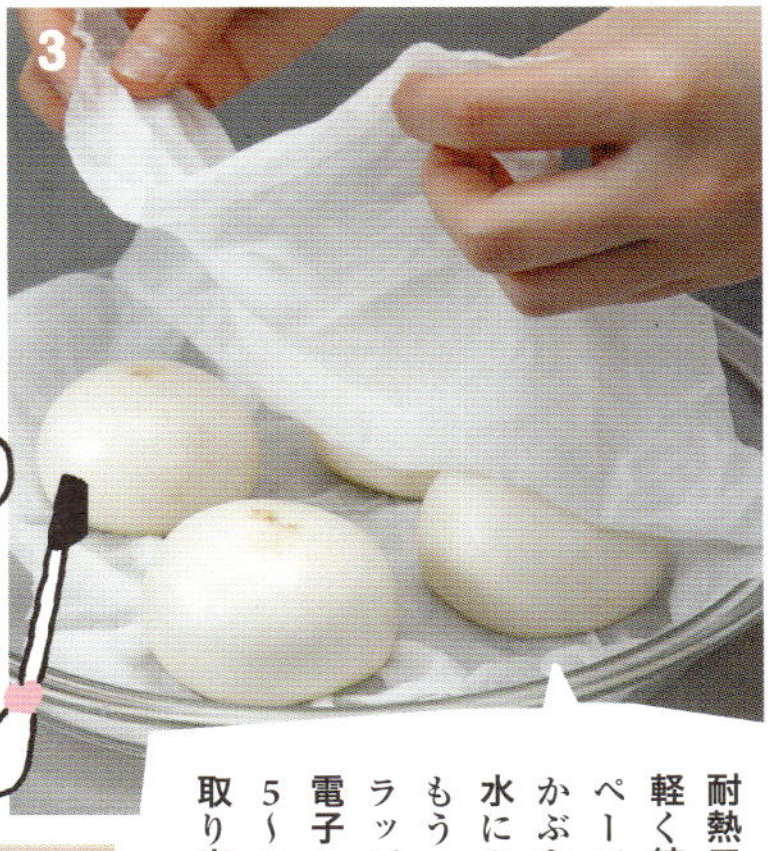

耐熱皿に、**水**にぬらして**軽**く**絞**ったペーパータオルを**広**げ、かぶを**円周**に**並**べる。**水**にぬらしたペーパーをもう**一枚上**から**重**ね、ラップをしないで**電子**レンジで5〜7**分加熱**する。**取**り**出**して**粗熱**をとる。

4

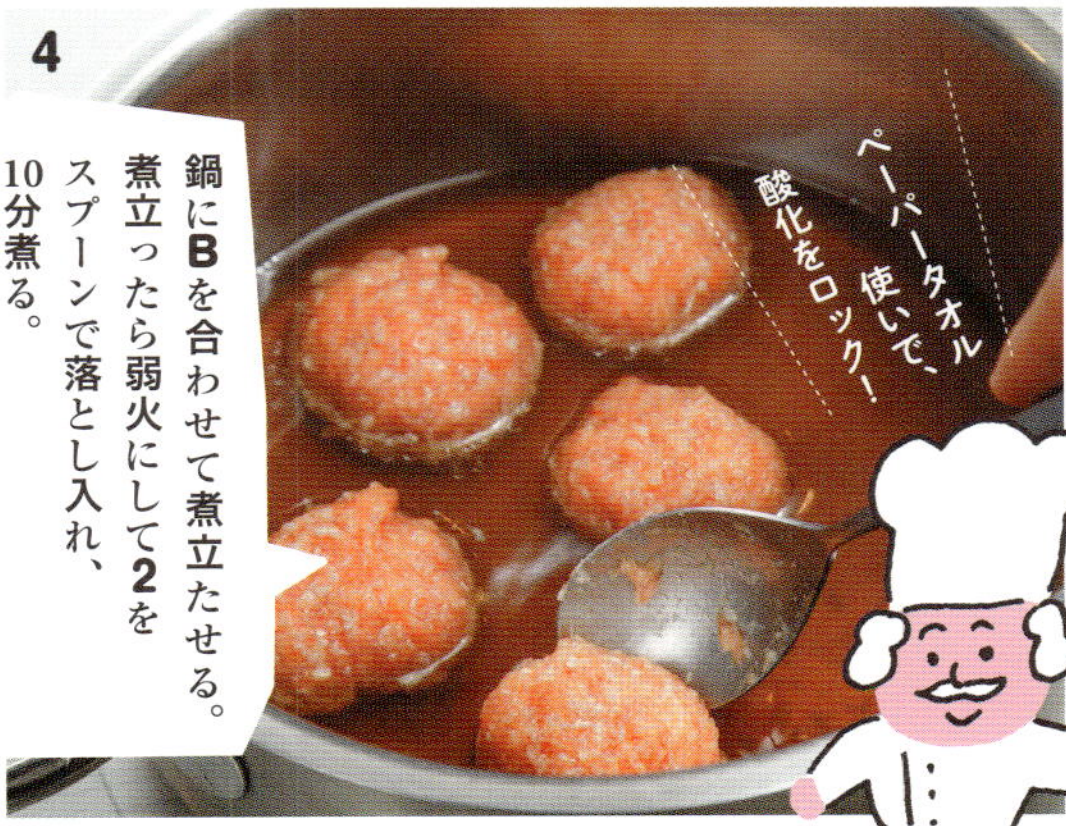
ペーパータオル使いで、
酸化をロック!

鍋に**B**を**合**わせて**煮立**たせる。**煮立**ったら**弱火**にして**2**をスプーンで**落**とし**入**れ、10**分煮**る。

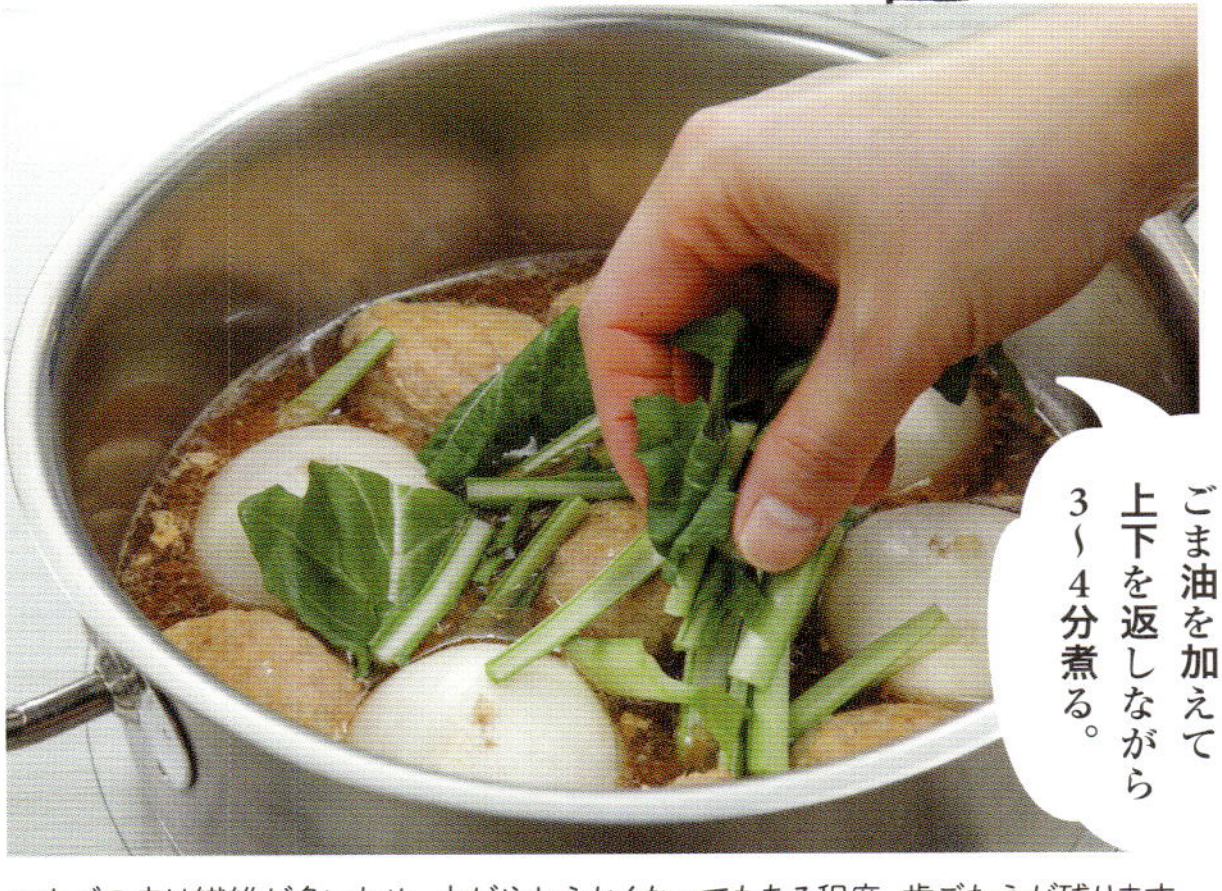

3とかぶの**葉**ごま**油**を**加**えて**上下**を**返**しながら3〜4**分煮**る。

＊カブの皮は繊維が多いため、中がやわらかくなってもある程度、歯ごたえが残ります。

ゆで野菜の消えたビタミンCは どこへいった？

熱が加わると減少してしまうビタミンC。
でも、実は全部消えてしまうわけではないんです。

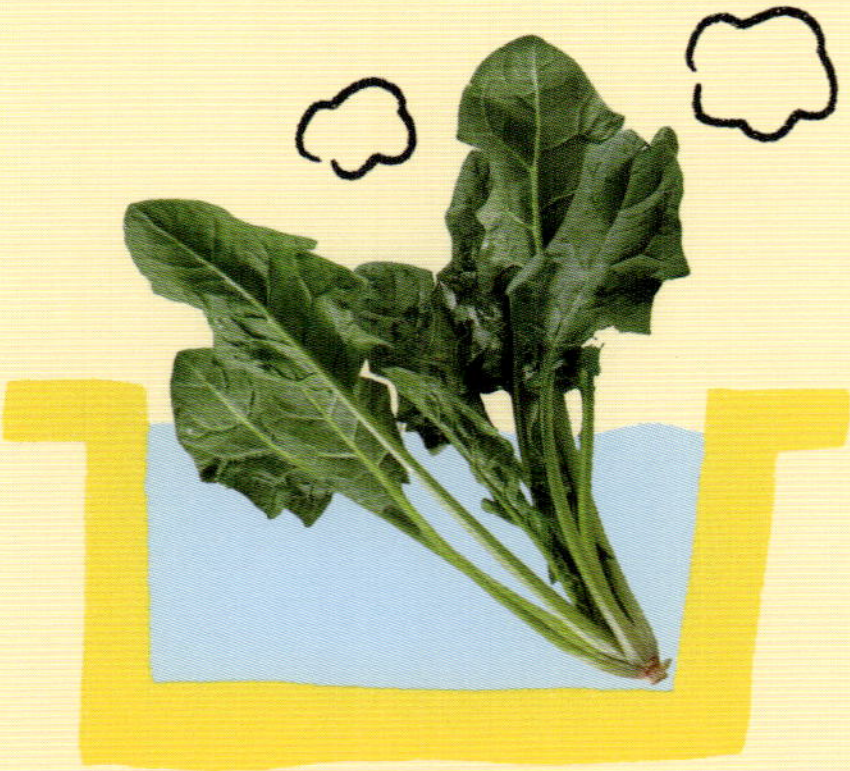

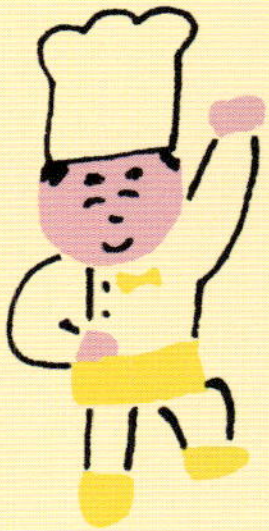

100%使えるビタミンCではなくなる！

加熱したビタミンＣは空気と結びついて「酸化型ビタミンＣ」に変身します。この酸化型は、体内に入ると一部は普通のビタミンＣと同じ働きをすると考えられています。しかし、安定性が低く、そのすべてがビタミンＣとして吸収できるとは限りません。

調理によるビタミンCの平均残存率

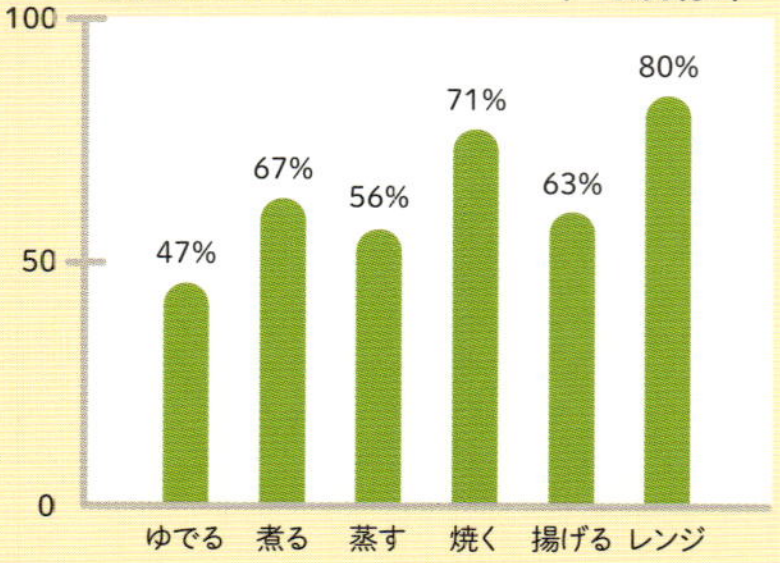

調理によるビタミンＣ量の平均変化。ゆでるとビタミンＣ量は約半分以下！ レンジだと８割をキープ。

ビタミンＣは水を使わない調理がお得！

ビタミンＣの消失という点では、加熱よりゆで水への流出の方が深刻。ビタミンＣを守りたい場合はレンジ調理などで食材に水分があたらないように加熱するのが断然お得。ゆでるなら、溶け出した酸化型ビタミンＣがスープとして丸ごと摂れる煮込みなどに。

ビタミンC残存率 56%

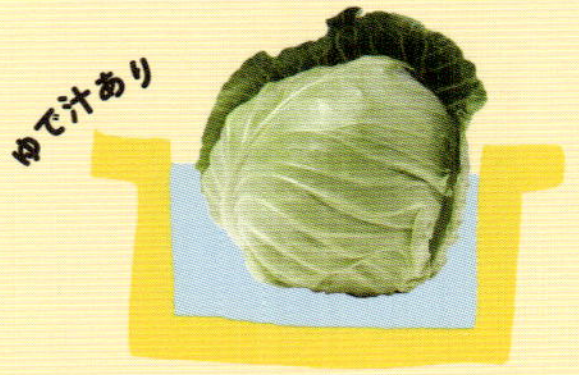

ビタミンC残存率 36%

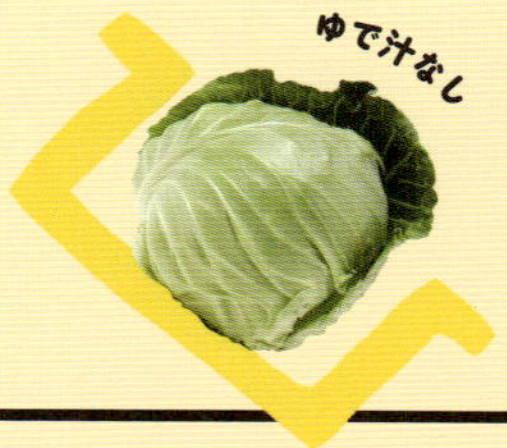

ゆで汁の中には酸化型ビタミンＣが溶け出しているので、捨ててしまうのは20%もソンすることに！

教科書でも
教えてくれない

タイミング調理で栄養ロスSTOP

フライパンに食材を入れる順番や
火を止めるタイミングなどを逃すと
栄養を大ゾンしてしまいます。
目からウロコのレンチン調理など
効果最大を狙うタイミングで
栄養ロスをなくしましょう！

2 Chapter

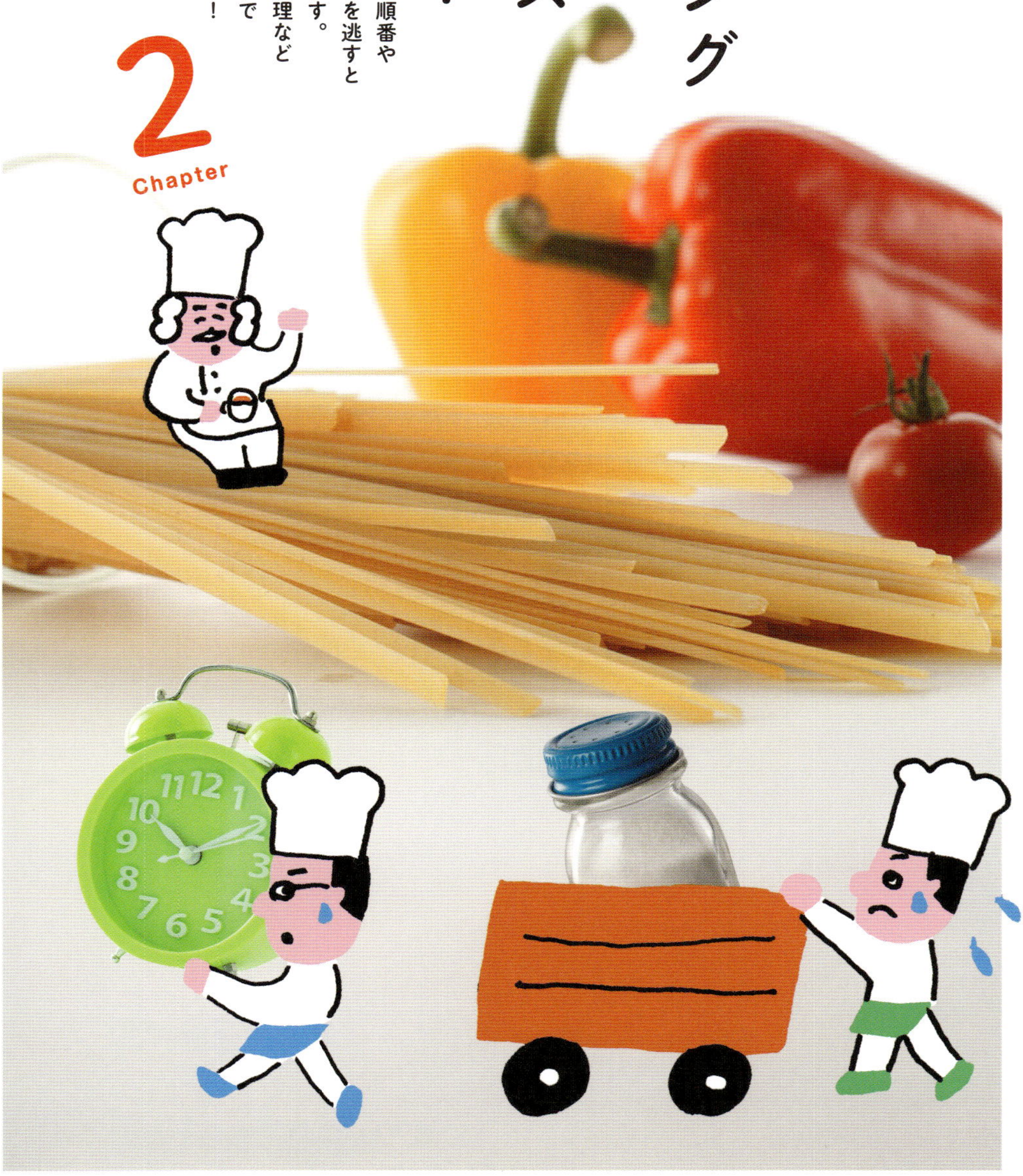

S 卵はお湯から？

栄養満点はどっち？

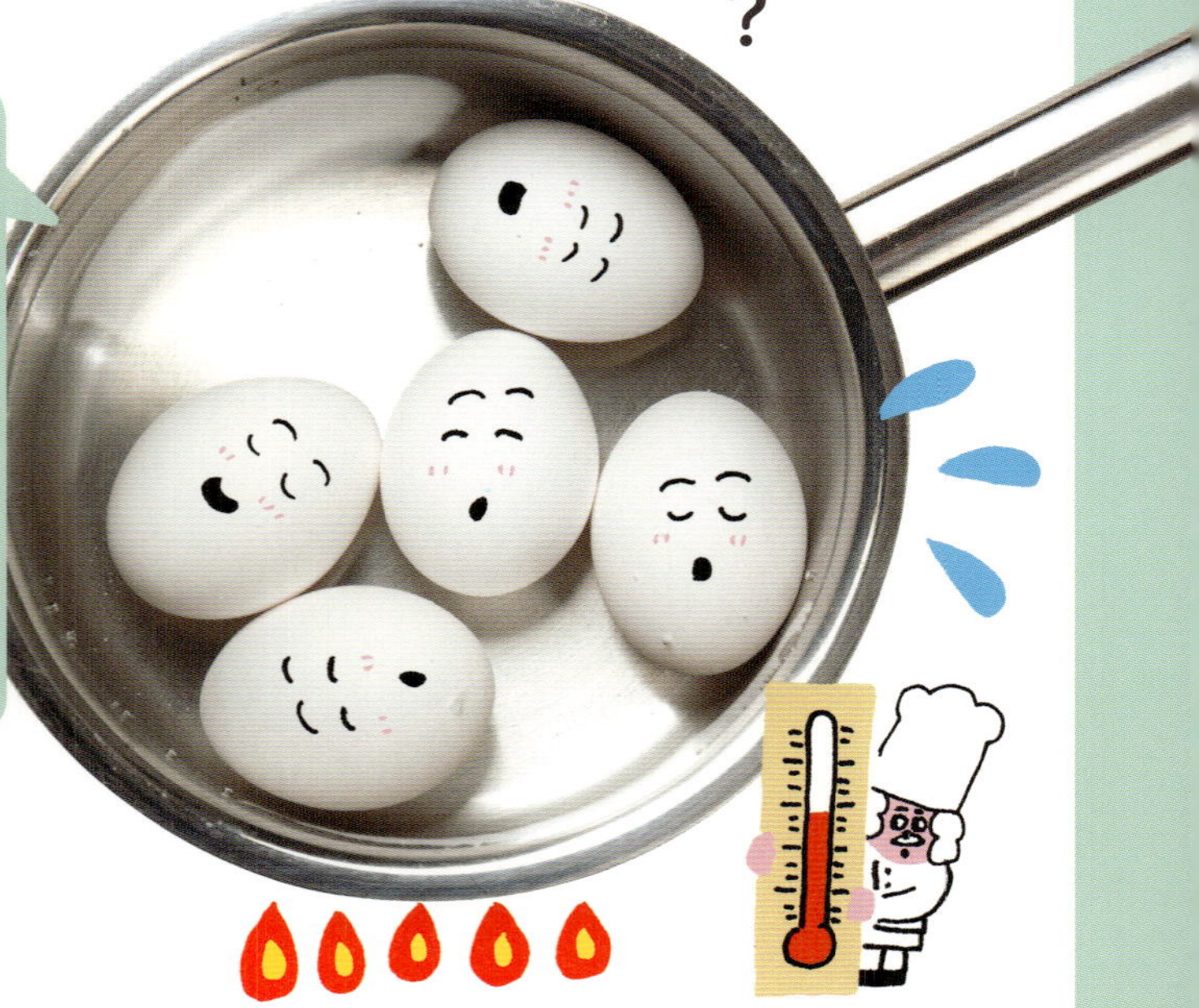

温度計なしで65〜70℃のお湯をつくる

季節にもよりますが、沸騰した1ℓのお湯にコップ1杯のお水を合わせるとだいたい65℃〜70℃前後のお湯になるので、20〜30分浸けます。冷蔵庫から出したばかりの卵は、温度差で加熱にムラができるので、30分ほど前に冷蔵庫から出しておき、鍋に入れるのは5個を目安に。

卵黄は沸騰で23％ロス

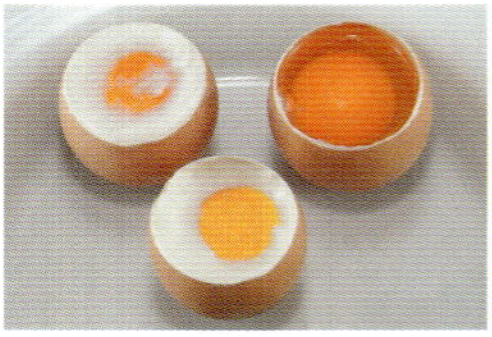

卵黄には卵白より多くの栄養素があり、なかでもビタミンAの100％が卵黄に。卵黄のルテインとゼアキサンチンは熱に弱く、沸騰すると約23％が失われてしまいます。

じんわり加熱で抗菌作用、老化予防成分も9割に！

アミノ酸を理想的なバランスで含む卵。加熱しない生卵がいちばん栄養価が高いと思いきや、そうではないんです。生卵の卵白タンパク質には消化酵素に強く反発する成分があり、生卵のタンパク質は、51％以上が吸収されません。そのため、卵のタンパク質をしっかり摂るなら、加熱は必須です。

ただし、加熱しすぎると抗菌作用のある卵白のリゾチームや、脳の老化を予防する卵黄のレシチンが失活しやすくなります。リゾチームの活性は熱湯の中でグツグツゆでると、わずか10分で10％にまで減少します。卵は沸騰させずに加熱するのが絶対条件です。

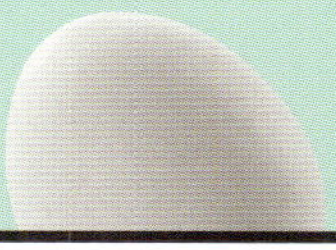

それとも沸騰から？

V

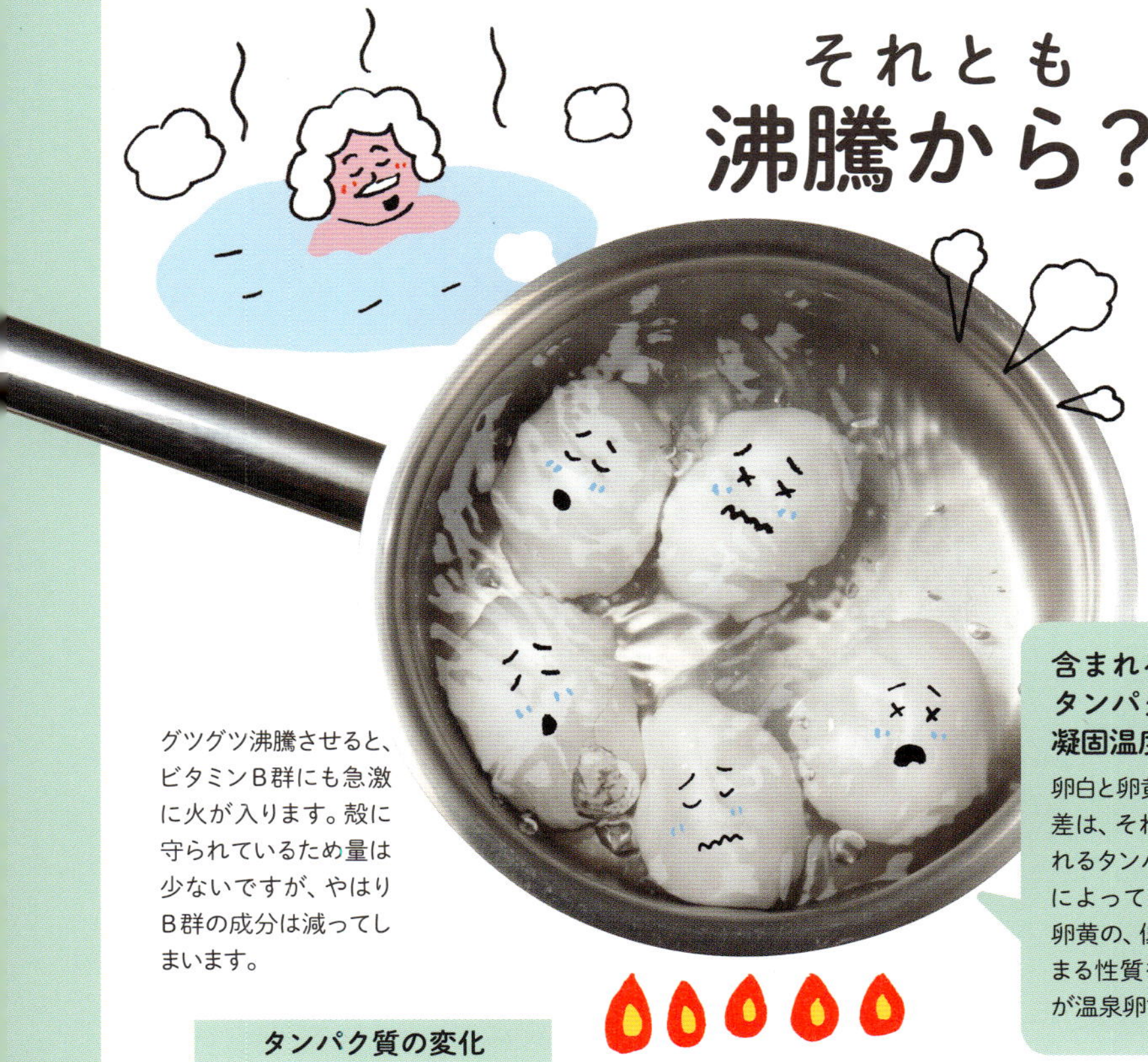

グツグツ沸騰させると、ビタミンB群にも急激に火が入ります。殻に守られているため量は少ないですが、やはりB群の成分は減ってしまいます。

含まれるタンパク質で凝固温度が変わる

卵白と卵黄の凝固温度差は、それぞれに含まれるタンパク質の違いによって生まれます。卵黄の、低い温度で固まる性質を利用したのが温泉卵です。

タンパク質の変化

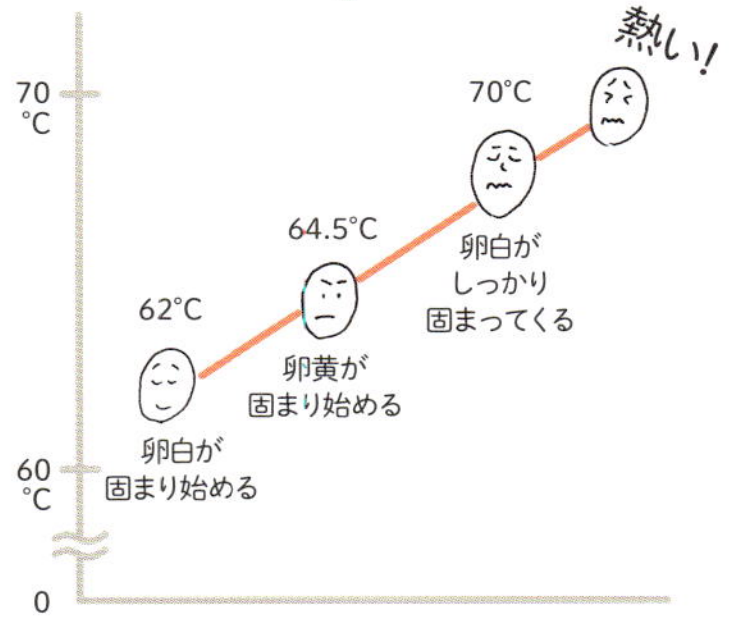

70°C
60°C
0
62°C
卵白が固まり始める
64.5°C
卵黄が固まり始める
70°C
卵白がしっかり固まってくる
熱い！

卵のタンパク質は、60°Cからゆるやかに固まり始めます。70°Cだと卵白もかなり凝固！

最新科学で目からウロコ!! 65°Cゆでの卵が超絶お得！

卵の卵白の凝固温度は60～80°C、卵黄の凝固は65～75°C。卵黄の方が固まるのが早いため、熱湯に10分も入れておくと、卵白も卵黄もかなり固まってしまいます。卵白のリゾチームも卵黄のレシチンも70°Cあたりから変性してしまうので、70°Cまでの低い温度でゆっくり加熱するほうがお得です。

沸騰したお湯に少し水を差したものに卵を沈めてそのまま30分ほど放置して作る「温泉卵方式」なら、消化も吸収もバッチリ。手間いらずでおすすめ！

ローストビーフ

お湯に浸けて 4割お得な ローストビーフ！

材料（作りやすい分量）

牛ももかたまり肉…500g
塩…小さじ1/2
サラダ油…大さじ1

A
- りんご…1/4個（70g）
- 玉ねぎ…30g
- 醤油…大さじ2・1/2
- 酢…小さじ2
- サラダ油…小さじ1
- 胡椒…少々

牛肉のおいしさと
栄養をいいとこどりする
テクニック！

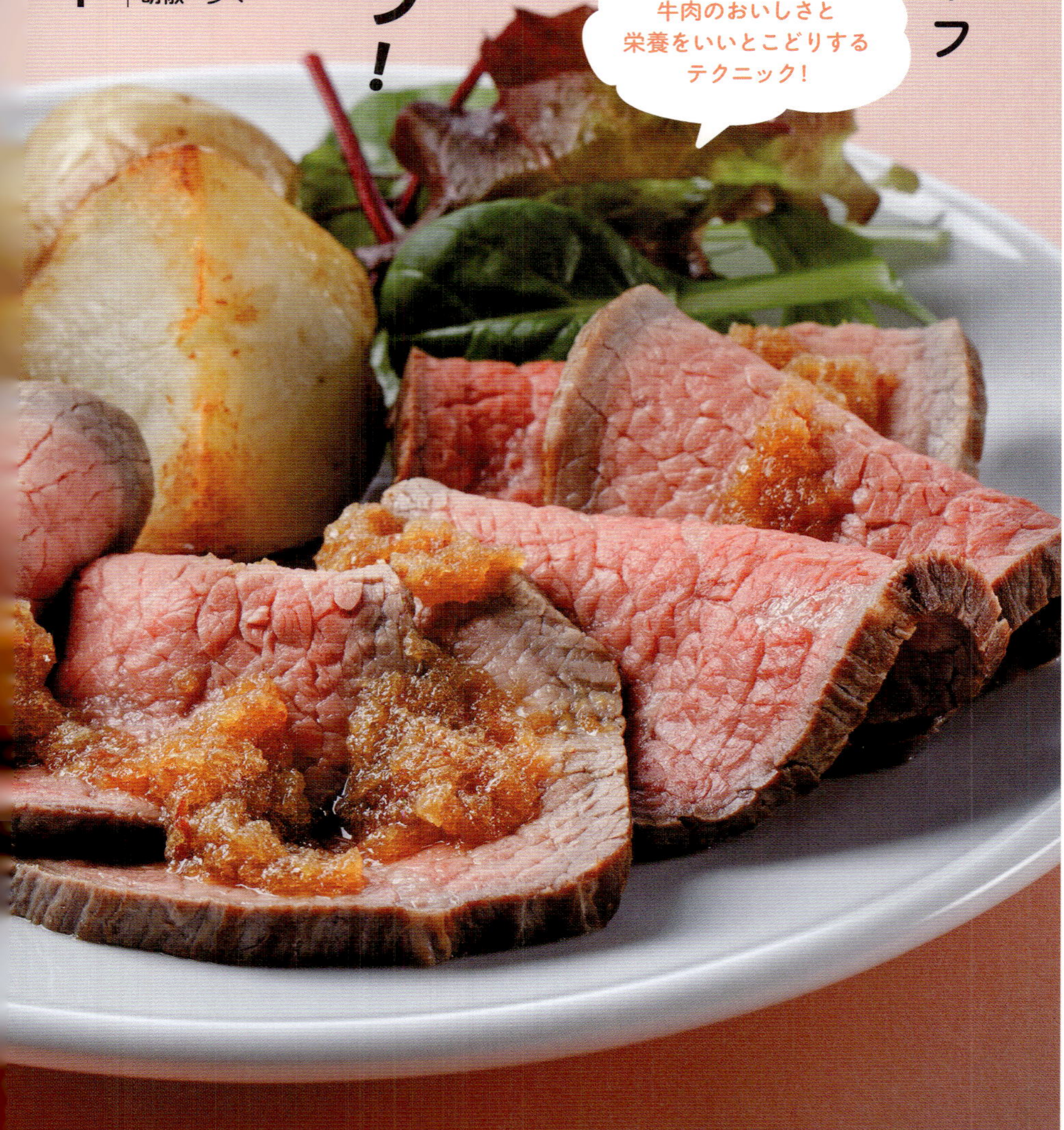

1

牛肉は30分放置!

牛肉は冷蔵庫から取り出し、表面の水気をふき取り、塩をすり込んで常温に30分置く。

肉はすぐに焼かない

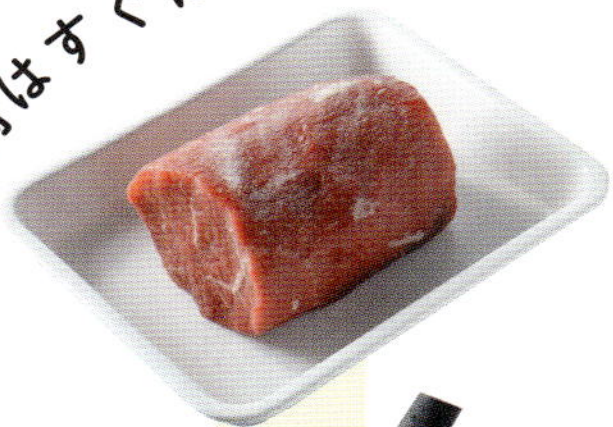

Why?

すぐ焼くと肉は

中が冷たいままでは、中に火が入らないうちに外側だけ黒焦げ! 体の酸化を招く物質が発生しやすくなります。30分前に室温に戻すことが必須です!

2

60℃を目指して旨みを閉じ込める

牛肉の表面の水気を軽くふき、フライパンに油を入れて30秒〜1分軽く熱し牛肉を入れる。6〜7分くらいかけて全体に焼き色をつける。

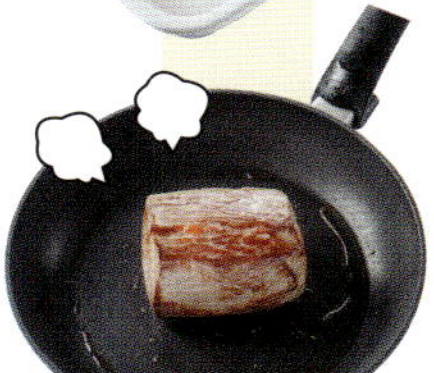

アツアツのフライパンで焼かない

Why?

もしいきなり高温で焼くと

牛肉のタンパク質はゆっくりと火を入れることで徐々にアミノ酸に変化します。それをいきなり高温で加熱すると、繊維が急激に収縮して水分が外に出てしまい、パサパサに。カルシウムなどのミネラル、ビタミン類を含む水分は40%も減少し、大ゾン!

3

熱湯に水1カップを注いで1時間放置

鍋に5〜6カップの熱湯を沸かして火を止め、水1カップを注ぐ。**2**を入れ、ふたをして粗熱がとれるまで、1時間程置く。

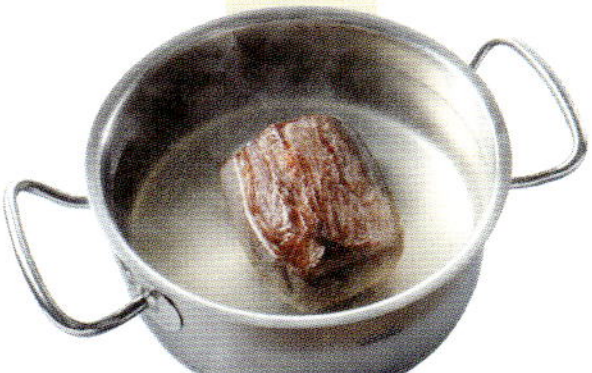

差し水をする

Why?

60℃がお肉の一番気持ちイイ温度

45℃—タンパク質・ミオシンが変性を始める。
56℃—コラーゲンが収縮し始める。
66℃—水を含むタンパク質・アクチンが分解を始める。
…つまり、コラーゲンが固くならず、アクチンが水を保つ温度・60℃が最適!

4

りんごと玉ねぎのすりおろしを添える

Aのりんごは皮つきのまますりおろし、玉ねぎもすりおろす。残りの材料と混ぜ合わせる。切り分けた牛肉に添える。

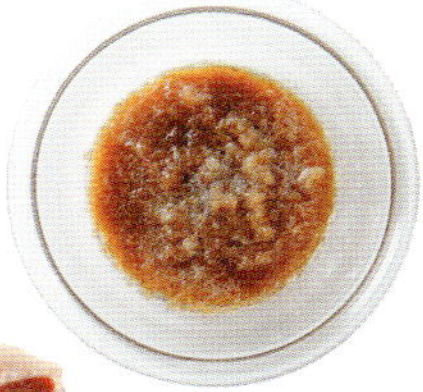

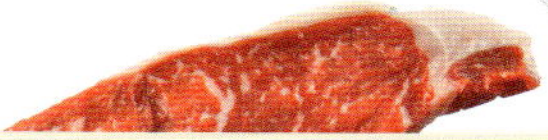

調理のコツ

牛肉のタンパク質は60℃近辺で変性 じっくり低温で逃さず!

牛肉のアミノ酸は加熱によって香ばしくなりますが、焦げるほど高温で加熱するのはNG! 150℃以上でアミノ酸が変性すると発がん性リスクが高まるというデータも。

おいしくビタミンB群もキープ!

低温調理なら、ステーキなどで失われてしまう水分もまるごとキープ。グリル焼きがビタミン残存率がたったの40%に対して、低温調理なら80%キープします。

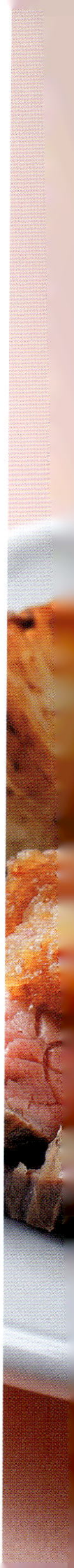

チキンソテー

材料（2人分）
- 鶏もも肉…2枚（450〜500g）
- 塩…小さじ1/2
- サラダ油…小さじ2
- 胡椒…少々
- ベビーリーフなど…適宜

おいしさも栄養も
タンパク質の
温度変化がコツ！

強火で旨みを閉じ込めるのは×
ふんわり焼きならパントテン酸が
2倍に！

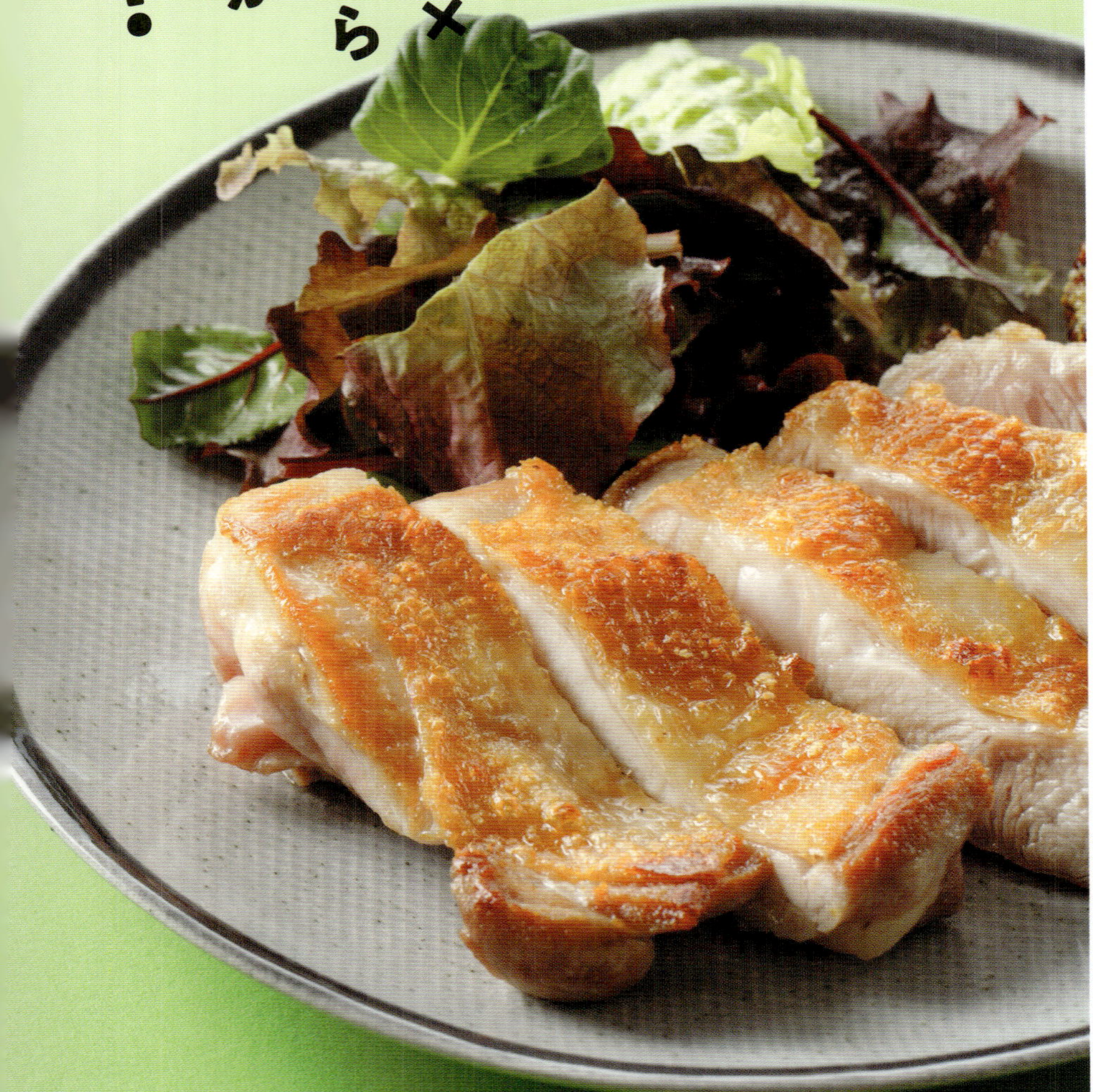

塩分で肉質変化

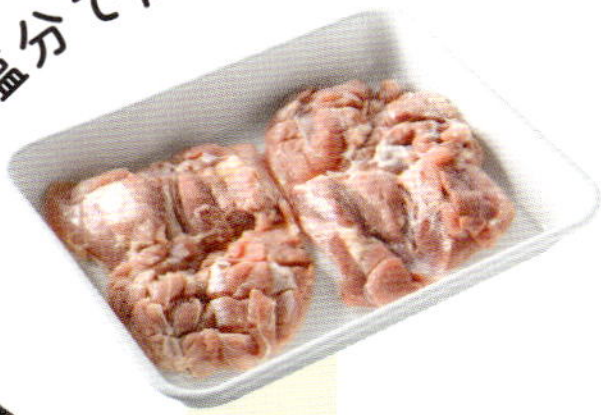

1

塩をふり、軟化させる

鶏肉は脂と身の間の脂肪を取り、筋を切る。皮を下にして塩を肉にふり10分置く。出てきた水気を軽くふき取る。

Why?

保水力が2倍アップ!
塩のパワーで変身!

鶏肉はほかの肉と比べて、保水力が弱くパサつきやすい。塩をもみ込むと、保水力がUPしてジューシーに!

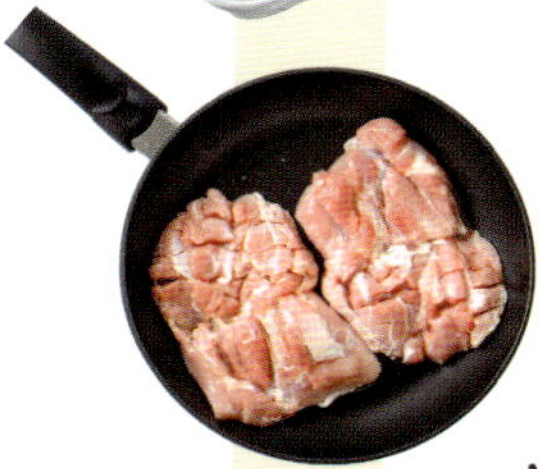

2

フライパンの温めは1分まで!

フライパンに油を入れて、30秒〜1分軽く加熱する(温めすぎない)。皮のほうから鶏肉を入れる。

温めすぎないで!

Why?

水分2倍キープで
パントテン酸を守れ!

保水力を高め、フライパンを熱しすぎないことで鶏肉の水分損失を1/2に抑えます。水溶性であるパントテン酸などのビタミンB群の流出もガード!

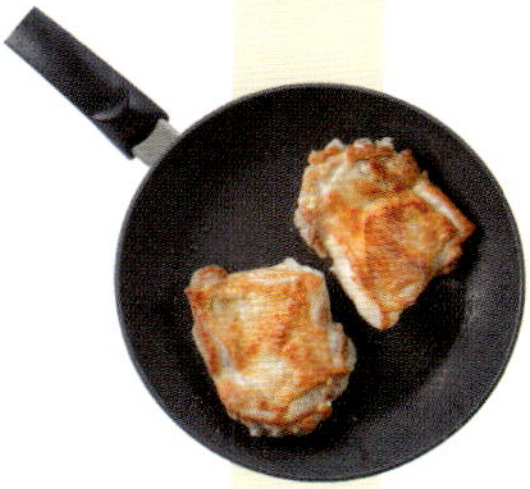

3

焼きは10分程で十分!

強めの中火で7〜8分、焼き色がついたら返して3〜4分焼く。出てくる脂はたたんだペーパータオルで軽くふき取る。

Why?

肉類は
焦げすぎないよう
注意!

肉類のタンパク質が焦げて発生するヘテロサイクリックアミンは、がんのリスクを高める可能性があるとされる成分。焦げすぎは体にも大ゾンです。

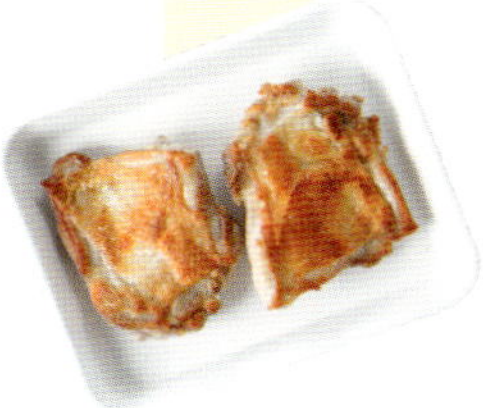

4

余熱2〜3分こそ栄養でトクするコツ!

取り出して2〜3分置き、余熱で火を通す。そぎ切りにして盛りつける。

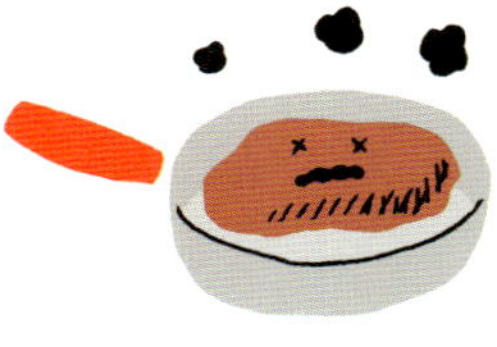

調理のコツ

「表面をしっかり焼いて旨みを閉じ込める」にダマされちゃダメ!!

肉調理の「強火で表面を焼き固めて旨みを閉じ込める」は実はNG。先に表面をしっかり焼くと繊維が収縮して水分を追い出してしまい、旨みも栄養も抜けてしまうんです。

鶏むね肉にはもも肉の2倍の「疲れない」効果が!

もも肉より安くてヘルシーと人気の「むね肉」。実は疲労回復スピードが2倍になるという「イミダペプチド」が豊富なんです。もも肉と同様、塩調理ならパサつきません!

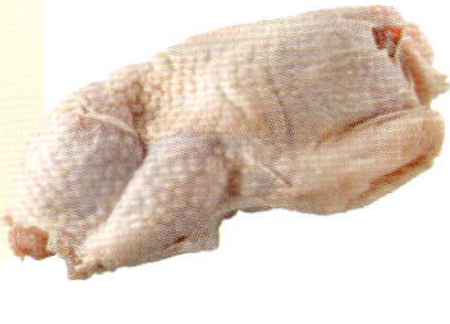

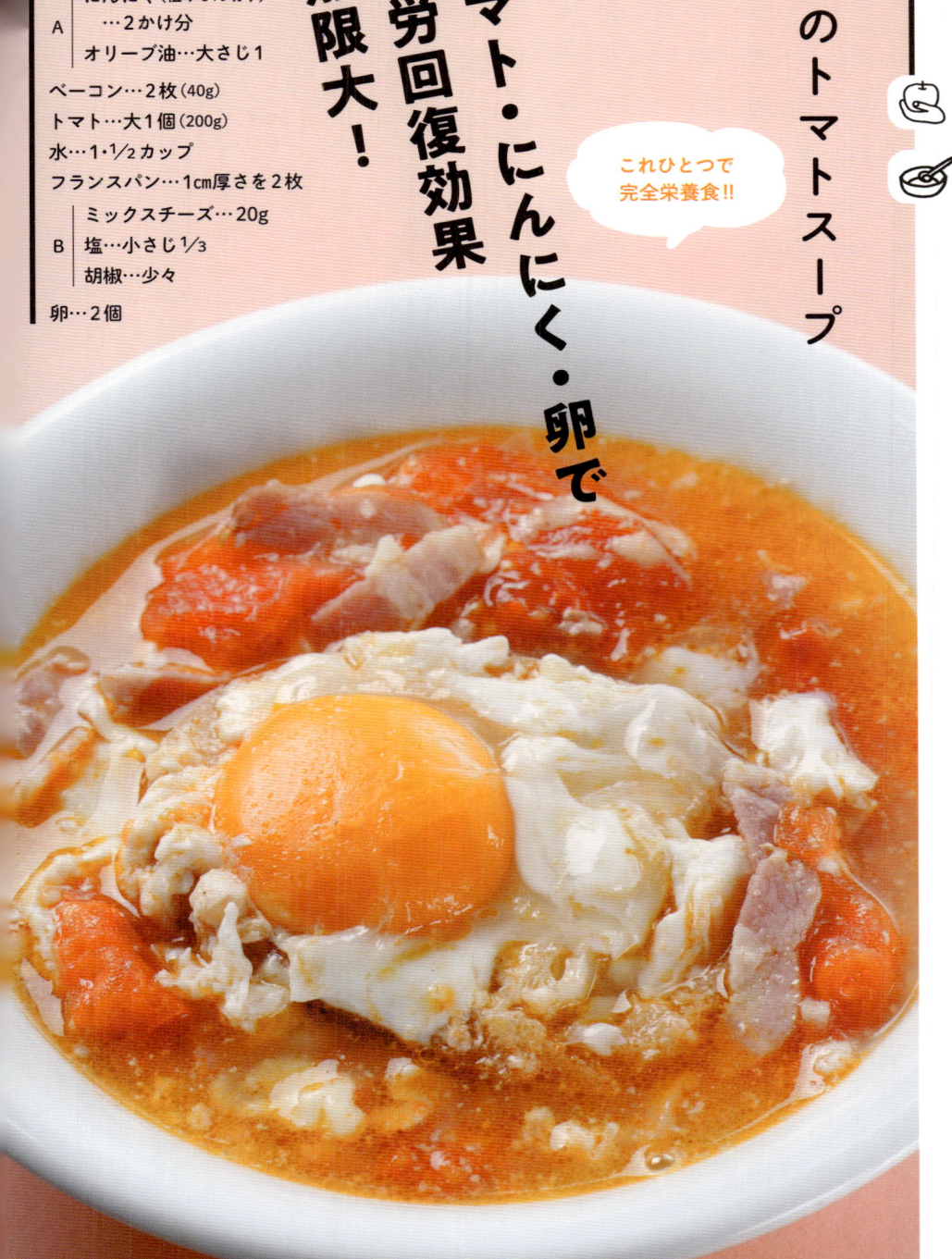

卵のトマトスープ

トマト・にんにく・卵で 疲労回復効果 無限大！

これひとつで
完全栄養食!!

材料（2人分）

- A
  - にんにく（粗みじん切り）…2かけ分
  - オリーブ油…大さじ1
- ベーコン…2枚（40g）
- トマト…大1個（200g）
- 水…1・1/2カップ
- フランスパン…1cm厚さを2枚
- B
  - ミックスチーズ…20g
  - 塩…小さじ1/3
  - 胡椒…少々
- 卵…2個

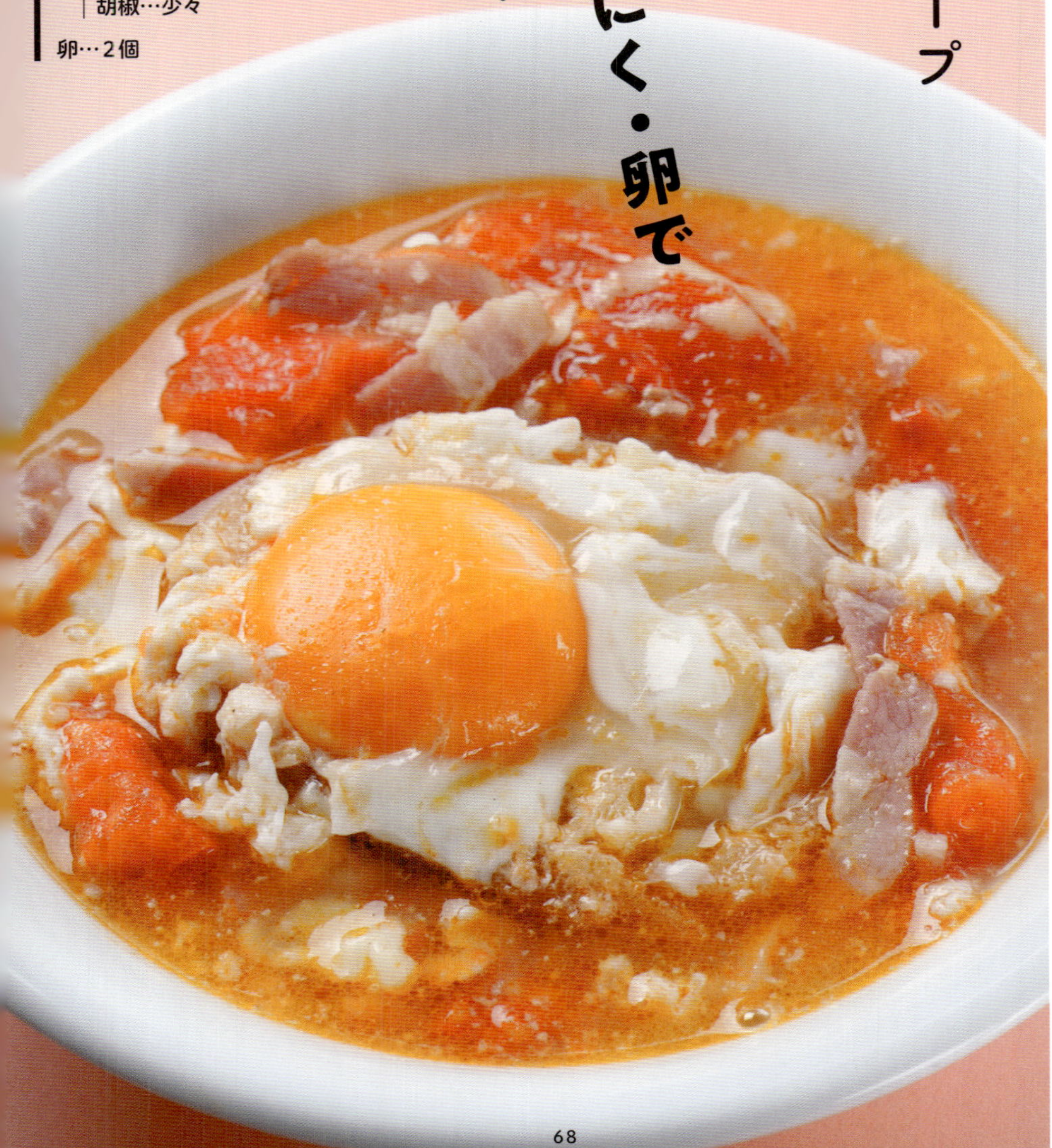

1

にんにくの香りを出す

Aのにんにくはオリーブ油に浸ける。ベーコンは1㎝幅に切り、トマトはヘタをとり8等分のくし切りにする。鍋に**A**・ベーコンを入れて中火にかけ、にんにくの香りを出す。

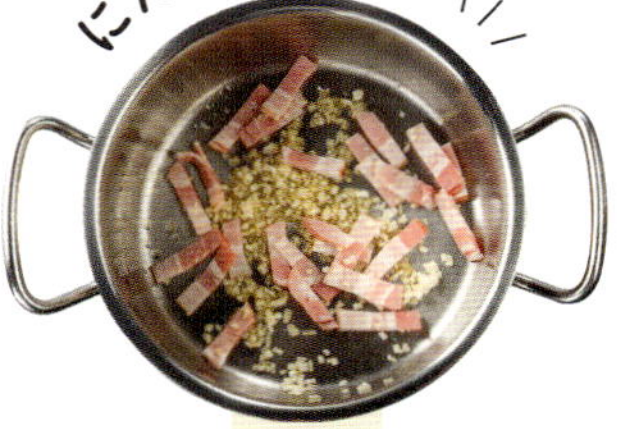

Why?

オイルに浸けて疲労回復効果3倍!

にんにくを刻んでオリーブ油に浸けておくと、疲労回復物質アリシンがスーパー免疫力アップ成分・アホエンに大変身! 3倍も活性化します。

2

くし切りトマトを加える

トマトを加えて2分炒める。

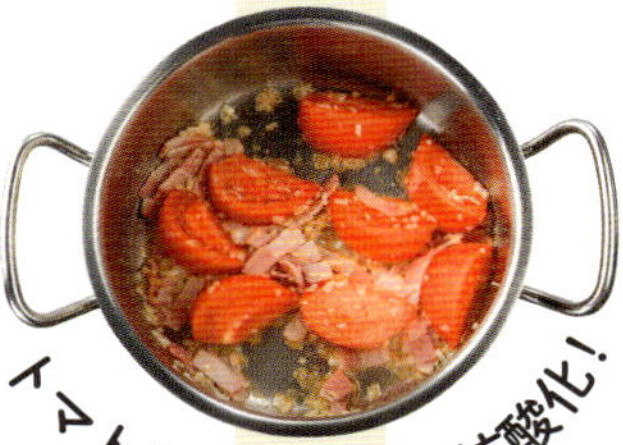

Why?

卵とにんにくでビタミンB_1無制限大放出!

アリシンは卵のビタミンB群と結びつくと疲労回復物質・アリチアミンに。腸内で吸収できるビタミンB群は10%程ですが、アリチアミンはなんと無制限!

3

水を加えて煮る

水を注いで煮立て、フランスパンを加え、弱火で5分煮る。

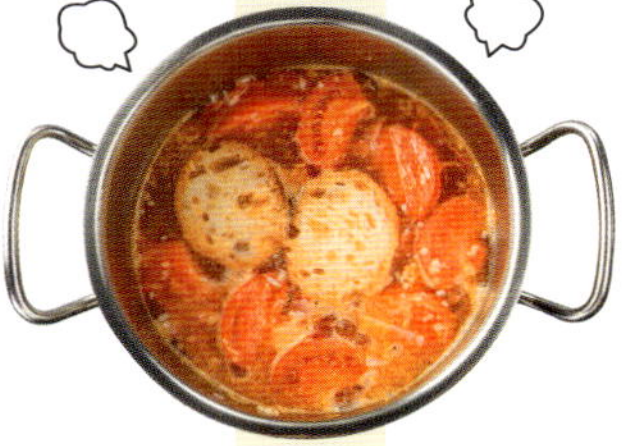

4

卵はさっと加熱!

Bを加えてさっと混ぜ、フランスパンの上に卵を1個ずつ落とす。半熟になるまで火を通す。

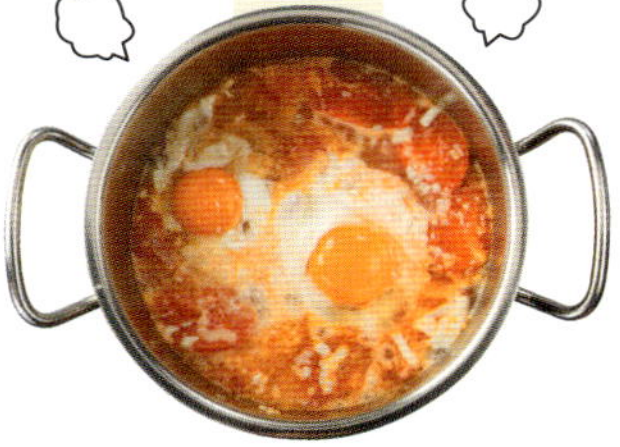

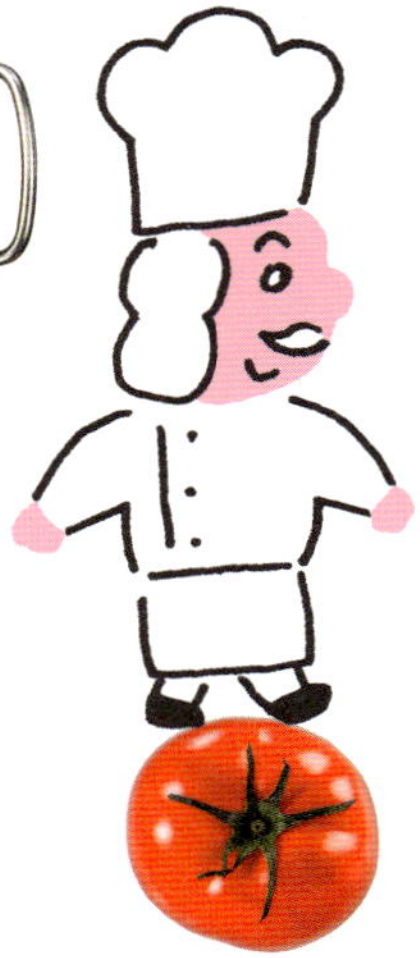

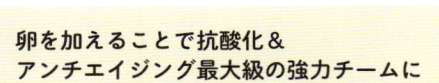

調理のコツ

卵を加えることで抗酸化&アンチエイジング最大級の強力チームに

にんにくと卵の組み合わせは、必須アミノ酸や機能性成分をたくさん含む完全栄養タッグ。唯一足りていないビタミンCを補うトマトが加われば、疲労回復効果も、栄養効果もまさにチャンピオン! にんにくをオリーブ油に浸ければ、免疫力アップ成分・アホエンも加わってさらにお得。疲れたときや体力をつけたいときにもおすすめです! 卵は加熱しすぎると栄養ロスにつながるので半熟を目指して。

ブロッコリーのフリッタータ

半熟仕上げで96%栄養吸収！ビタミン類もがっちりガード

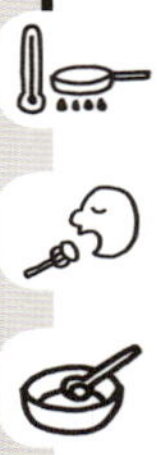

材料（直径20cm×1台分）
- ブロッコリー…100g
- 玉ねぎ…1/4個（50g）
- ソーセージ…2本
- オリーブ油…大さじ1
- 塩…小さじ1/2
- 卵…4個

アミノ酸もビタミンも
バランスよく摂れる組み合わせ

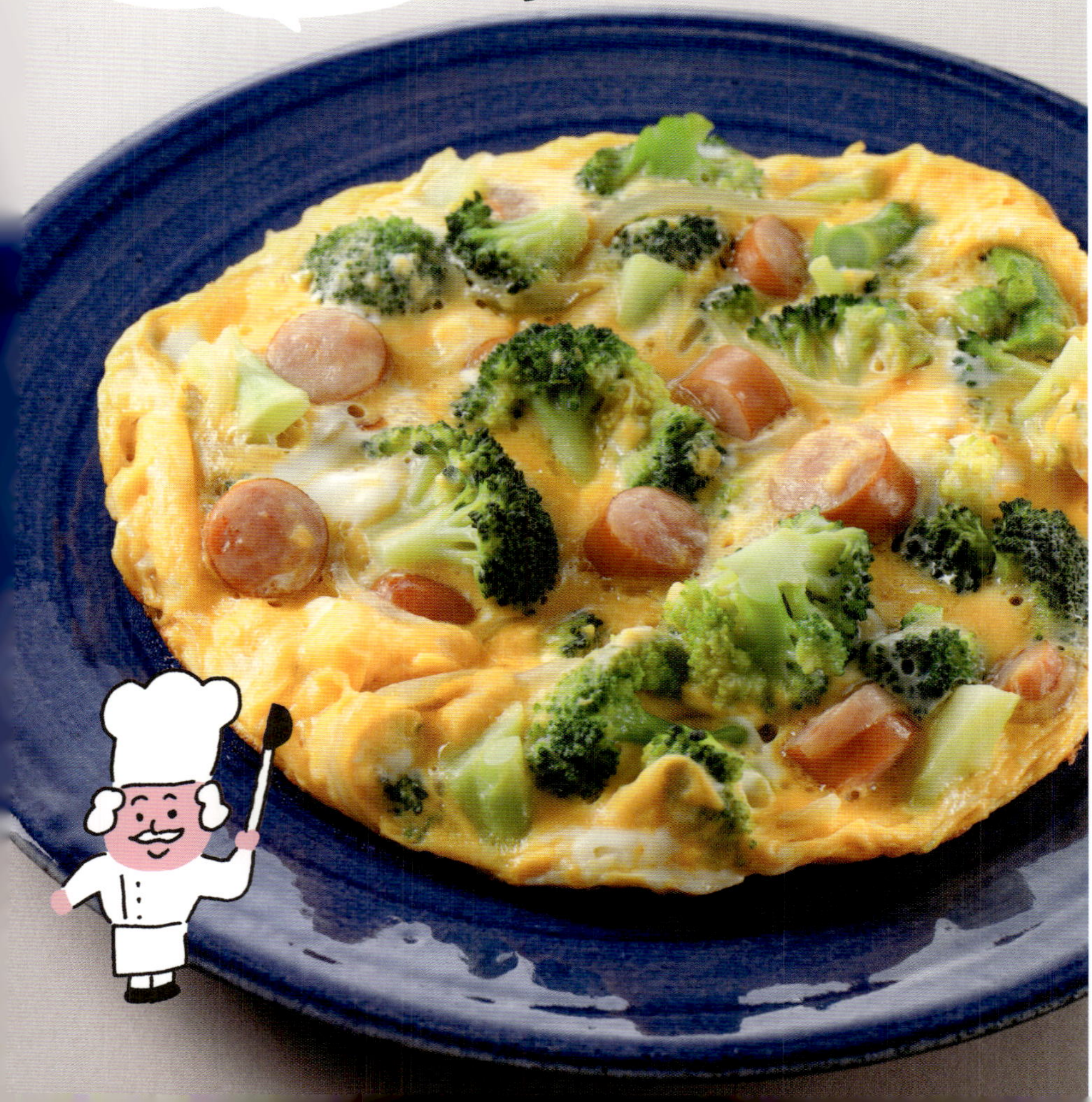

1

ブロッコリーの下準備

ブロッコリーは小房に分け、大きければ縦半分に切る。耐熱皿にぬらしたペーパータオルを広げ、ブロッコリーを並べる。ぬらしたもう一枚のペーパーを重ね、ラップをしないで電子レンジで1分半加熱する。粗熱をとり、2cm角に切る。

ブロッコリーはレンチン!

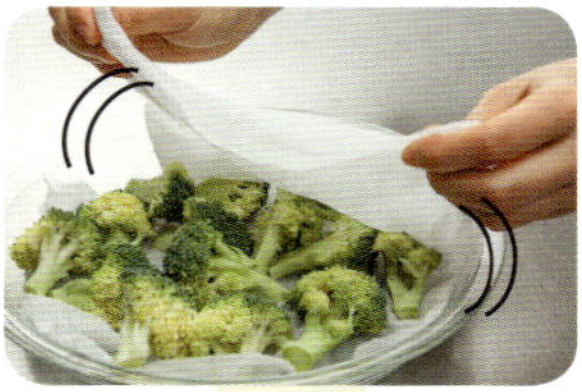

Why?

ペーパータオルで栄養ロスをカット!

P27のペーパータオルを使ったレンチン技で、水蒸気からのビタミンロスもカットします。さらに軽く油で炒めることで、β-カロテンの吸収率も7倍に!

2

具材を炒める

玉ねぎは薄切り、ソーセージは1cm幅に切る。小さめのフライパンにオリーブ油を入れて中火で熱し、玉ねぎとソーセージを入れて2～3分炒め、**1**を加えてさらに1分炒めて塩をふる。

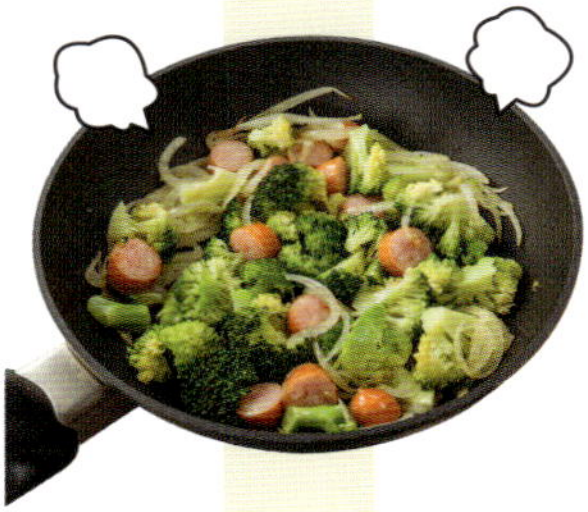

Why?

卵と合わせて流出をしっかり防ぐ!

玉ねぎは油で炒めてアリシンの流出を防ぎます。加熱で流出してしまうビタミンCは、卵がしっかり受け止めるから大丈夫!

3

卵を回し入れる

卵を割りほぐし、高い位置から回し入れ、周りが白くなってきたら木べらで10回程混ぜる。

空気を入れるように

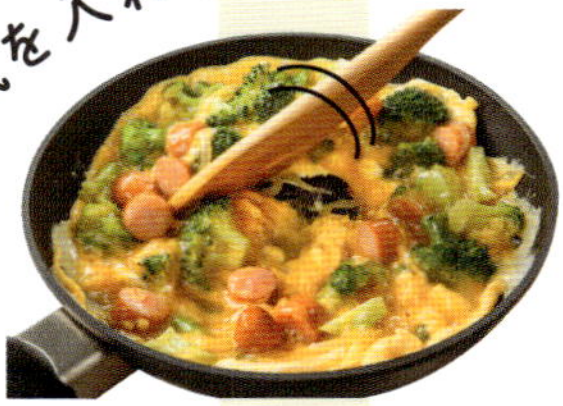

4

形を整え、完成!

ひと回り小さい円になるように木ベラで中央に寄せ、ふたをして弱火で5分焼く。ゆすりながらお皿に取り出す。

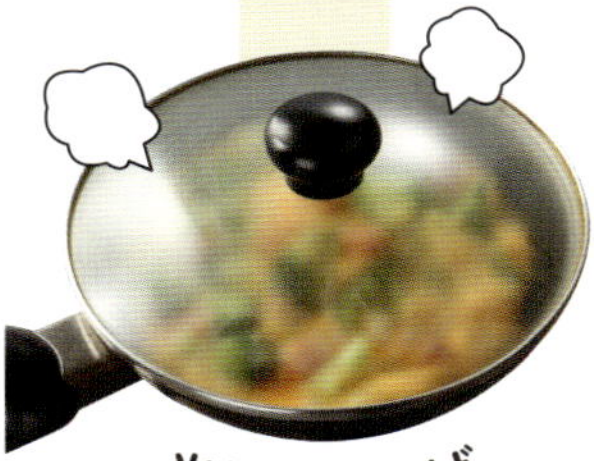

半熟で仕上げ

Why?

半熟で消化吸収率最大に!

卵の消化時間は
固ゆで180分
卵焼き165分
生卵135～150分
半熟卵90～105分
で半熟卵がトップ!
生だと消化吸収率も60%程ですが、半熟なら96%に!

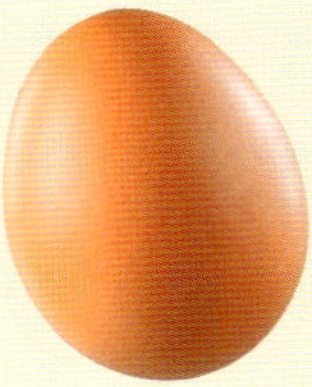

調理のコツ

卵はマグネシウムがないと十分に機能しない!

卵はすべての必須アミノ酸をバランスよく含む優秀食材ですが、卵の栄養素のひとつビタミンDは、マグネシウムがないと十分に活性しません。卵を食べるならブロッコリーなどマグネシウムが多い食材と合わせないとソンです!

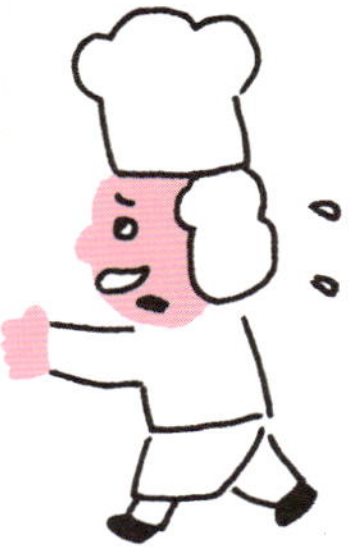

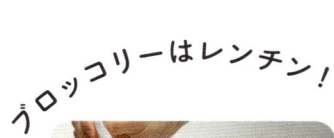

オニオンスライスとアボカドの納豆丼

納豆は朝より夜！血液サラサラ効果最大に！

材料（2人分）

納豆…2パック（90g）

A
- 醤油…大さじ1
- ゆず胡椒…小さじ1/2

アボカド…1個（160g）

玉ねぎ…1/4個（50g）

しらす…20g

海苔…全形1枚

ご飯…350g

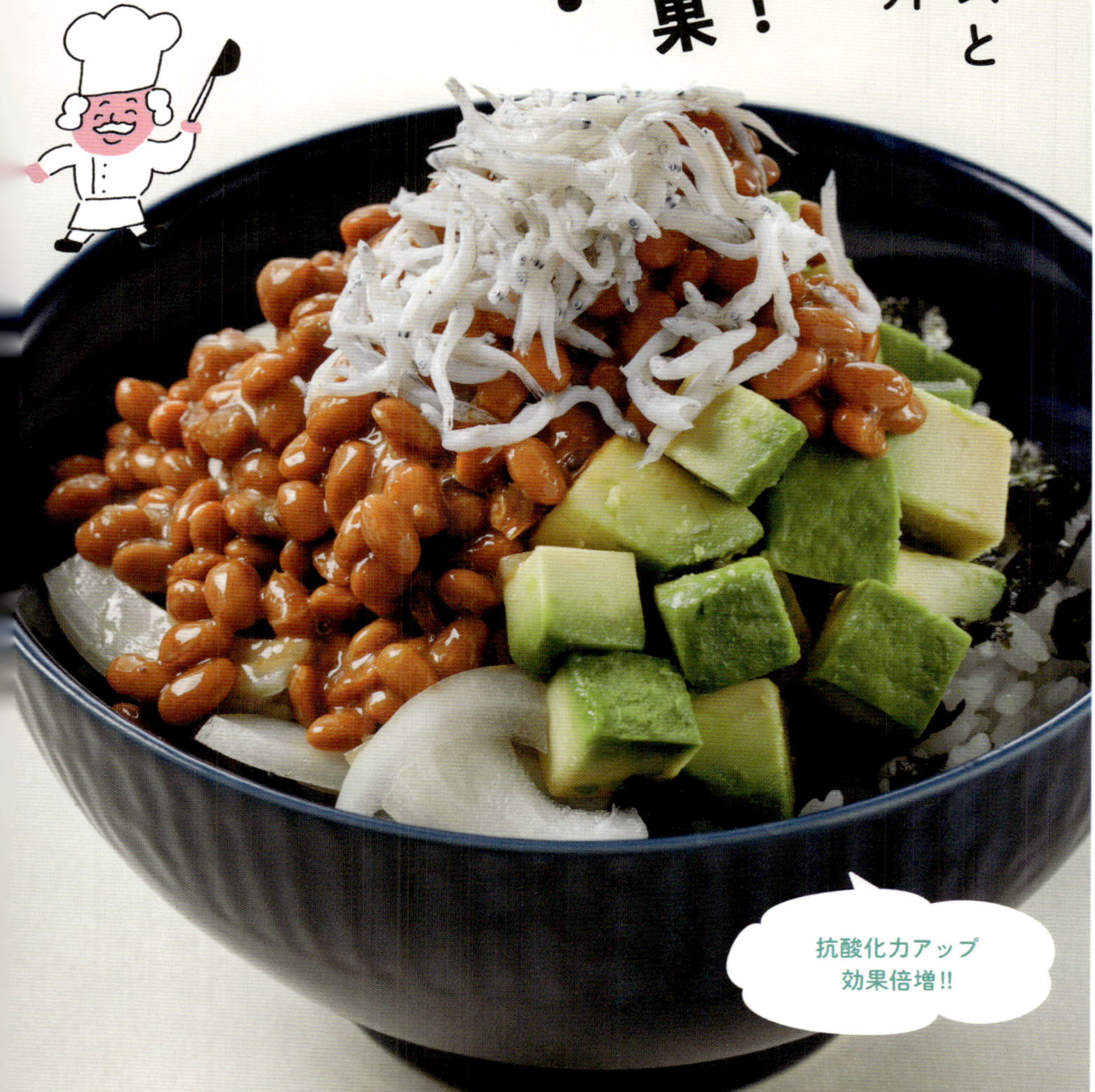
抗酸化力アップ
効果倍増!!

1

納豆は常温で置いておく

納豆は作る20分前に冷蔵庫から出す。

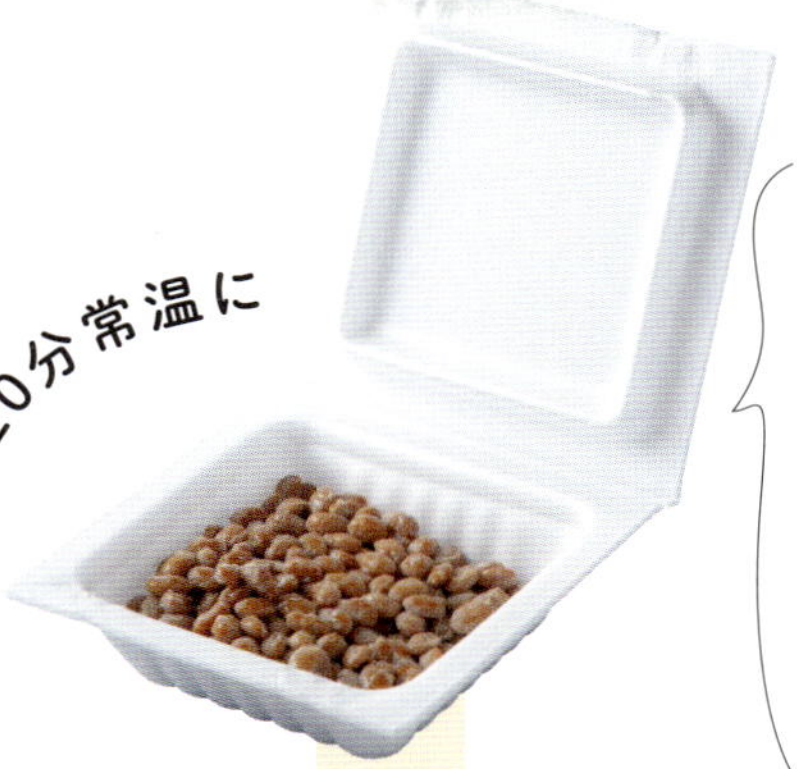

20分常温に

Why?

ナットウキナーゼの最適温度は25°C!!

常温に置いておくことで、ナットウキナーゼの15倍も強力なプロウキナーゼ活性酵素が元気に活性化します。この酵素の活性の最適温度は25°C程度なので、常温に出しておくのがコツです。

2

玉ねぎとアボカドで血管力を相乗効果!

玉ねぎは薄切りにし、長さを半分に切る。アボカドは皮をむいて1㎝角に切る。

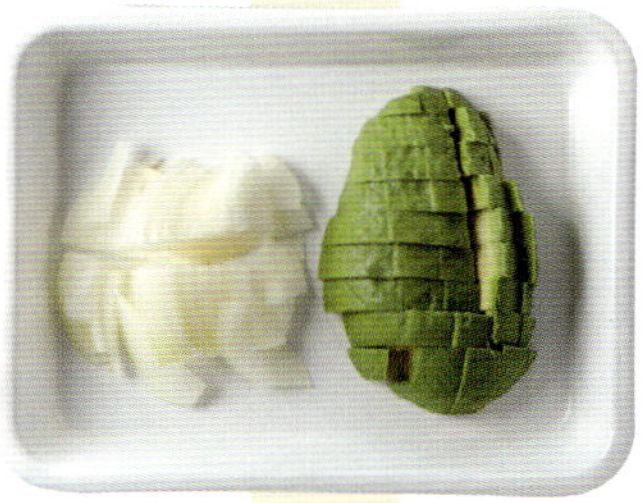

納豆には相性がある

Why?

組み合わせでアンチエイジング効果倍増!

納豆とタマネギは血管を強くする組み合わせ。さらにアボカドを加えれば、血中コレステロールを抑える不飽和脂肪酸に、アンチエイジングのビタミンEが効く最強トリオに変身します!

3

ご飯は50°C前後に!

納豆に**A**を加えてよく混ぜる。粗熱をとったご飯を盛り、ちぎった海苔を散らし、**2**・納豆・しらすを盛り合わせる。混ぜながらいただく。

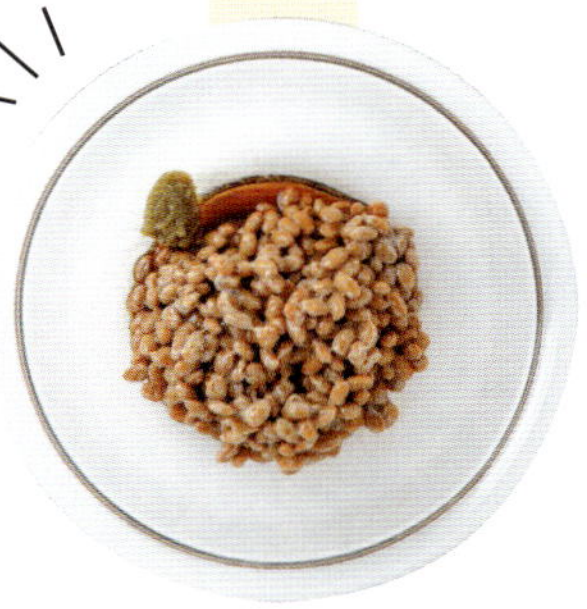

ご飯を適温に

Why?

アツアツ温度で60%の酵母が死滅

プロウキナーゼ活性酵素をはじめ、納豆に含まれる酵素の活性温度は60°Cが限度。アツアツの炊きたてご飯は80°C程なので、納豆をのせると酵素の働きが失われてしまいます。

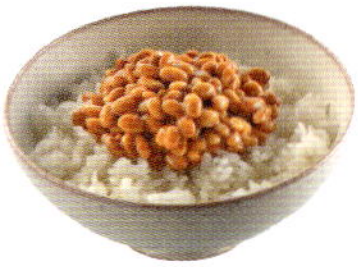

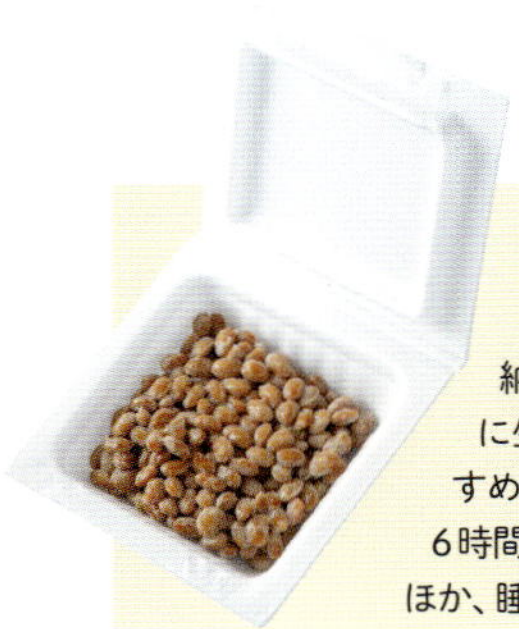

調理のコツ

納豆は朝よりも夜が効果大!

納豆の血液サラサラ効果を最大限に生かすなら、夜に食べるのがおすすめです。納豆の酵素が働くのは4～6時間後。寝ている間の血圧上昇を防ぐほか、睡眠中の疲労回復効果も!

皮つき大根のレンジ煮込み

大根の抗酸化 "切って置く"だけで 1.5倍増！

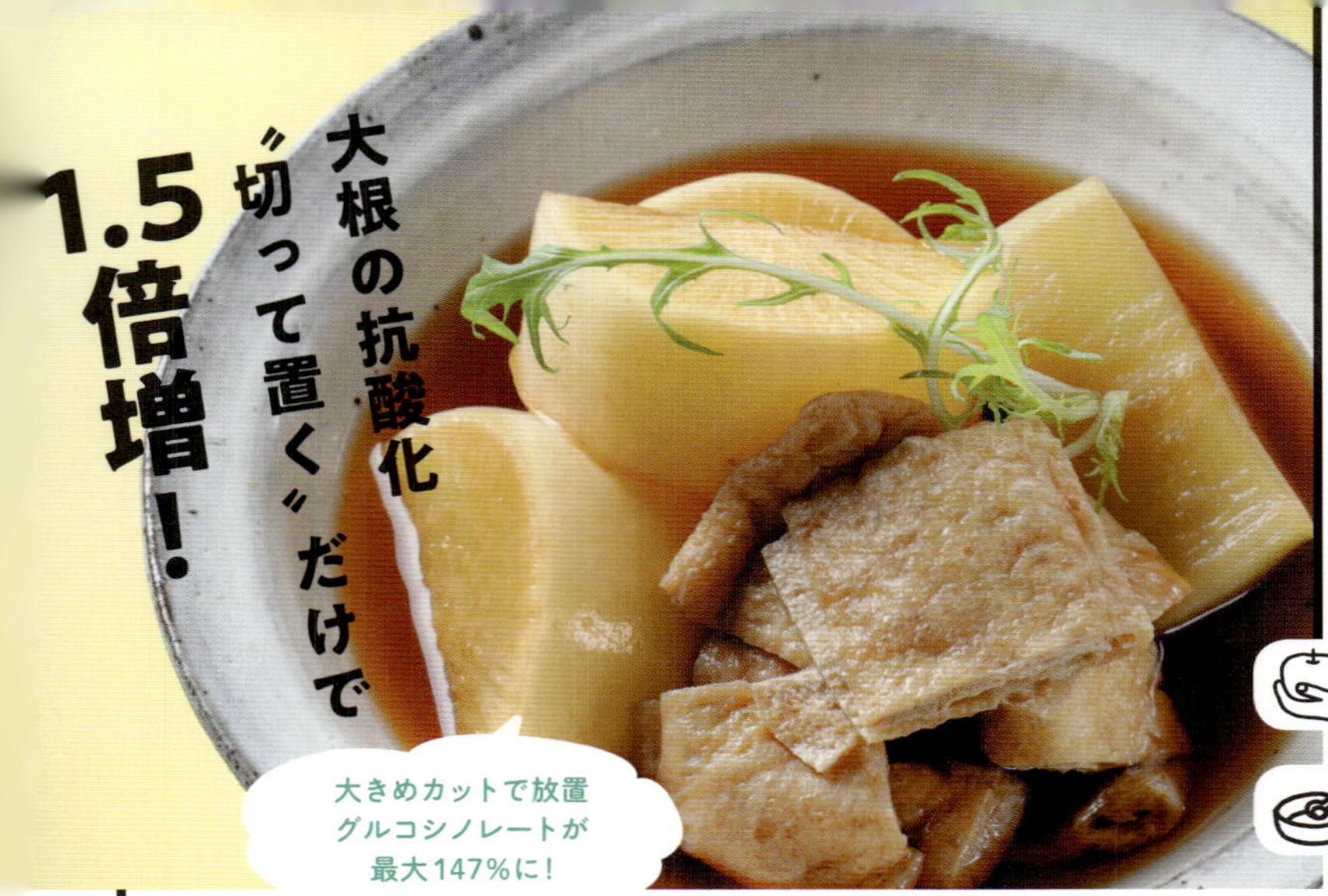

大きめカットで放置
グルコシノレートが
最大147%に！

材料（2人分）

大根…1/3本（350g）

A
- 醤油…大さじ3
- みりん…大さじ2
- 水…1カップ

削り節…1袋（4g）

油揚げ…1枚

1 皮はそのまま

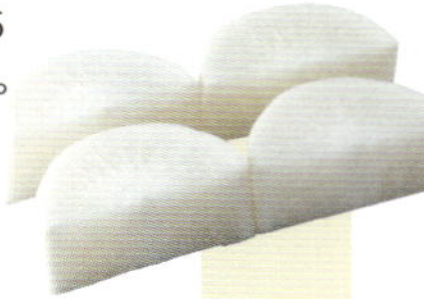

大きめにカット

大根は皮をむかずに2.5～3㎝厚さの半月に切る。

Why?

細かく切ると ビタミン8割消失！

細かく切りすぎると、ビタミンCもグルコシノレートも激減！ 1㎝以下だと、2割まで減ってしまいます。

2 加熱はさっと！

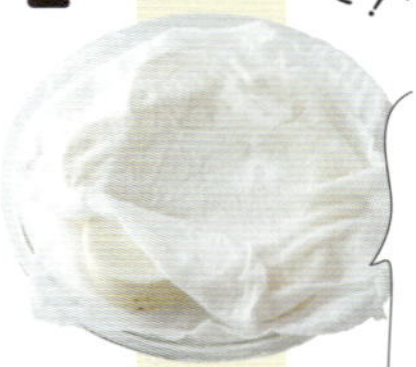

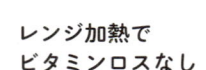

レンジ加熱で ビタミンロスなし

耐熱皿にぬらして軽くしぼったペーパータオルを広げて大根をのせ、もう一枚ぬらしたペーパーをかぶせる。ラップをせずに電子レンジで8分加熱し、粗熱をとる。

Why?

煮込みだと ビタミンほぼ0に！

レンチン加熱にすることで大根のビタミン流出をカット。煮込みで失われる60%のビタミンCが、丸ごと残ります。

3 冷蔵庫で放置

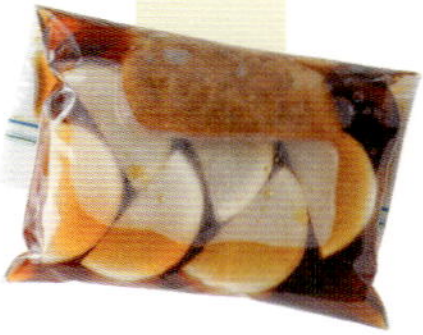

放置で 味しみしみに

2を保存バッグに入れ、**A**を注ぎ入れる。削り節はペーパーに包み保存バッグに入れる。冷蔵庫で1時間以上置く。油揚げは油抜きせずに8等分に切る。大根を汁ごと鍋にあけて、油揚げを加え中火にかける。煮立ったら1分程さっと煮る。

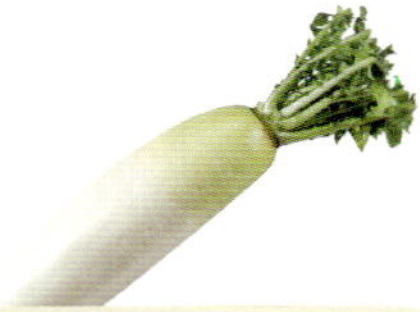

調理のコツ

大根は 厚切りがマスト！

大根はブロッコリーやキャベツと同様のアブラナ科の野菜。高い抗酸化力のグルコシノレートを持つのが特徴。グルコシノレートは細胞が傷つけられると、身を守ろうとして活性化します。そのため、アブラナ科の野菜は適度な大きさに切って放置が効果的です。

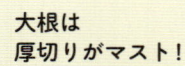

ししとうのチリケチャ炒め

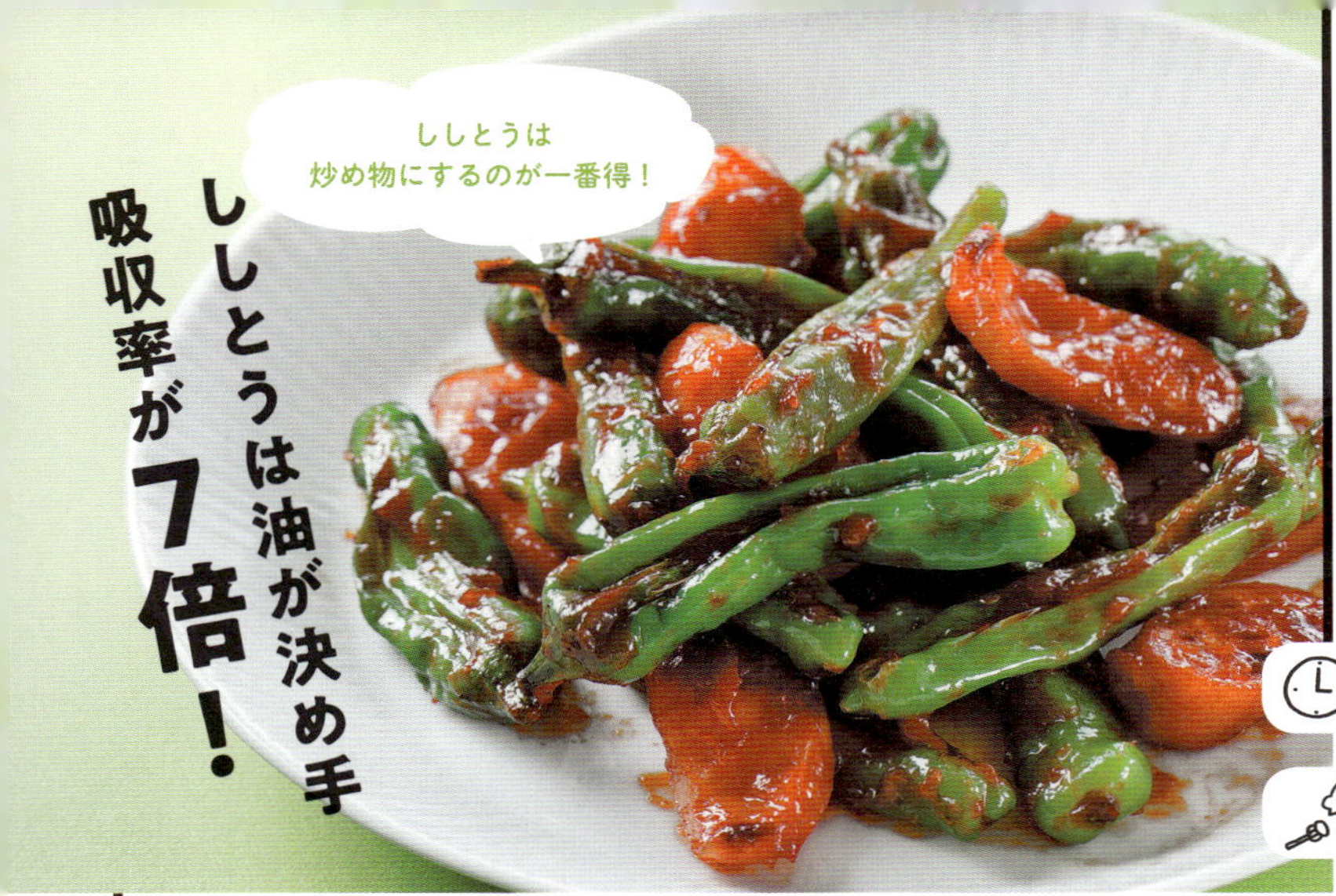

ししとうは炒め物にするのが一番得！

ししとうは油が決め手 吸収率が7倍！

材料（2人分）
ししとう…20本
ごま油…小さじ1
ソーセージ…2本
A ケチャップ…大さじ3
　ラー油…少々

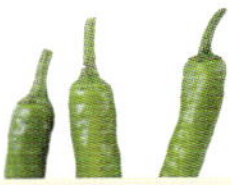

調理のコツ

赤と緑のピーマンと唐辛子のいいとこどり！

β-カロテンやポリフェノール、ピラジンなど、ほぼピーマンと同じ成分を持つししとう。唐辛子と同じくカプサイシンも含んでいるので、実はポリフェノールたっぷり野菜でもあるんです。β-カロテンも豊富で、ファイトケミカル（栄養機能）野菜として注目されています。カプサイシンはβ-カロテンと同様に加熱に強く、脂溶性のため、油で炒めて吸収率をアップさせるのが、お得な食べ方です！

1 食材を切る

ししとうは切れ目を入れる。ソーセージは斜め薄切りにする。

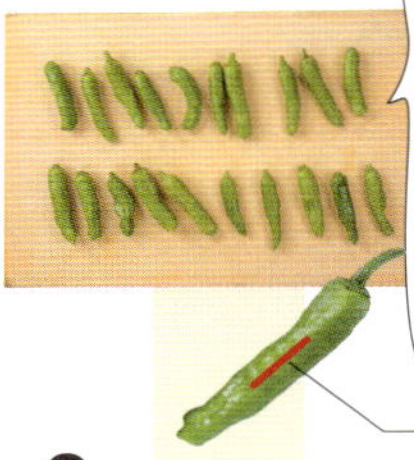

ヘタ・種そのまま！
切れ目を入れて弾けるのを防ぐ

Why?
種には皮の10倍のピラジン！
種にはピーマンと同じピラジンが含まれます。ヘタにもビタミン、β-カロテンたっぷりなので丸ごと！

2 ししとうは2分焼き

フライパンにごま油を熱し、**1**を入れてそのまま2分焼く。

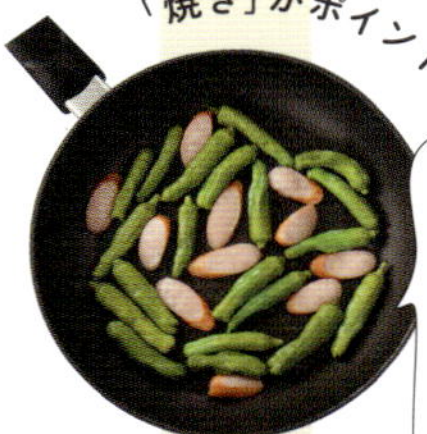

「焼き」がポイント！

Why?
油と焼いてβ-カロテン吸収率7倍に
β-カロテンには油で加熱が必須！ ただし10分以上炒めるとポリフェノールが変質してしまうので注意！

3 調味料を加えて炒める

さらに1分炒めて、**A**を加えて全体に味がなじむまで炒める。

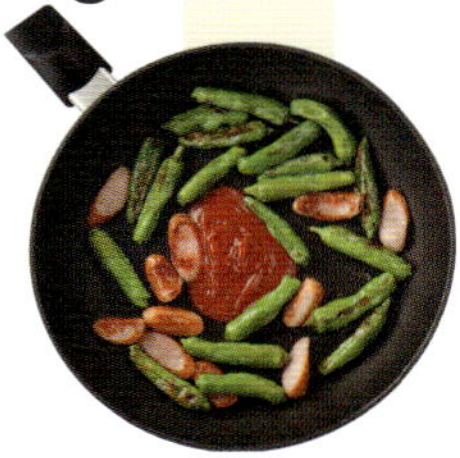

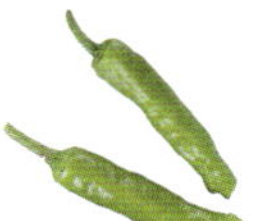

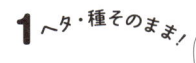

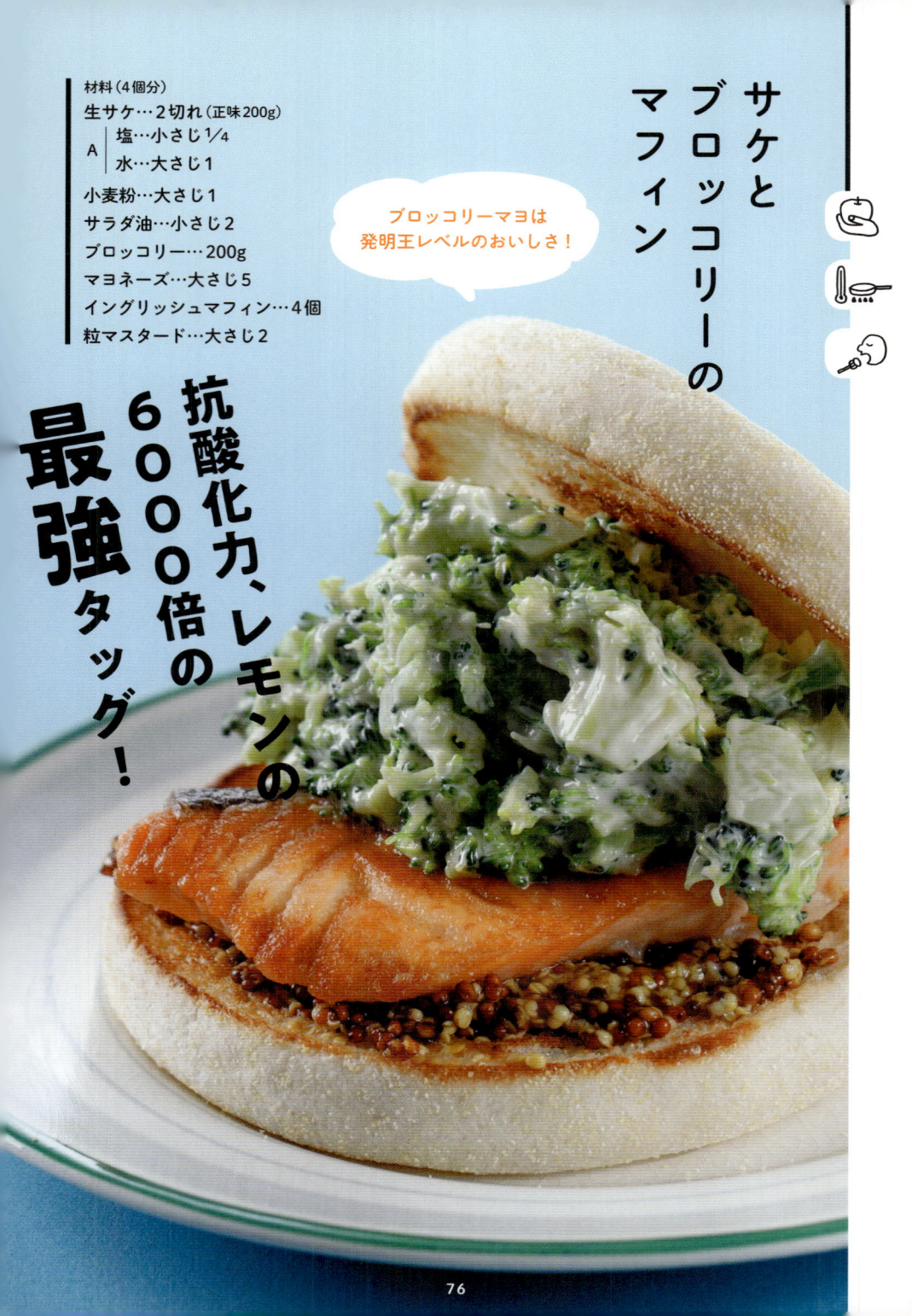

サケとブロッコリーのマフィン

ブロッコリーマヨは
発明王レベルのおいしさ！

材料（4個分）
- 生サケ…2切れ（正味200g）
- A
  - 塩…小さじ1/4
  - 水…大さじ1
- 小麦粉…大さじ1
- サラダ油…小さじ2
- ブロッコリー…200g
- マヨネーズ…大さじ5
- イングリッシュマフィン…4個
- 粒マスタード…大さじ2

抗酸化力、レモンの
6000倍の
最強タッグ！

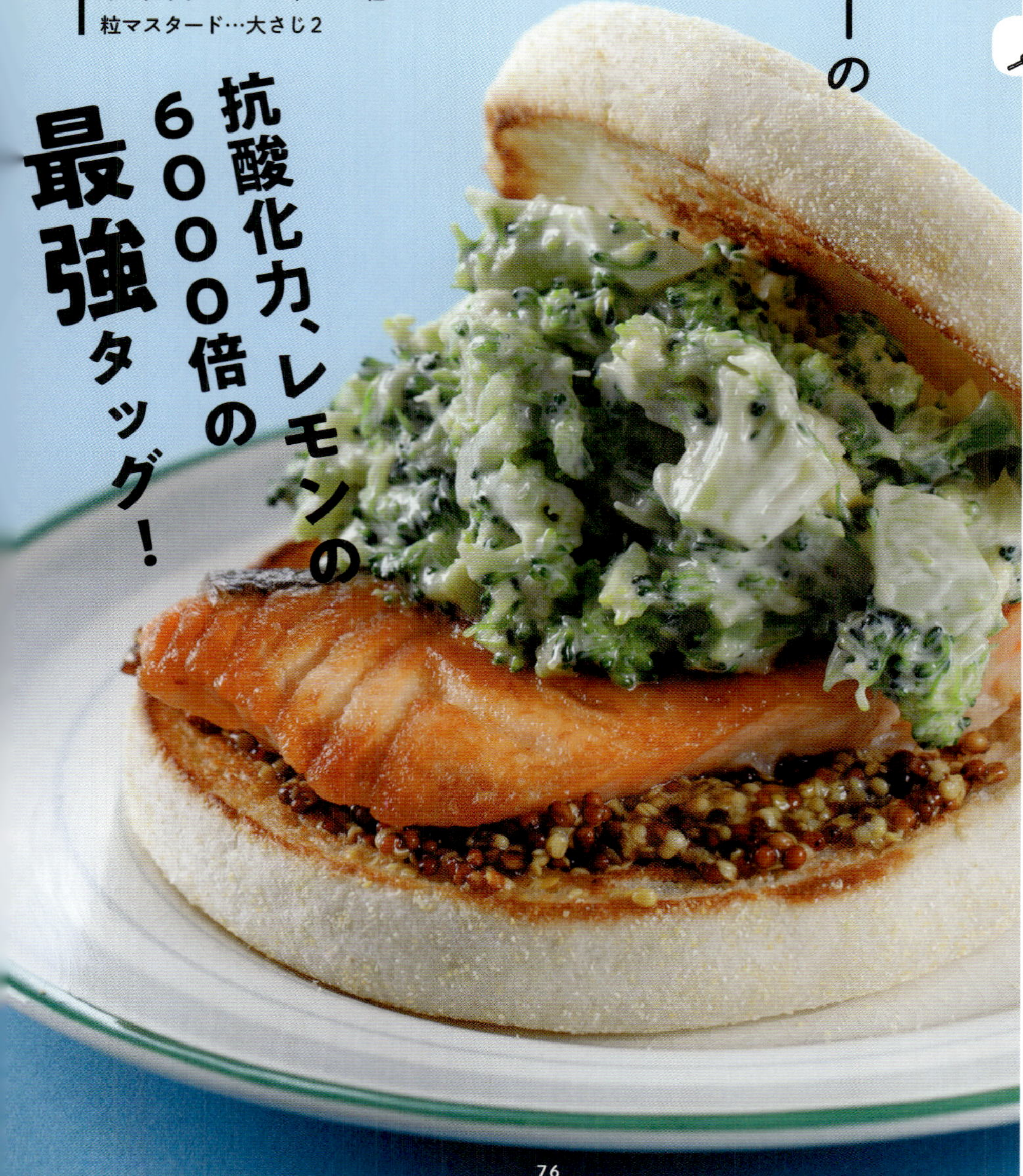

1

ブロッコリーの下準備

ブロッコリーは小房に分け、大きければ縦半分に切る。耐熱皿にぬらしたペーパータオルを広げ、ブロッコリーを並べる。もう一枚ぬらしたペーパーを重ね、ラップをしないで電子レンジで2分半加熱する。

ペーパータオルでガード!

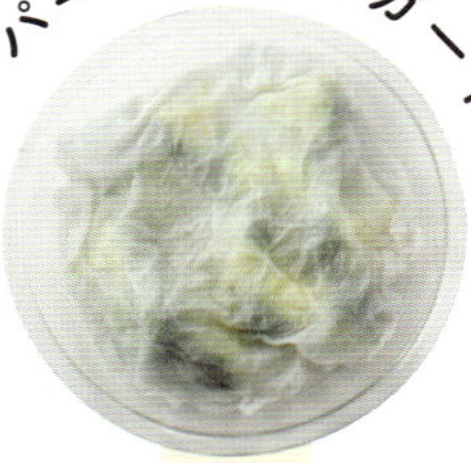

Why?

レンチンペーパー使いで栄養キープ!

ブロッコリーはペーパータオル使いで栄養5倍に! 詳しくはP27へ。

2

ブロッコリーマヨを作る

粗熱をとり、粗く刻む。マヨネーズと混ぜ合わせる。

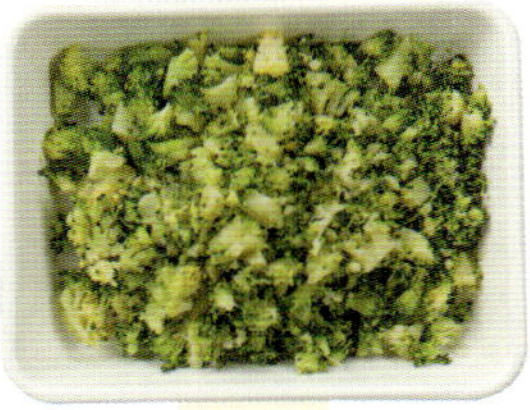

Why?

ブロッコリー＋サケの組み合わせ

サケに含まれる赤い色素、アスタキサンチンは、今大注目の抗酸化成分。サケの抗酸化パワーはレモンと比べても6000倍! 同じく抗酸化作用を持つビタミンC、ビタミンE豊富なブロッコリーと合わせれば、最強アンチエイジングタッグの完成!

3

塩をふり小麦粉をまぶす

サケは半分に切り**A**をふる。常温で10分置き、出てきた水分を軽くふき取る。小麦粉をまぶし、余分な粉をはたく。

粉をまぶす

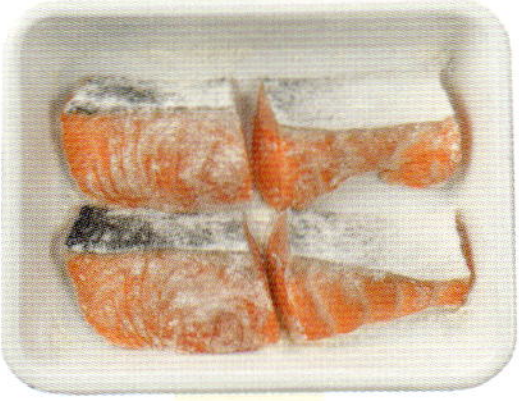

4

サケを焼く

小さめのフライパンに油を中火で熱し、中火で4分、返して弱火で3〜4分焼く。返す時に皮目も20秒くらい立てて焼く。イングリッシュマフィンを横半分に切り、マスタードを塗りサケと**2**を挟む。

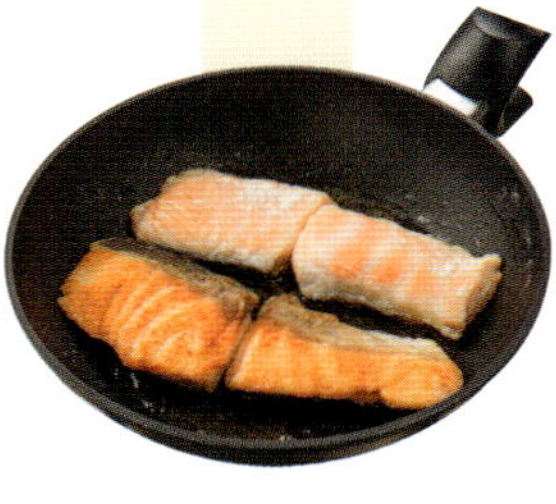

小麦粉をまぶすのは焼く直前に!

調理のコツ

がん抑制に抗酸化力……。
サケ×アブラナ科野菜×マスタードが最強なワケ!

サケに含まれるアスタキサンチン、ブロッコリーのスルフォラファンは、ともにがん抑制や生活習慣病予防に効果的な注目成分! そこにマスタードを加えれば、酵素の効果でスルフォラファンが活性化され、無敵レベルに。

くし切り玉ねぎの半生甘辛卵炒め

材料（2人分）
玉ねぎ…小1個（150g）
卵…3個
A
- 塩…小さじ1/4
- 砂糖…小さじ1
- 胡椒…少々

ごま油…小さじ2

20倍のケルセチンを全部いただきます！

玉ねぎの皮こそ命！
コクと栄養丸ごとでかなりお得！

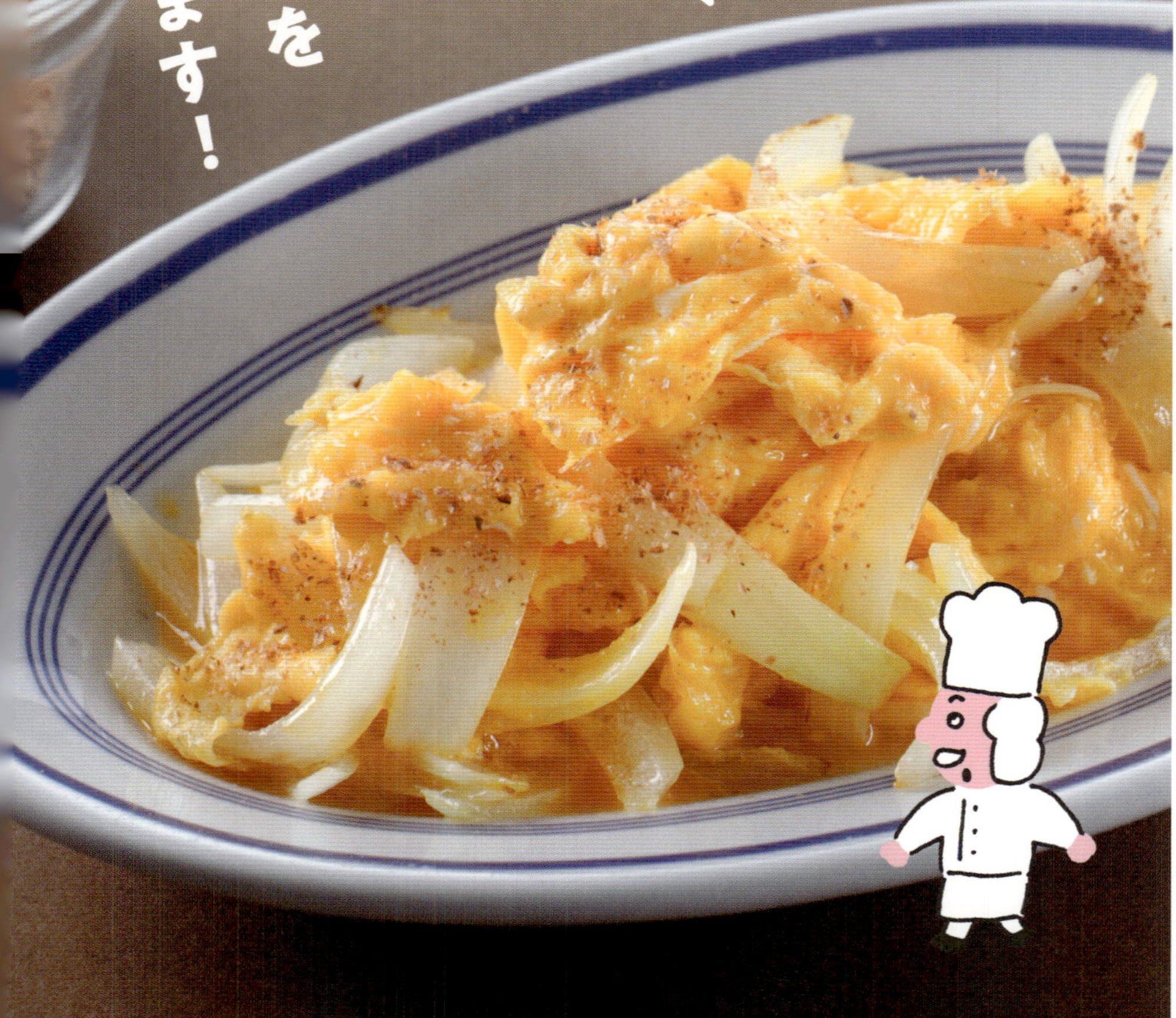

日光浴させて

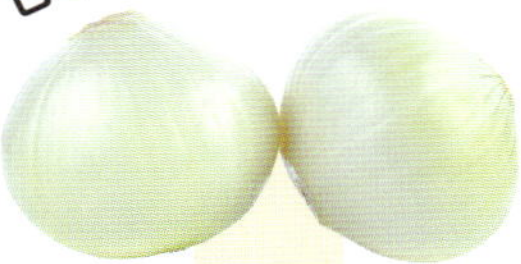

1

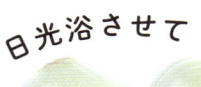

**約1週間、日光浴させて
ケルセチン4倍！**

玉ねぎの皮をむいて湿気の少ないところで日光浴させる。

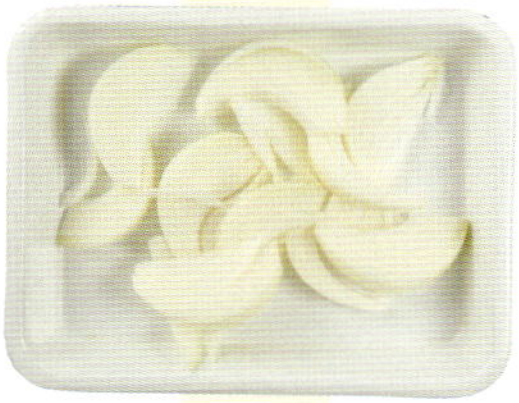

2

10等分のくし切りに

玉ねぎは上下を落とし1.5cm幅のくし切りにする。
卵は割りほぐし、**A**を入れて混ぜる。

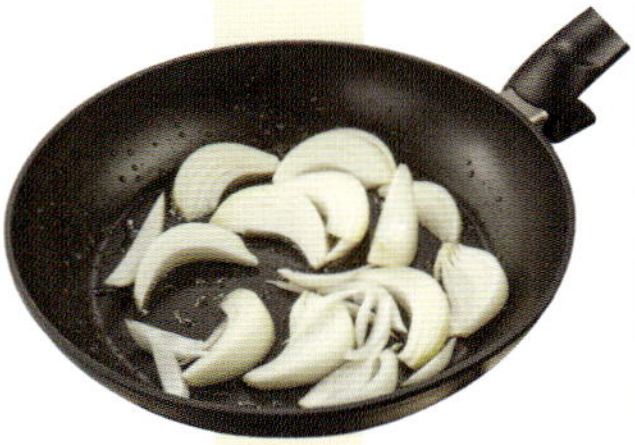

3

玉ねぎを焼く

フライパンに油を中火で熱し、玉ねぎを入れ2〜3分焼く。

半熟状に！

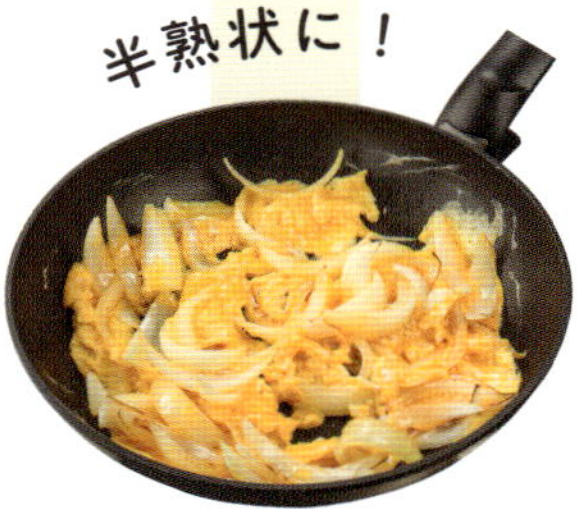

4

**半熟状に
仕上げて完成！**

焼き色がついたら上下を返してサッと混ぜ、火加減をやや強くして卵液を加える。周りが固まってきたら3〜4回大きく混ぜ、半熟状に仕上げる。

Why?

**どうして
日光を浴びると
ケルセチンが
増えるの？**

生活習慣病、がん予防に効果的な抗酸化ポリフェノールのひとつ、ケルセチン。玉ねぎの細胞を日光から守るため、日に当たると量が増えます。その量は1週間でおよそ4倍！

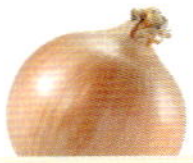

調理のコツ

**玉ねぎの皮こそ命！
ケルセチン20倍の
レシピのコツ！**

玉ねぎのケルセチンは、その多くが皮に含まれていて、実の20倍もの量が存在します。水に溶け出しやすいので、玉ねぎ茶にするのもひとつの方法ですが、もっともロスなく摂るならパウダーがおすすめ！ 玉ねぎ炒めにふりかければ、実と皮のケルセチンが満タンに！ 実に含まれるアリシンの血液サラサラ効果もしっかり摂れるので、生活習慣病予防にもお役立ちのレシピです。

Cooking memo

玉ねぎパウダーの作り方

材料（作りやすい分量）

玉ねぎの皮…20g（むきたて3〜4個分）
＊外側1〜2枚の茶色い皮の部分
酢水…水2カップ＋酢小さじ2

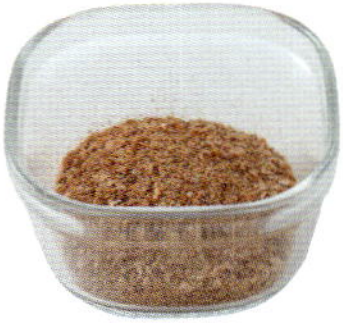

❶ 酢水に皮を1分浸けて、静菌。ザルにあげてさっと水洗いし、水気を切る。
❷ フライパンを中火で熱し、玉ねぎの皮がパリパリになるまで5〜6分炒る（目安は手で握ってくしゃっと割れる程度）。
❸ フードプロセッサー（ミルサー）で細かくなるまで粉砕する。

玉ねぎが勝負のヤムウンセン

豚肉＋玉ねぎでビタミン吸収率10倍に！

材料（2人分）

A
- 豚ひき肉…100g
- 醤油…小さじ1
- 砂糖…小さじ1

玉ねぎ…小1個（150g）
サニーレタス…1枚（20g）
春雨…30g
レモン（無農薬のもの）…1/2個

B
- レモン汁…大さじ2（1/2個分）
- 薄口醤油または ナムプラー…大さじ1
- ごま油…大さじ1
- 赤唐辛子（小口切り）…1本分
- ナツメグ（あれば）…小さじ1/4

香菜…1枝（20g）

W抗酸化で
効果倍増

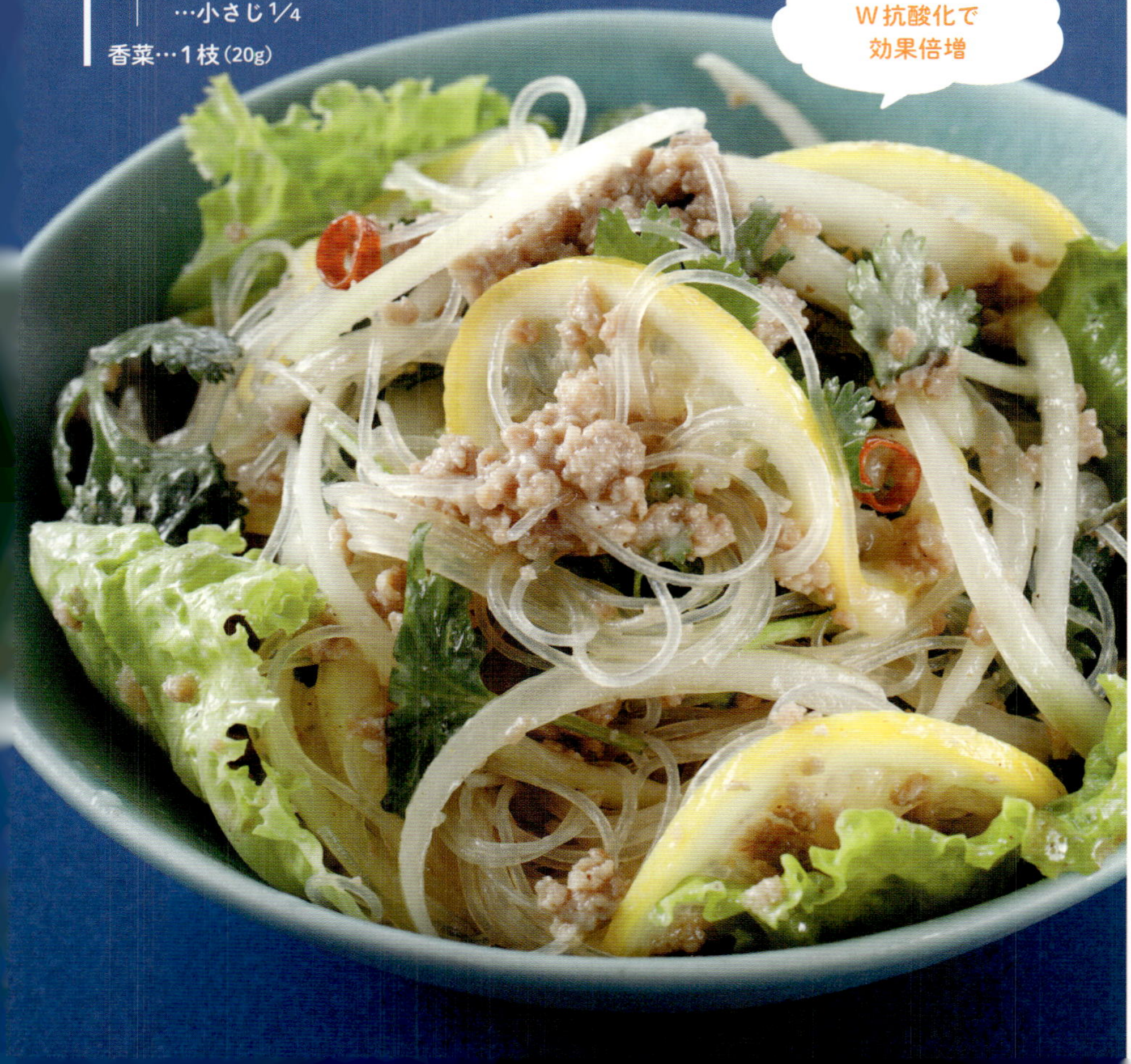

1

玉ねぎは切って10分常温がカギ！

玉ねぎは上下を落として薄切りにし、10分程常温に置く。小鍋に**A**を入れて中火にかけ、箸で混ぜながらポロポロになるまで炒ってひき肉そぼろにする。

10分常温に

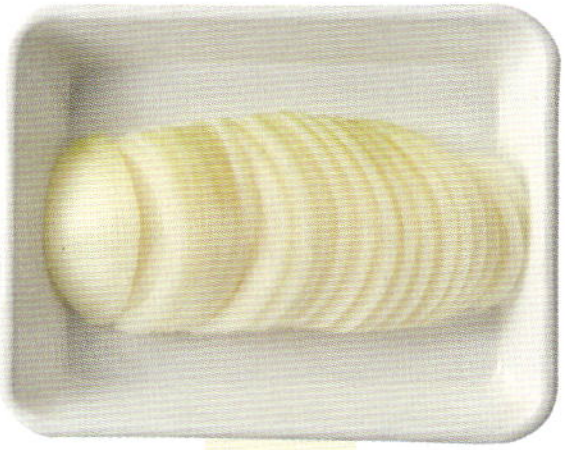

Why?

生でも玉ねぎの辛味を抑える方法

玉ねぎは常温で10分放置すると、アリシンが活性化して、水にさらさなくても辛味が落ち着きます。アリシンは豚肉のビタミンB_1の吸収を10倍に高めるベストコンビ！

2

春雨の水分はしっかり切ってレモンを準備！

たっぷりの熱湯に春雨を入れ1分ゆでて水に取り、ザルにとって水気をふく。長い場合は半分に切る。レモンは塩をふりからめてよく洗い、1/2個は薄切りに、残りは果汁を絞る。

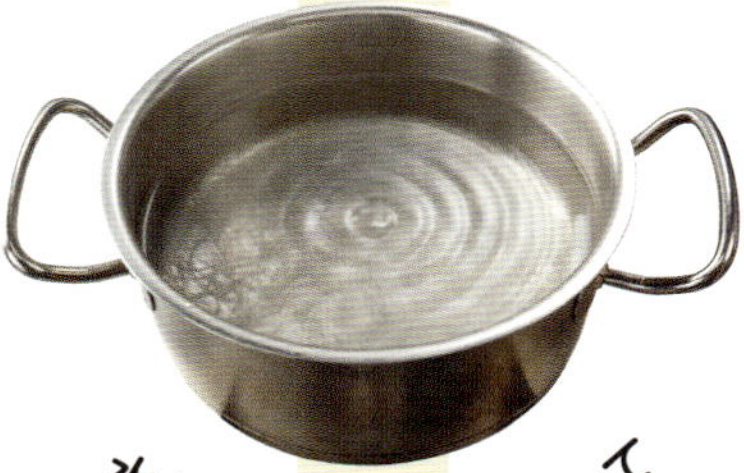

水分はしっかり切って

3

生玉ねぎでアリシン効果をプラス！

ボウルに春雨、玉ねぎ、**B**を合わせてもみ混ぜる。粗くちぎったサニーレタス、ざく切りにした香菜、ひき肉そぼろを加え、薄切りに切ったレモンを加える。

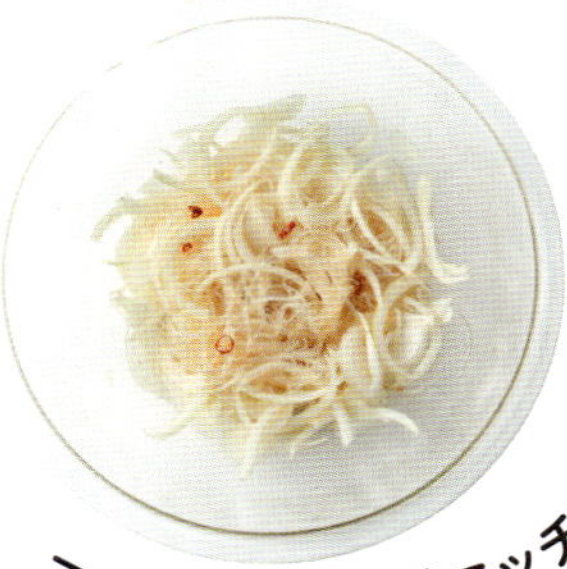

玉ねぎ+レモンがマッチ!!

Why?

玉ねぎとレモンの素敵な関係

玉ねぎのアリシンとレモンに含まれるクエン酸は、血液サラサラ、代謝アップや、エネルギーを作るなど、あらゆる面で相乗効果を生み出す組み合わせ！内臓を活性化させて免疫力もアップ！

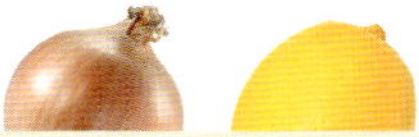

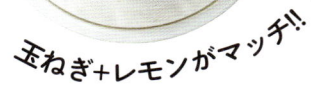

皮ごとレモンで23倍のポリフェノール！

調理のコツ

玉ねぎに含まれるポリフェノール・ケルセチンはレモンにも含まれています。余すことなく摂るなら、レモンも皮ごとがおすすめです！皮ごとレモンは、ケルセチンを含むポリフェノールが果肉のなんと23倍！運動量や肌など、あらゆる面で老化を防ぐことが実験でわかっています。玉ねぎのアリシン、レモンのクエン酸はともにビタミンB群の吸収を促進して、エネルギーになるのを助けてくれます。ビタミン豊富な豚肉を合わせれば、完全栄養レシピに！レモンを皮ごと使う場合はノーワックス・無農薬表記のものを選びましょう。

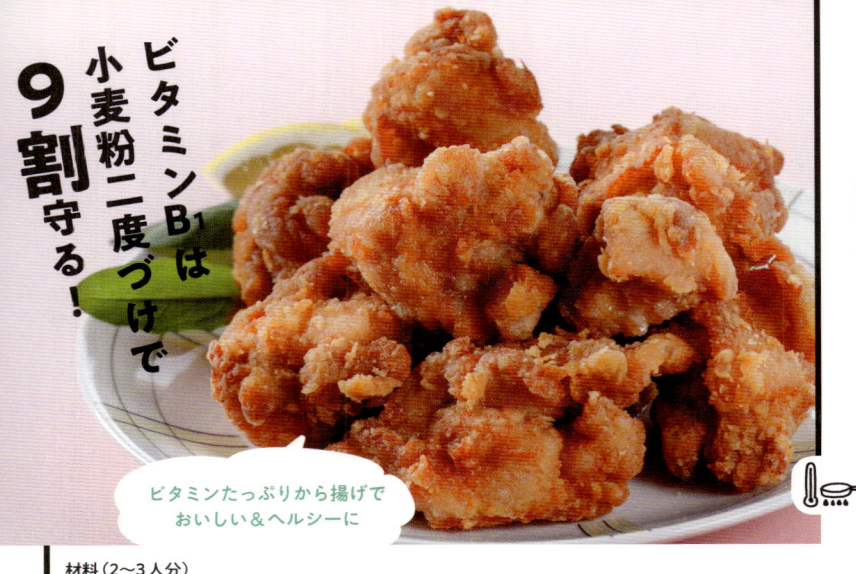

栄養閉じ込めから揚げ

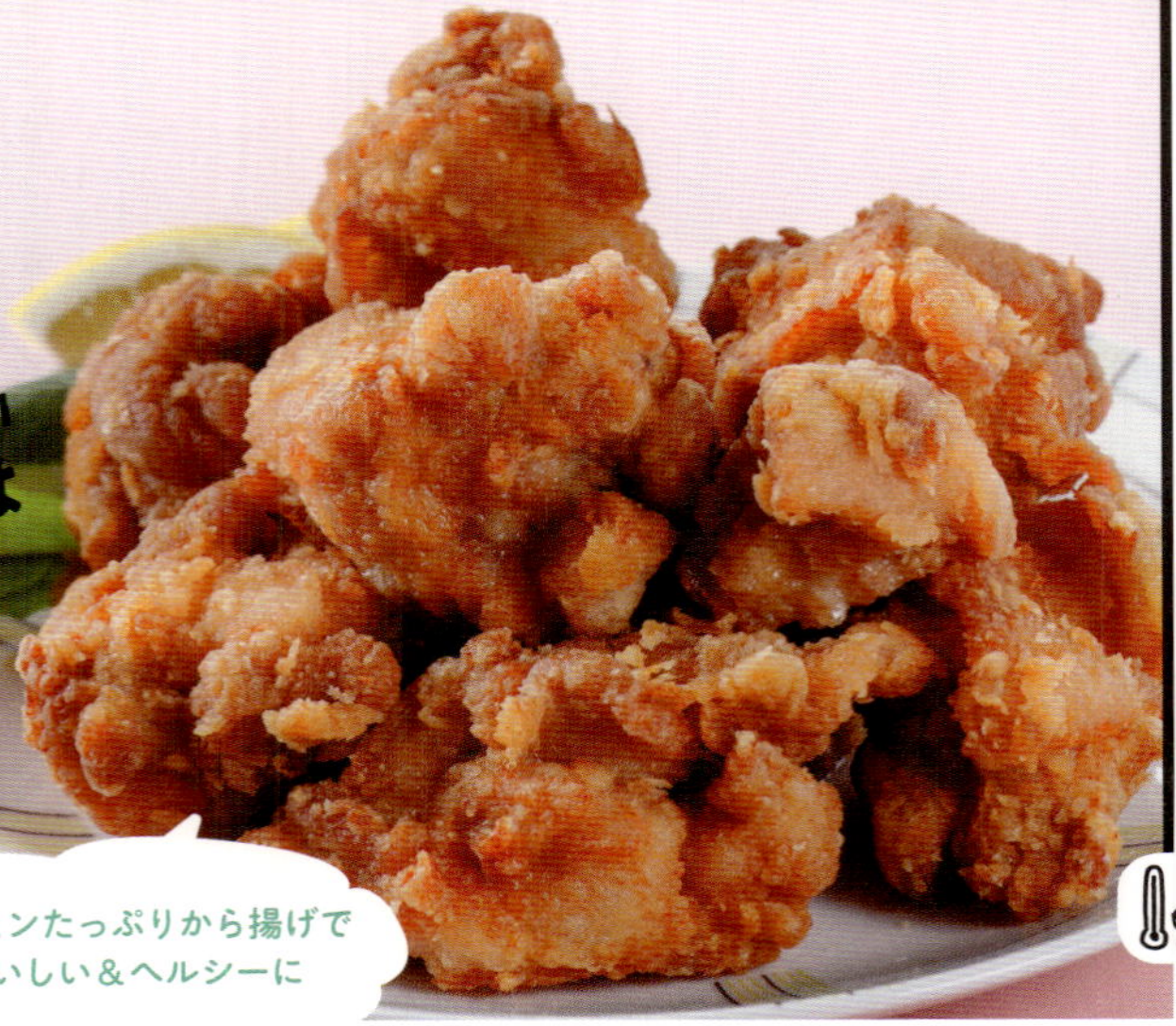

ビタミンB_1は小麦粉二度づけで9割守る！

ビタミンたっぷりから揚げで
おいしい＆ヘルシーに

材料（2～3人分）

鶏もも肉…2枚（450～500g）

A
- 塩…小さじ1/2
- 水…大さじ1
- 醤油…大さじ1
- 砂糖…小さじ2
- 生姜（すりおろし）…1かけ分

小麦粉…1/2カップ

揚げ油…適宜

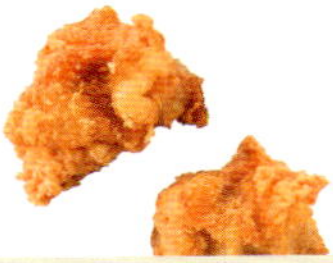

調理のコツ

塩はタンパク質、砂糖はコラーゲンに作用！

調味液は塩と砂糖の合わせ技にするのがポイント。塩は鶏肉のタンパク質が水分を保てるように、砂糖は鶏肉のコラーゲンと水分が結びつくのを助けて、二重で水分をガード！ 揚げると50%近く流出してしまうビタミンB_1を、水と粉の力で9割キープします。

1 切ったらすぐに

よくもむ

鶏肉は筋切りをして1枚を6等分に切る。ボウルに入れ**A**を加えて水分が少なくなるまで2分程よくもむ。

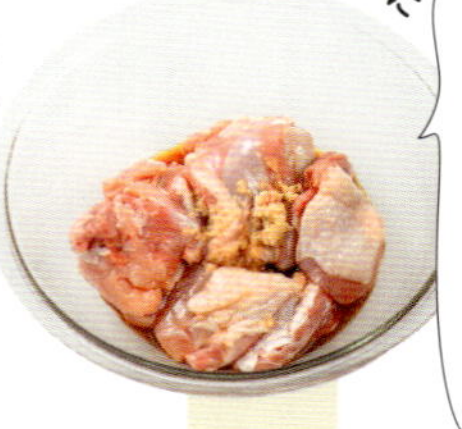

Why?

細胞に水分を含ませる

塩と砂糖をもみ込むと、鶏肉の細胞が水分を抱えやすくなります。水を加えることで限界までジューシーに！

2 小麦粉を混ぜる

小麦粉の時間差づけで、味なじみUP

小麦粉を先に大さじ3をふり入れてよく混ぜ、10分程おき味をなじませる。

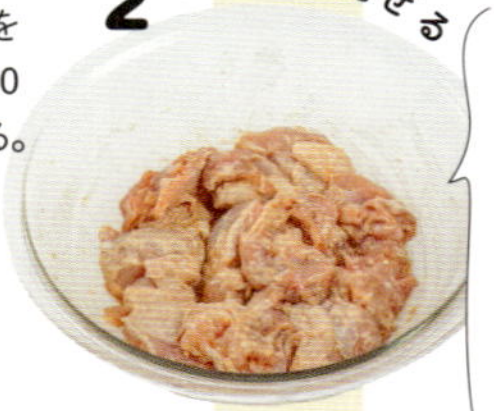

Why?

しっとり衣でビタミンB_1を9割！

小麦粉が調味液を吸い、しっとりしてから揚げると、水分と一緒にビタミンが抜けるのをガードします。

3 二度づけがキモ

衣でビタミンをガード！

2に残りの小麦粉を全体にふり入れざっくりとからめる。フライパンに深さ2cm程度の油を注ぎ、強めの中火で180℃に熱する。鶏肉を一度に入れ、途中返しながら4～5分程かけて揚げる。揚げ油の火を強め温度を上げながら2～3分揚げる。

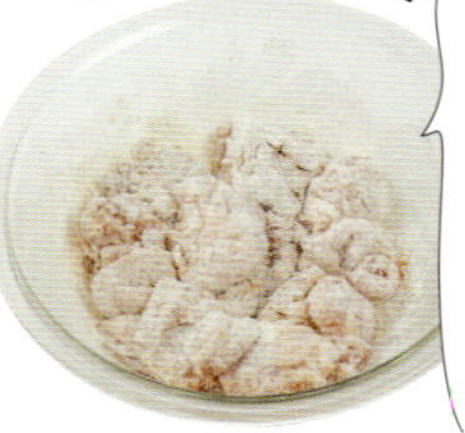

Why?

から揚げは最後に高温！

最初は中温である程度時間をかけて揚げます。いきなり高温だと表面が焦げすぎておいしさも体にも大ゾンです！

炒める順番を変える野菜炒め

いつもより3割得する野菜炒め

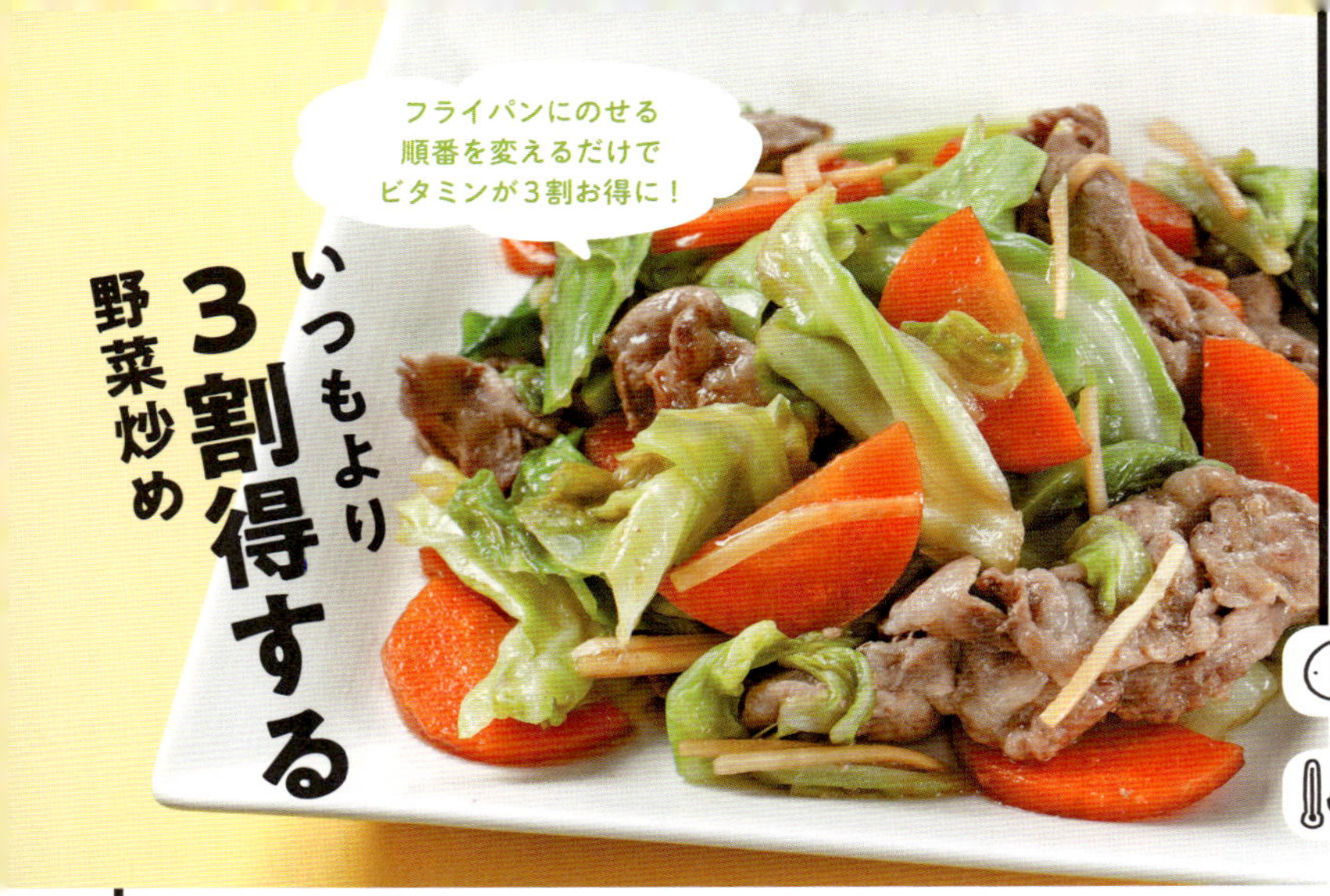

フライパンにのせる
順番を変えるだけで
ビタミンが3割お得に！

材料（2人分）

- 豚肩ロース薄切り肉…150g
- 小麦粉…小さじ1
- にんじん…1/2本（80g）
- キャベツ…4枚（200g）
- サラダ油…小さじ2
- A
  - 生姜…1かけ
  - 醤油…大さじ1
  - 胡椒…適宜

調理のコツ

タイミングでもっとお得に！

肉の色が変わったら野菜を順番に炒めて……これまでの作り方では、肉に火が入りすぎてしまうし、野菜からも水分が出てビタミンもおいしさも大ゾン！ 加熱でβ-カロテンの吸収が7倍になるにんじんは肉と同時に。サッと加熱でビタミンCを守りたいキャベツは最後に。

野菜の下準備

キャベツは7〜8㎝角に切る。にんじんは5㎜厚さの半月切りにする。**A**の生姜はせん切りに。

1 野菜を切る

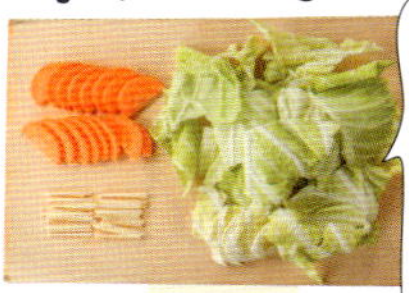

Why?

野菜は大きめに切ってビタミン流出を防ぐ！

にんじんは厚め、キャベツは大きめに切り、切り口から栄養が流れにくい切り方に。

小麦粉で味なじみUP

豚肉は大きければ長さを半分に切り、小麦粉をまぶす。

2 小麦粉をまぶす

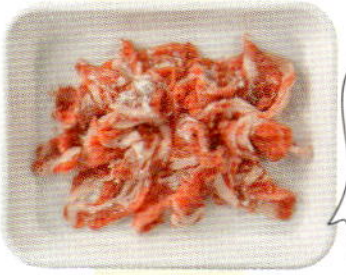

Why?

粉をまぶしてビタミンB_1をガード！

そのまま加熱だと3割ダウンの豚肉のビタミンB_1。粉をふることで流出を1割までに抑えます。肉を柔らかくする効果も。

具材を広げる

フライパンに油を中火で熱し、豚肉・にんじんの順で広げる。

3

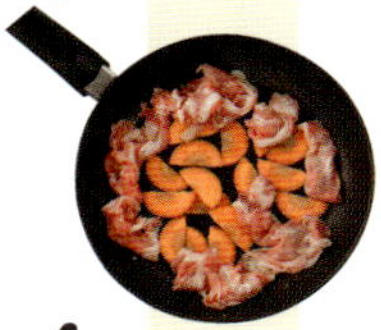

炒めて完成！

すぐに上にキャベツをのせ、少し火を強めて押さえながら2〜3分焼く。全体を返して1〜2分炒める。中央を空け、**A**を入れて全体にからめながら、さっと炒める。

4 重ね炒めに

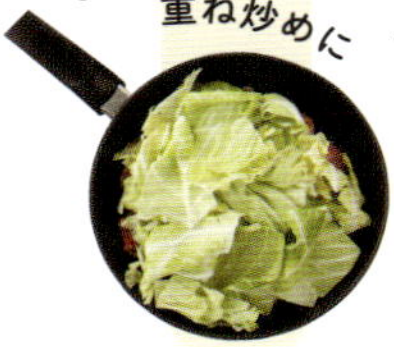

Why?

β-カロテンは加熱、ビタミンCはサッと

油で加熱したいβ-カロテンを含むにんじんは先に、ビタミンCの流出をガードしたいキャベツはサッと焼きにします。

フルーツを摂るタイミング ベストはいつ？

ビタミンに加え、さまざまなポリフェノールなどもたっぷりな果物。
効果的に摂れるタイミングがあるって知っていましたか？

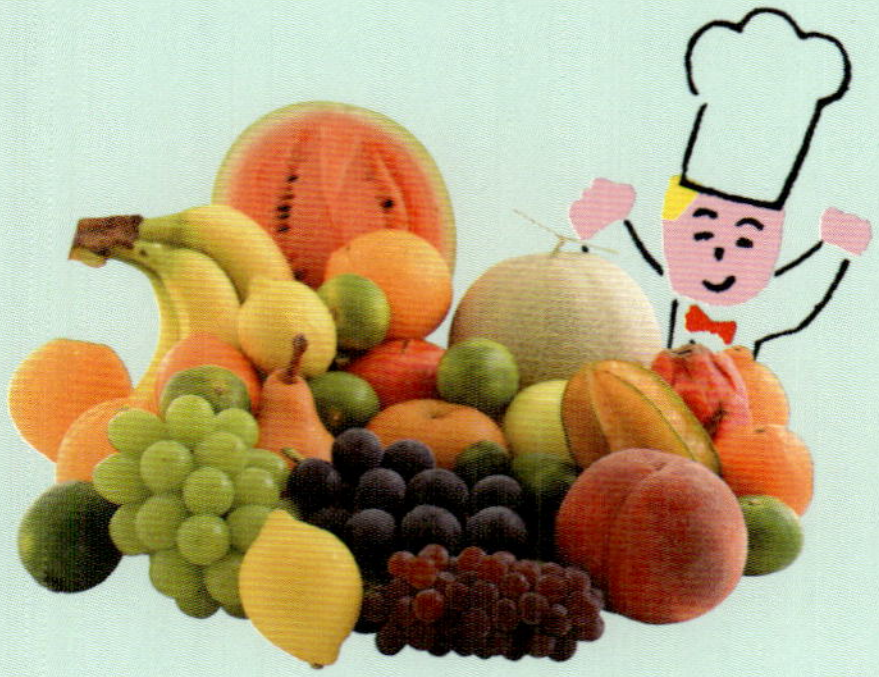

＼タイミング01／

肉より20倍早い消化で朝食に

果物の糖質は素早くエネルギーになって消化しやすく、体に負担をかけないので朝に摂るのがおすすめ。果物の消化は40分ほどなのに比べ、肉類は12〜24時間もかかります。

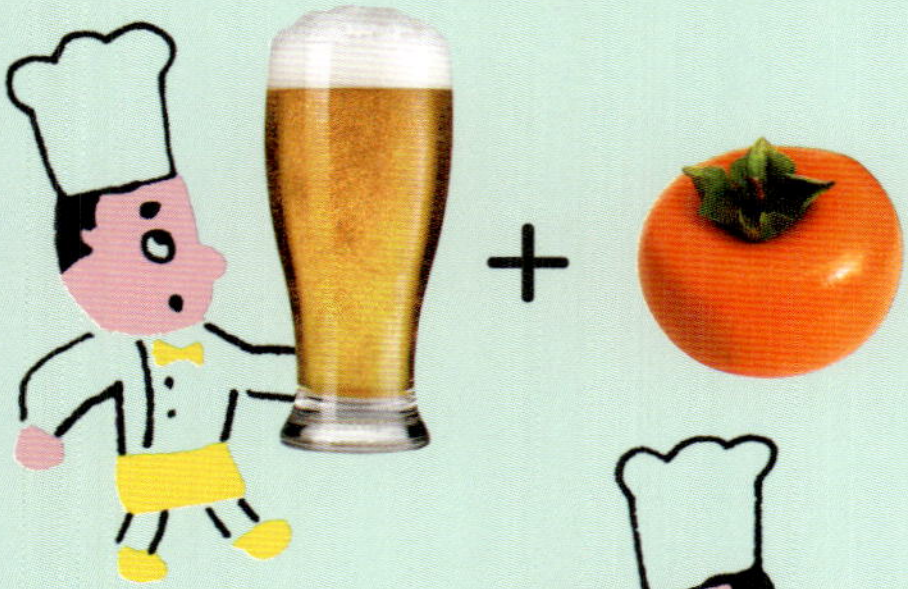

＼タイミング02／

お酒飲むなら柿を用意!!
お酒の吸収を2/3カットする！

柿のポリフェノールはアルコールの吸収を最大2/3にカット。悪酔いの原因であるアセトアルデヒドの分解も促進します。飲酒時に不足するビタミンCも補充する、強い味方です！

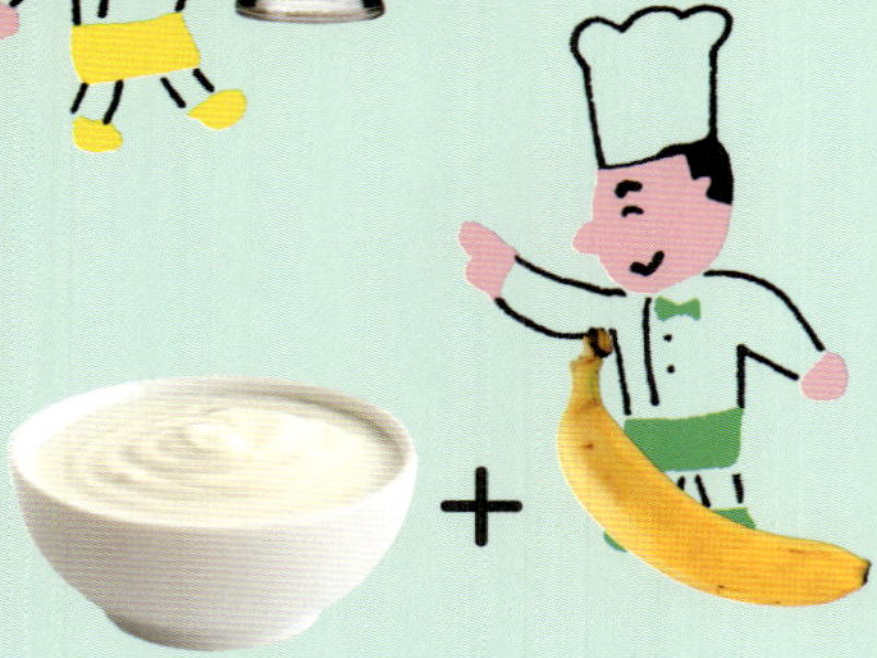

＼タイミング03／

バナナは夜でもOK
成長ホルモン活性化！

夜の果物は糖を蓄えやすいのでNGですが、バナナには、夜に分泌される成長ホルモンを活性させるアルギニンが含まれているため夜が効果的。＋ヨーグルトだと整腸作用も！ ただし、夜の果糖のカロリーが気になる人は注意！

うっかりダメに
鮮度のパワー!

冷蔵庫の食材よみがえり術

3 Chapter

ダメなことだとはわかっていても
ついついやってしまうのが、
食材を冷蔵庫の中に入れっぱなしにして
「しょんぼり食材」にしてしまうこと。
実はそんな食材を元気によみがえらせる
台所の魔法があったんです!
食材がぐったりしたときはぜひお試しを。

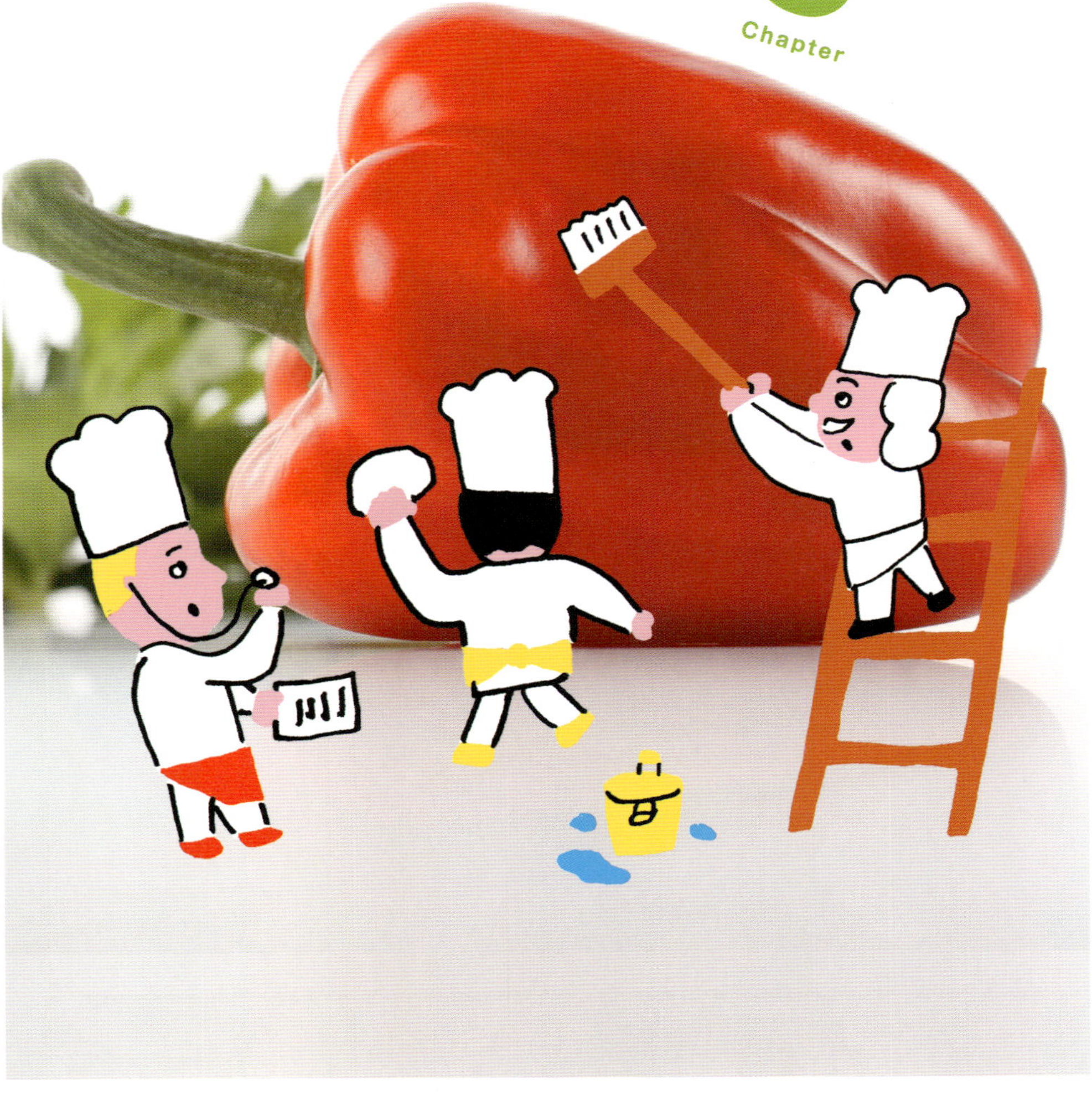

本当にやってみた新よみがえり術

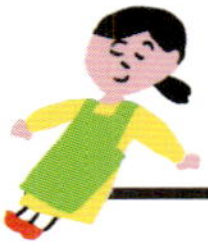

しょんぼり食材実験室

冷蔵庫に入れたままのしょんぼり食材。完全に傷んでしまったら
無理だけど、少しぐらいのしょんぼりなら復活させられます！

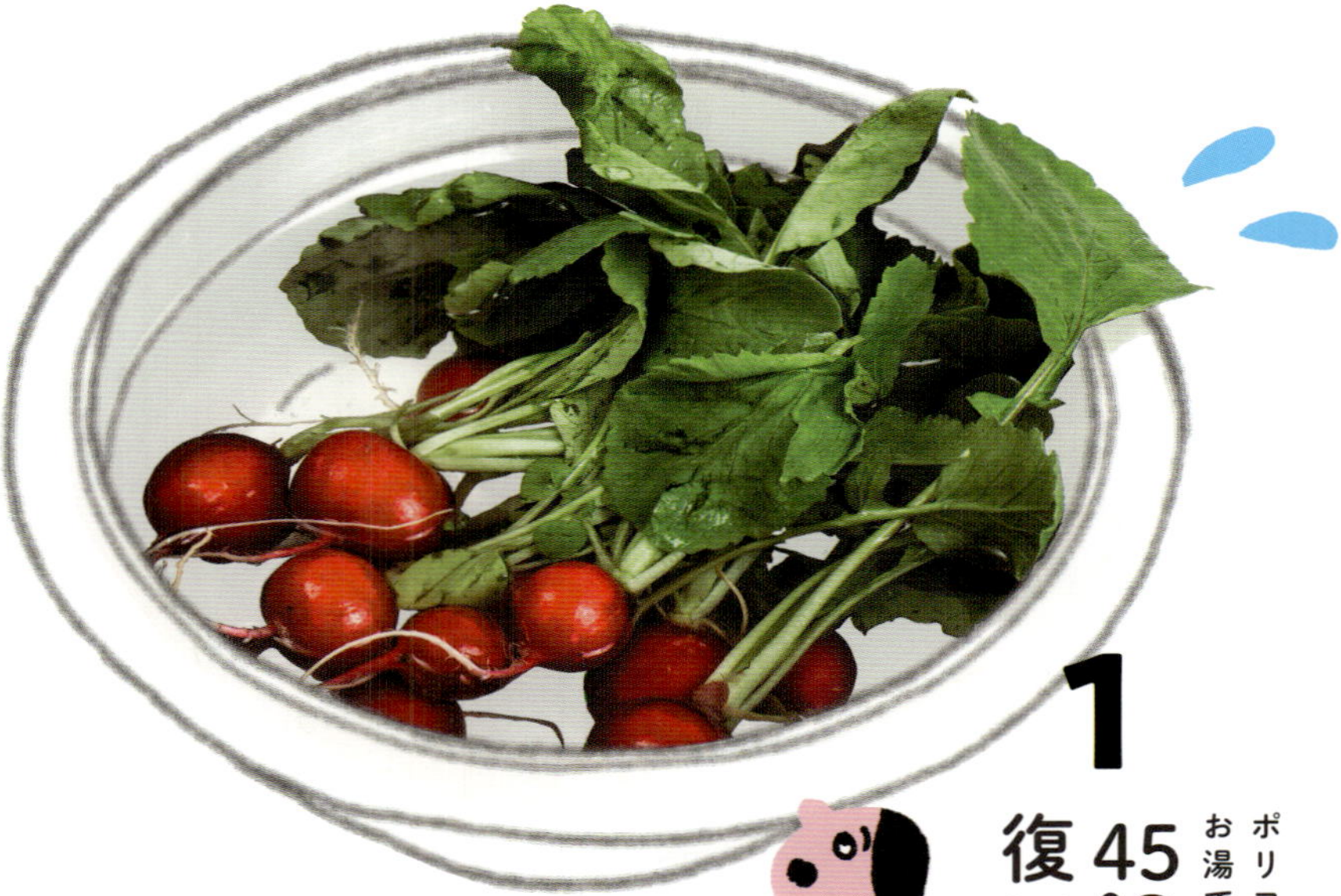

1

ポリフェノール酸化は
お湯でストップ！

45℃浸けで 復活＆腐敗予防！

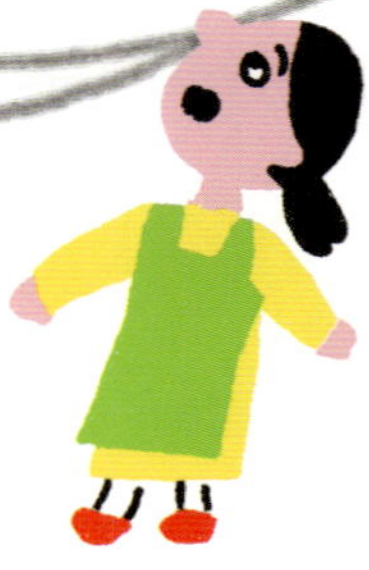

酸化を抑えて 細胞を活性化！

りんごが茶色く変色してしまう「褐変」などは、ポリフェノールの酸化が原因で起こります。野菜や果物をちょっと熱めのお湯に浸けると、ポリフェノールを酸化させる酵素を失活させることができます。また、野菜や果物は熱から身を守ろうとして「ヒートショックプロテイン」というタンパク質の働きが活発に！ 酸化のストレスから食材を守るだけでなく、細胞の失われた水分を補って、食材を「元気＆長持ち」にしてくれる効果もあるんです。

2 0℃氷水法で復活！

冷たさでショック療法

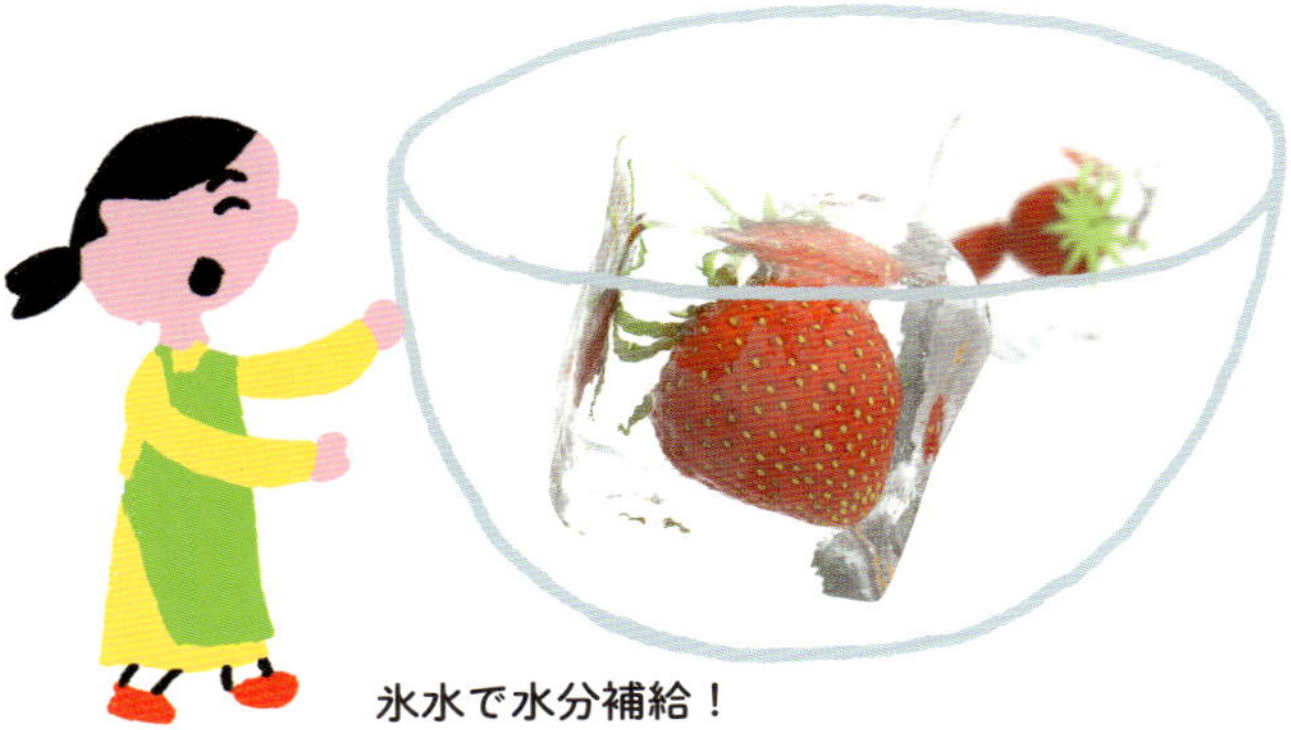

氷水で水分補給！
細胞も引き締めてくれる

野菜や果物は、収穫後もどんどん呼吸を続けます。そのため、貯えているエネルギーを消費して老化が進んでいってしまうのです。氷水で急激に冷やすと、食材の生命機能が低くなるためこの呼吸数がぐんと減少して、老化を抑制します。また20〜30分ほど氷水に浸けておくことで、細胞から抜けてしまった水分も補われて、シャキッと再び元気になってくれます。コールドショックなら、保存日数を伸ばすことができるという結果も！

3 お酢＋砂糖水

ハリを取り戻す

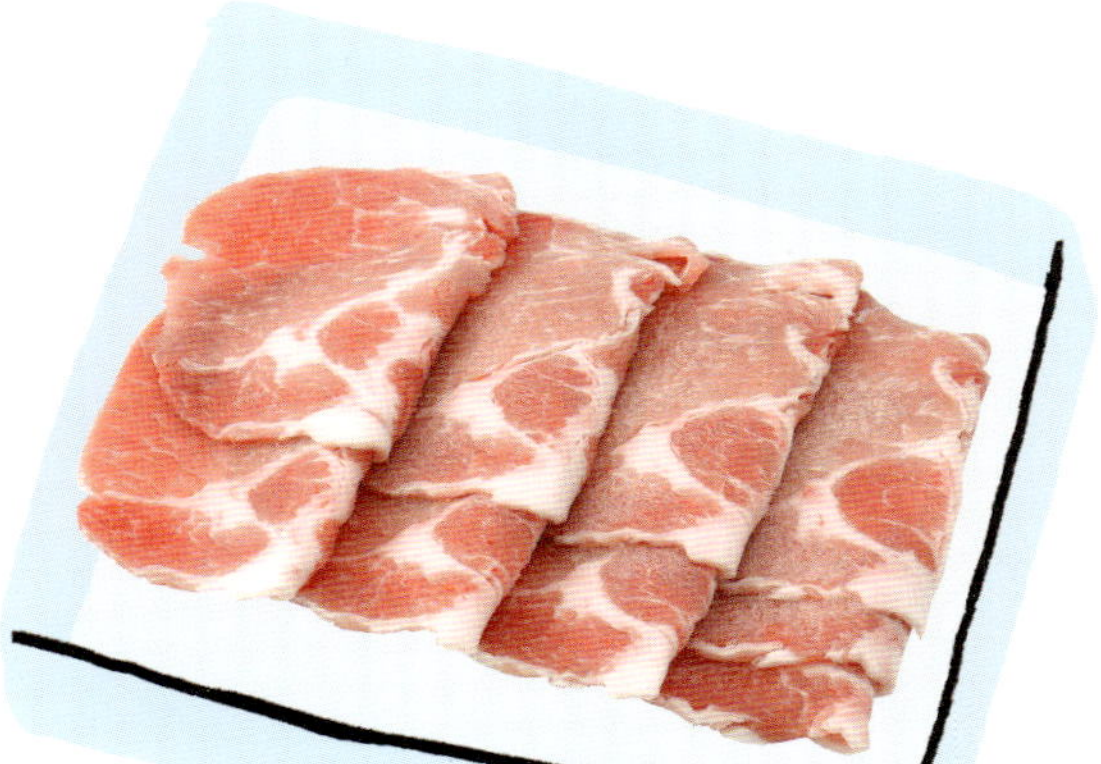

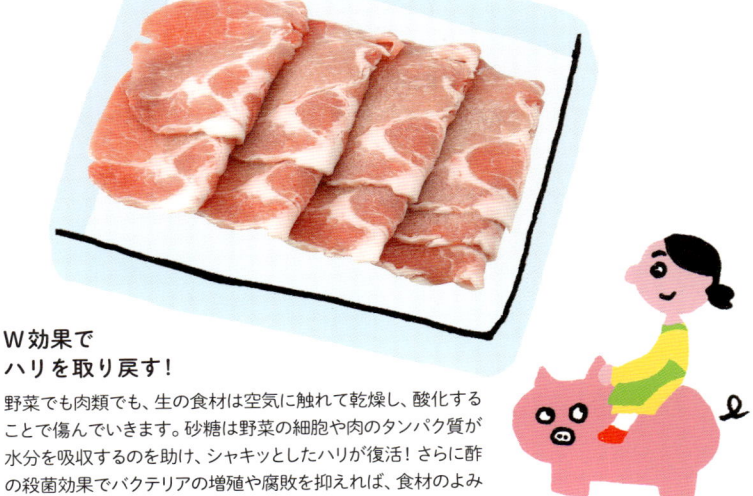

W効果で
ハリを取り戻す！

野菜でも肉類でも、生の食材は空気に触れて乾燥し、酸化することで傷んでいきます。砂糖は野菜の細胞や肉のタンパク質が水分を吸収するのを助け、シャキッとしたハリが復活！ さらに酢の殺菌効果でバクテリアの増殖や腐敗を抑えれば、食材のよみがえり効果＆長生き効果が期待できます！

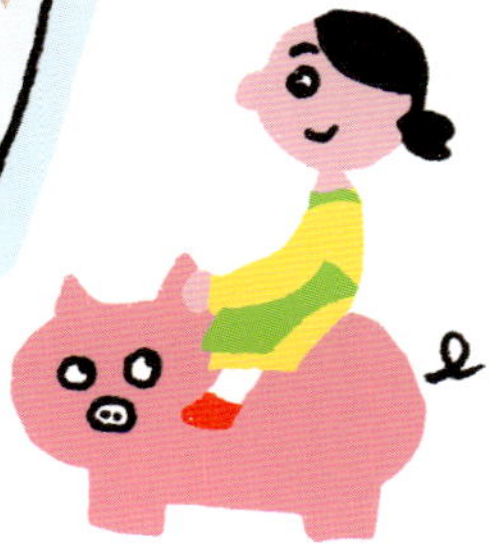

1 しょんぼり野菜&果物の場合

根菜&果物

45℃浸けで、よみがえり。

Before

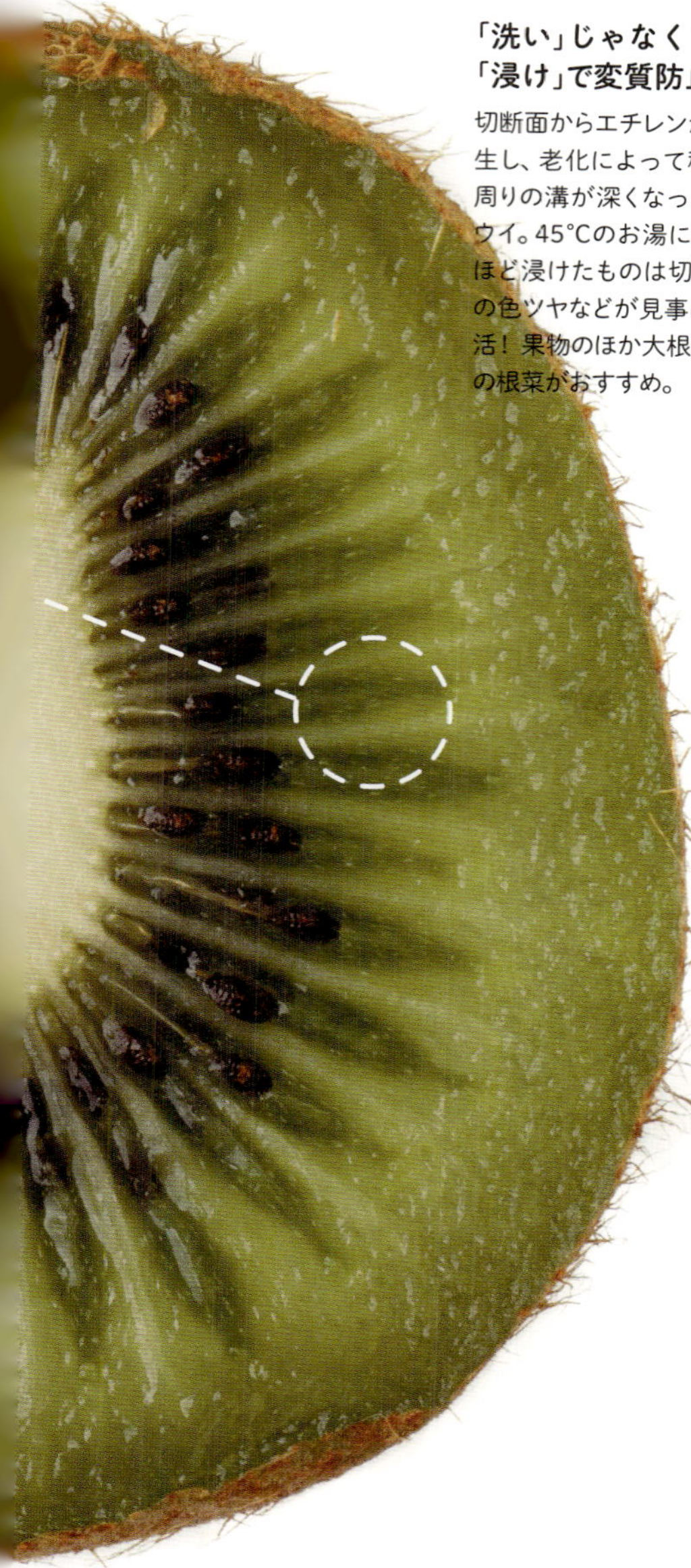

「洗い」じゃなくて「浸け」で変質防止!!

切断面からエチレンが発生し、老化によって種の周りの溝が深くなったキウイ。45°Cのお湯に2分ほど浸けたものは切り口の色ツヤなどが見事に復活！ 果物のほか大根などの根菜がおすすめ。

調理のコツ

温度は下がりすぎないように

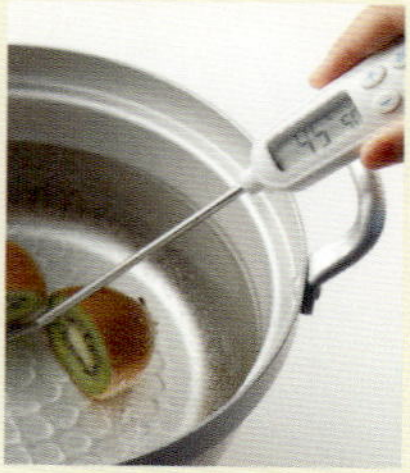

43°C以下になってしまうと、逆に雑菌が発生しやすくなります。できれば45°Cから下がらないように注意を。45〜50°Cのお湯は、イチゴのハリをよみがえらせたり、レタスの変色を防いだりする効果も。

After ←

えっ！消えた!?

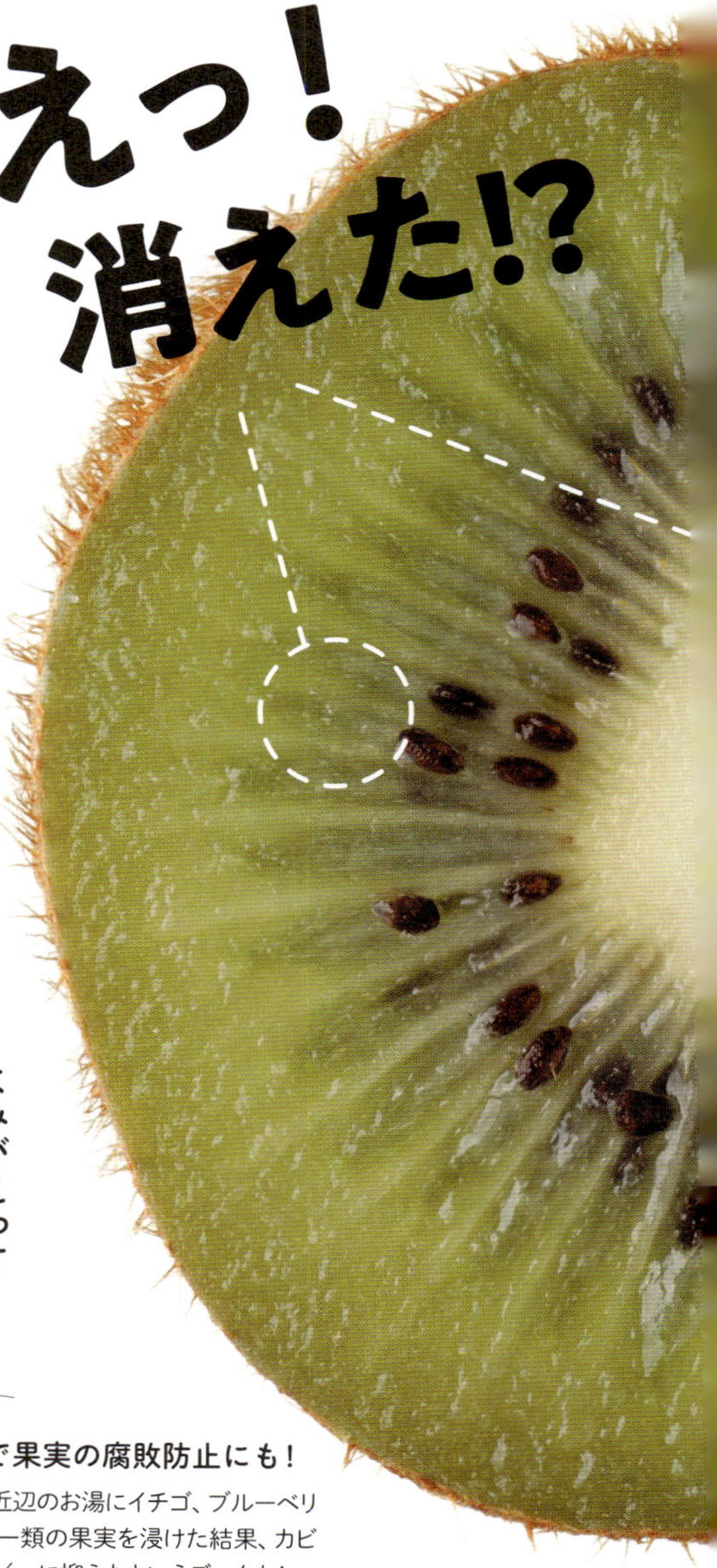

Why?

酵素の働きをほぼ0まで激減！

果実の色が悪くなり、しんなりしてしまう褐変。切ったり、すりおろしたりすることで酸化酵素とポリフェノールが結びついて起きます。しかし45〜50°Cのお湯に浸けると、2〜3分でポリフェノール酸化酵素が1%ほどにまで激減！　酸化を抑えて、みずみずしさを保ちます。またお湯に浸けることで、外部のストレスから身を守る「ヒートショックプロテイン」が機能し始めて、細胞を元気にするとも考えられています。

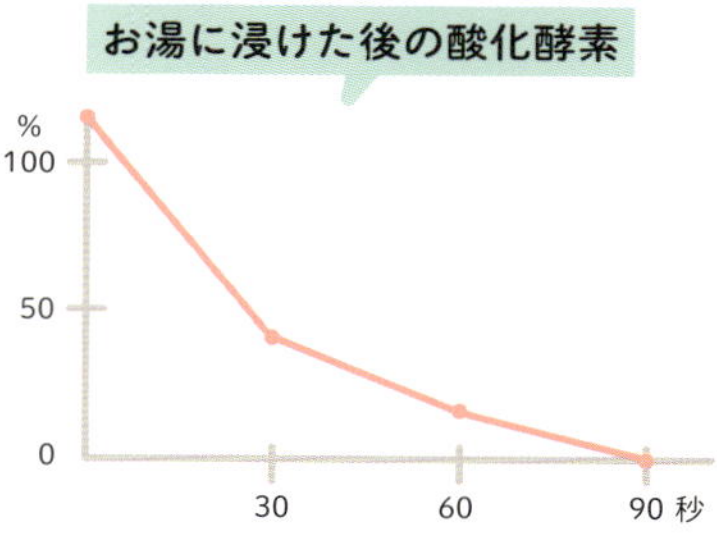

45〜50°Cのお湯に90秒浸けると、ポリフェノール酸化酵素がほぼ0に！

よみがえって寿命も長く！腐敗防止効果も！

「浸け」で果実の腐敗防止にも！

45〜50°C近辺のお湯にイチゴ、ブルーベリーなどベリー類の果実を浸けた結果、カビの発生を1/10に抑えたというデータも！

2 しょんぼり葉物野菜の場合

葉物野菜向き

0℃氷水法《コールドショック》で、よみがえり。

Before

呼吸を抑えて老化をストップ!

面積の大きな葉が呼吸を続け、水分が抜けてしなびてしまう葉物野菜。氷を入れた水に浸けると、老化が抑えられてハリが復活!

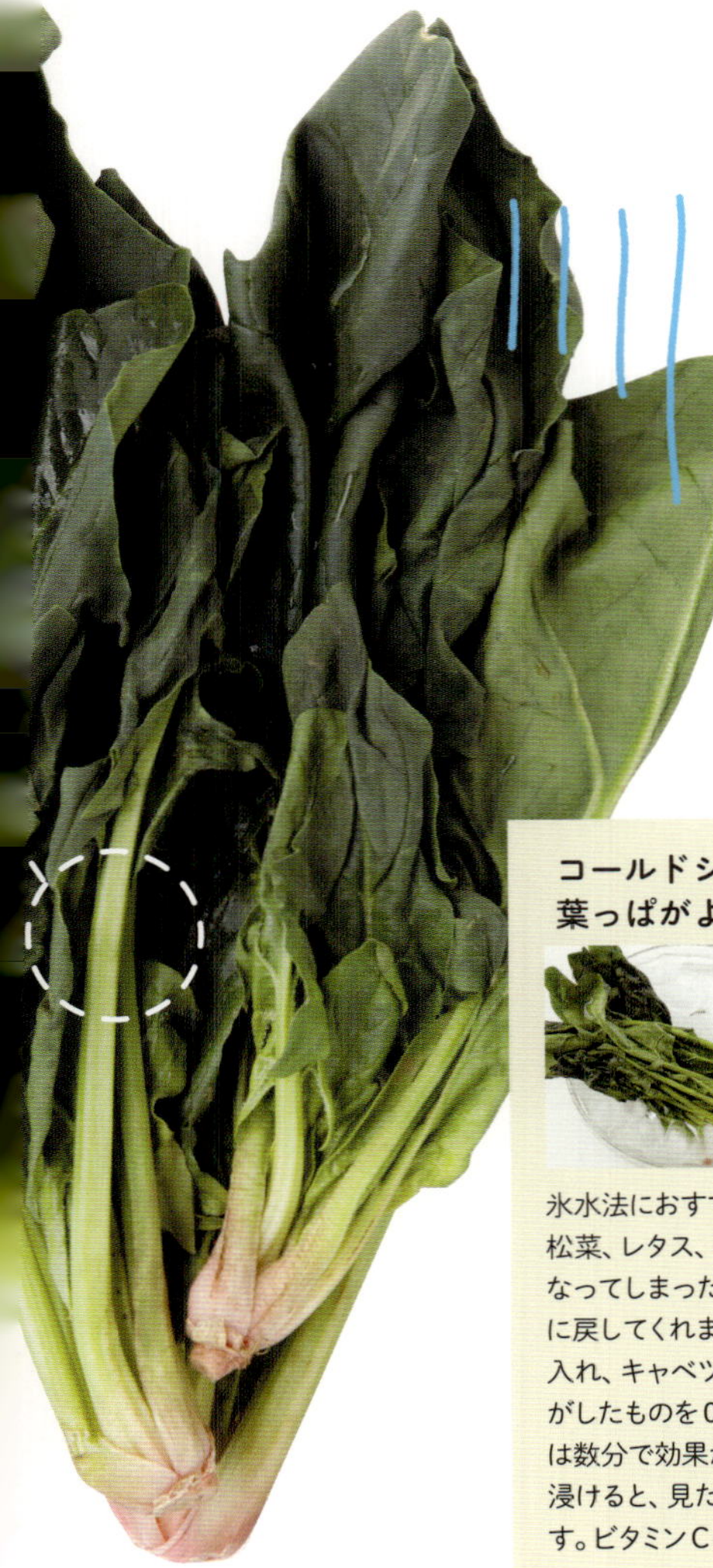

調理のコツ

コールドショックで葉っぱがよみがえる

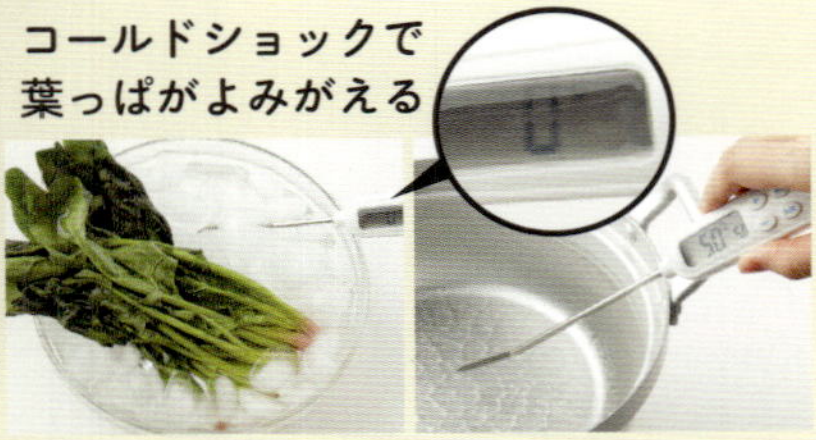

氷水法におすすめなのが、おもに、ほうれんそうや小松菜、レタス、キャベツなどの葉物野菜。シナシナになってしまった葉っぱを、シャキッとハリのある食感に戻してくれます。ほうれんそうは根元に切り込みを入れ、キャベツ、レタスは芯をくり抜くか、1枚1枚はがしたものを0℃にした氷水へ浸します。早いものでは数分で効果が目に見えてきますが、20〜30分ほど浸けると、見た目だけではなく保存日数も長くできます。ビタミンCの流出が気になる場合は5分程度に。

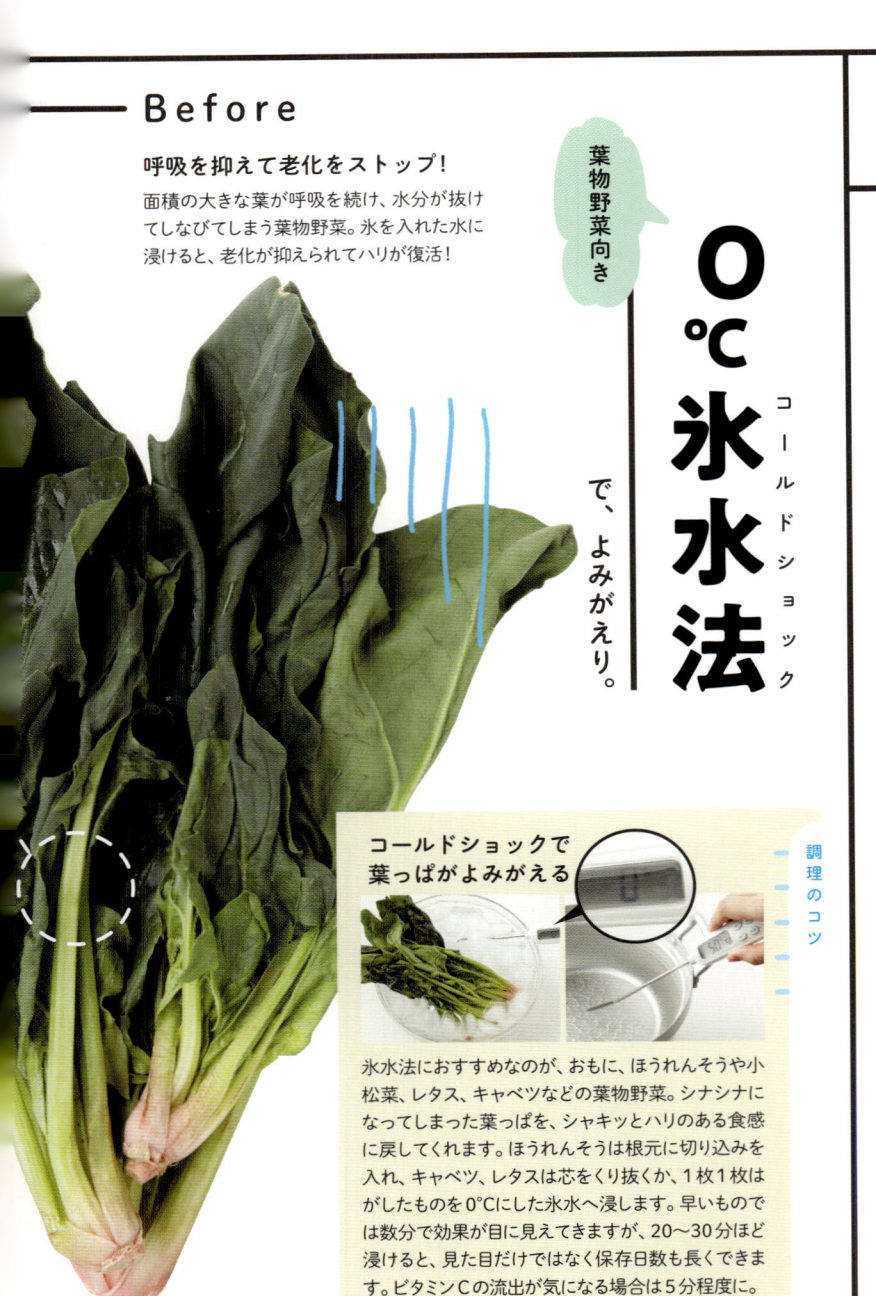

After ←

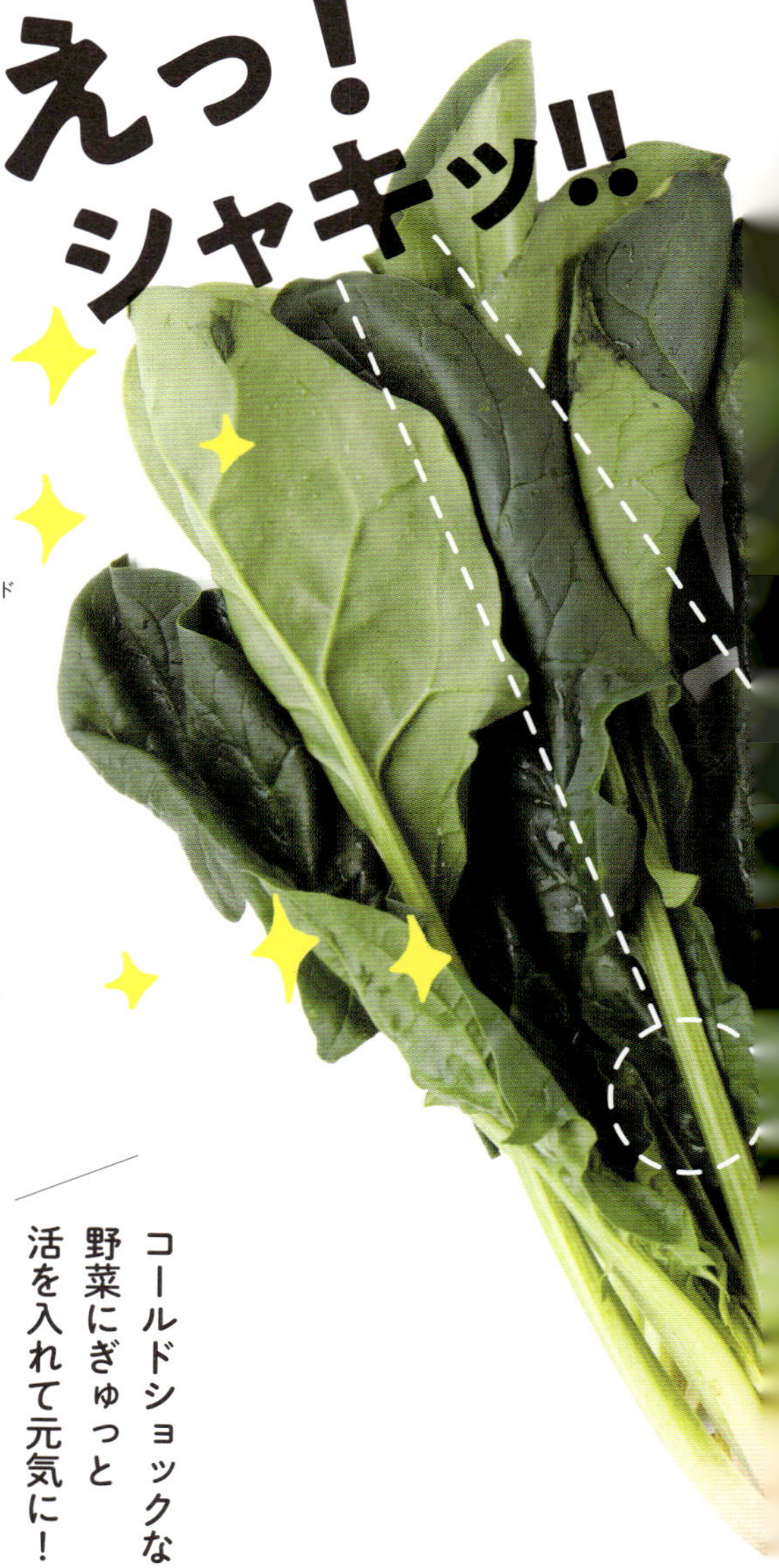

Why?

保存性も、2倍アップ！

野菜が傷むのは、収穫後も呼吸を続けているのが原因。呼吸によって発生するエチレンガスは野菜を完熟させる働きもありますが、葉物などの場合は老化の原因に。氷水に浸けるコールドショックをすると呼吸数が急激に減り、エネルギーの減少を抑え酸化を抑制します。30分のコールドショックを施したアボカドは、普通のアボカドよりも呼吸数のピークが3日ほど遅く、貯蔵日数が伸びることが報告されています。

呼吸数のピークを遅らせる！

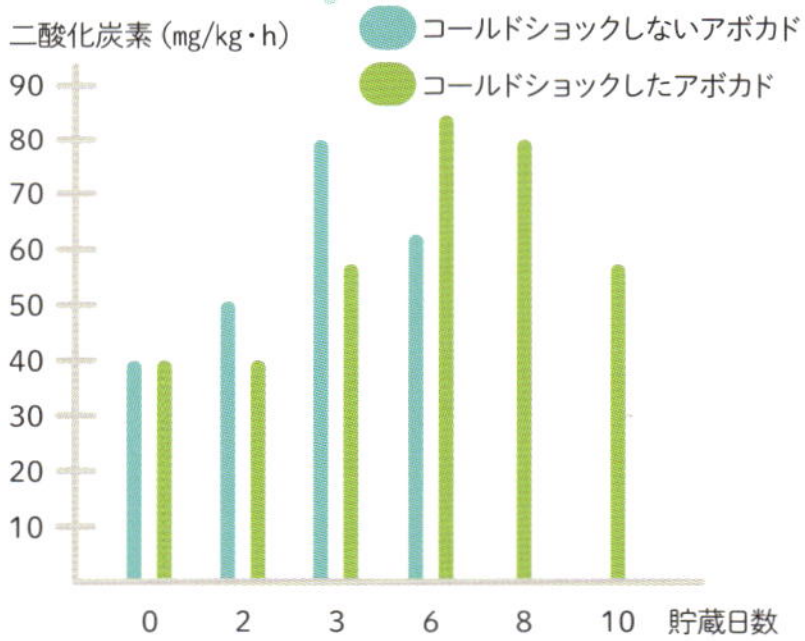

アボカドの呼吸で発生する二酸化炭素を測定。
コールドショックでピークが3日→6日に。

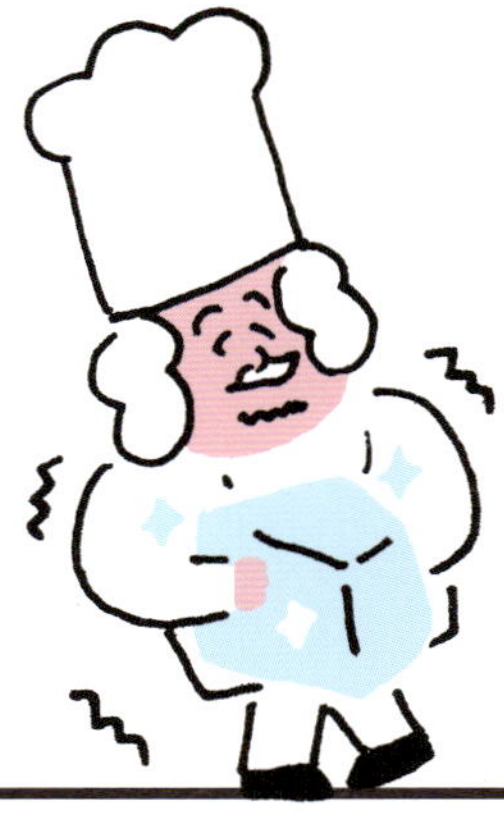

コールドショックなら
野菜にぎゅっと
活を入れて元気に！

3 しょんぼり野菜&パサパサ肉の場合

葉物野菜&肉

お酢+砂糖水

で、よみがえり。

えっ!ほんとうに?

After ← Before

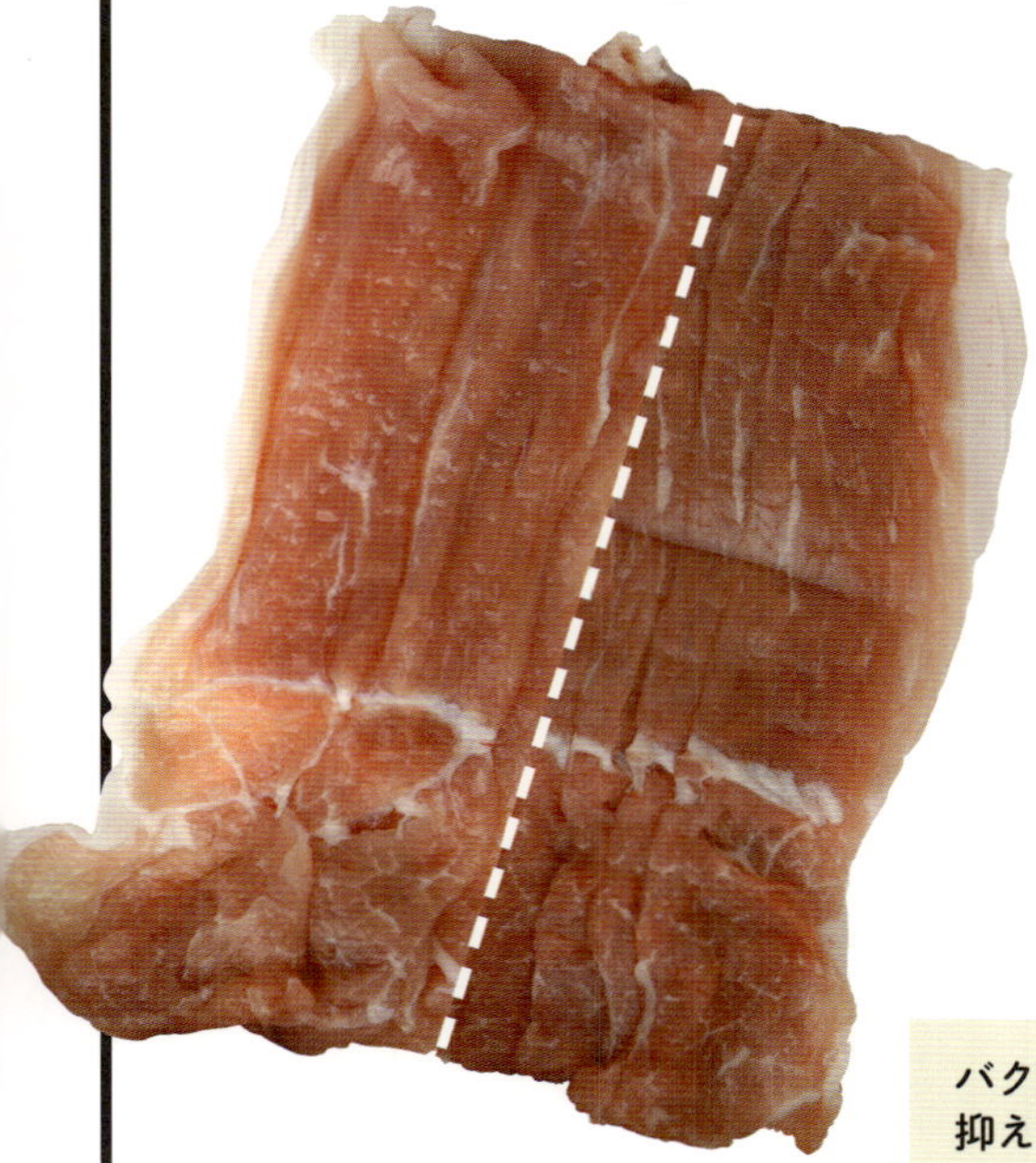

Why?

腐敗防止効果に柔軟効果も!

食材は水分が抜け、乾燥すると傷みやすくなります。砂糖は水分の吸収を助け、酢は酸化を抑えてくれます。また肉の場合、砂糖も酢も水分の保持力をアップさせるので、パサついた肉には、うってつけです。

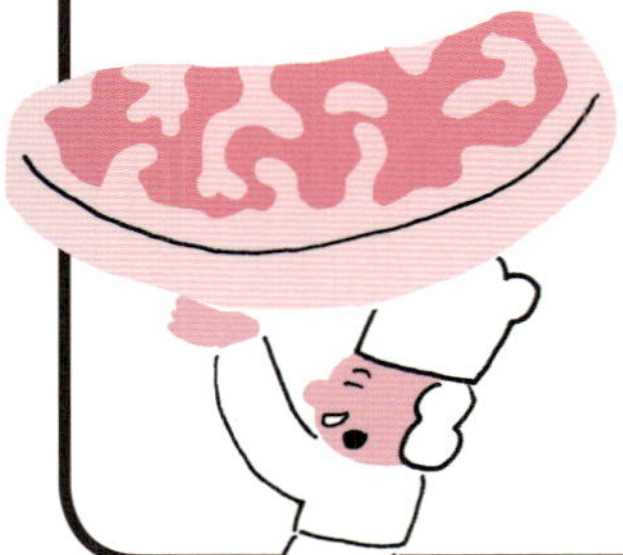

砂糖とお酢はお肉の柔らかさもUPさせるよ!

調理のコツ

バクテリアの発生も抑えて、殺菌力が!!

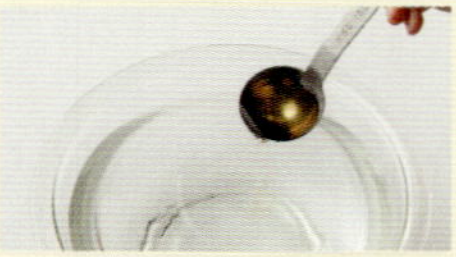

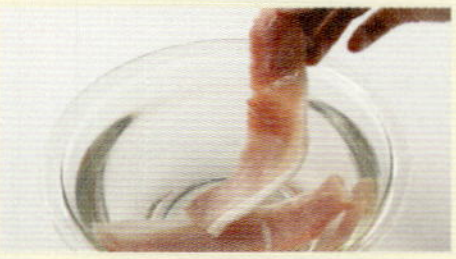

水1ℓに対して砂糖、お酢を大さじ1ずつ入れます。野菜なら3分ほど、肉なら5〜15分ほど浸けて。また乾燥でバクテリアが発生しやすいしょんぼり食材にお酢の殺菌効果が◎。ただし消費期限がすぎたり、腐敗したものは処分を。

やりすぎそれダメ

おはしょりこそ カラダが喜ぶ 10割レシピ

よかれと思ってやっている
アク抜き、下ゆでなどの下処理。
でもそれ、わざわざ栄養を捨てて
しまっているんです！
栄養成分を守る調理なら、
手間なし、ラクラク時短の
10割レシピがベストです！

4
Chapter

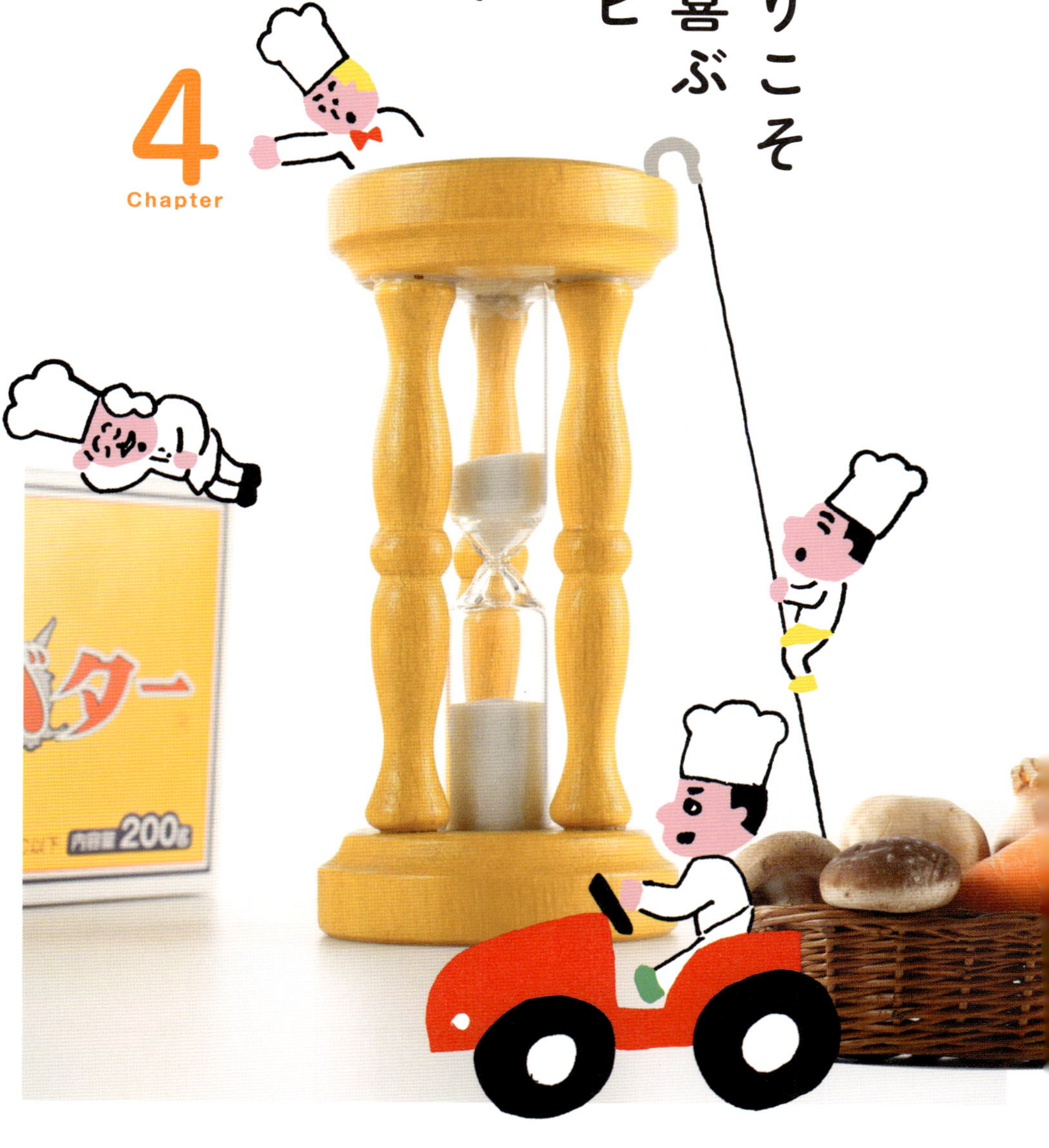

おはしょりで栄養満点はど〜れ？

手間かけゲージ

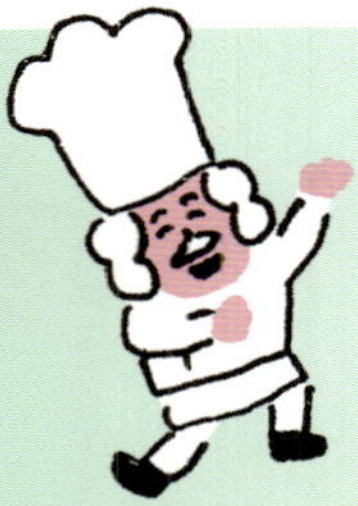
加熱すれば
するほど酸化
しちゃう

生卵

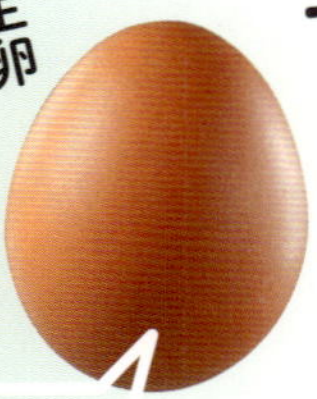

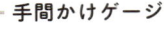

ビタミンDキープ
100%

骨を強くするとともに、免疫力も高めるビタミンD。生がいちばん豊富ですが、加熱しないと体内の吸収率は約50%。体内に吸収しないとなると加熱して食べたほうがお得！

半熟卵

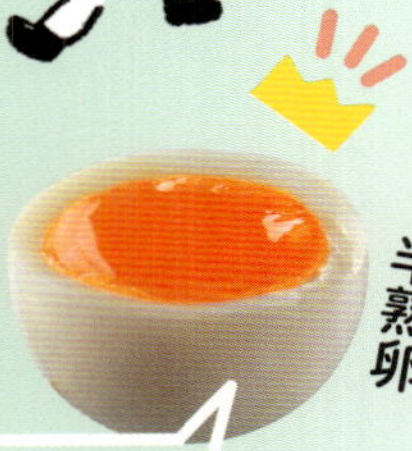

ビタミンD
88%

卵調理の中でも吸収率No.1の半熟卵。特に低温調理で仕上げた温泉卵は吸収率が96%！ タンパク質の抗菌作用、免疫力アップ効果もしっかりゲット。

固ゆで卵

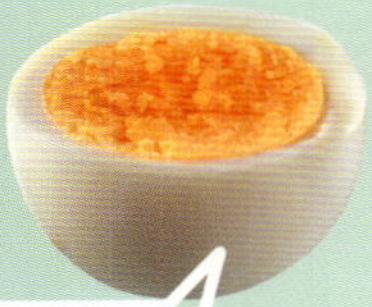

ビタミンD
86%

同じゆで卵でも、固ゆでになると消化時間が半熟卵の3倍かかります。沸騰したお湯の中でゆでると、卵白のリゾチーム、卵黄のレシチンも失活してしまいます。

急激な加熱にご用心!! 卵は高温でダメージに

体内吸収のために加熱が必要な卵には、必須アミノ酸だけでなく、ビタミンB群やビタミンA、D、E、Kなどもバランスよく含まれています。しかし、急に高温で加熱するとビタミン類が減少。本来、カルシウムの吸収を助け、骨を強くするはずのビタミンDは最大40%も下がってしまいます。その上、卵に含まれる抗酸化物質を2割ダウンさせることも。せっかくの優秀食材、高温加熱は避けて、ビタミン類もタンパク質もしっかり摂らないとソン！

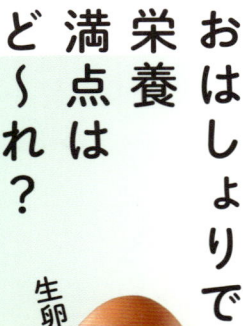

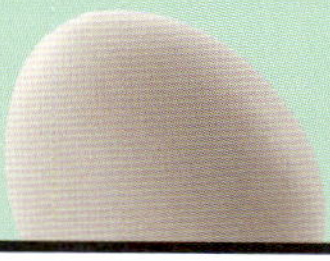

ビタミンDが最大4割ダウン

目玉焼き

ビタミンD
61％

目玉焼きだとビタミンDが4割減！ ビタミンB_2も半分ほどに減少してしまいます。

卵焼き

ビタミンD
70％

しっかり加熱した卵焼きのビタミンDは、ほぼ3割が減少してしまいます。

スクランブルエッグ

ビタミンD
63％

ビタミンDやビタミンB群が
少。でも調理時にふたをする
で減少を抑えることができま

タンパク質も加熱で変質するよ

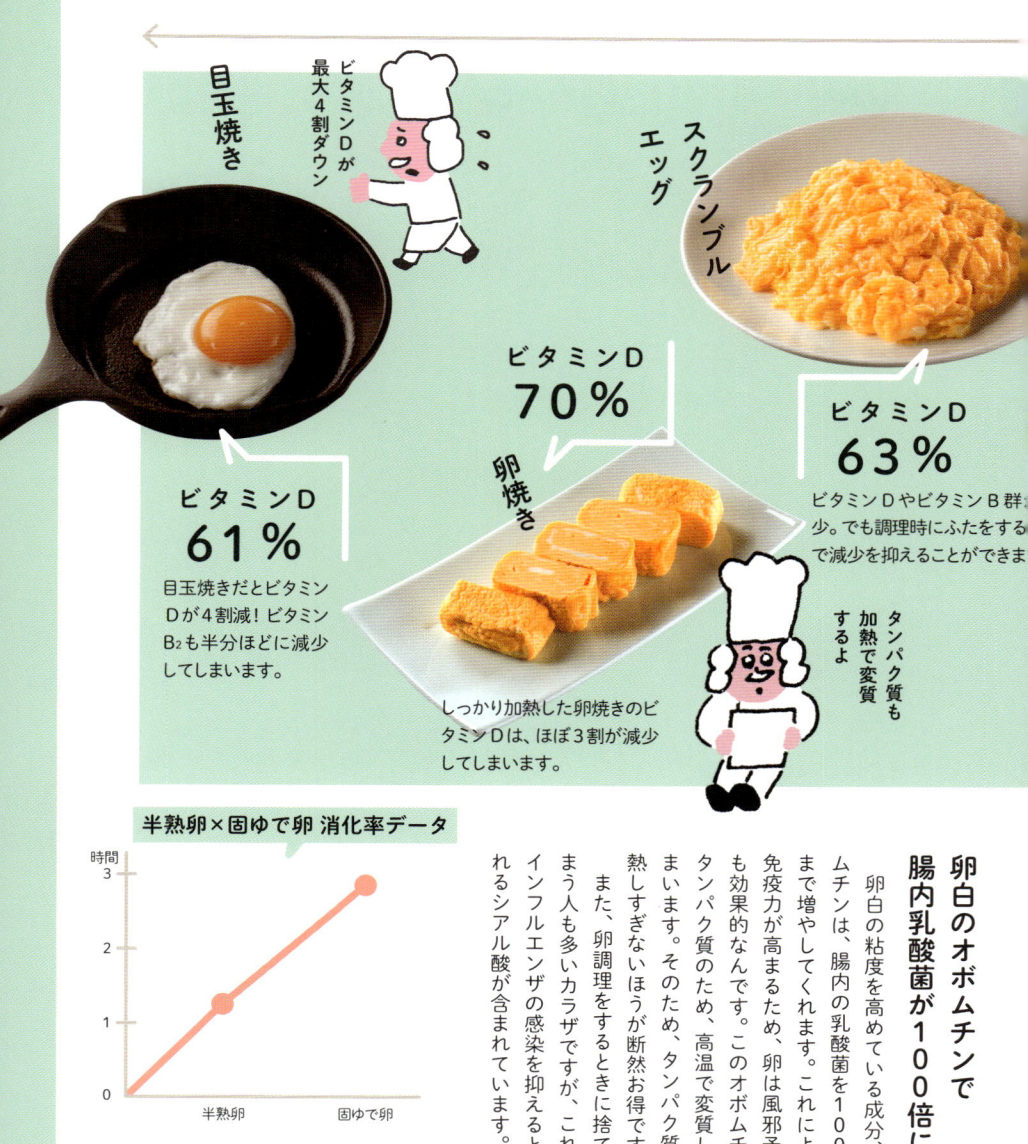

半熟卵×固ゆで卵 消化率データ

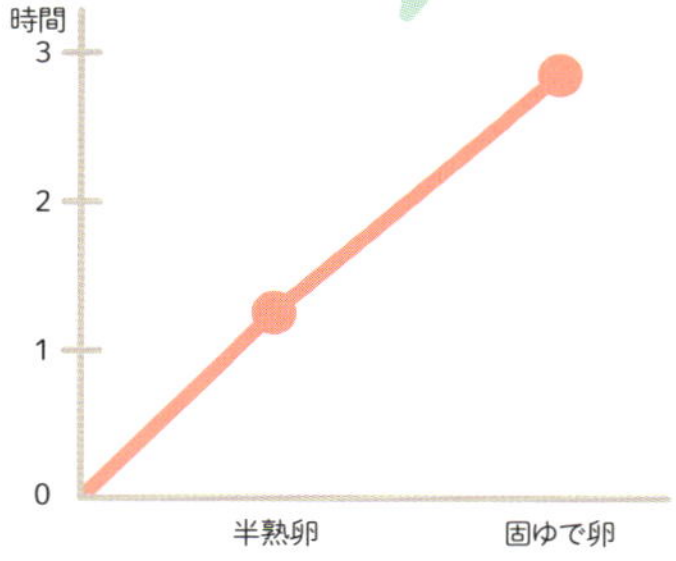
時間
3
2
1
0
半熟卵
固ゆで卵

半熟卵は消化の面でも優秀！ 固ゆで卵と比較すると1/3の時間で消化してくれます。

卵白のオボムチンで腸内乳酸菌が100倍に!!

卵白の粘度を高めている成分、オボムチンは、腸内の乳酸菌を100倍にまで増やしてくれます。これによって免疫力が高まるため、卵は風邪予防にも効果的なんです。このオボムチンもタンパク質のため、高温で変質してしまいます。そのため、タンパク質は加熱しすぎないほうが断然お得です。

また、卵調理をするときに捨ててしまう人も多いカラザですが、これにもインフルエンザの感染を抑えるといわれるシアル酸が含まれています。

塩もみマリネサラダ

ほったらかしで旨みも疲労回復効果もばっちり！
塩でもみ、漬ければストレス＆疲労解消効果も。

漬けるほどに
クエン酸30倍まで増加！

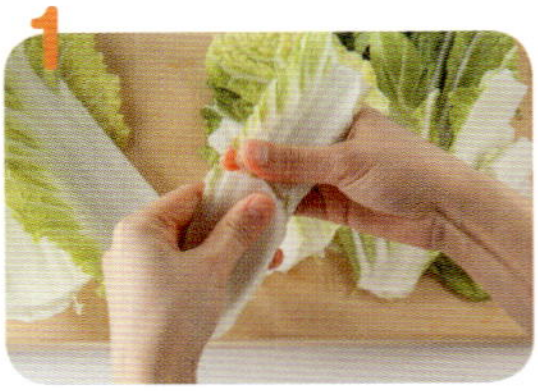

1
白菜の外葉は手で大きくちぎる。

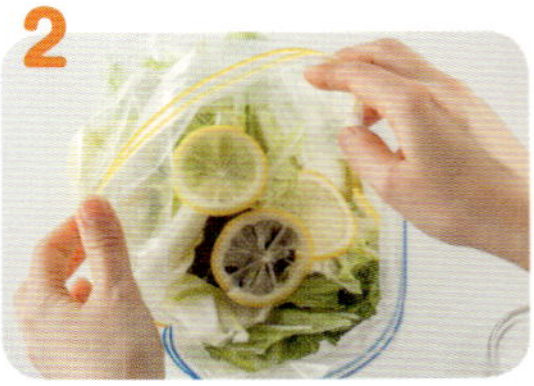

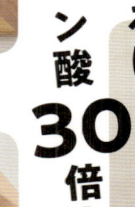

2
保存バッグに1・レモン・昆布を入れ、上からAをふりかけ、空気を抜いて口を閉じる。

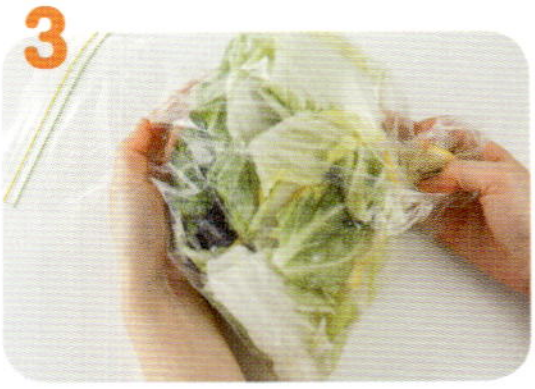

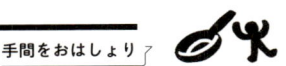

3
よくもみ混ぜ、6時間置く。途中で一度上下を返す。

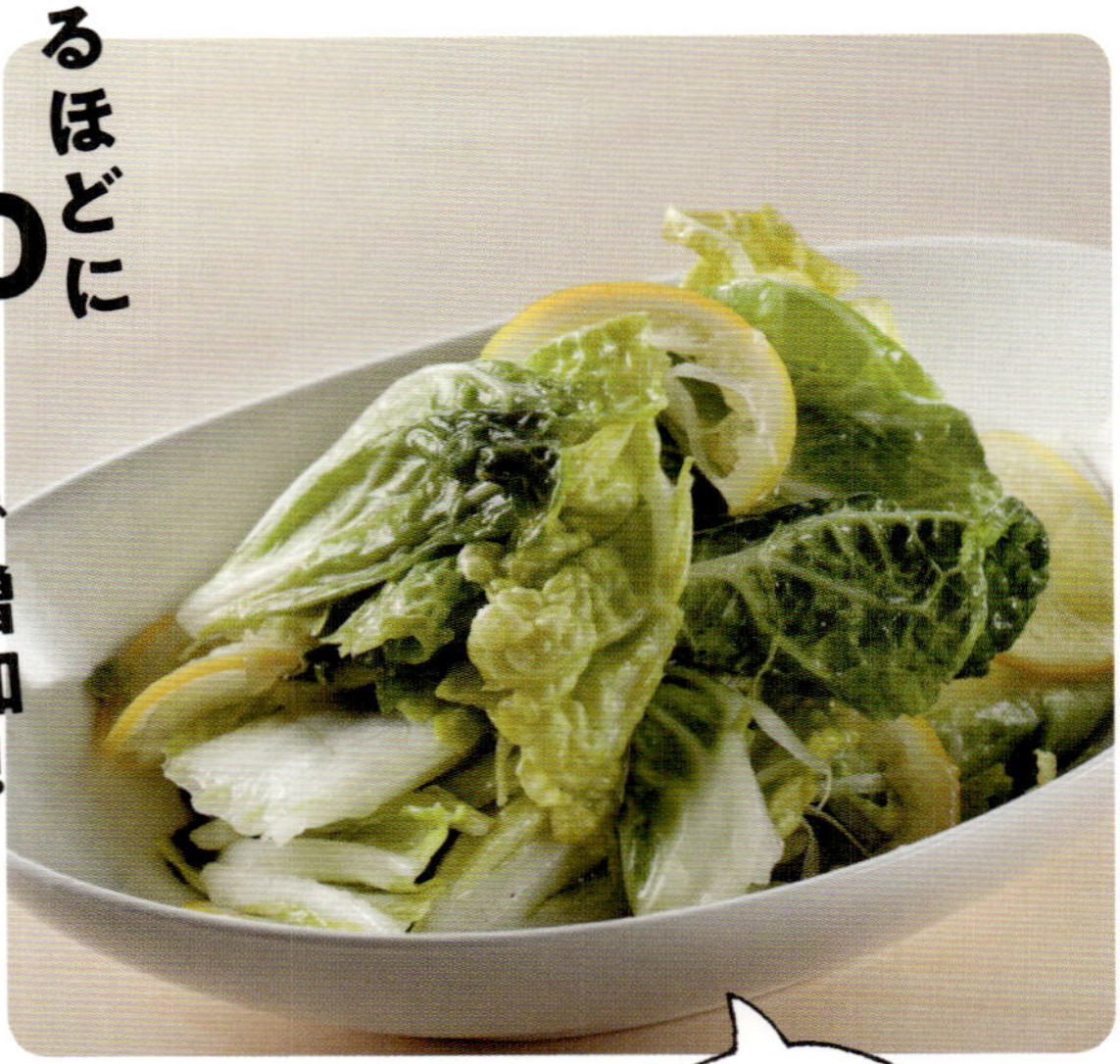

材料（作りやすい分量）

白菜の外葉…300g
レモン（輪切り）…1/2個分
昆布…5cm角
A
塩…小さじ1
砂糖…大さじ1/2
酢…大さじ1
サラダ油…大さじ1

塩もみマリネなら
1週間でクエン酸30倍！

白菜に含まれる旨みと疲労回復効果のあるグルタミン酸は芯の部分に葉の14倍含まれます。塩でもみ、漬ければアミノ酸がストレス解消物質・GABAに変身！ なんと6倍に。1週間でクエン酸は30倍、乳酸も約140倍に！

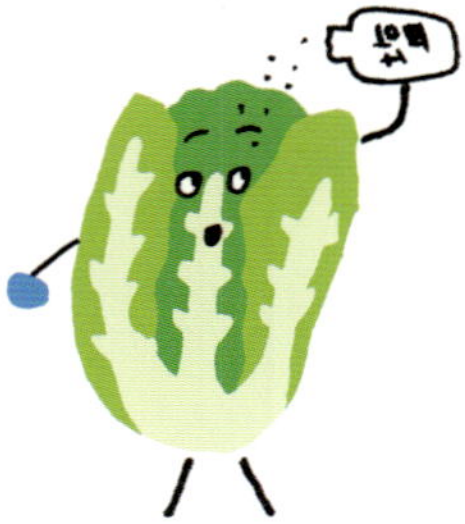

Cooking memo

芯のスティックディップ

材料（作りやすい分量）

A
にんにく（すりおろし）…1/2かけ分
味噌…大さじ2
オリーブ油…大さじ2
砂糖…小さじ1
醤油…小さじ1

白菜の芯の部分…150g

❶ Aをよく混ぜる。
❷ 白菜の芯を、スティック状に切り、①を添える。

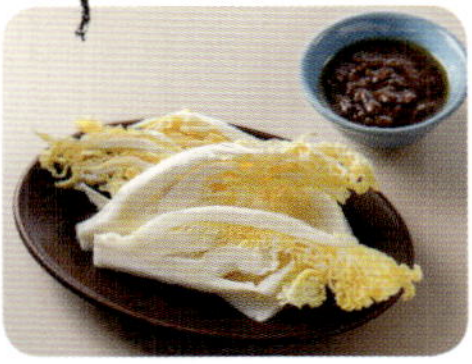

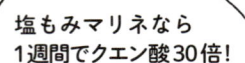

ちぎりレタスのかにあんかけ

加熱しないから抗酸化成分・ポリフェノールのロスなし！
シャキシャキの食感がたまらなくクセになります。

1

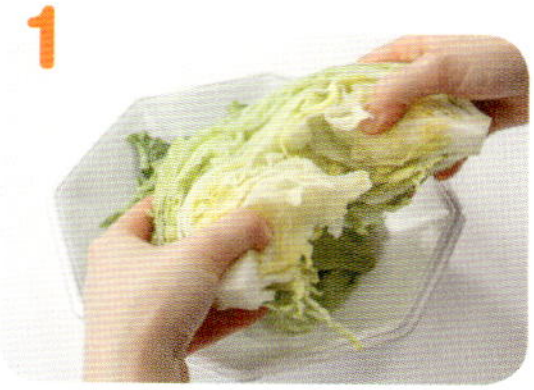

レタスは大きくちぎって器に盛る。しいたけは薄切りにする。

2

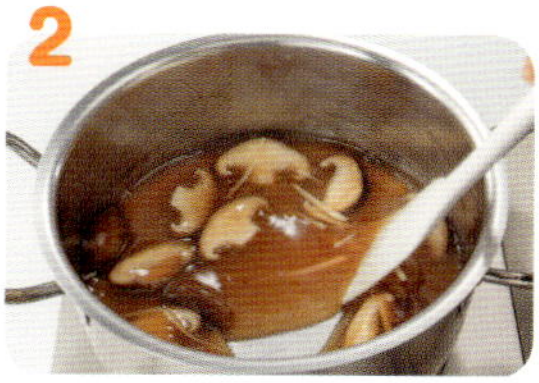

鍋に**A**・しいたけを入れて中火にかけ、よく混ぜながら煮立てる。

3

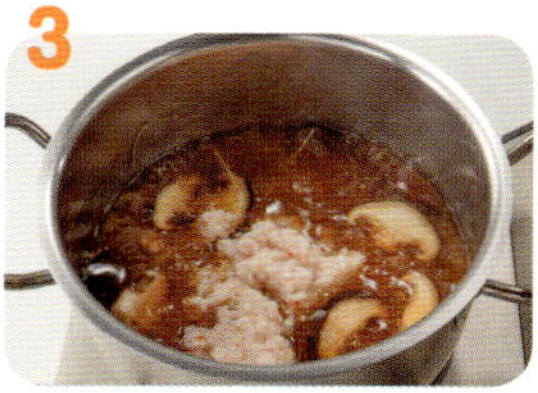

濃いめのとろみがついたら、かに缶を汁ごとほぐしながら入れ、弱火で4〜5分煮る。

4

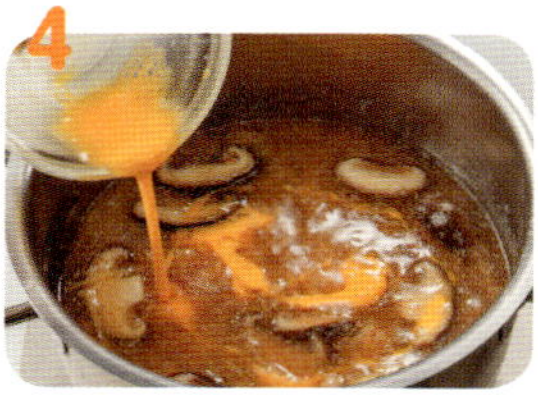

溶き卵を回し入れ、大きく混ぜてかきたまにする。ごま油を加え、**1**のレタスにかける。

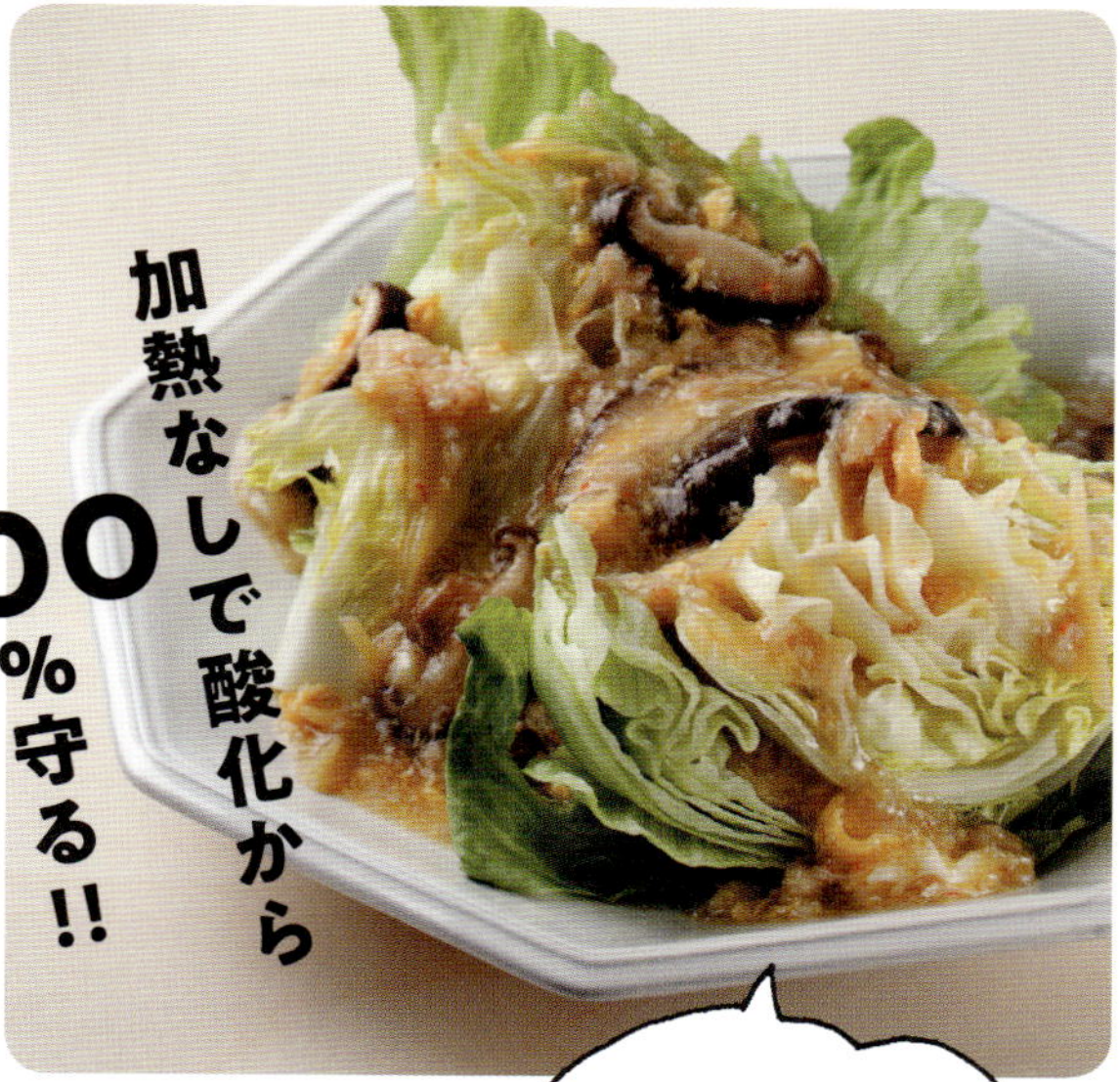

加熱なしで酸化から100%守る!!

材料（2人分）

レタス…1/2玉（180g）

A
- 水…1・1/2カップ
- 酒…大さじ1
- 塩…小さじ1/2
- 醤油…大さじ1
- 生姜（せん切り）…1かけ分
- 片栗粉…大さじ2

しいたけ…2枚

かに缶…1缶（汁こみで100g）

卵…1個

ごま油…小さじ1

1分加熱でビタミンC 20%以下にダウン！あんかけならロスなし!!

レタスのビタミンCや抗酸化成分ポリフェノールは、たった1分の加熱で残量が20%以下になってしまいます。おいしく、栄養効果を守るなら加熱しないホットサラダか、生で！

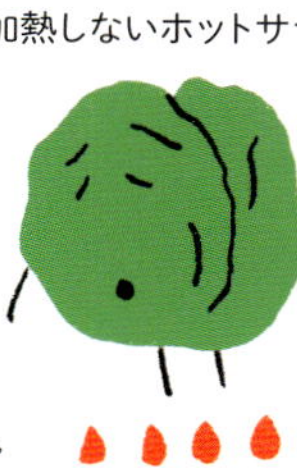

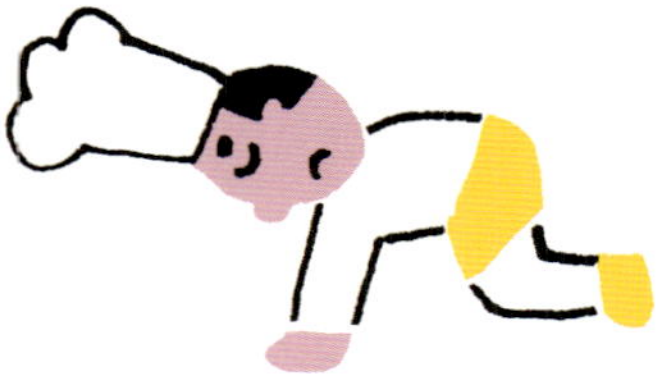

おろしにんじんのラペ

にんじんの皮の食感を楽しんで！
油と酢で、抗酸化＆免疫力アップ成分をがっちり吸収！

1

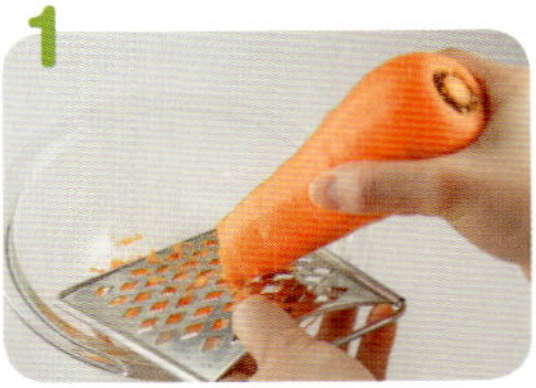

にんじんは皮つきのまま、50g分すりおろす。

2

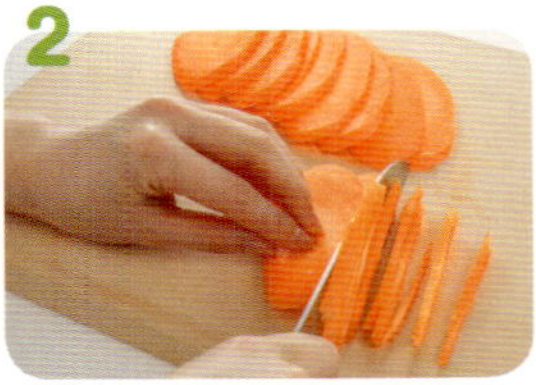

残りは皮つきのまま斜めの2〜3㎜幅に切り、さらにせん切りにする。

3

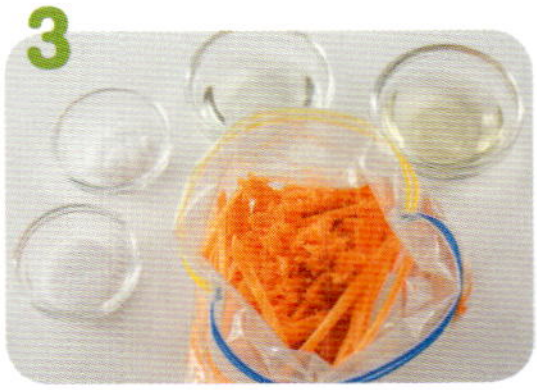

1·2を保存バッグに入れ、**A**を加えて軽くもむ。空気を抜き、3時間以上置いて味をなじませる。

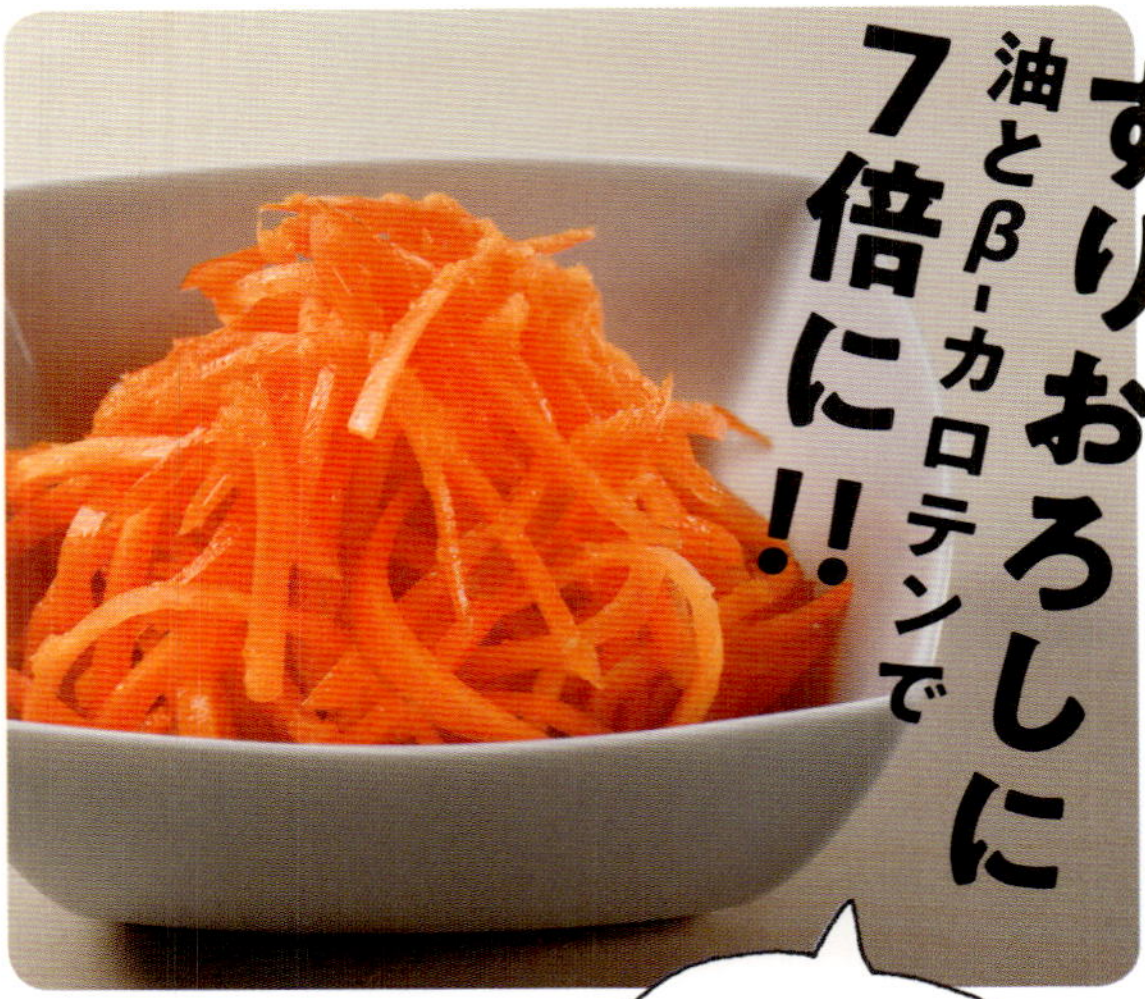

材料（作りやすい分量）

にんじん…2本（300g）

A
- 塩…小さじ1
- 砂糖…小さじ1
- 酢…大さじ2
- サラダ油…大さじ2

にんじんをお得に食べるなら、すりおろし、皮ごと、油！

体内でビタミンAに変わるβ-カロテンの吸収率は生のにんじんで3%、すりおろしで21%しか吸収されません。でも、にんじんは脂溶性のため、お得に食べるなら油と一緒がベスト。そのまま食べるよりも、70〜90%も多く腸で吸収されます。

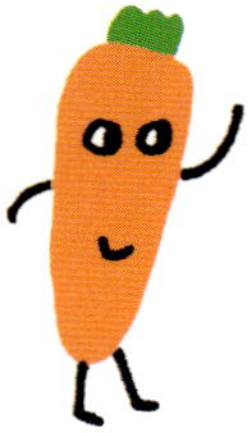

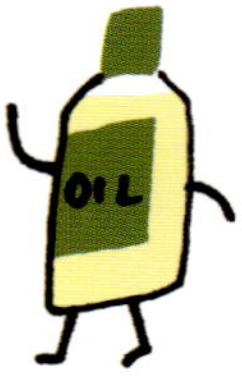

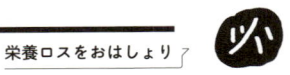

にんじんのカレーきんぴら

カレー粉とにんじんで、
抗酸化パワーがさらに倍増します。

1

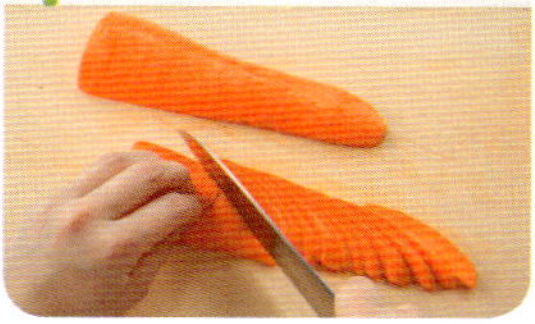

にんじんは皮つきのまま縦半分に切り、斜めの3〜4㎜幅に切る。

2

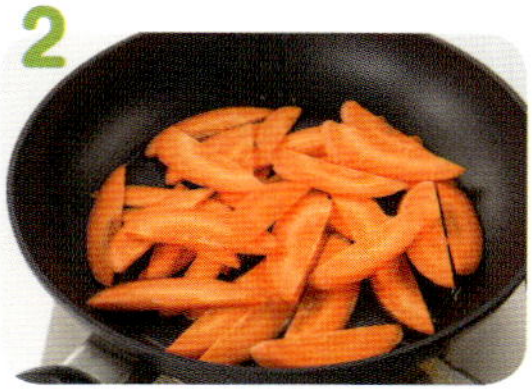

フライパンに油を中火で熱し、にんじんを広げて2分そのまま焼く。その後1〜2分炒める。

3

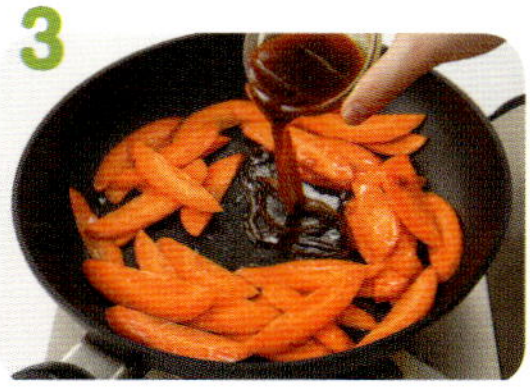

よく混ぜた**A**を中央に入れ、全体によくからめ、水分がなくなるまで炒める。

"カレー粉"で抗酸化力3倍UP!

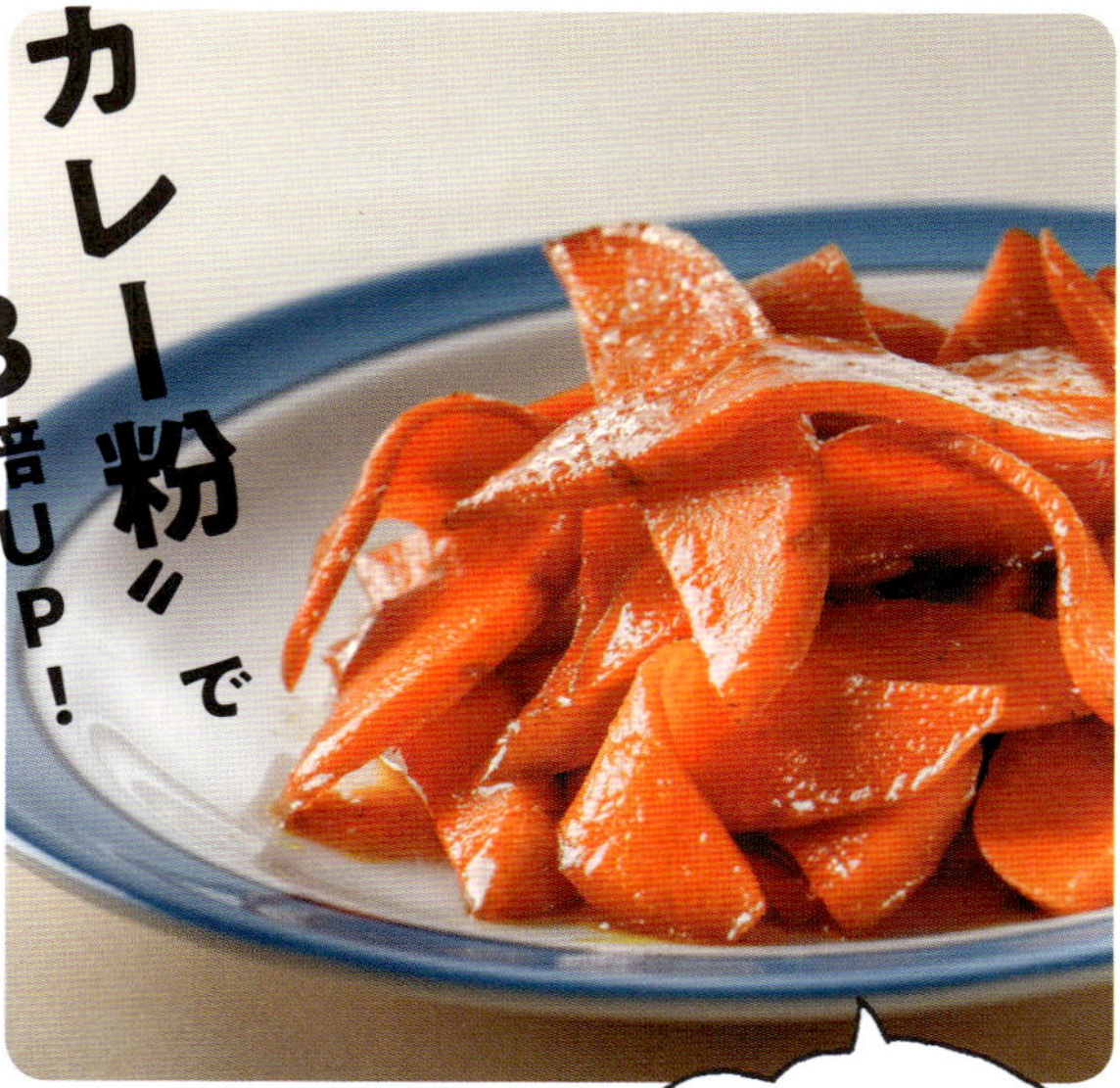

材料（2人分）
にんじん…1本（150g）
サラダ油…小さじ2
A みりん…大さじ2
A 醤油…大さじ1
A カレー粉…小さじ1

カレー粉と合わせれば
抗酸化力を3倍
ゲットできます!

クルクミンをはじめカレー粉には強力な抗酸化力が！油の中でカレー粉と一緒に炒めれば、β-カロテンの抗酸化力を3倍に引き上げます。また、にんじんの抗酸化特性を持つポリフェノールは、皮>根>茎の順で多く、皮はにんじん全体の54％も含むので、皮つきで調理を！

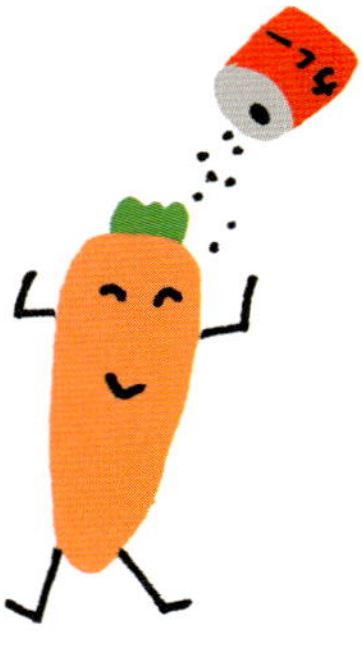

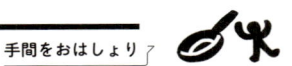

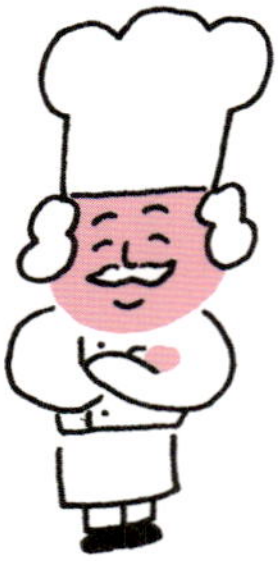

皮つきじゃがいものコンフィ

じゃがいもでエネルギー代謝アップを狙うなら、唐辛子＋油で加熱を。

じゃがいもはオイル煮で代謝効果を倍増！

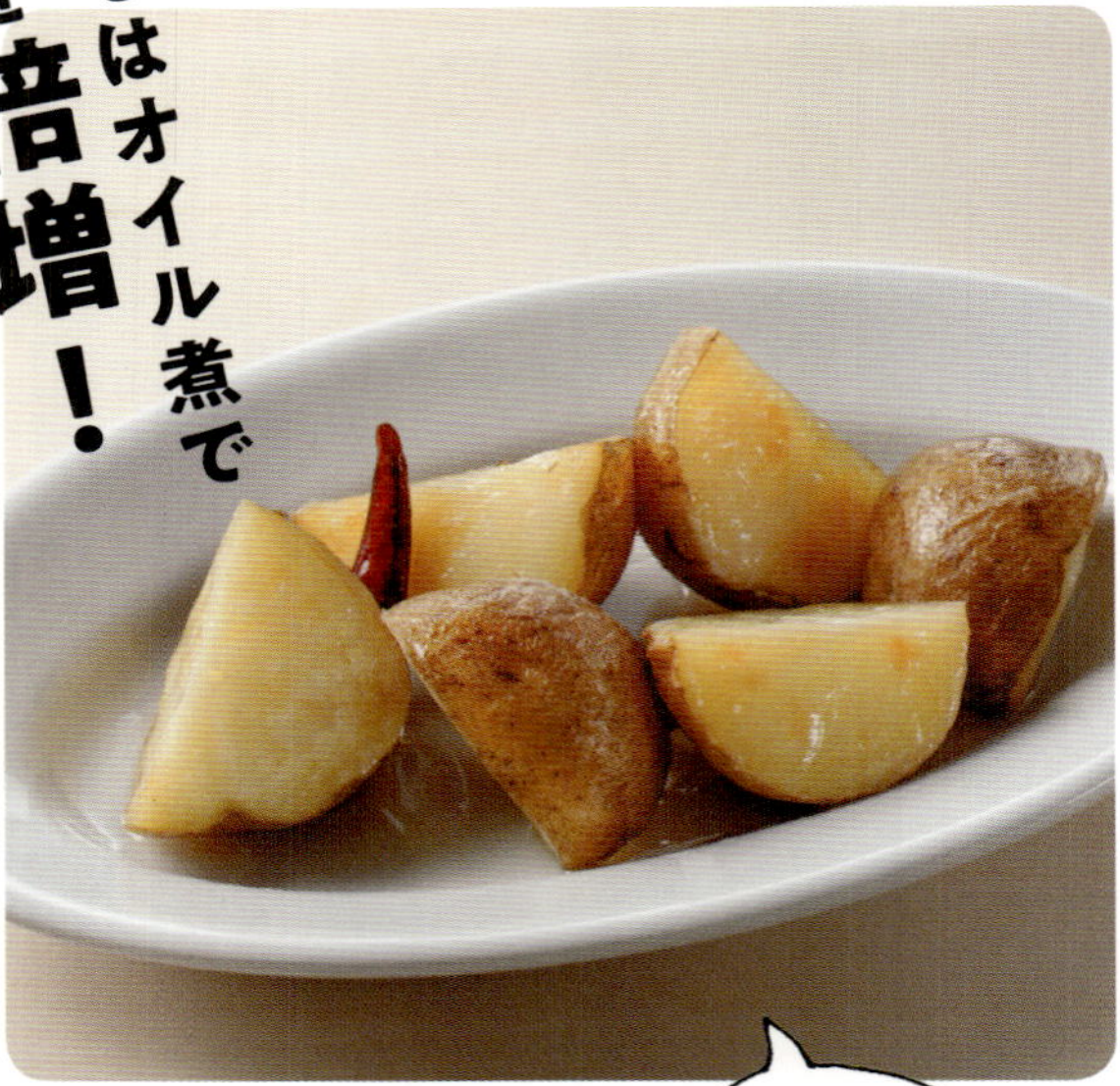

1

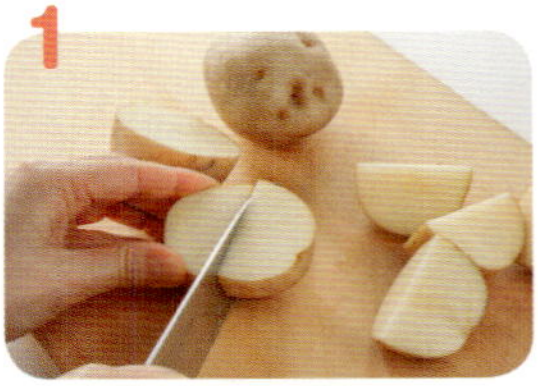

じゃがいもは皮をよく洗って、4等分に切る。

2

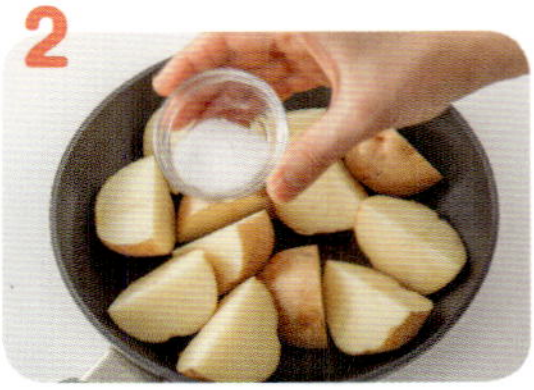

小さめのフライパンに**1**を入れ、塩をからめて5分置く。

3

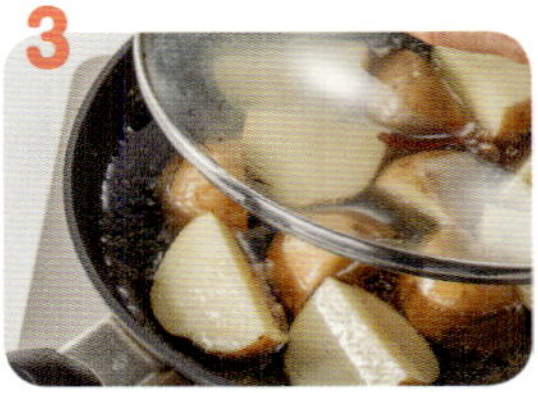

赤唐辛子、油を加え、中火にかける。じゃがいもの周りから細かい泡が出てきたら、ふたをずらして弱火で20〜25分煮る。途中で一度上下を返す。

材料（2人分）

- じゃがいも…小3〜4個（400g）
- 塩…小さじ1
- 赤唐辛子（種を除く）…1本
- サラダ油…1カップ

オイル加熱で代謝アップ効果7倍！

じゃがいもには、代謝を助けるビタミンB群などが7種も含まれています。代謝の味方カプサイシンを含む唐辛子と一緒に皮ごと食べれば、代謝力がさらにアップ！ カプサイシンは脂溶性なので、油と加熱して成分を引き出せば吸収率7倍に！

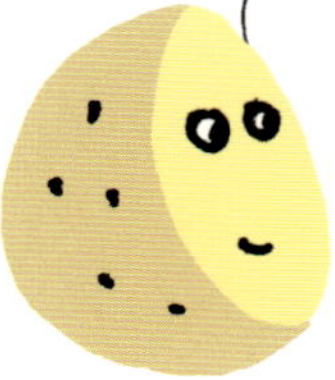

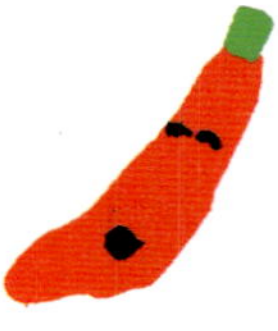

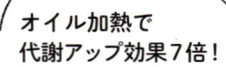

皮つきじゃがいもの味噌そぼろあん

切り口を水にさらさない革命的調理法！
ビタミンの流出をしっかり防ぎます。

ビタミンC、B群が3割もお得に！

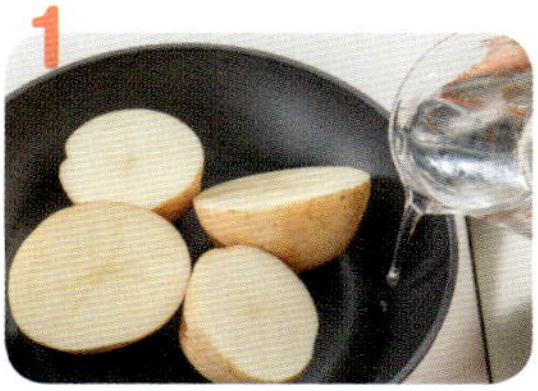

1

じゃがいもは皮をよく洗い、半分に切る。小さめのフライパンに皮を下にして並べ、水を注ぐ。

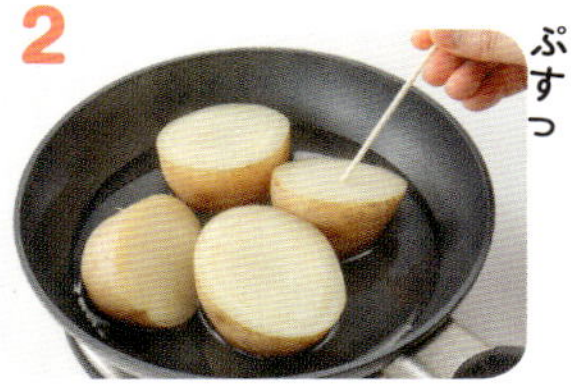

2

ふたをして中火にかけ、煮立ったら弱火にし、20分蒸す。竹串を刺し、スーッと通るようになったら火を止め、そのまま3〜5分蒸らす。

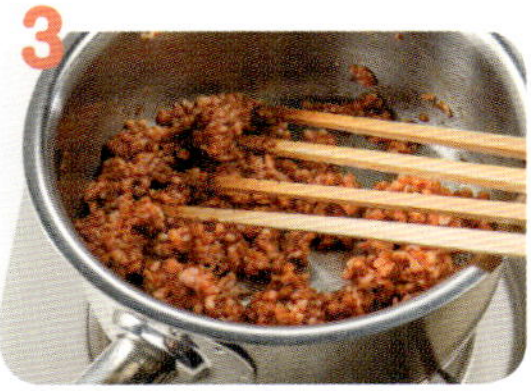

3

Aは小鍋に入れて箸4〜5本で混ぜる。肉に火が入ったら混ぜ合わせた**B**を加えてよく混ぜとろみが出るまで煮る。器に盛った**2**にかけ、バター・万能ねぎをのせる。

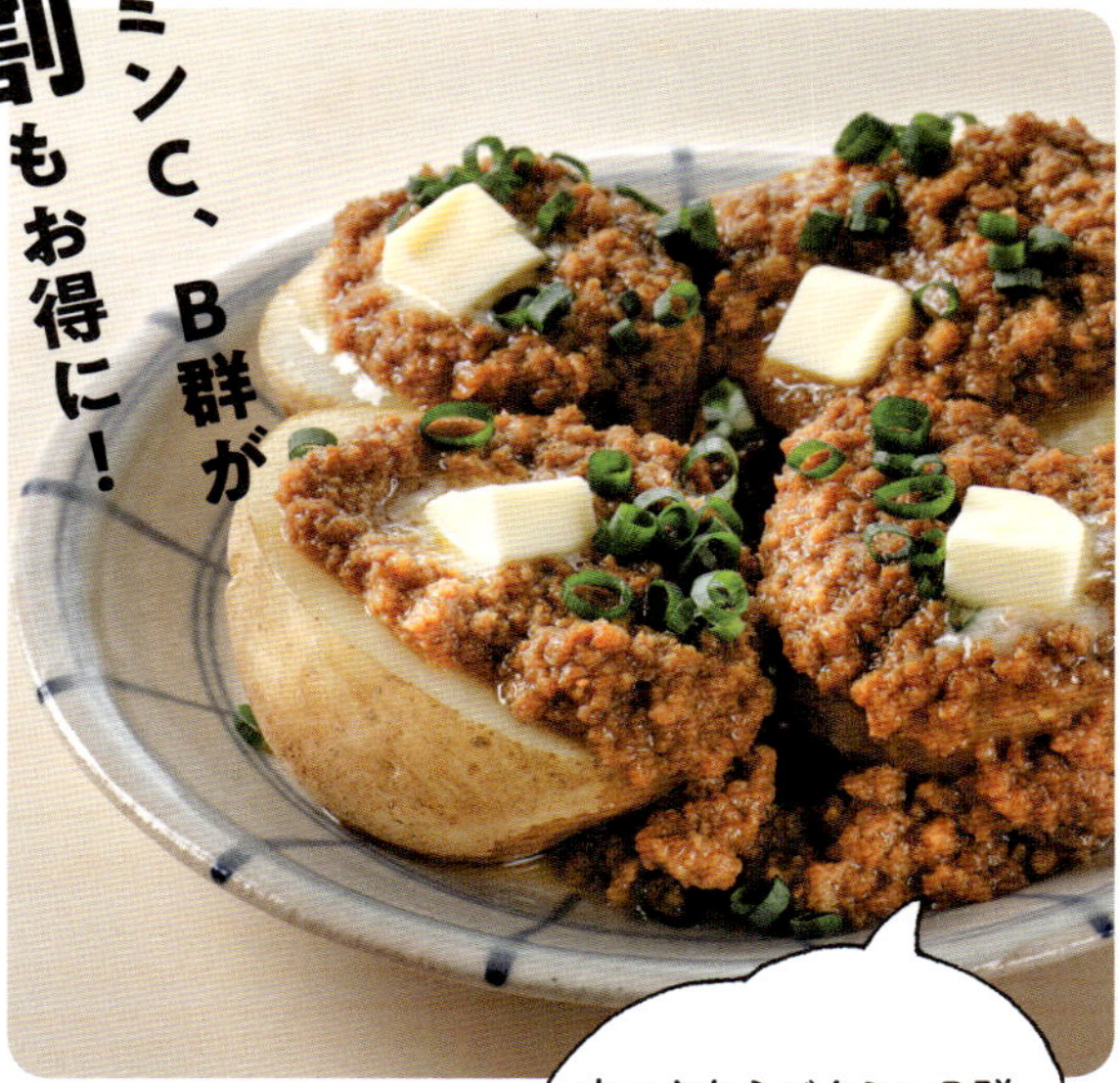

材料（2人分）

じゃがいも
…2個（300g）
水…1カップ

A
- 豚ひき肉…100g
- 味噌…大さじ2
- 砂糖…大さじ1

B
- 片栗粉…小さじ1/2
- 水…1/4カップ

バター…10g
万能ねぎ（小口切り）
…適宜

皮つきならビタミンB群、ビタミンCを90%キープ！食物繊維も壊れない！

じゃがいものビタミン類は水溶性で、皮をむいてゆでると60%が流出。切り口を水にさらさない皮つき蒸しなら流出を10%に抑えます。しかも皮には脂肪を溜まりにくくし、老化を防止するクロロゲン酸も豊富です。皮の緑の部分や芽は取り除いて。

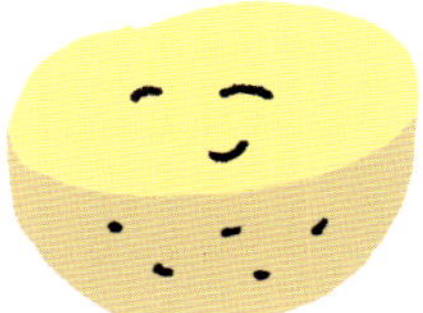

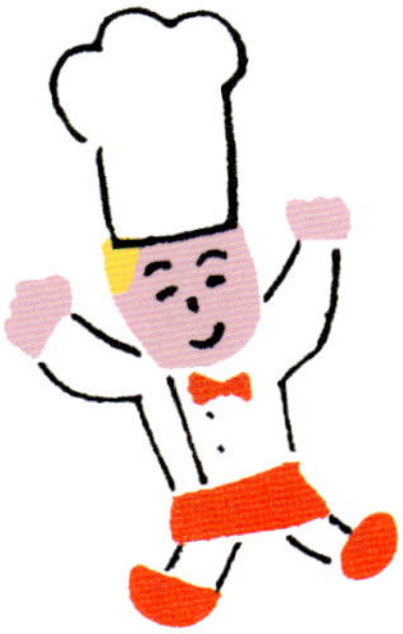

レンチンかぼちゃのバター醤油

かぼちゃはレンチン調理でビタミンをMAXでいただきます!

レンチンなら ビタミンMAXキープ!

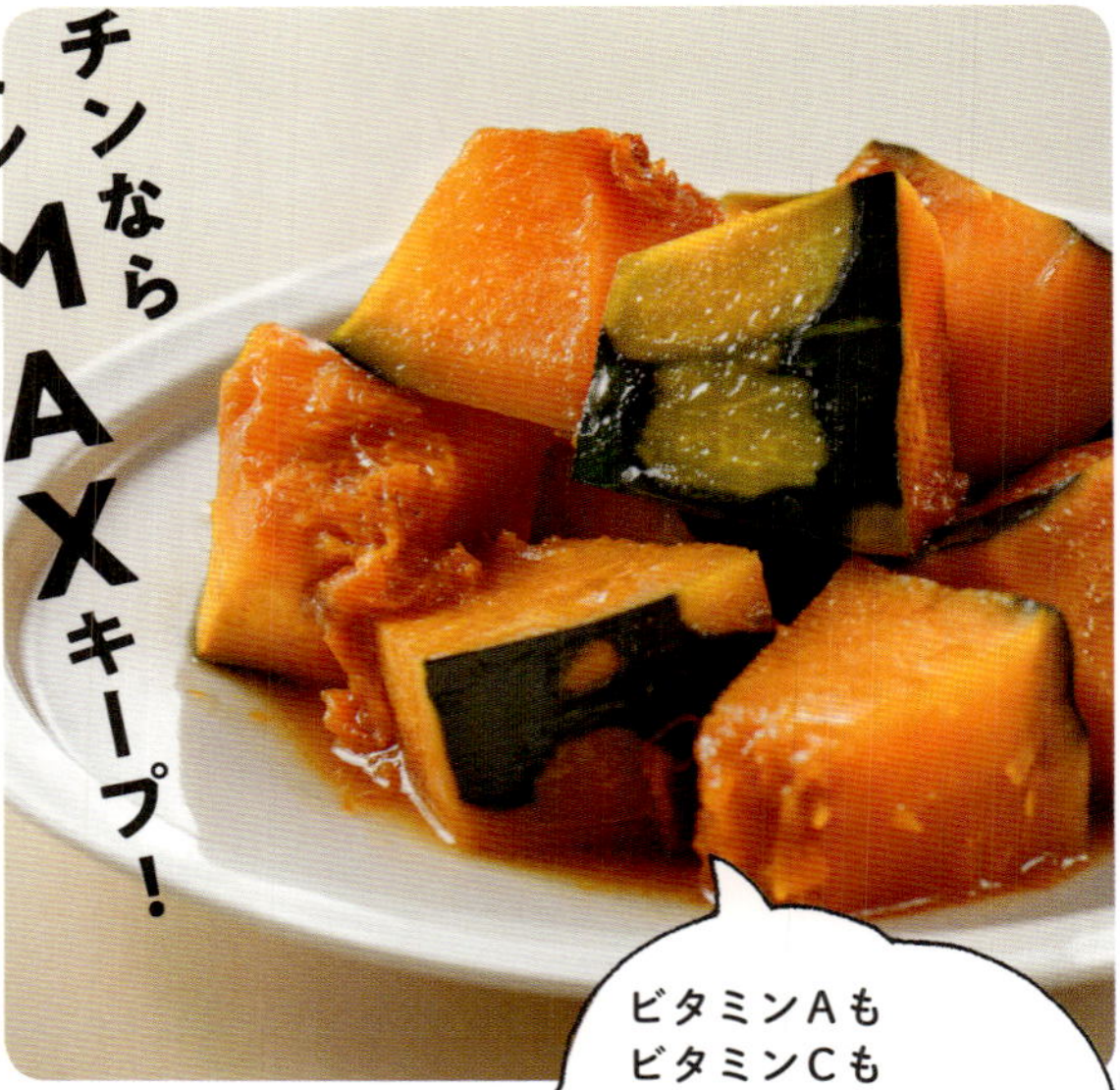

1

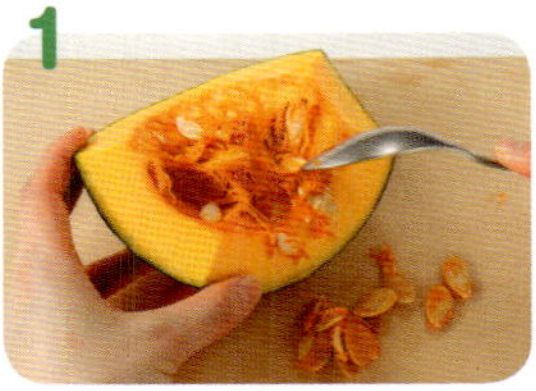

かぼちゃは種だけをざっと除き、ワタを残す。

2

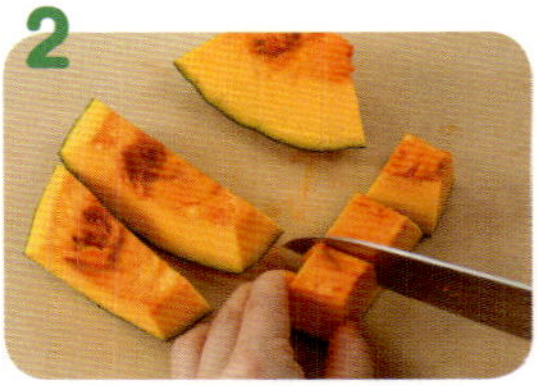

ところどころ皮をむき3cm角に切る。

3

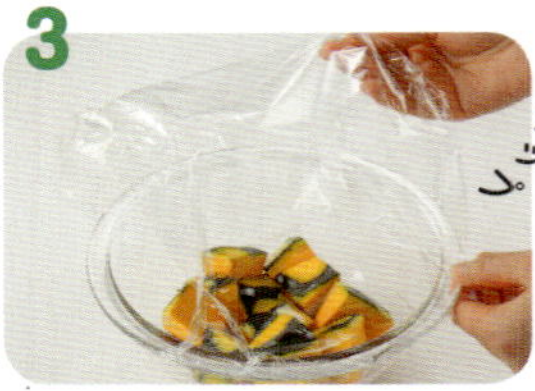

ふんわりラップ

かぼちゃの皮目を上にして耐熱ボウルに並べ、混ぜた**A**を全体にかける。ふんわりラップをして電子レンジで6分加熱する。

4

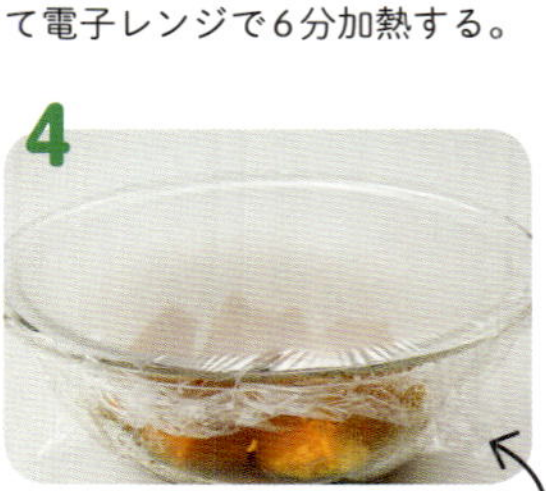

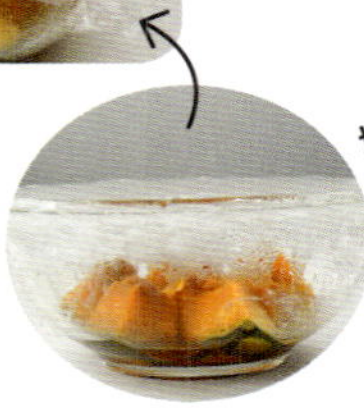

横から見ると

バターを加え、上下を返して新しいラップをぴっちりとかけ直し、余熱で10分熱を通す。

材料(作りやすい分量)

かぼちゃ…1/4個
(種だけ除いて250g)

A
- 醤油…大さじ1
- みりん…大さじ1
- 水…大さじ3

バター…10g

ビタミンAも
ビタミンCも
レンチンが一番お得!

かぼちゃには脂溶性ビタミンも水溶性ビタミンも豊富ですが、ゆでや炒めでは、どちらかのビタミンを大きくロス。レンチンならビタミンCが92%残存し、逆に、蒸し加熱にすると78%まで下がってしまいます。また、ワタには果実の5倍のβ-カロテンが含まれるのでワタごとレンチンがお得です!!

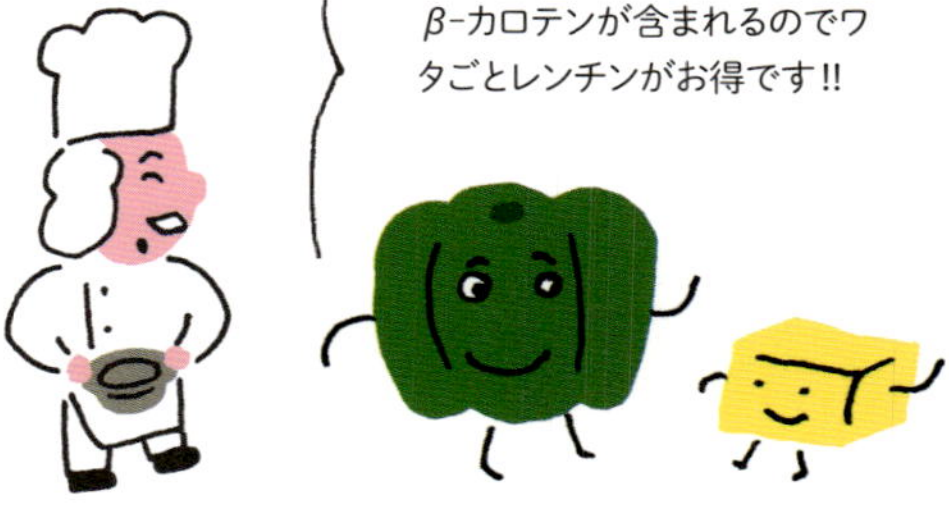

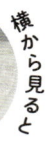

豆腐と乾燥わかめの和えもの

豆腐の水分でわかめを戻すから、
ミネラルの流出を完全ガード！

乾燥わかめは豆腐で戻せばミネラルが10倍お得！

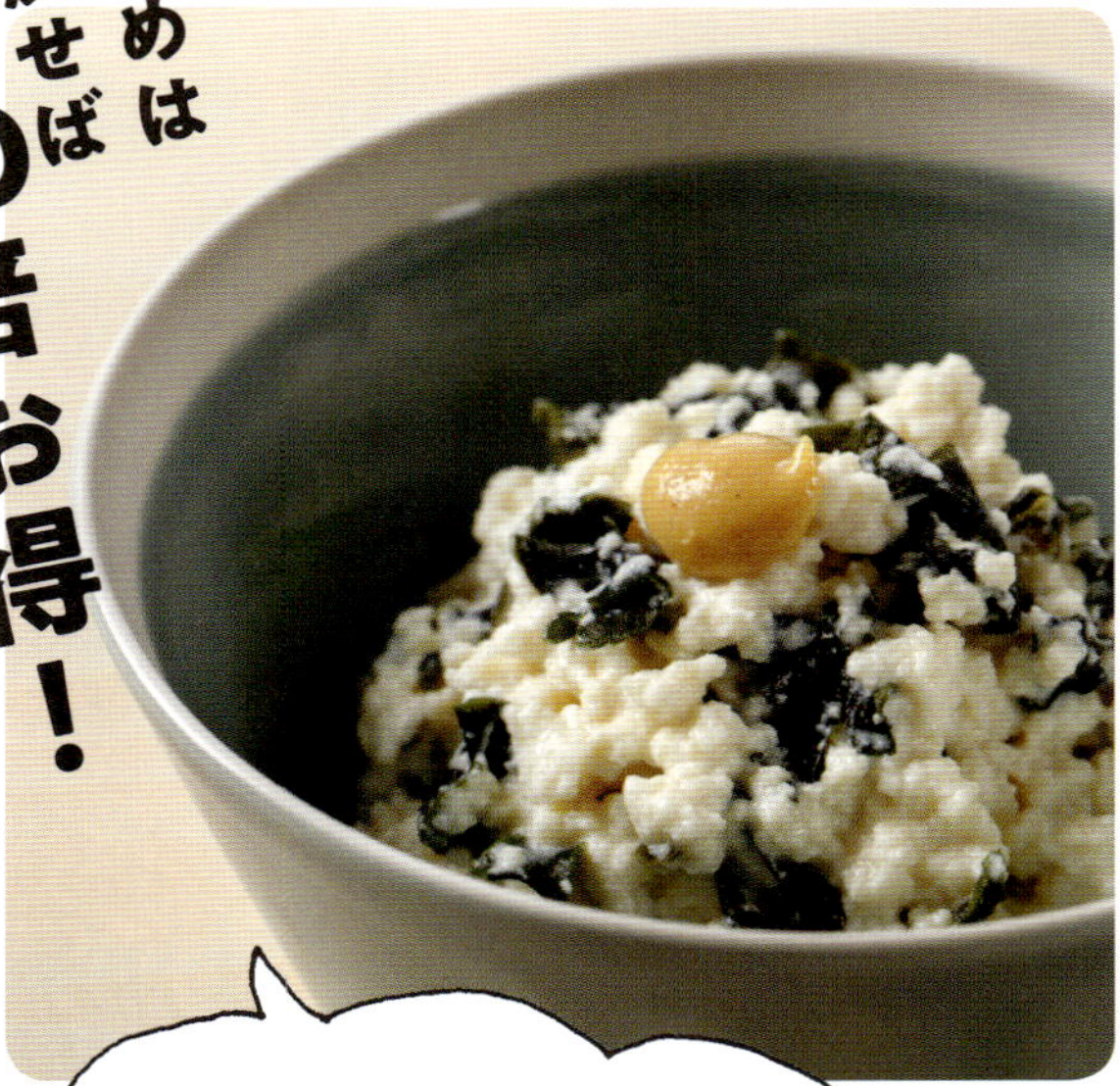

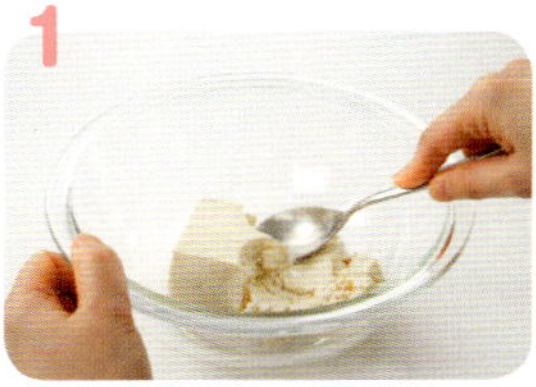

1

豆腐をボウルに入れてスプーンで崩す。

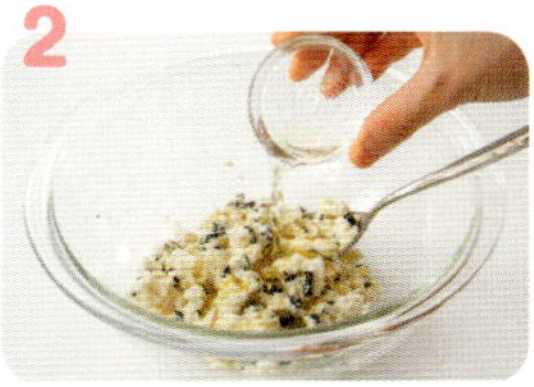

2

わかめ・油を加える。

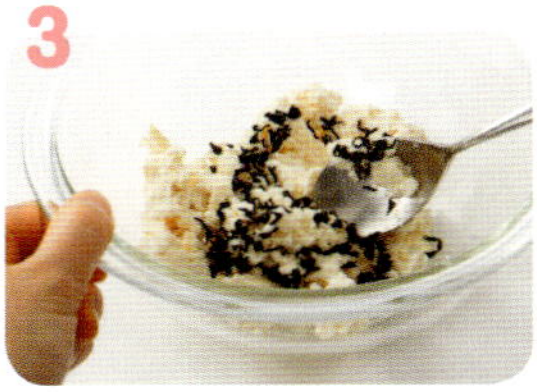

3

わかめがふやけるまで混ぜる。塩を加え、醤油・酢で味を調え、お好みの薬味を混ぜる。

乾燥わかめは水で10分
戻すとヨウ素が90%消失
鉄分も5分で1/3に減少！

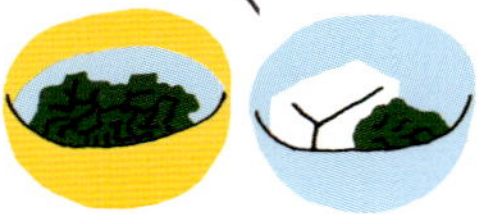

海藻に含まれるカルシウム、マグネシウムなどのミネラル成分。乾燥わかめにももちろん豊富ですが、水で戻している間に流出して、マグネシウム、カルシウムはなんと1/10に減少！　でも豆腐の水分でわかめを戻せば、ミネラル分も流出せず10倍お得！ 豆腐ごと食べればロスなしの一品です。

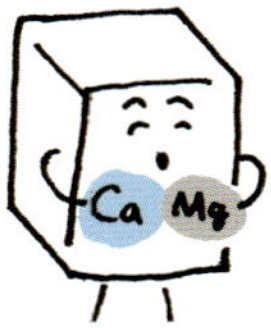

材料（2人分）

乾燥わかめ…大さじ1
木綿豆腐…1/2丁（150g）
オリーブ油
　またはごま油…小さじ1
塩…小さじ1/4
醤油…小さじ1/4
酢…小さじ1
練りからし
　またはわさび…適宜

冷凍きのこのきのこ汁

安くて旨みの強いきのこは、
冷凍すればアミノ酸が6倍増えてお得に！

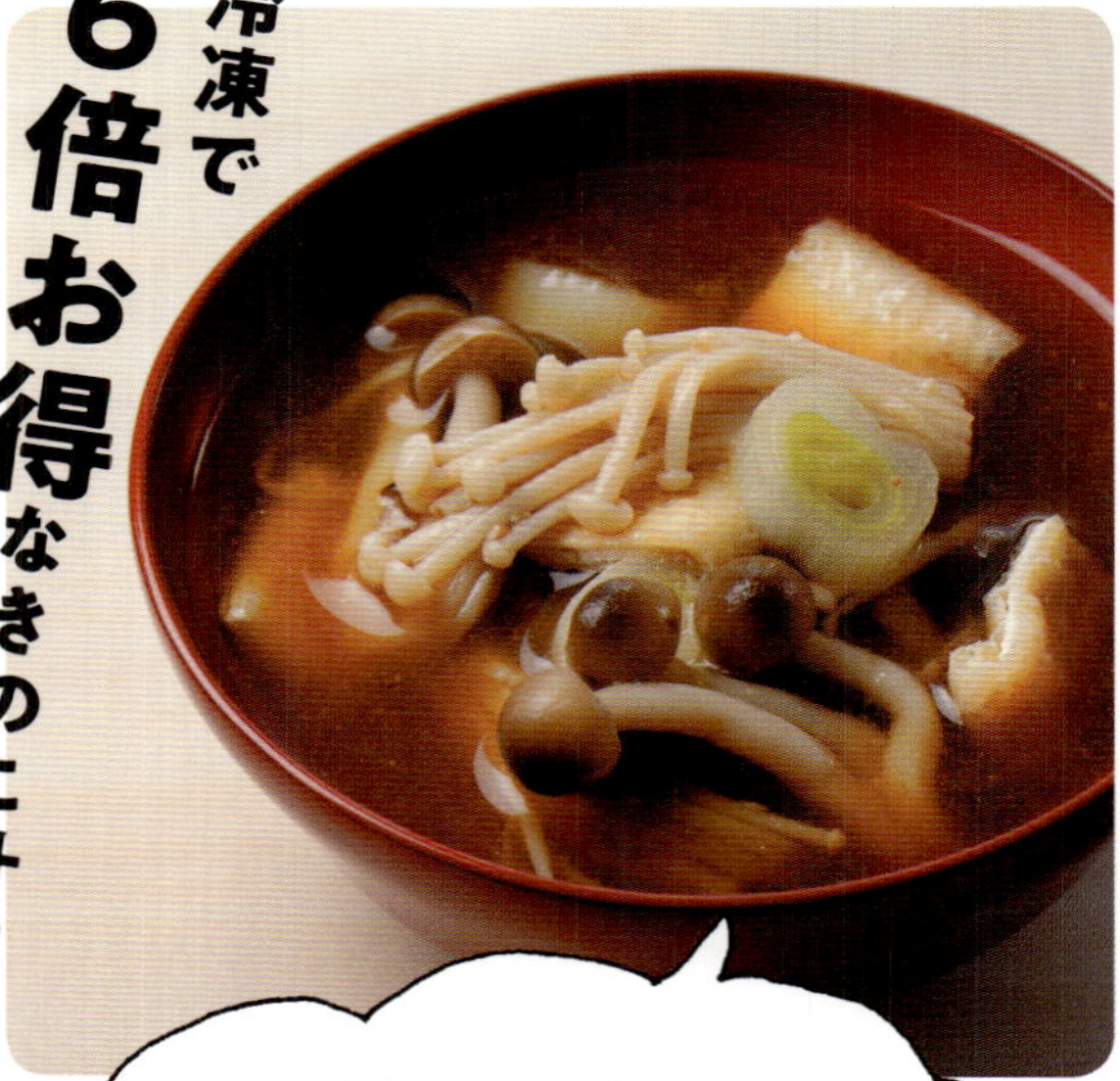
冷凍で
6倍お得なきのこ汁に

**きのこは冷凍で旨みの成分
グアニル酸、グルタミン酸が
2〜6倍にアップ！**

きのこの旨みのもとであるグアニル酸、グルタミン酸には、生活習慣病予防や疲労回復に効果があるとされています。生ではほとんど活性化しないこれらのアミノ酸ですが、冷凍後加熱することで、完全に活性します！ きのこは加熱しても抗酸化力が落ちないので、ビタミン類もバッチリ！

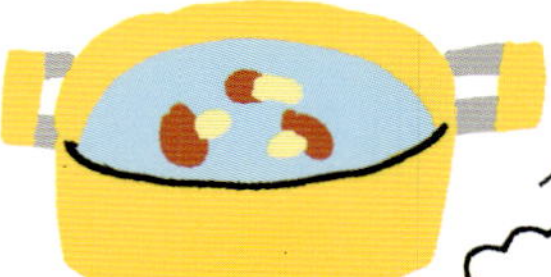

材料（2人分）

冷凍きのこ…200g
長ねぎ…1/4本
油揚げ…1/2枚
水…2・1/2カップ

A	みりん…大さじ1
	醤油…大さじ1
	味噌…大さじ1

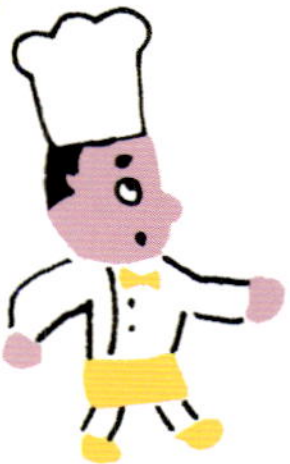

下準備

冷凍きのこ

しめじ・えのき各200gはこぶさに分けて保存バッグに入れ、冷凍する。

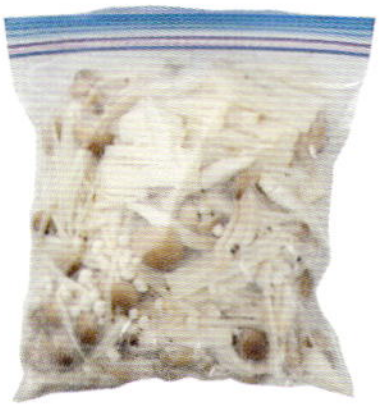

1

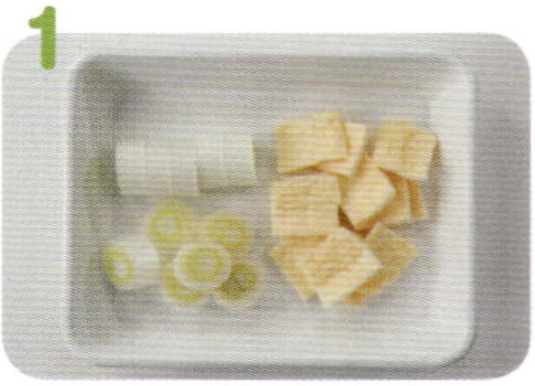

長ねぎは1㎝幅に、油揚げはぬるま湯でもみ洗いして2㎝角に切る。

2

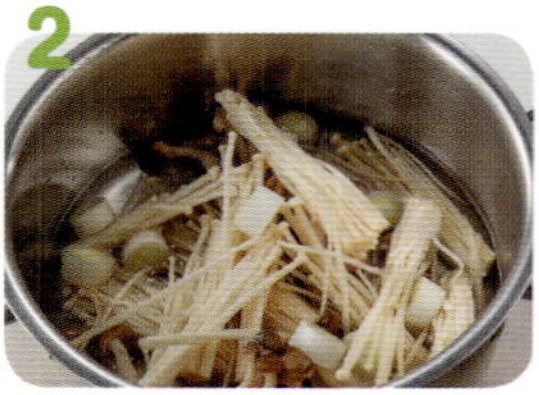

鍋に水を入れ、冷凍きのこ・長ねぎを加えて中火にかける。煮立つ直前に火を弱め5分煮る。

3

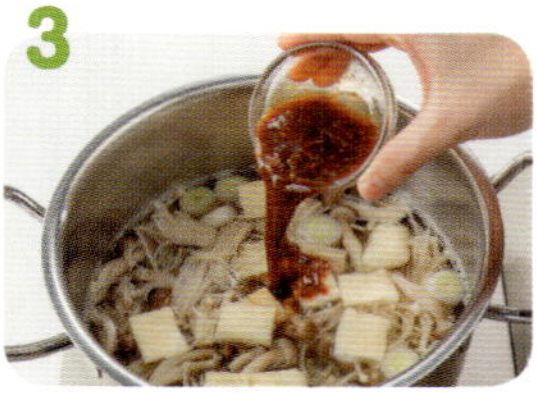

油揚げ、**A**を加えて弱火で5分煮る。

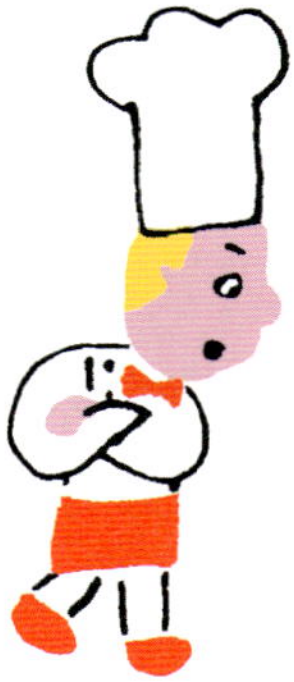

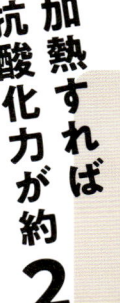

冷凍きのこの炒り煮

冷凍したきのこは、短時間加熱でもしっかりと旨みが出るので時短調理にもおすすめ。

加熱すれば抗酸化力が約2倍アップ

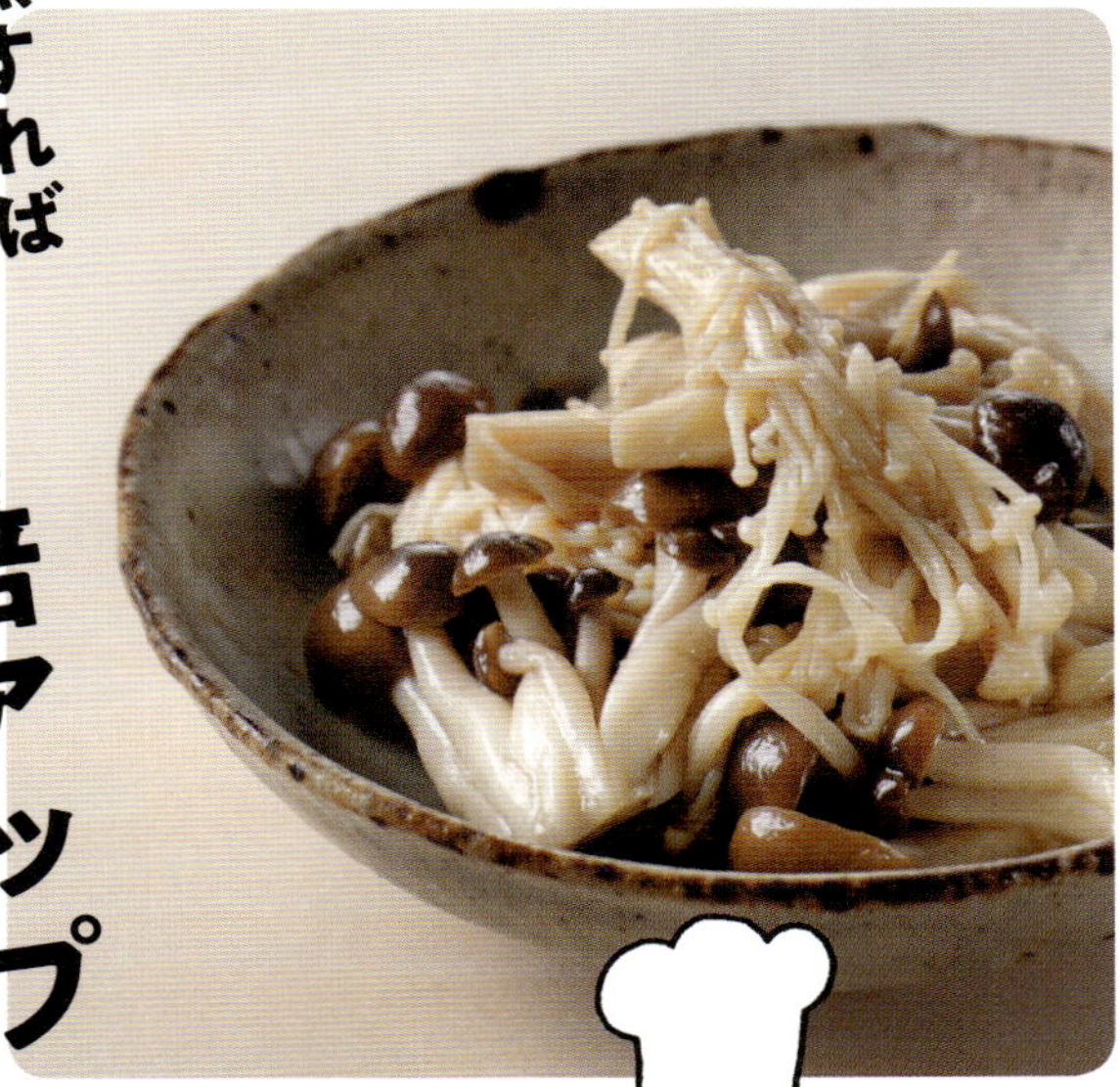

1

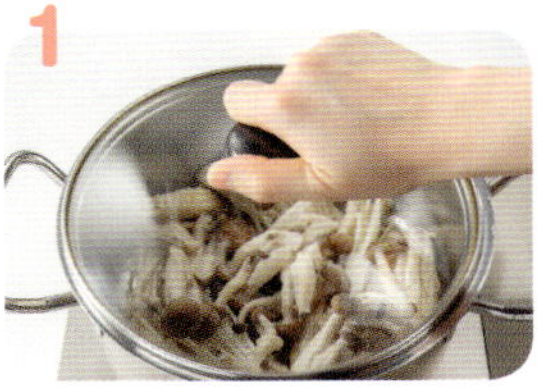

鍋に冷凍きのこ・塩を入れふたをして中火にかけ、ふつふつと音がしたらふたを取る。

2

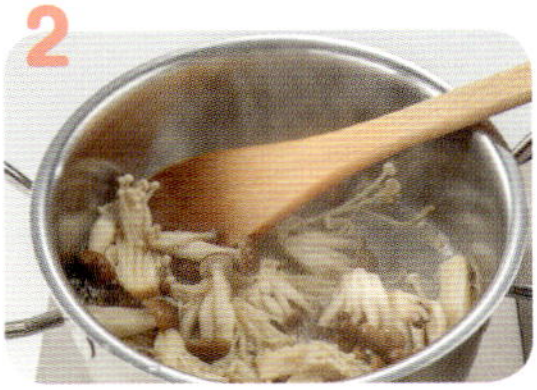

上下を返して火を弱め、水分が少なくなるまで4〜5分炒める。

3

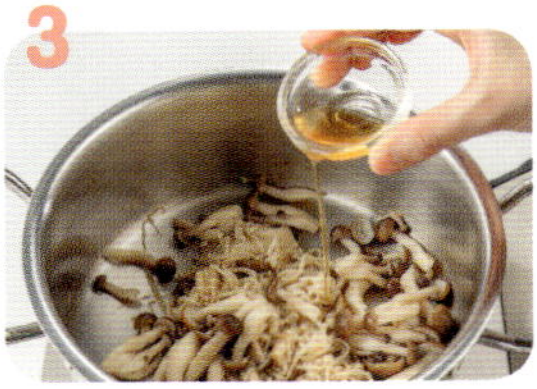

ごま油をからめて、全体を混ぜる。

材料（作りやすい量）
冷凍きのこ…200g
塩…小さじ1/3
ごま油…大さじ1

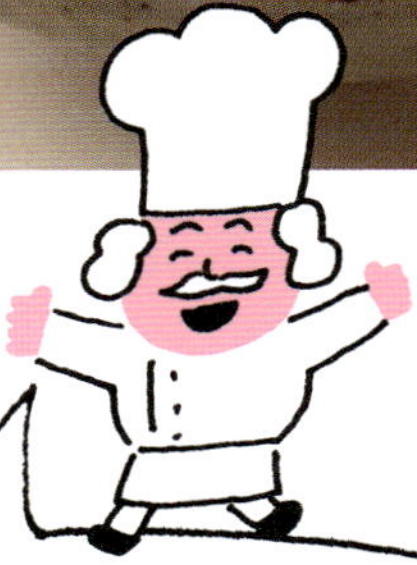

冷凍におすすめのきのこは?

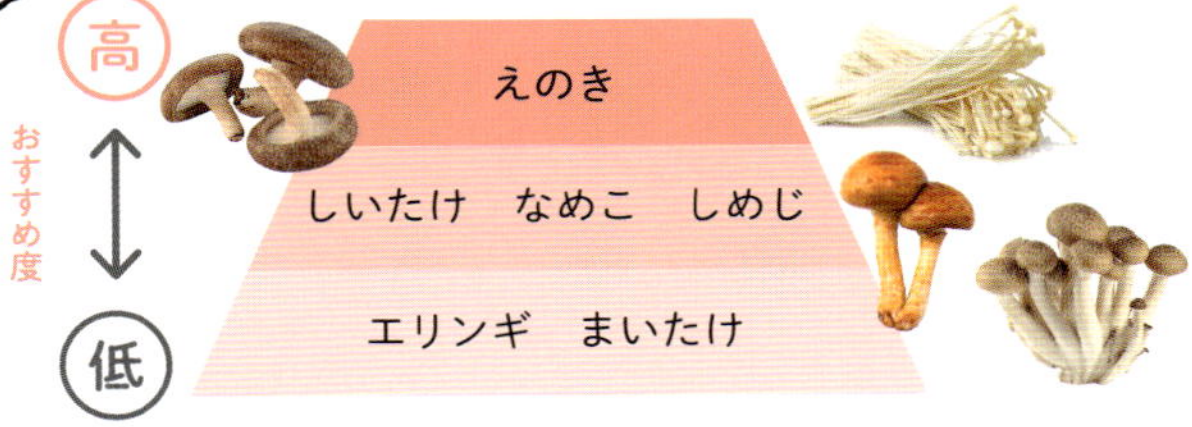
高
おすすめ度
低
えのき
しいたけ　なめこ　しめじ
エリンギ　まいたけ

しめじは冷凍後加熱でグルタミン酸が2倍、えのきはなんと6倍にアップ！しいたけ、なめこはアミノ酸が3倍に増え、食感もよくなるのでおすすめ！また、しいたけは加熱温度や時間が増加するにつれて抗酸化力が増加。100°Cで30分加熱すると生と比較して1.9倍、抗酸化力は2.2倍まで増加！

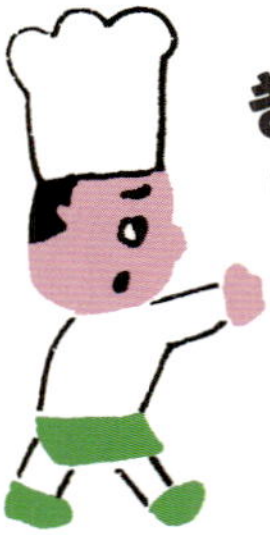

きゅうりは生より加熱がお得！

きゅうりと豚肉のにんにく炒め

きゅうりは加熱すると、抗酸化作用が活性化されます。
豚肉とにんにくの疲労回復コンビなら2倍にパワーアップ！

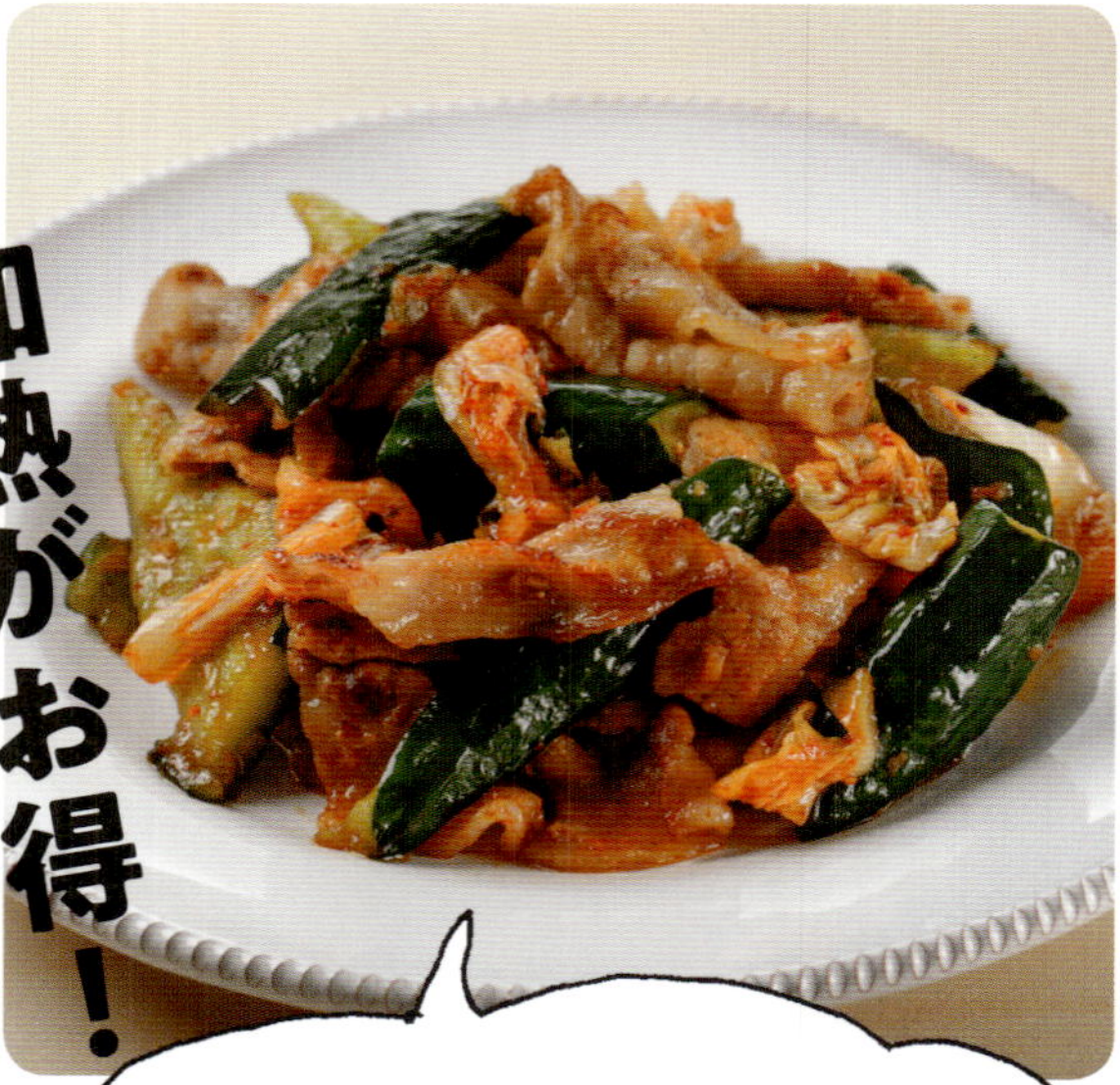

1

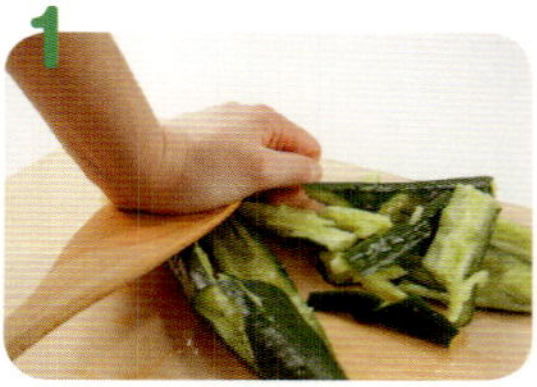

きゅうりはへらでつぶして手で割る。豚肉は7〜8㎝の長さに切る。**A**のにんにくはごま油をからめる。

2

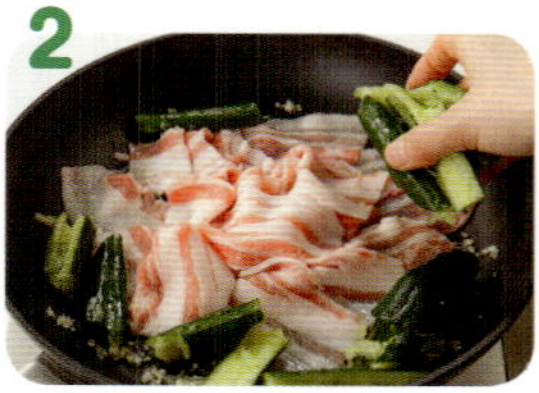

フライパンに**A**・肉・きゅうりを入れ、強火にかける。

3

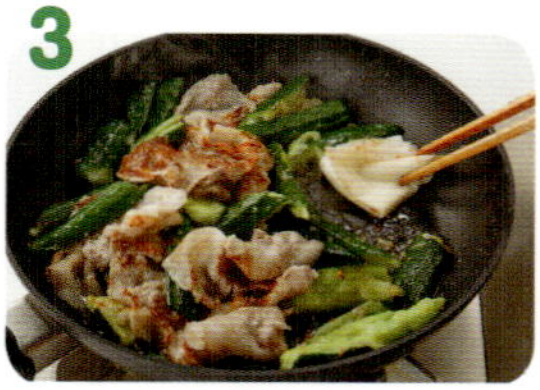

豚肉から脂が出て焼き色がついてきたら上下を返し、ペーパータオルで脂を拭き取る。キムチ・醤油を加えて上下を返しながら1〜2分炒める。

きゅうりは加熱するとビタミンCの酸化をストップできる！

ビタミンCを酸化させるアスコルビナーゼや、β-カロテンを不活性化するポギシナーゼ活性を含むきゅうりは、加熱で酸化成分が抑えられるので生より加熱がおすすめ。油で加熱したにんにくはほかの食材の抗酸化力を2倍に引き上げるので、豚肉のビタミンB群と合わせれば、疲れにも老化防止にもぴったり。むくみも予防します。

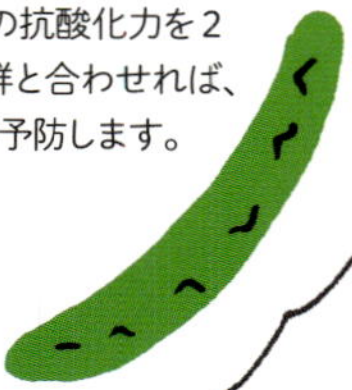

材料（2人分）

きゅうり…2本（200g）

A
- にんにく（みじん切り）…1かけ分
- ごま油…大さじ1

豚バラ薄切り肉…150g

キムチ…50g

醤油…大さじ1

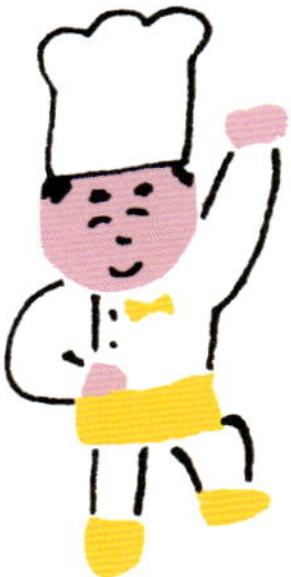

茶がら入りの鶏つくね

緑茶の茶葉に残るβ-カロテンにビタミンE。
ハーブ味がクセになるほどのおいしさ!!

加熱緑茶で脂溶性ビタミンが7倍!

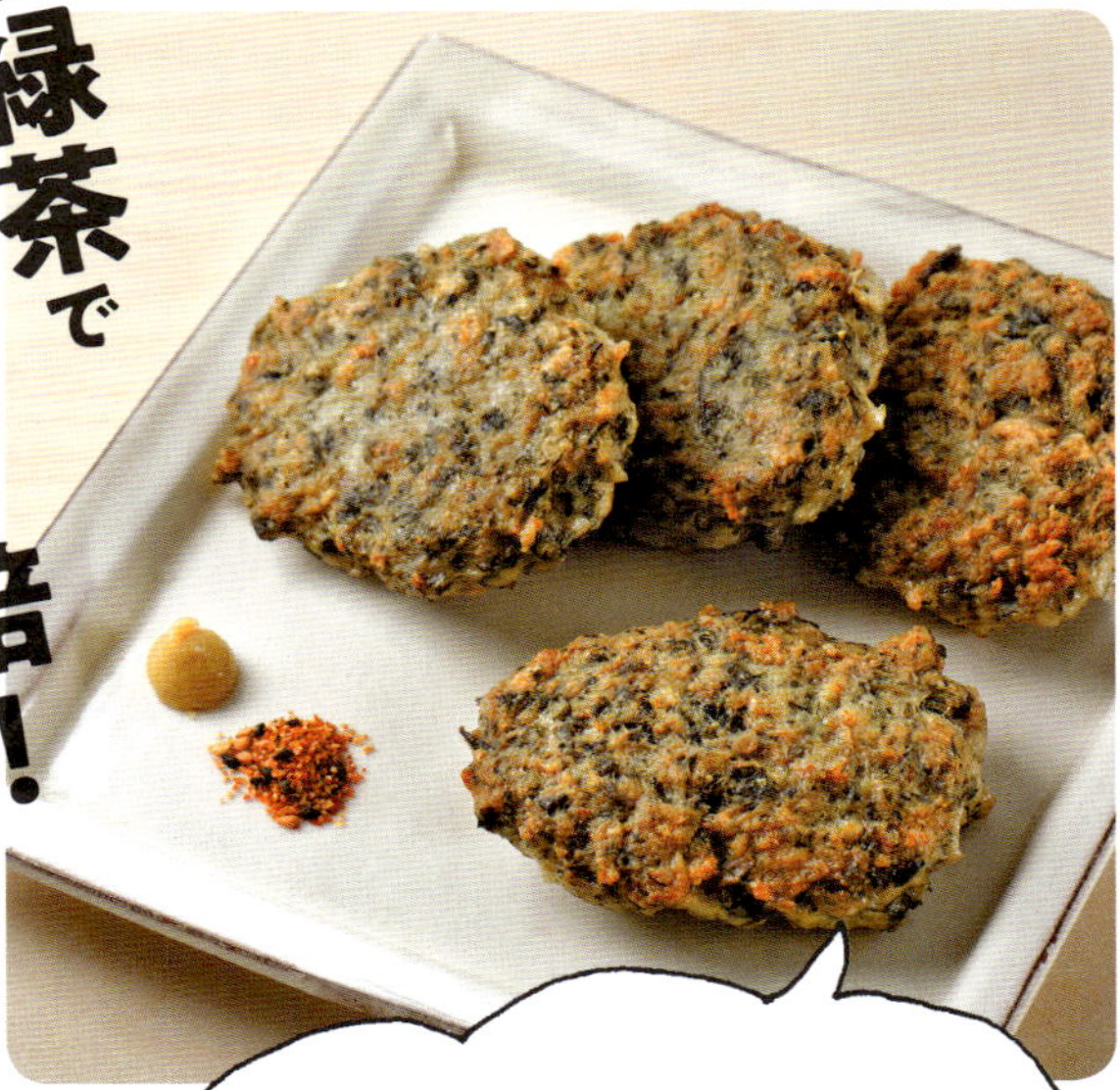

1

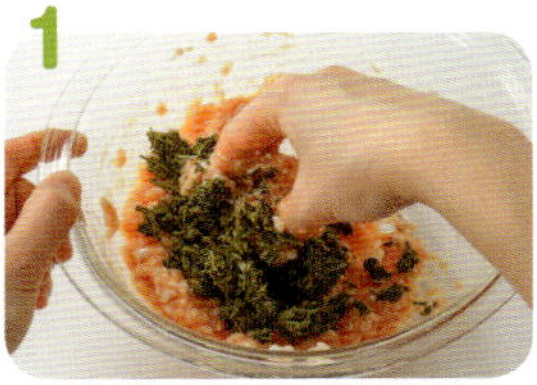

出がらしはペーパータオルで水気を軽く押さえる。ボウルに**A**を入れ粘りが出るまで1分指先で練る。出がらしを加えてさらに1分混ぜる。

2

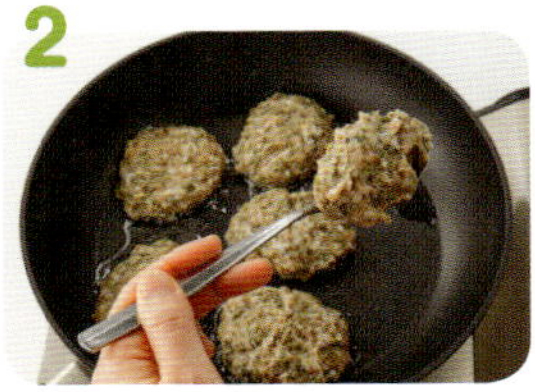

フライパンに油を中火で1分熱し、**1**をスプーンで楕円に形作りながら入れる。

3

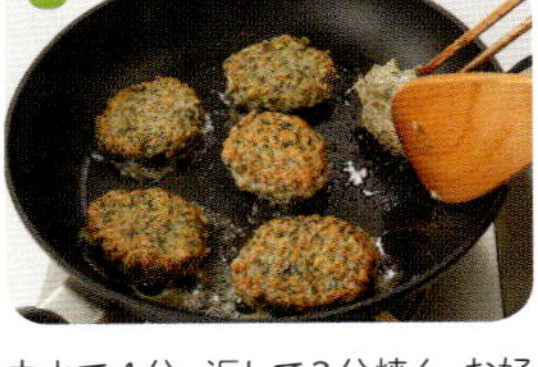

中火で4分、返して3分焼く。お好みで七味やからしなどをつけていただく。

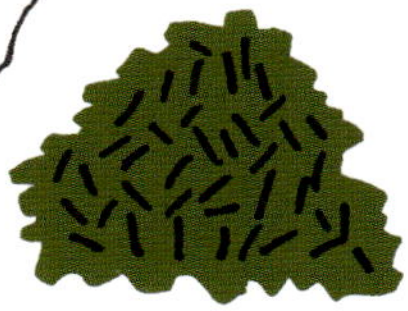

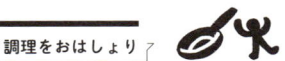

油と一緒なら
脂溶性ビタミンが
余さずに摂れちゃいます!

飲んだあとの緑茶の茶葉には、まだ充分なβ-カロテンとビタミンEが残っています。鶏肉の脂質と合わせて加熱することで、茶葉の脂溶性ビタミンを7〜10倍体内に吸収できます。水気のある茶葉は傷みやすいので、1日以上置いたものを使うのは避けましょう。

材料(2人分6個)

- 緑茶の出がらし…2杯分
  (30g)⇒2回程度飲んだもの
- A
  - 鶏ひき肉…200g
  - 卵…1個
  - 小麦粉…大さじ2
  - 塩…小さじ1/3
- サラダ油…小さじ2
- 七味唐辛子・練りからし…適宜

ジューサーなどで調理するとビタミンCやタンパク質はどうなる？

ジューサーは手軽だけど、
細かく砕いてしまうとビタミンCは激減！

ビタミンC約−40%
ほうれん草
ビタミンC約−20%
トマト
ビタミンC約−90%
りんご
ビタミンC約−100%
パセリ
なし

ビタミンC約−100%
なし
もも

おいしくてラクだけど ビタミンCはなんと0に！

ジューサーは手軽でヘルシーなイメージですが、ビタミンCが酸化しやすくなり、ほうれんそうで4割、桃などの果物ではビタミンCはなんと0に！ ジューサーを使うなら塩を入れて。酸化を約半分にできます。

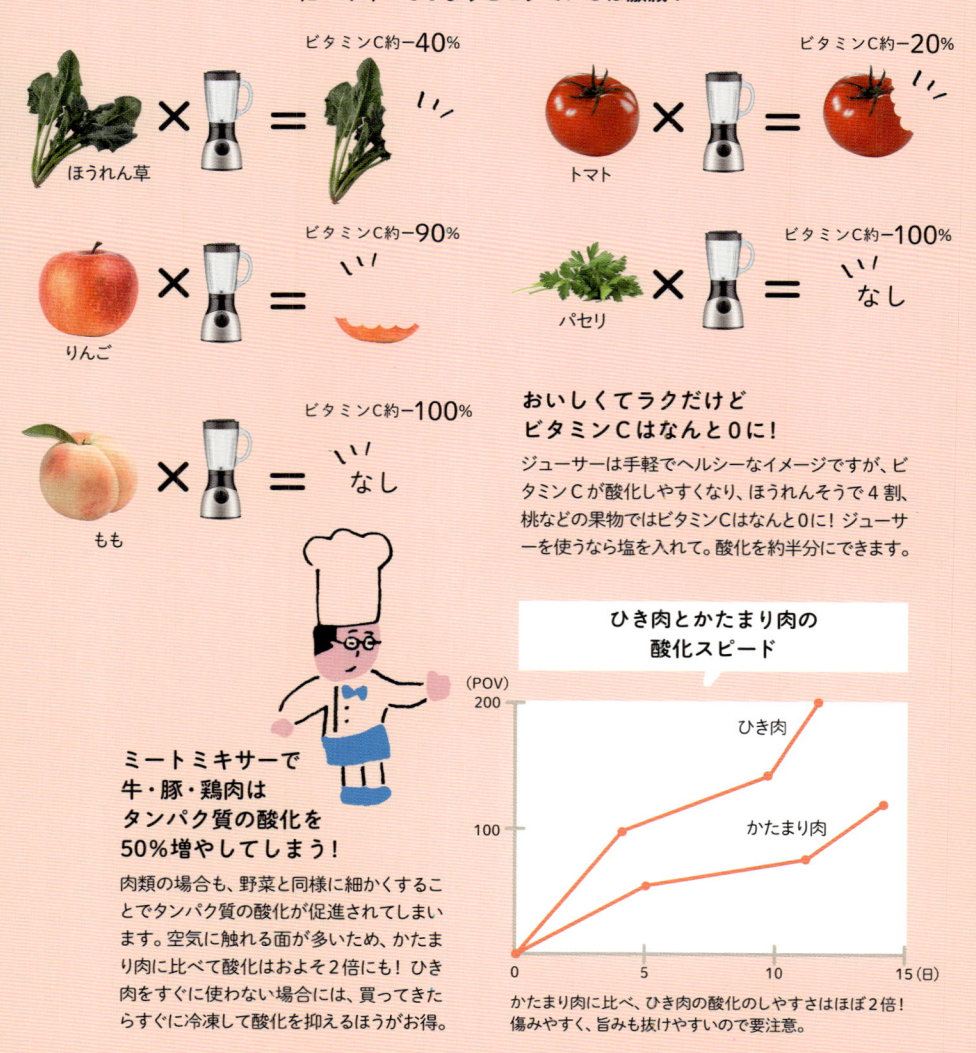

ミートミキサーで 牛・豚・鶏肉は タンパク質の酸化を 50%増やしてしまう！

肉類の場合も、野菜と同様に細かくすることでタンパク質の酸化が促進されてしまいます。空気に触れる面が多いため、かたまり肉に比べて酸化はおよそ2倍にも！ ひき肉をすぐに使わない場合には、買ってきたらすぐに冷凍して酸化を抑えるほうがお得。

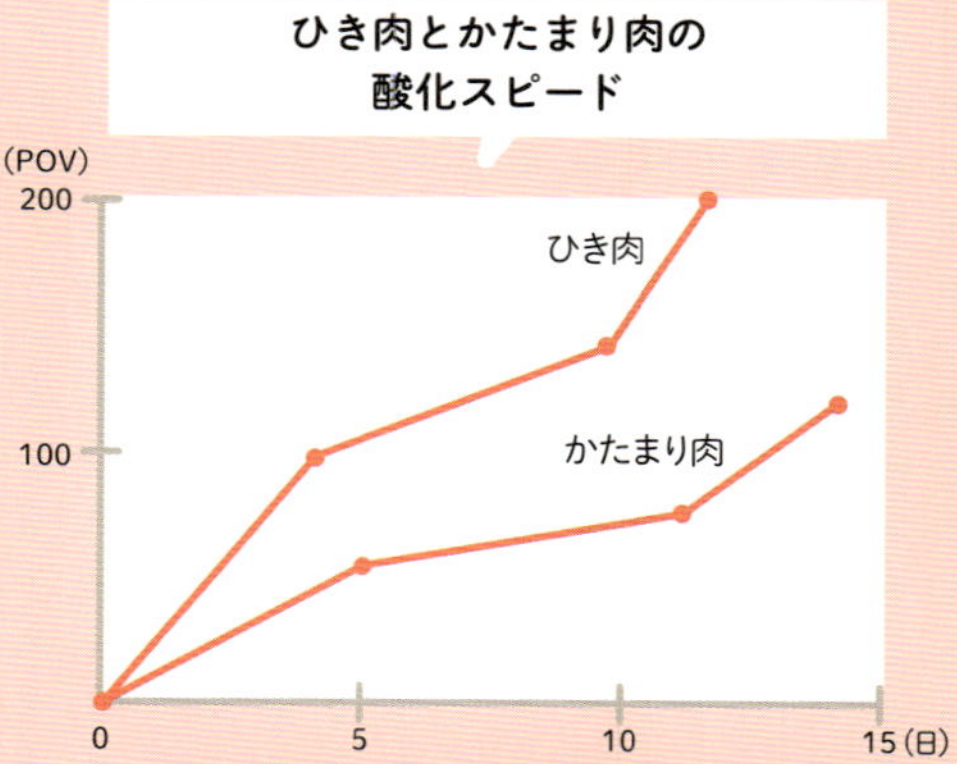
ひき肉とかたまり肉の
酸化スピード
(POV)
200
100
ひき肉
かたまり肉
0
5
10
15（日）

かたまり肉に比べ、ひき肉の酸化のしやすさはほぼ2倍！
傷みやすく、旨みも抜けやすいので要注意。

知っているつもり？

王道レシピの新常識

カレーにコロッケ、ハンバーグ。
みんなが大好きな王道レシピも
大幅に栄養をロスしているかも？
ちょっとしたコツで
抗酸化力7倍アップカレーや、
ビタミンがいつもの10倍生姜焼きなど
王道レシピの新常識を
ご提案します！

Chapter 5

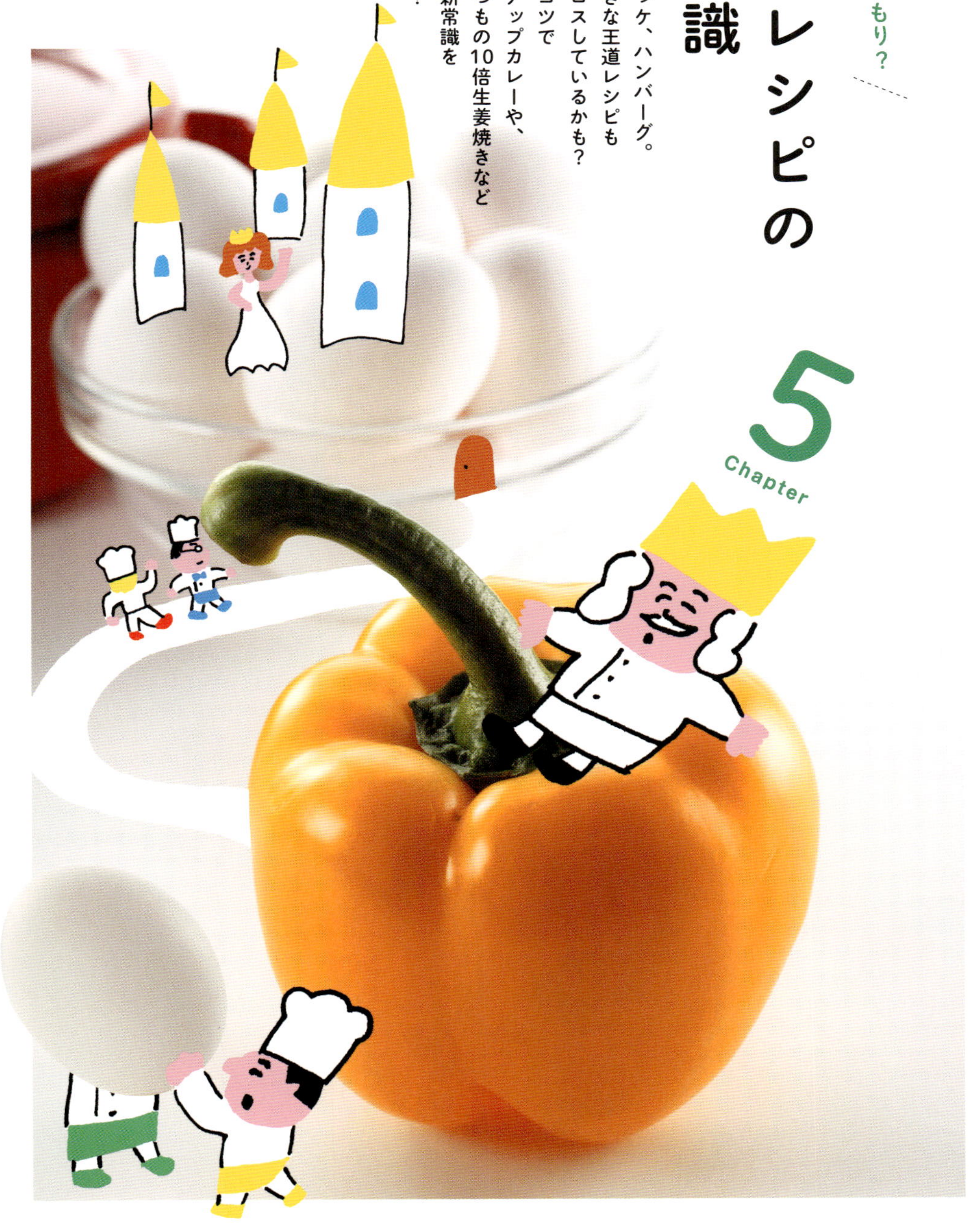

みんな大好きなカレーどっちが栄養満点?

S 水でグツグツカレー

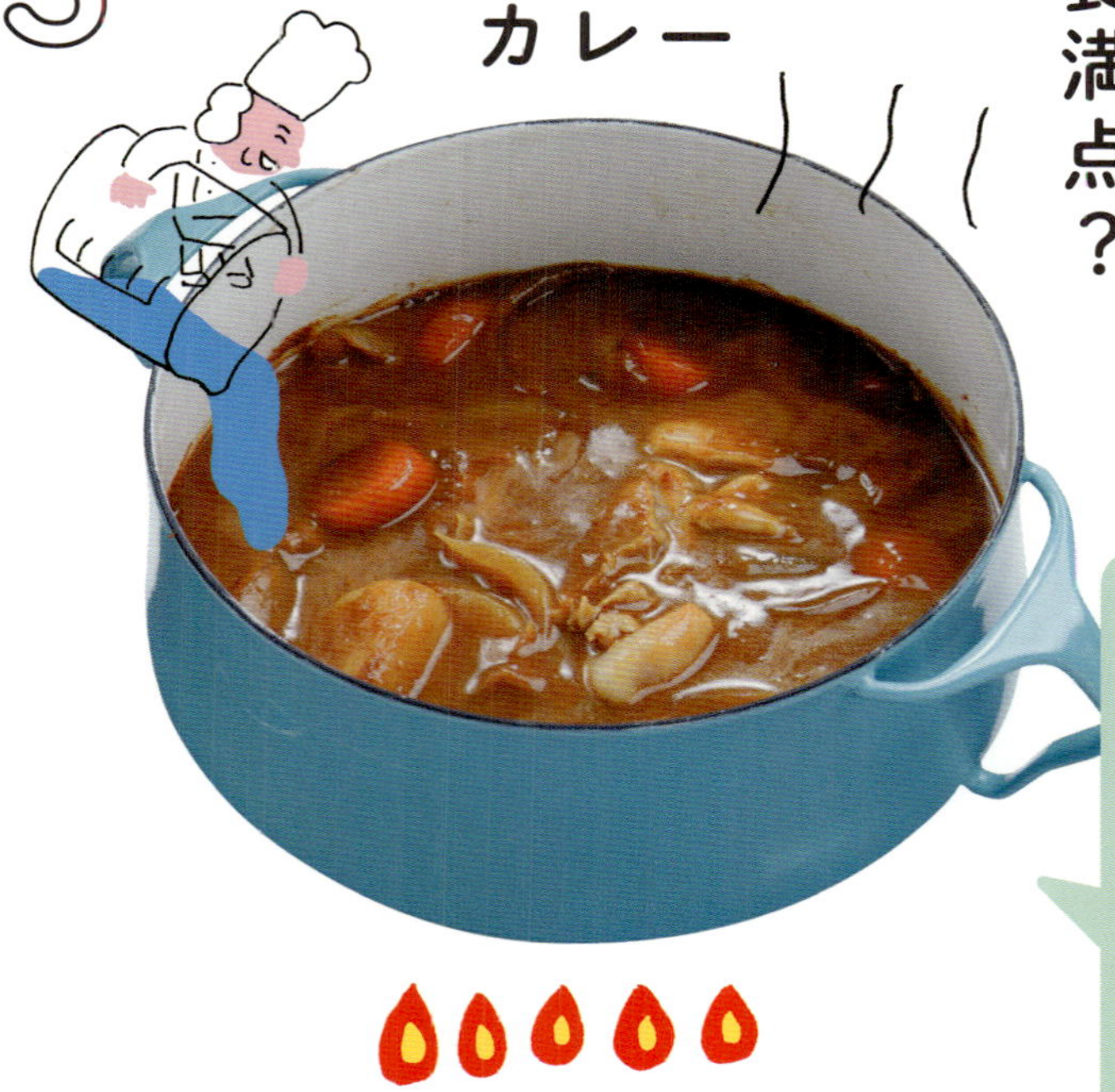

これまでのカレーだと時間も栄養もロス!

具材に火を通すのに30分、ルーを入れてさらにグツグツ。長時間煮込んだカレーは、ビタミン類も抗酸化成分も大幅にダウン。時間をかけて作ったのに栄養を減らすことに…。

カレーの抗酸化性への加熱の影響

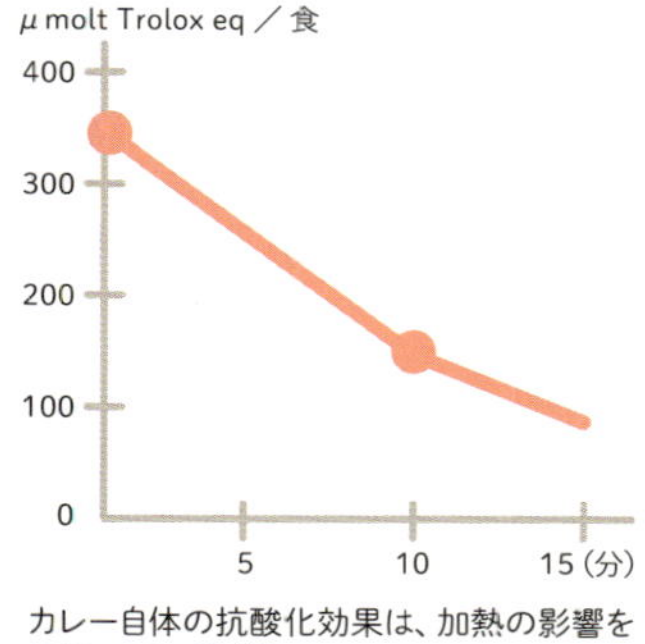
μmolt Trolox eq / 食
400
300
200
100
0
5
10
15(分)

カレー自体の抗酸化効果は、加熱の影響を受けて20%程ダウン。

ビタミン野菜は高温で長時間煮込みすぎない、が鉄則!

時間をかけてじっくり煮込んだカレーはおいしいけれど、具材によっては、時間の分だけ大ゾンになってしまいます。30分煮込んだじゃがいものビタミンCは4割、じっくり煮込んだにんじんのビタミンCは7割減。カレーのような煮込み料理の場合、最初に具材を炒めて、水を加えて……という普通の作り方だと、どんどんビタミン類が酸化してしまいます。せっかく作るなら、抗酸化野菜のトマトの旨みを引き出したリコピン4倍カレーがお得です。

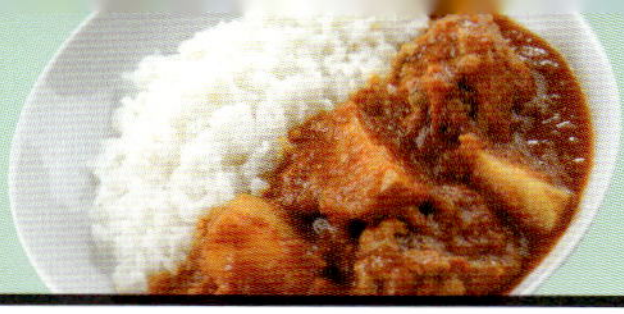

じゃがトマ カレー

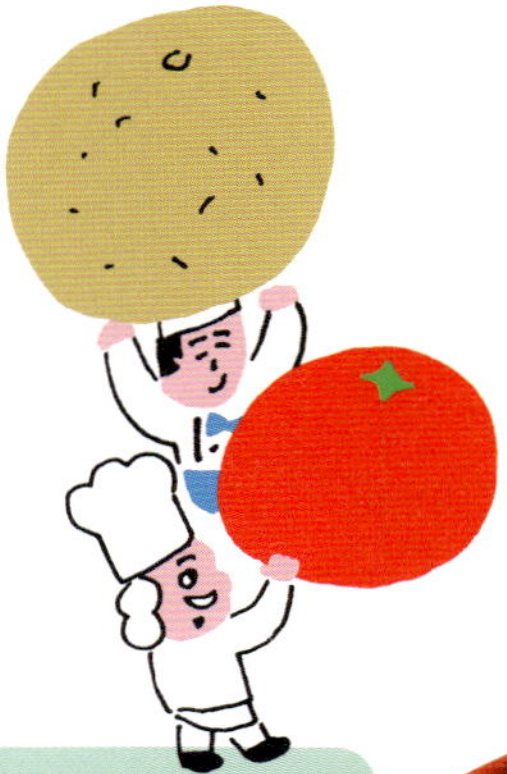

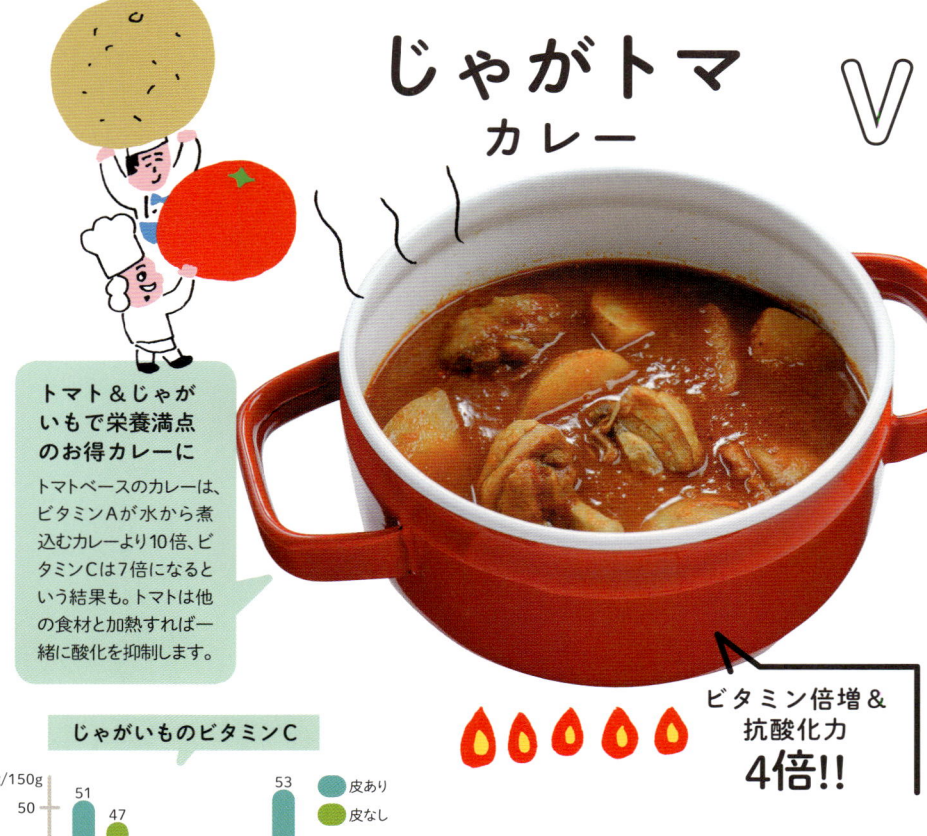

トマト＆じゃがいもで栄養満点のお得カレーに

トマトベースのカレーは、ビタミンAが水から煮込むカレーより10倍、ビタミンCは7倍になるという結果も。トマトは他の食材と加熱すれば一緒に酸化を抑制します。

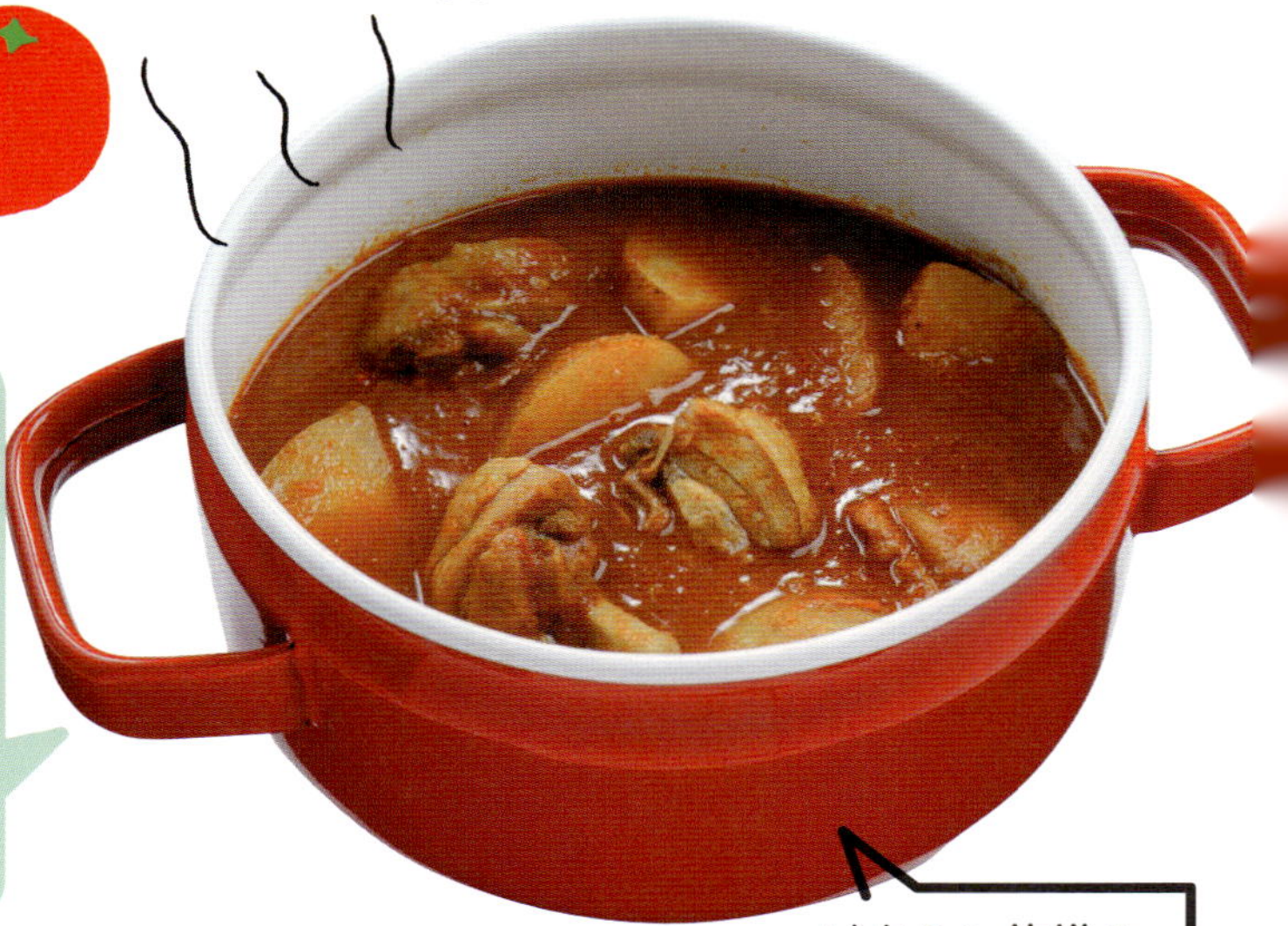

ビタミン倍増＆抗酸化力 **4倍!!**

じゃがいものビタミンC

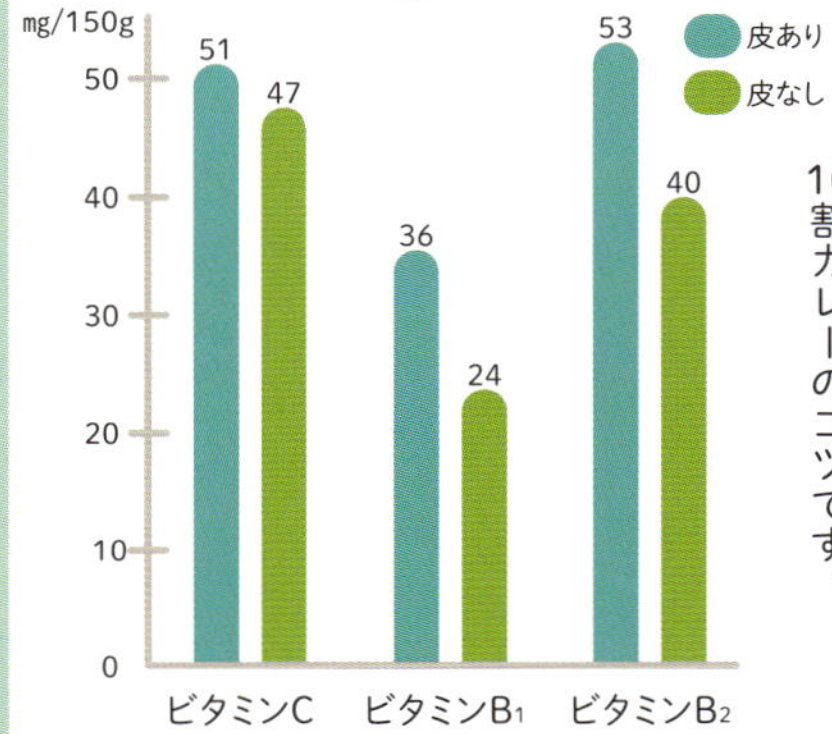

ビタミン類は皮ごとならさらにお得。皮にはクロロゲン酸などのポリフェノールも！

じゃがいもはレンチン!! 食材は"後出し"で!!

カレーには欠かせないじゃがいも。煮崩れるほど煮込むのではなくレンチンしたものを食べる直前に加えれば、ビタミンロスが抑えられます。皮ごとならさらにお得！　ほかにも、ブロッコリーなどのビタミン豊富な野菜を入れるときには電子レンジにかけてから入れると、煮込む時間が短縮、栄養ロスも抑えられます。加熱したほうが栄養価の高まる食材は先に加熱。逆にサッと加熱で食べたほうがお得な食材は「後入れ」にしておくのが、お得な10割カレーのコツです。

じゃがいもの炒め肉じゃが

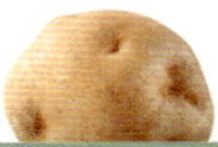

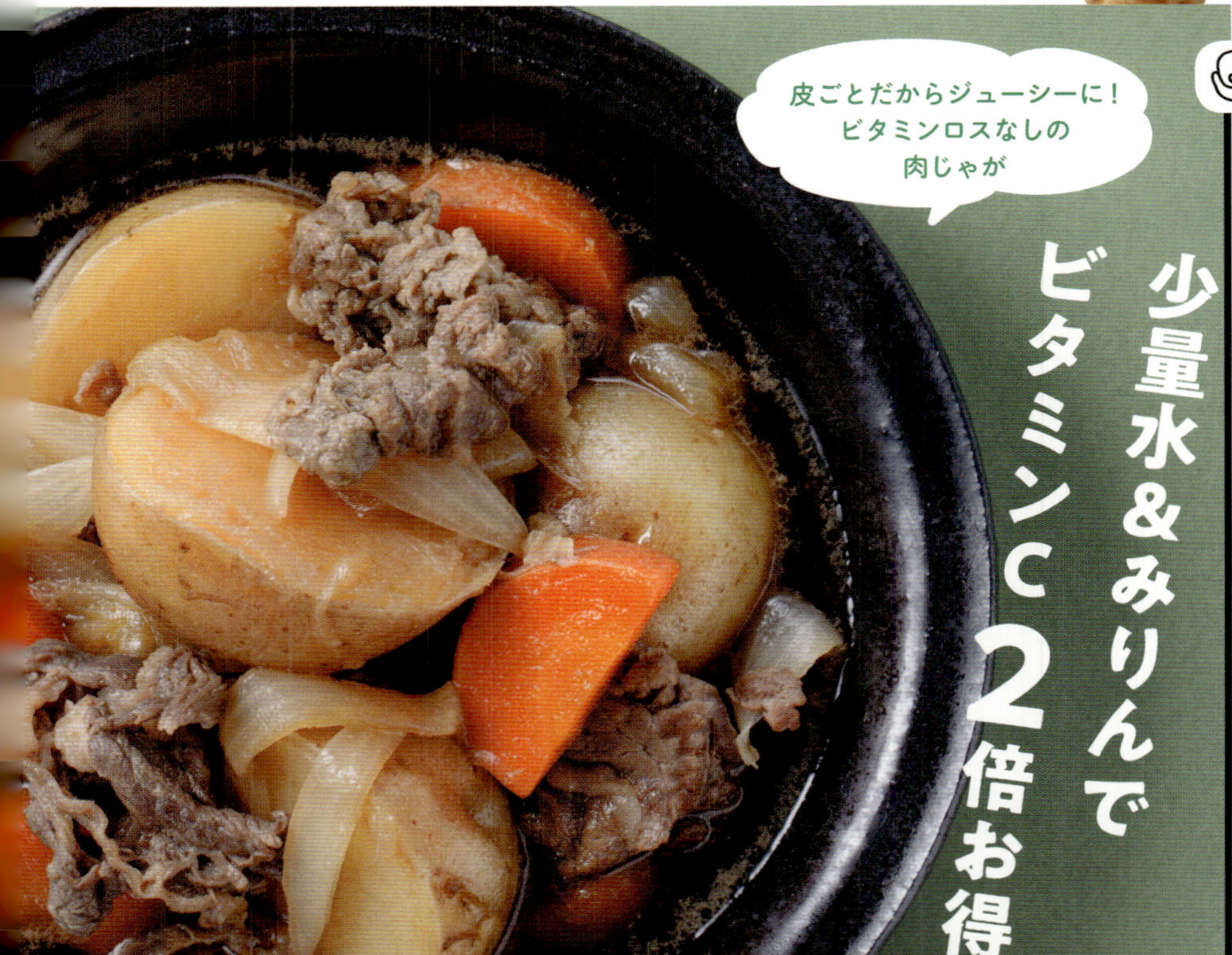

皮ごとだからジューシーに！
ビタミンロスなしの
肉じゃが

少量水＆みりんでビタミンC2倍お得！

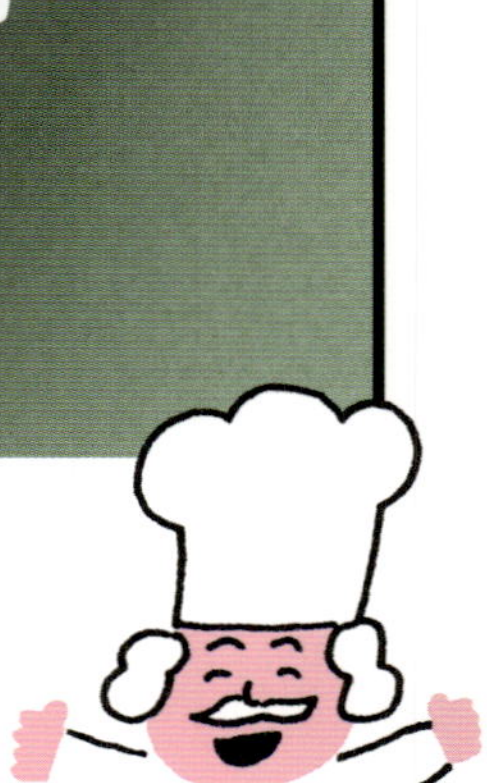

調理のコツ

糖とアルコールのコンビで細胞の破壊をストップ！
いつもより2倍得する肉じゃがに

じゃがいものビタミンCはでんぷんに守られていますが、長時間加熱ででんぷんが壊れると、50〜60％ロスします。みりん＆水少なめ調理の肉じゃがなら2倍の抗酸化力を発揮、糖とアルコールがでんぷんを守りビタミンCをガードします。

材料（2〜3人分）

じゃがいも…3個
（正味400〜450g）
牛薄切り肉…200g

A	醤油…大さじ1
	砂糖…大さじ1

玉ねぎ…1個（200g）
にんじん…1/2本（80g）
サラダ油…大さじ1
水…1カップ

B	みりん…大さじ3
	醤油…大さじ3
	砂糖…大さじ1

じゃがいもは
水にさらさない！

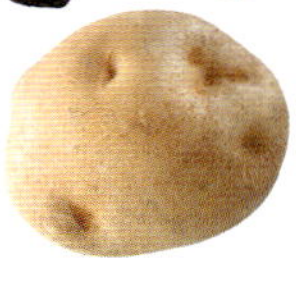

作り方

1 牛肉は大きければ長さ6〜7cmに切り、**A**の下味をからめる。

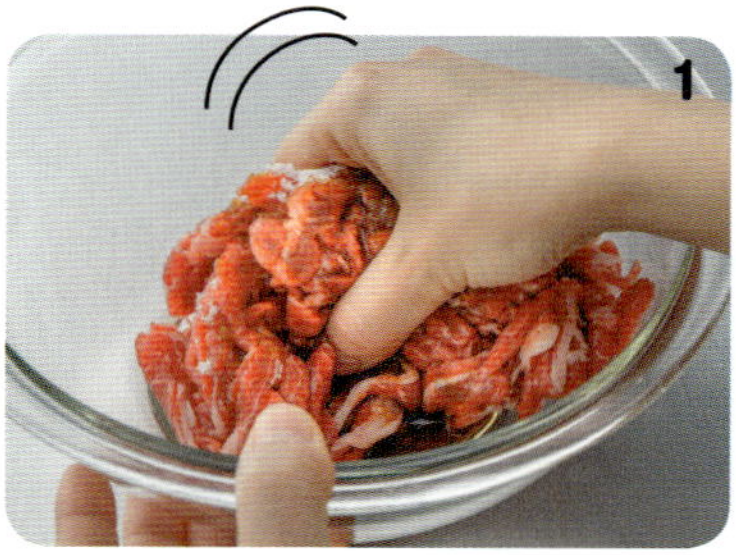
1

2 玉ねぎは縦半分に切り、1個を6等分に切る。よく洗ったじゃがいもは2〜3等分に切り、にんじんは1cm厚さの半月切りにする。

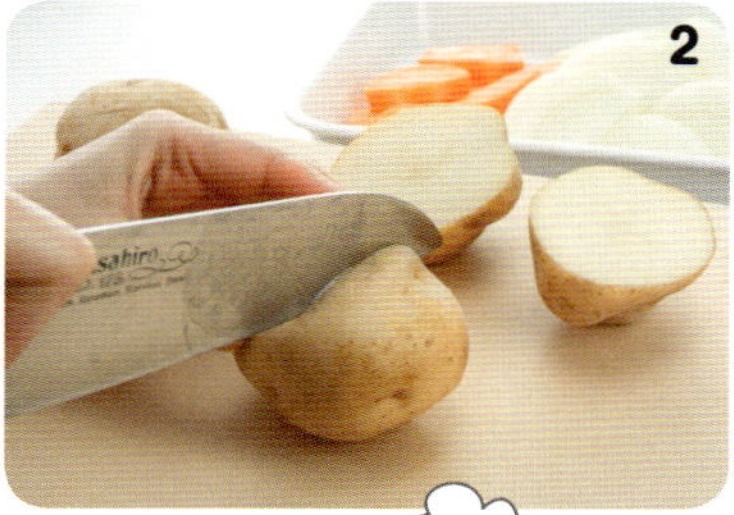
2

3 鍋に油を入れて中火で熱し、じゃがいもを2分炒め、玉ねぎを入れてさらに2分炒める。

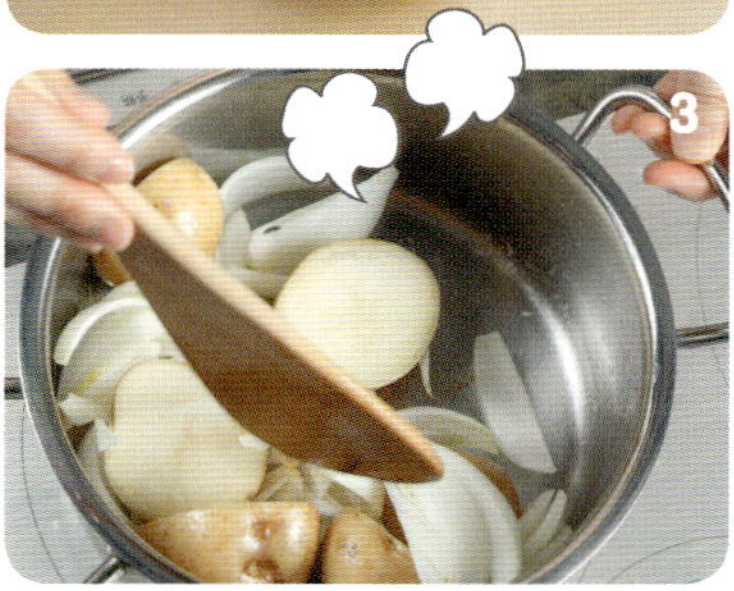
3

4 油が回ったら、にんじんを加えてひと混ぜする。牛肉を広げながら加え、さっと炒める。少し色が変わってきたら水を注ぎ、強火で煮立てて、アクをとる。

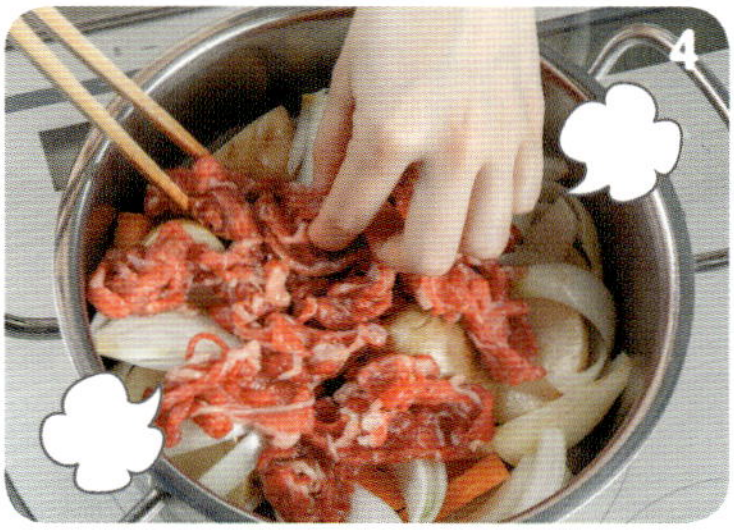
4

5 **B**を加えてもう一度煮立て、肉を上にして火を弱める。ぬらしたペーパータオルをかぶせ、ふたをずらして弱火で25分煮る。火からおろして上下を返し、再度ふたをして10分蒸らす。

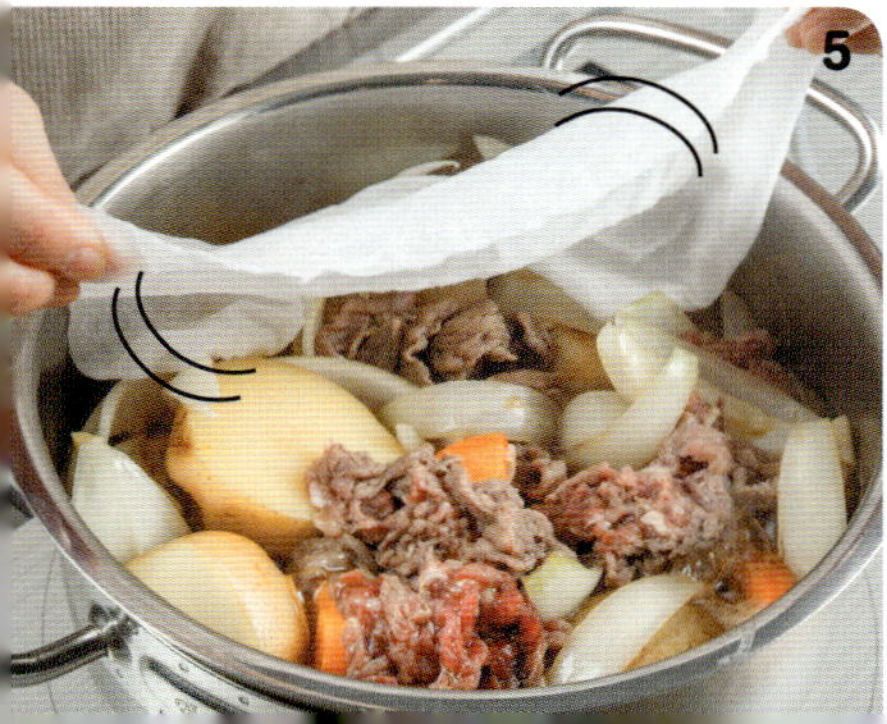
5

じゃがいものつぶしコロッケ

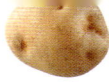

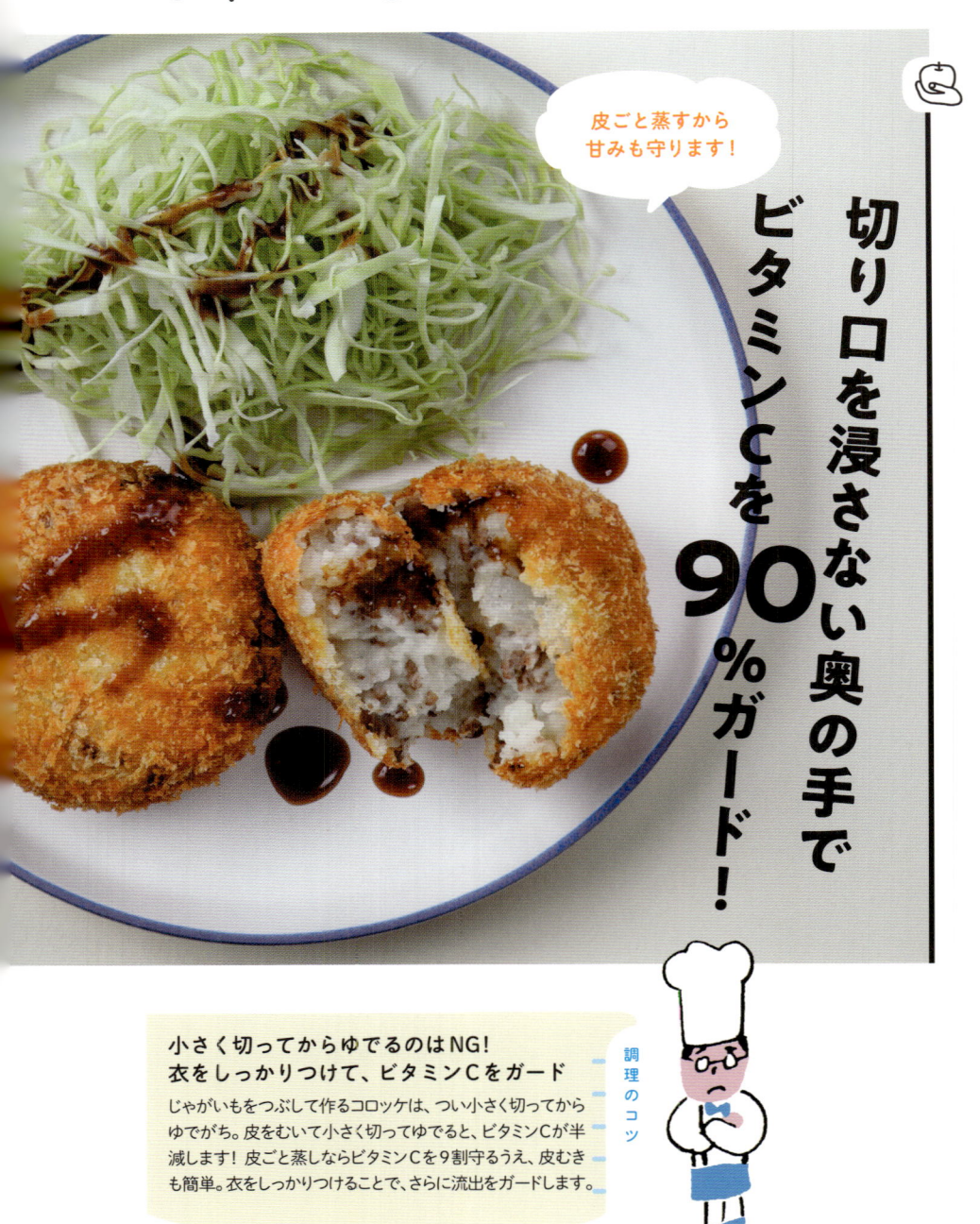

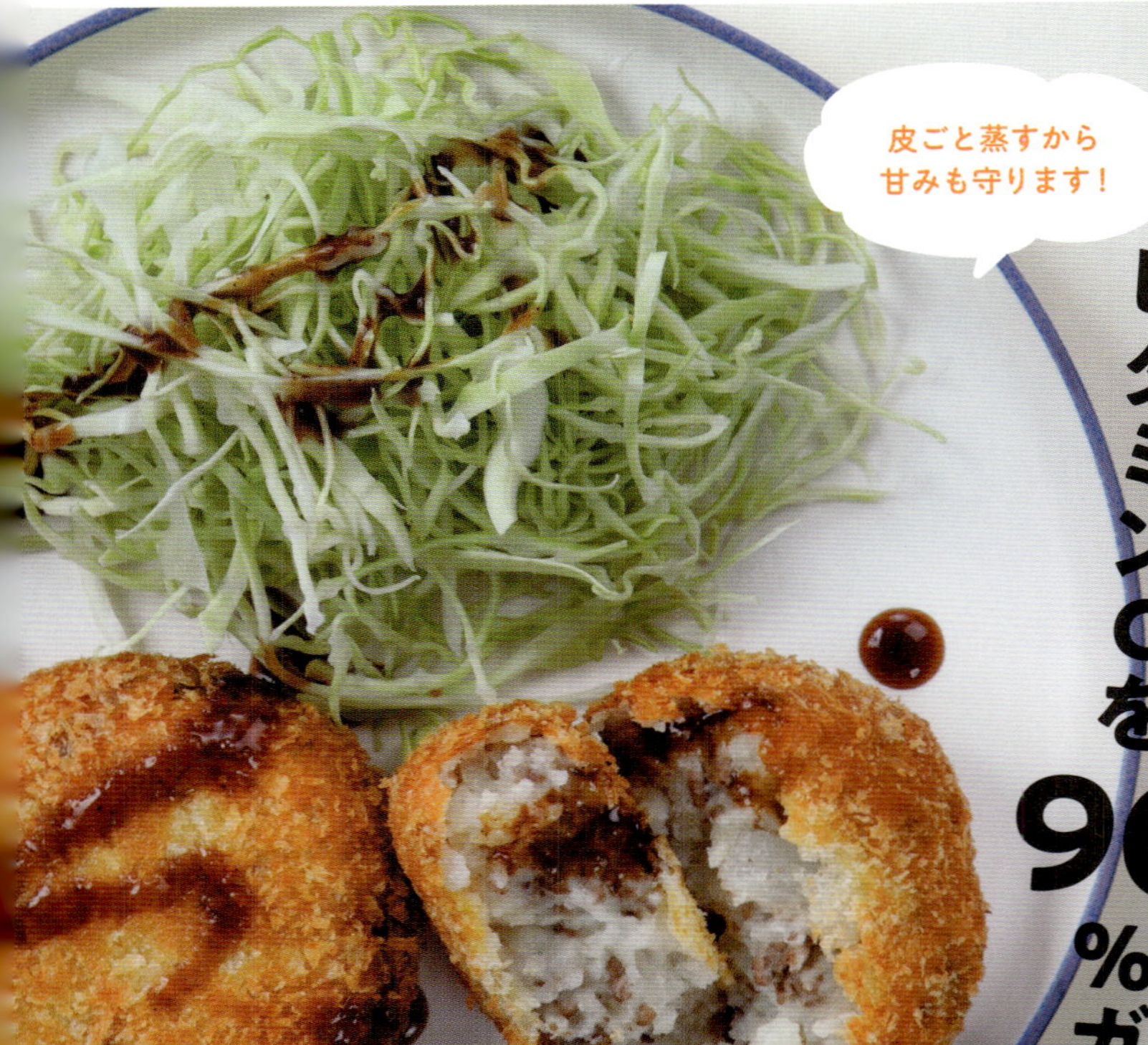

皮ごと蒸すから
甘みも守ります!

切り口を浸さない奥の手でビタミンCを90%ガード!

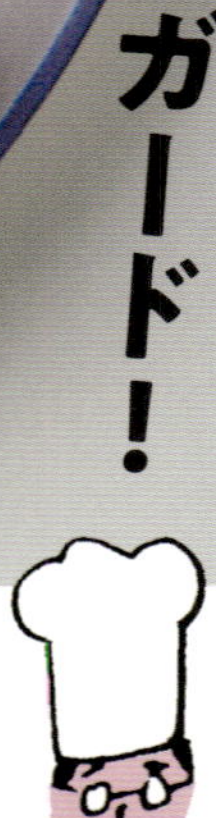

調理のコツ

小さく切ってからゆでるのはNG!
衣をしっかりつけて、ビタミンCをガード

じゃがいもをつぶして作るコロッケは、つい小さく切ってからゆでがち。皮をむいて小さく切ってゆでると、ビタミンCが半減します! 皮ごと蒸しならビタミンCを9割守るうえ、皮むきも簡単。衣をしっかりつけることで、さらに流出をガードします。

材料（6個分）

じゃがいも
…2個（正味300g）
水…1カップ
A 牛乳…大さじ2
塩…小さじ1/4
玉ねぎ…1/4個（50g）
合びき肉…100g
醤油…大さじ1
胡椒…少々
小麦粉…大さじ2
B 卵…1個
牛乳…大さじ1
小麦粉…大さじ4
パン粉…2カップ
揚げ油…適宜
中濃ソース…適宜
キャベツ（せん切り）
…適宜

作り方

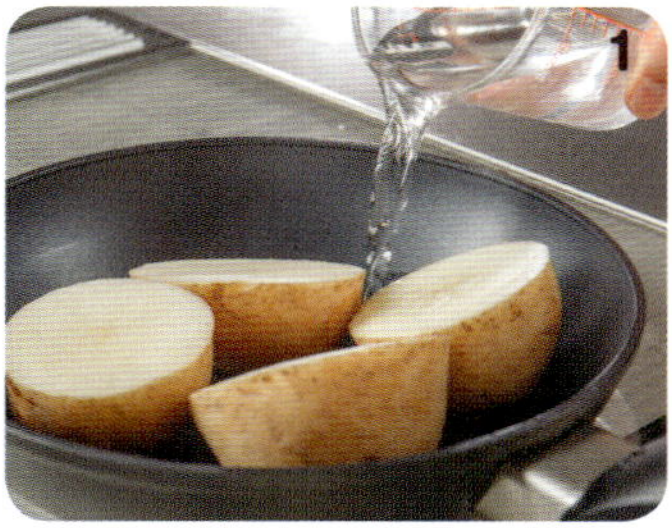
1

1 じゃがいもをよく洗い、皮つきのまま半分に切る。小さめのフライパンに皮を下にして並べ、水を注ぐ。ふたをして中火にかけ、煮立ったら弱火にし、15～20分蒸す。

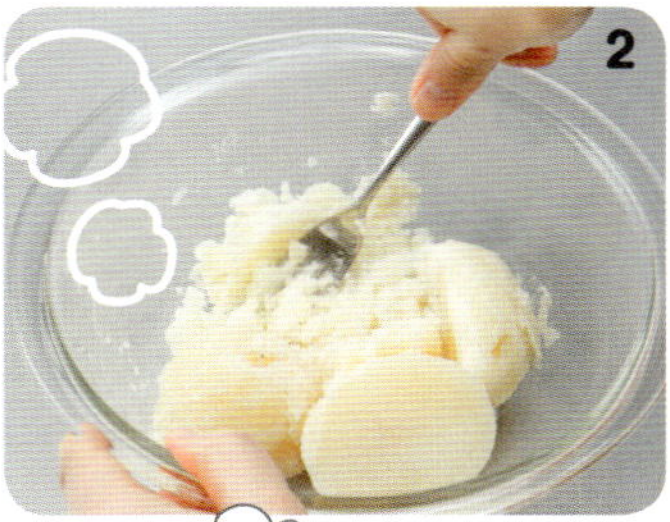
2

2 竹串がスーッと通るようになったら火を止め、ふたをしたまま5分蒸らす。皮を手早くむき、ボウルに移す。熱いうちにフォークでつぶし、Aを加えてよく混ぜる。

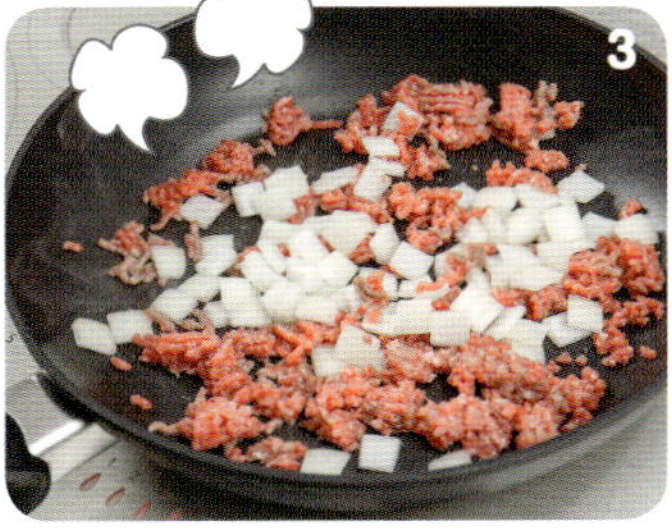
3

3 フライパンに油をひかずにひき肉、1cm角に切った玉ねぎを1～2分焼き、ひき肉の色が半分変わったら2分炒める。醤油・胡椒をふり、じゃがいもが熱いうちに2に加えてよく混ぜる。

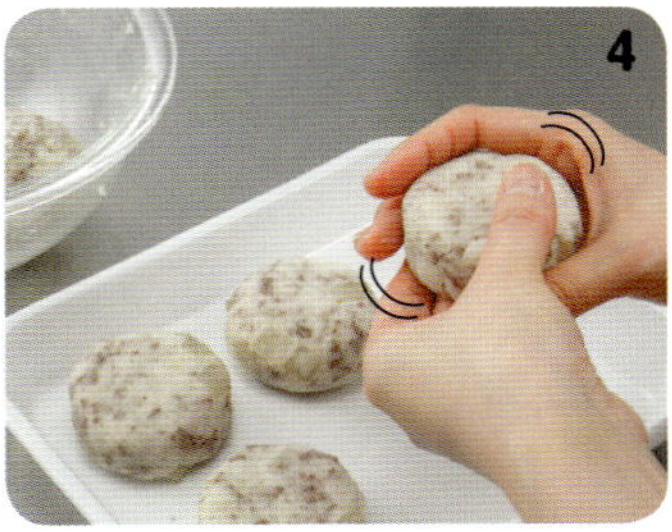
4

4 粗熱をとり、6等分して平丸型に形作る。できれば冷蔵庫で冷やす。

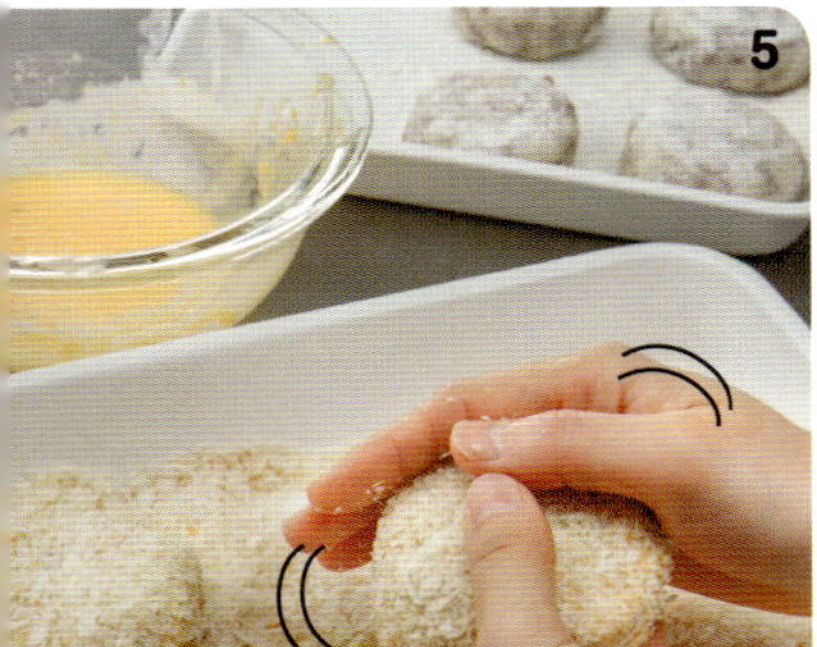
5

5 4に小麦粉をまぶし、よく混ぜたBをからめる。バットに広げたパン粉の上にのせ、押さえながらつける。フライパンに揚げ油を2cm程入れて170～180℃に熱し、4～5分かけて揚げる。ソースをかけ、キャベツを添える。

衣が硬くなってから
上下を返そう！

トマトで作るチキンカレー

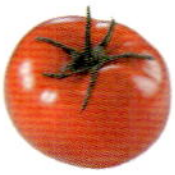

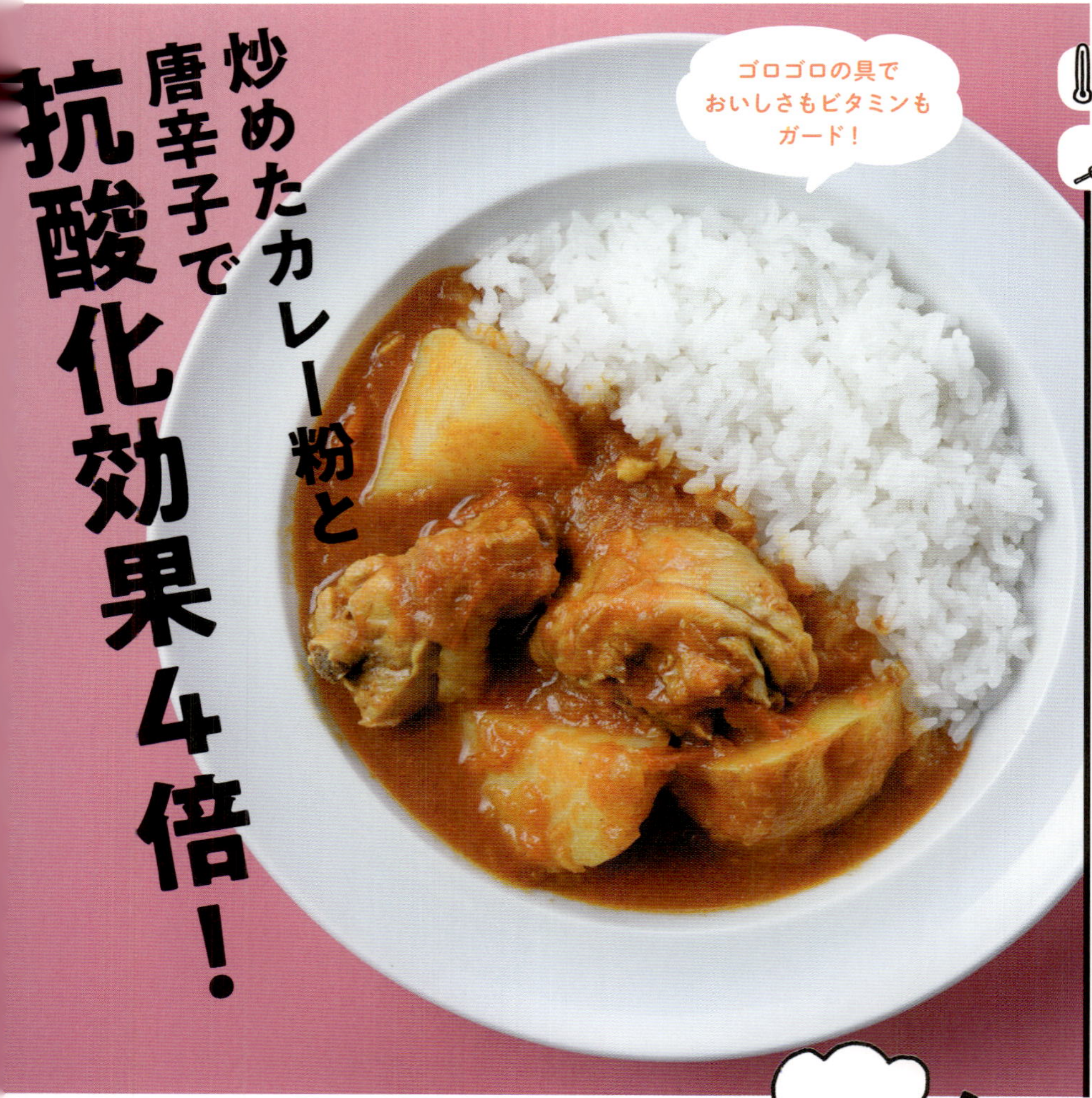

炒めたカレー粉と唐辛子で抗酸化効果4倍！

ゴロゴロの具で
おいしさもビタミンも
ガード！

調理のコツ

トマト加熱カレーなら
リコピン4倍！ ビタミンCもロスなし！

カレー粉に含まれるターメリックのクルクミン、唐辛子のカプサイシンは油と合わせると吸収率が劇的にアップ！ そのうえ、トマトを加熱すればリコピンは4倍に増大します。一方、じゃがいもは煮込まずレンチン加熱ならビタミンCのロスを1割に抑えてくれるので、素材ごとの特徴を生かして。

材料（2～3人分）

鶏骨つきぶつ切り肉…300g

A
- 塩…大さじ1/2
- サラダ油…小さじ1
- カレー粉…小さじ1

玉ねぎ…1個（200g）

生姜…1かけ

にんにく…1かけ

サラダ油…大さじ3

トマト…大2個（400g）

B
- 赤唐辛子（種をとる）…2本
- カレー粉…大さじ2

C
- 水…2・1/2カップ
- 塩…小さじ1
- 砂糖…小さじ1

じゃがいも…2個（300g）

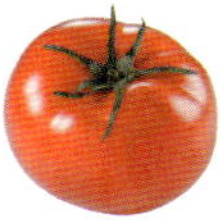

作り方

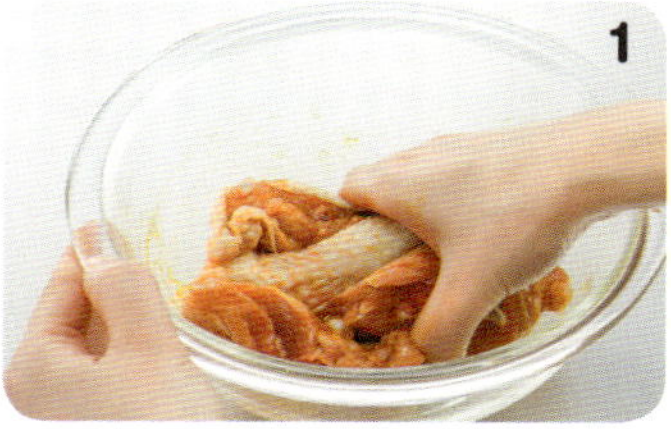

1 鶏肉は**A**をまぶしてもみ混ぜる。玉ねぎは**薄切り**に、トマトは**2cm角**に切る。**生姜・にんにく**はすりおろし、**大さじ1**の油をからめる。

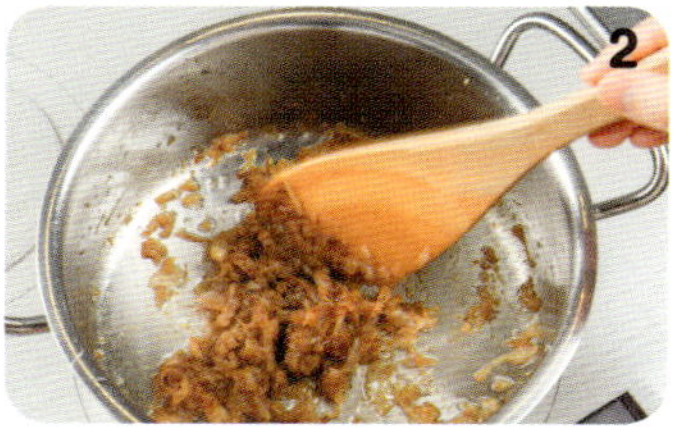

2 鍋に油（大さじ2）を**中火**で熱し、玉ねぎ、生姜、にんにくを広げ**1分焼き**、**1分炒め**を何度か繰り返し、玉ねぎが淡い**褐色になるまで炒める**。

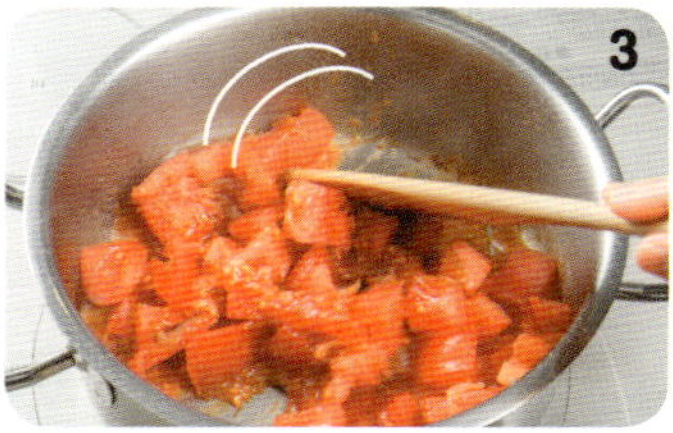

3 トマトを加え、**水分を飛ばすように8～10分炒めていく**。

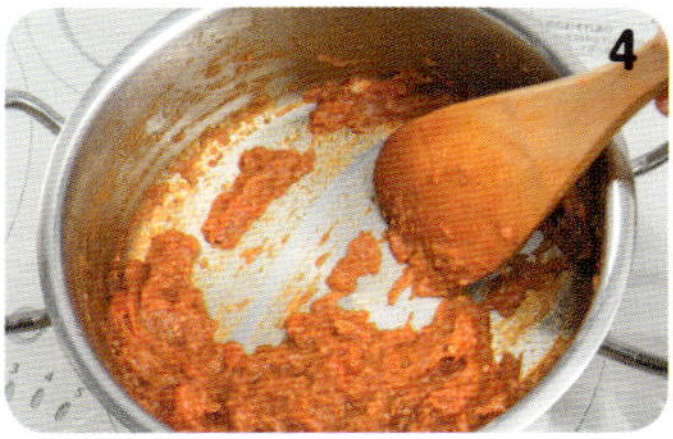

4 ペースト状のとろみが出て鍋底が見えるくらいが**目安**。

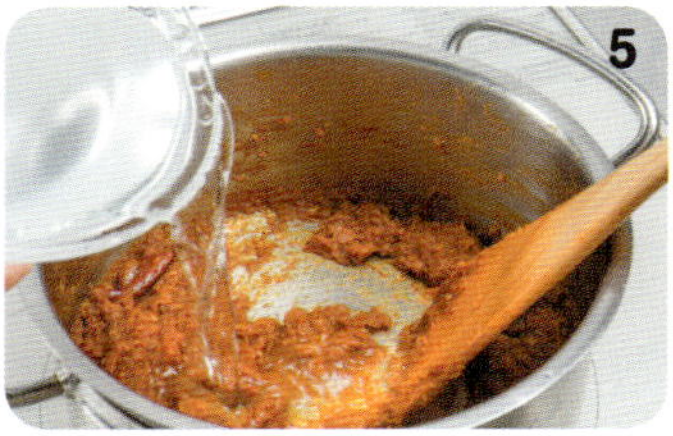

5 **B**を加えて2分炒め、**C**を注ぐ。じゃがいもはよく洗い、**4等分**に切る。耐熱皿に並べ、ふんわりラップをして**電子レンジで5分加熱**し、ラップを軽く開け、そのまま**5分置く**。

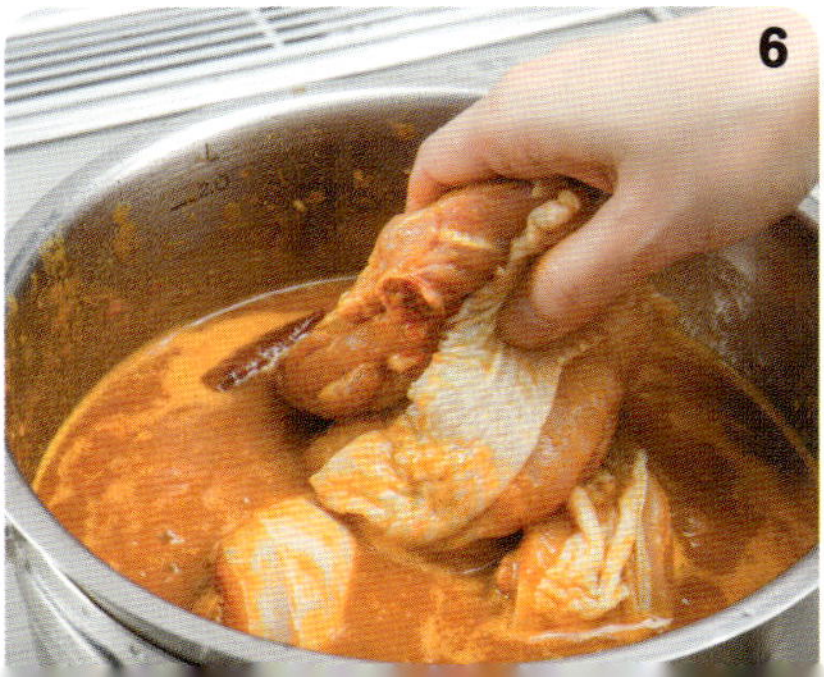

6 **5**が煮立ったら**1**の鶏肉を加えて煮立て、ふたを**半分ずらし**、時々混ぜながら**弱火で15分煮る**。レンジで加熱したじゃがいもを加えて**10分煮る**。

生玉ねぎで作る、低温焼きハンバーグ

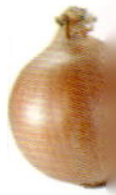

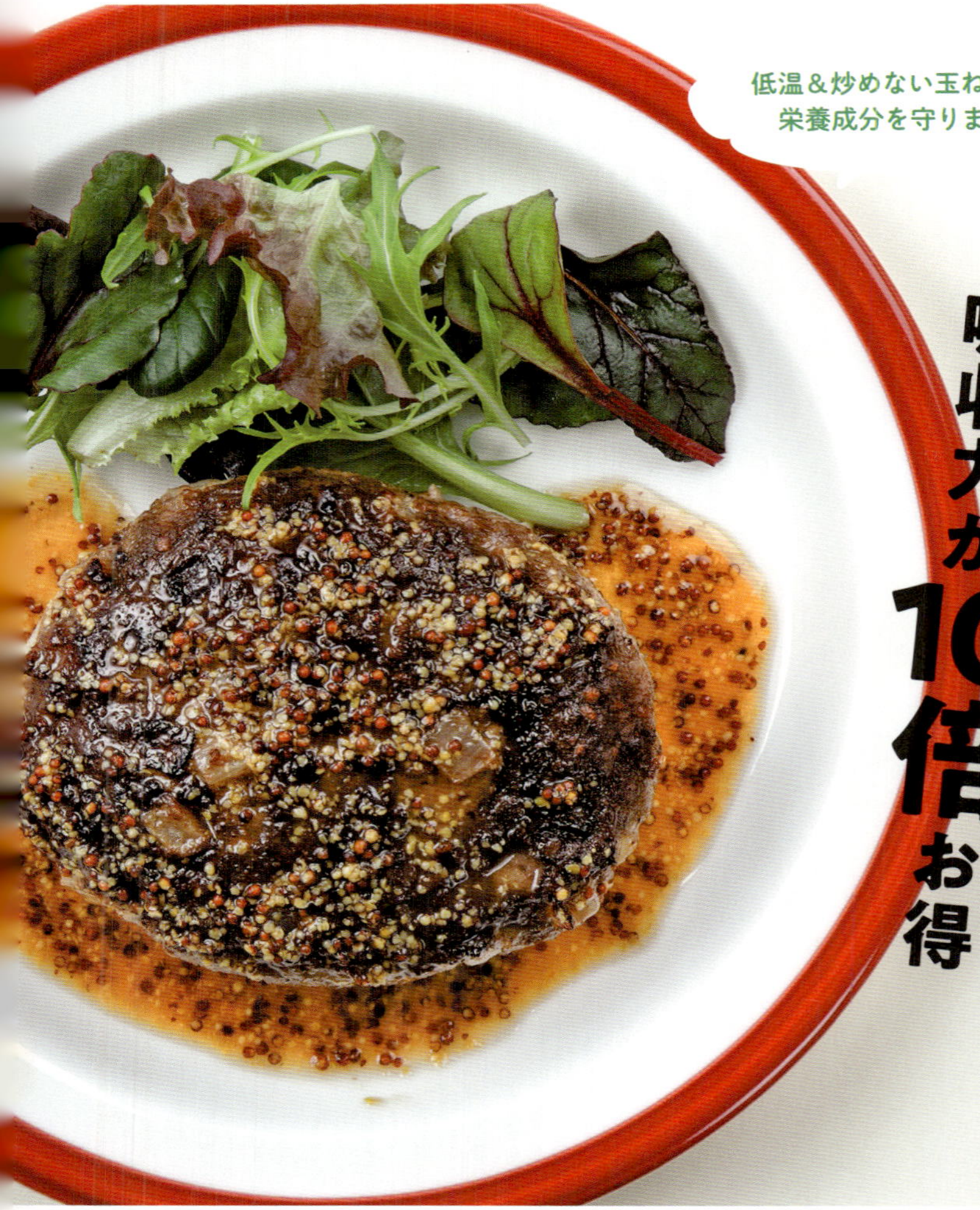

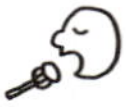

低温＆炒めない玉ねぎが
栄養成分を守ります

生玉ねぎのタネなら吸収力が10倍お得

調理のコツ

加熱しない生玉ねぎで酸化を79%カット！
腸の吸収率も10倍!!

豚肉に生の玉ねぎを添加すると、酸化コレステロールが最大79%も減少！ とくにひき肉で効果を発揮します。玉ねぎの成分、アリシンは合いびき肉のビタミンB_1と結びつくと、腸からの吸収が10倍に。低温でじっくり焼けば、水分の流出を40%カットできるので、肉汁とともにビタミン、ミネラルの流出も防いで、お得なふっくらハンバーグができます。

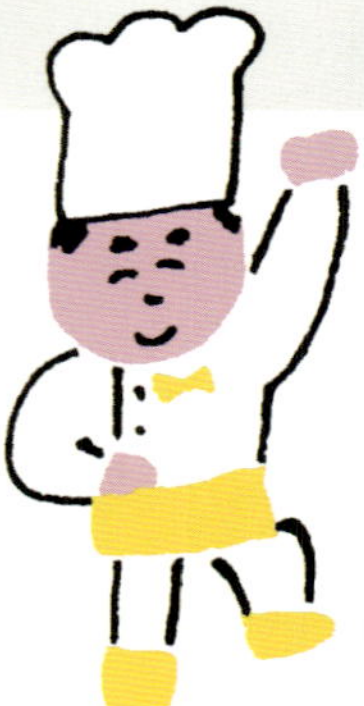

体温を伝えないように！

材料（2人分）

A
- 合びき肉…250g
- 塩…小さじ1/3
- 胡椒…少々

パン粉…1/2カップ（約20g）

玉ねぎ…1/2個（100g）

卵…1個

サラダ油…小さじ2

B
- 水…1/4カップ
- 醤油…小さじ1
- みりん…大さじ2
- 粒マスタード…大さじ1・1/2

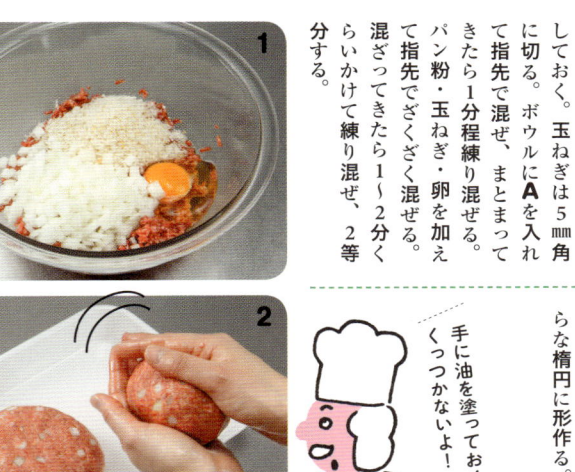

作り方

1 ひき肉は冷蔵庫で冷やしておく。玉ねぎは5㎜角に切る。ボウルに**A**を入れて指先で混ぜ、まとまってきたら1分程練り混ぜる。パン粉・玉ねぎ・卵を加えて指先でざくざく混ぜる。混ざってきたら1〜2分くらいかけて練り混ぜ、2等分する。

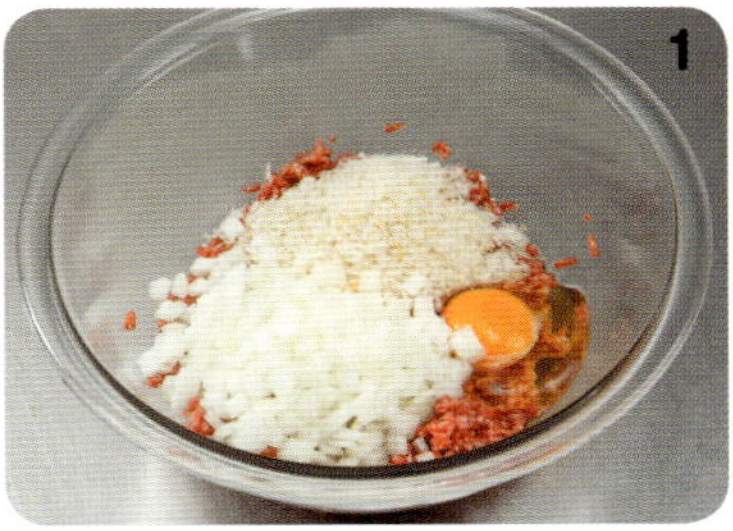
1

2 手のひらに20回程打ちつけて空気を抜き、平らな楕円に形作る。

手に油を塗っておくとくっつかないよ！

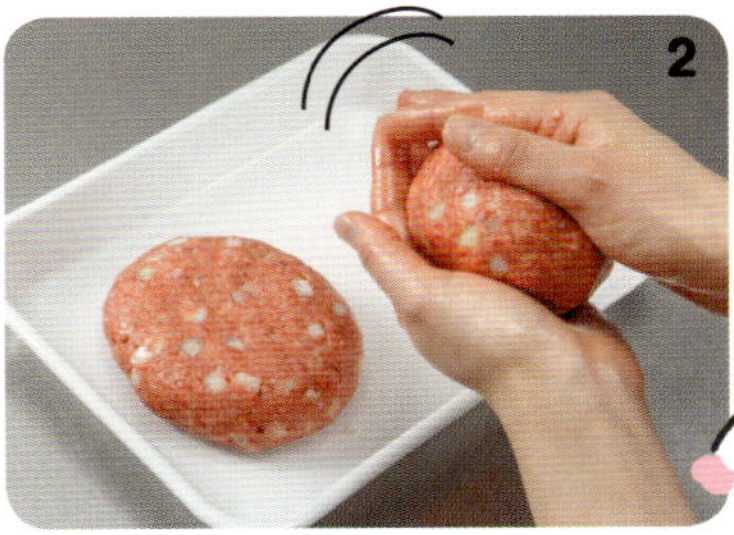
2

3 フライパンに油を入れて中火で30秒程熱する。すぐに**2**をのせて、中央をへこませて焼きムラを防ぐ。

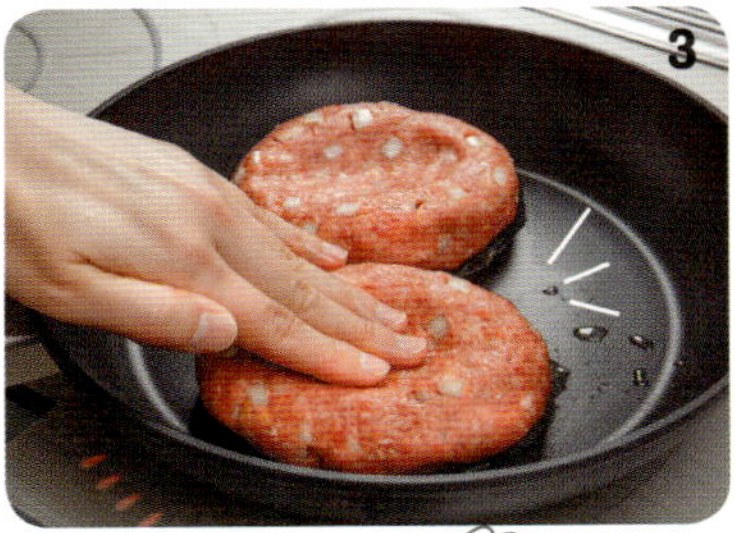
3

4 焼き色がつくまで7〜8分焼く。脂や水分が出てきたらペーパーでふき取り、返して弱火で10分焼いて取り出す。

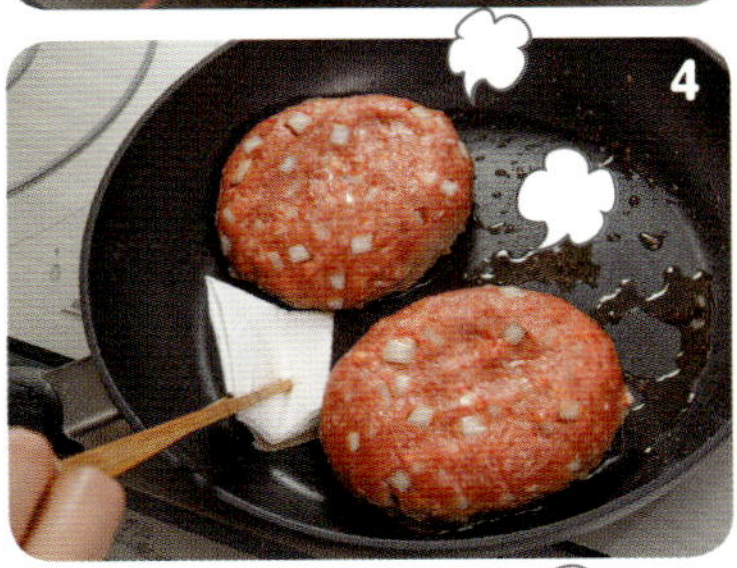
4

5 フライパンの汚れをふき取り、**B**を加えて3〜4分煮つめる。器に盛った**4**にかける。

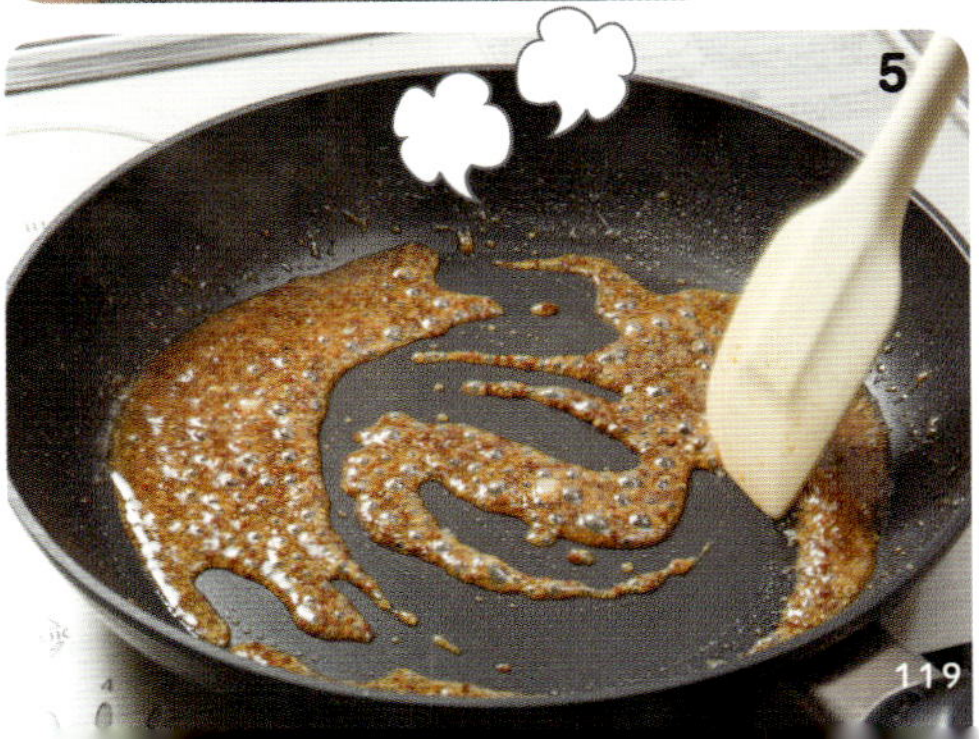
5

ニラの半生ゆで温玉ソース

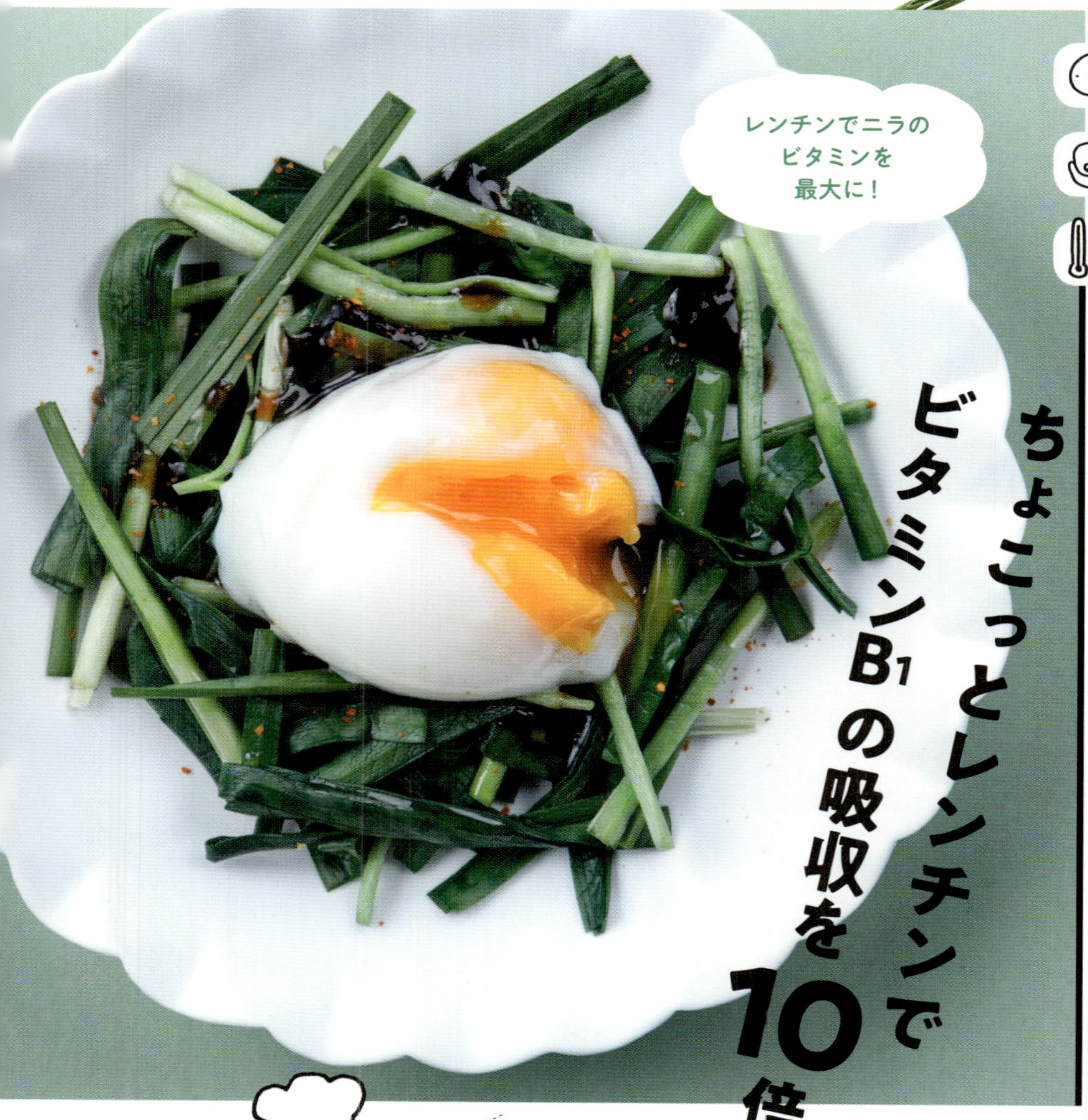
レンチンでニラの
ビタミンを
最大に！

ちょこっとレンチンで ビタミンB_1の吸収を10倍に！

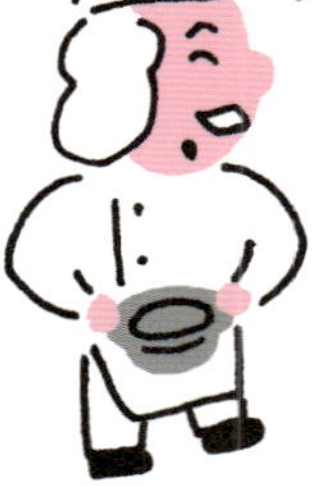
ゆでないから
ビタミンC◎！

材料（2人分）

ニラ…1把（100g）

A
- オイスターソース…小さじ2
- ごま油…小さじ1
- 一味唐辛子…少々

市販の温泉卵…2個

作り方

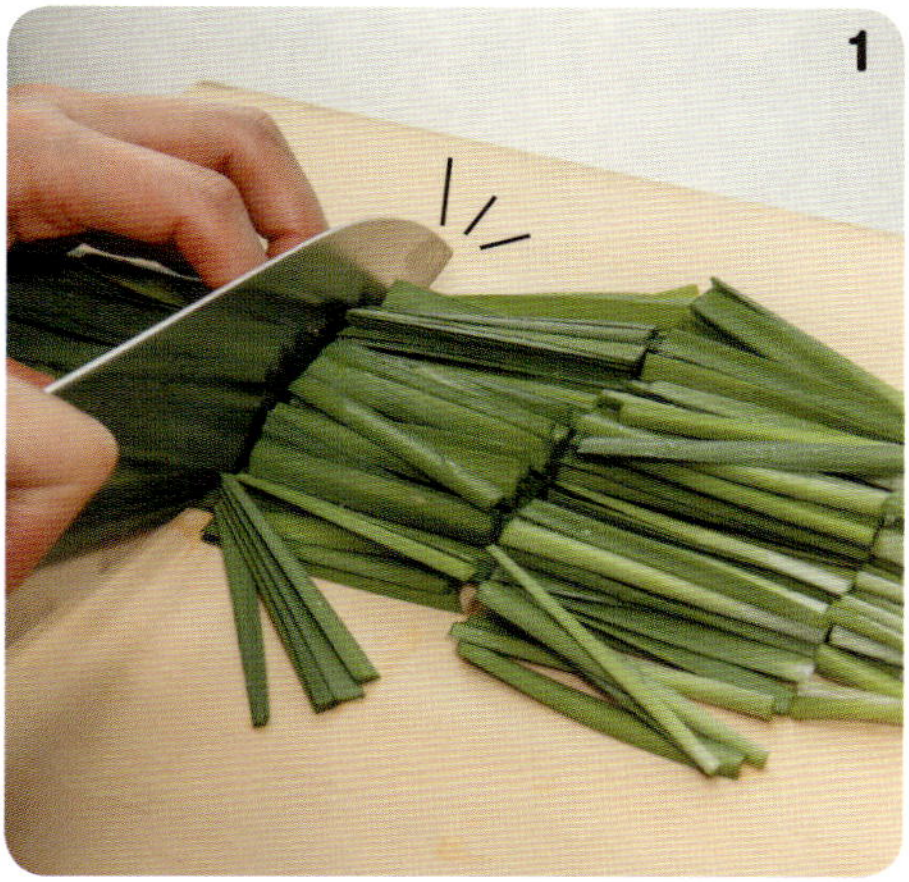

1 ニラは6㎝長さに切る。

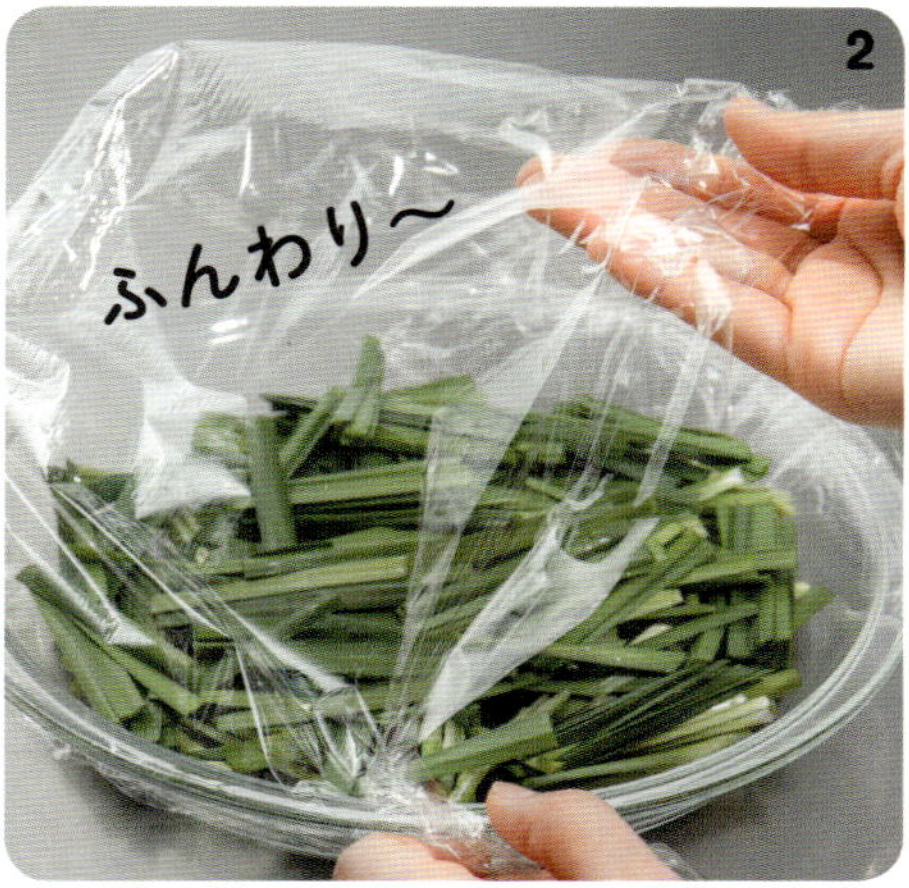

2 耐熱皿に広げ、ふんわりラップをする。

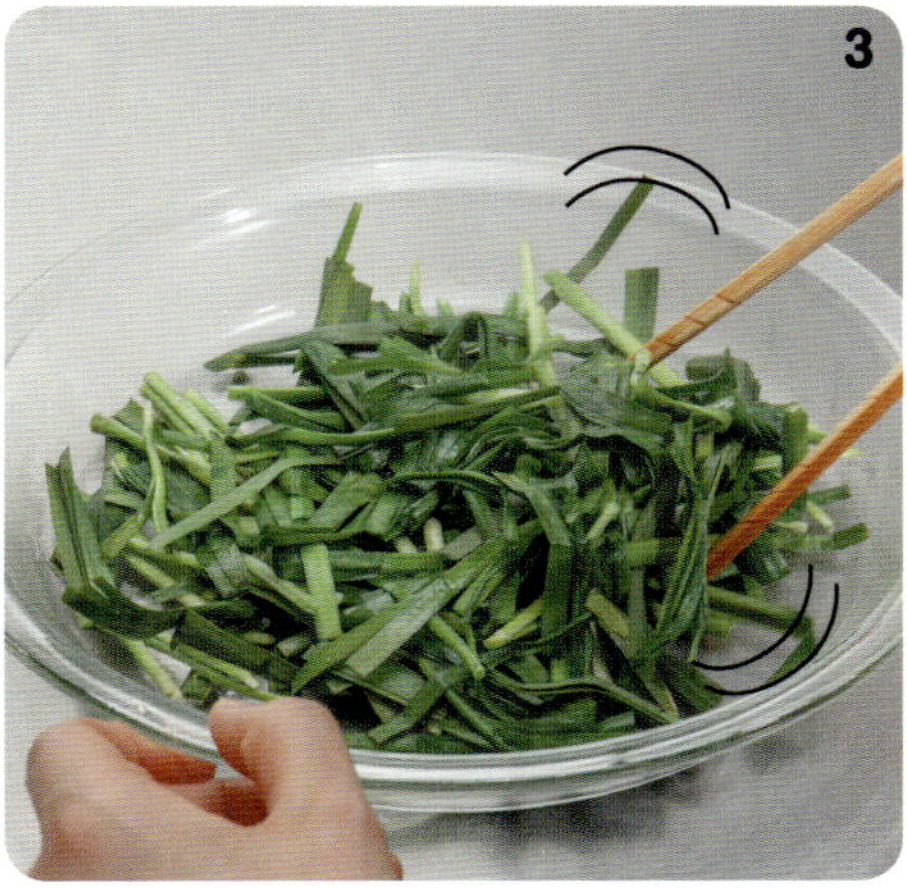

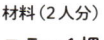

3 電子レンジで1分加熱して半生にする。器に盛って**A**を混ぜ、温泉卵をのせる。

調理のコツ

ビタミンB_1最大10倍の組み合わせ！油を加えれば吸収率も最大に

マルチビタミン野菜のニラはゆでや炒めでビタミンCが失われるので、水分にあたらないようふんわりラップ&電子レンジで半生加熱。ビタミンCやアリシンを守ります。ごま油を加えればβ-カロテン、ビタミンEの吸収率も最大7倍に。また、アリシンが卵のビタミンB_1と結びつくとアリチアミンとなって吸収が10倍！ビタミンB_1のままでは体内に貯めることができませんが、アリチアミンは無制限に貯めることができるので、ニラ&卵は疲れたときや元気が出ないときにおすすめ。

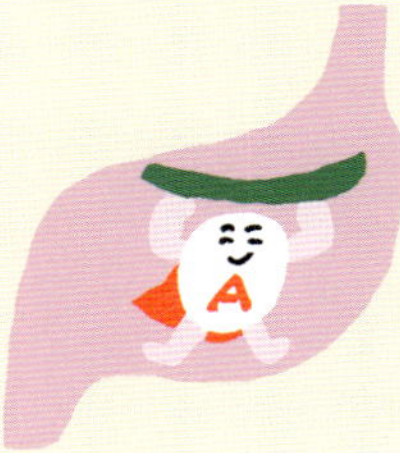

下ゆでしないオクラの生姜酢

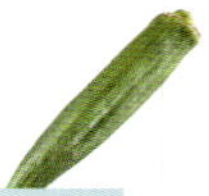

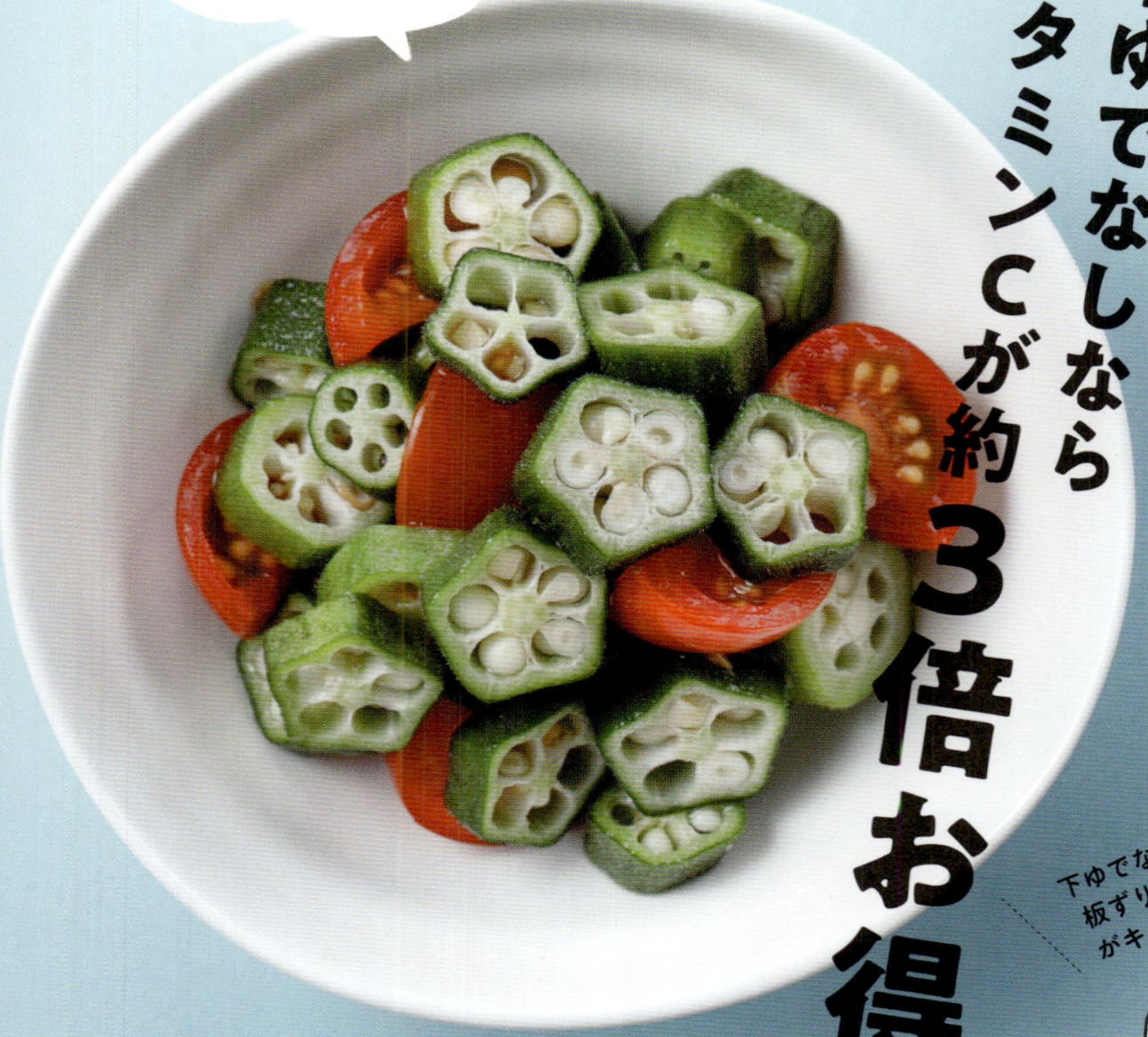

オクラは下ゆでなしで
ネバネバ成分キープ!

下ゆでなしなら ビタミンCが約3倍お得

下ゆでなしで
板ずりのみ
がキメ手!

Cooking memo

ゆでない&酢でいただく、アスパラポン酢

❶ アスパラは切り口を5㎜落とし、固い部分をピーラーでまだらにむき、1本を4等分に乱切りにする。

❷ 保存バッグにAを入れ、①を加えて冷蔵庫で3時間以上置く。

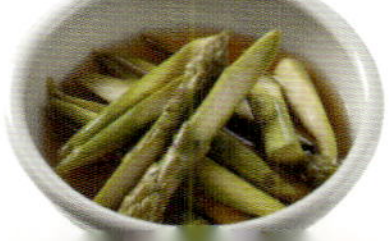

材料(作りやすい分量)

アスパラ…4～5本(100g)

A
- 酢…大さじ2
- 水…大さじ1
- 醤油…小さじ1
- 砂糖…大さじ1
- 塩…小さじ1/2

オクラをゆでると、2分で10%もビタミンCをロス!

ビタミンCロス	ビタミンCロス
−58%	−68.3%
100℃ 3分	100℃ 5分

材料（2人分）

オクラ…10本（100g）

A
- 酢…大さじ1・1/2
- 塩…小さじ1/4
- 水…大さじ1
- 砂糖…小さじ1
- 生姜（みじん切り）…1/4かけ分

ミニトマト…4個

作り方

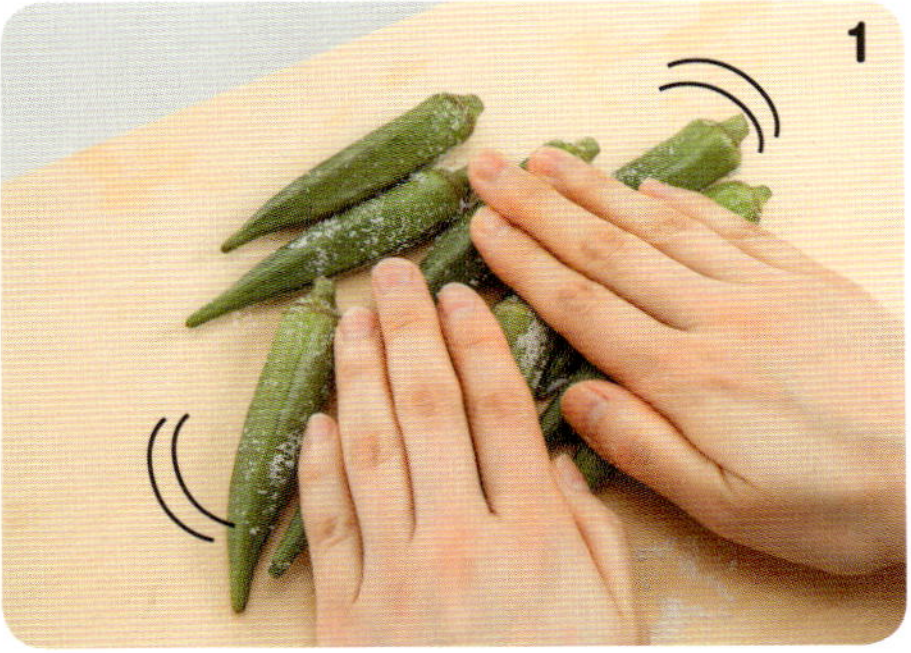

1 オクラは塩（分量外）をふって板ずりし、さっと水洗いする。

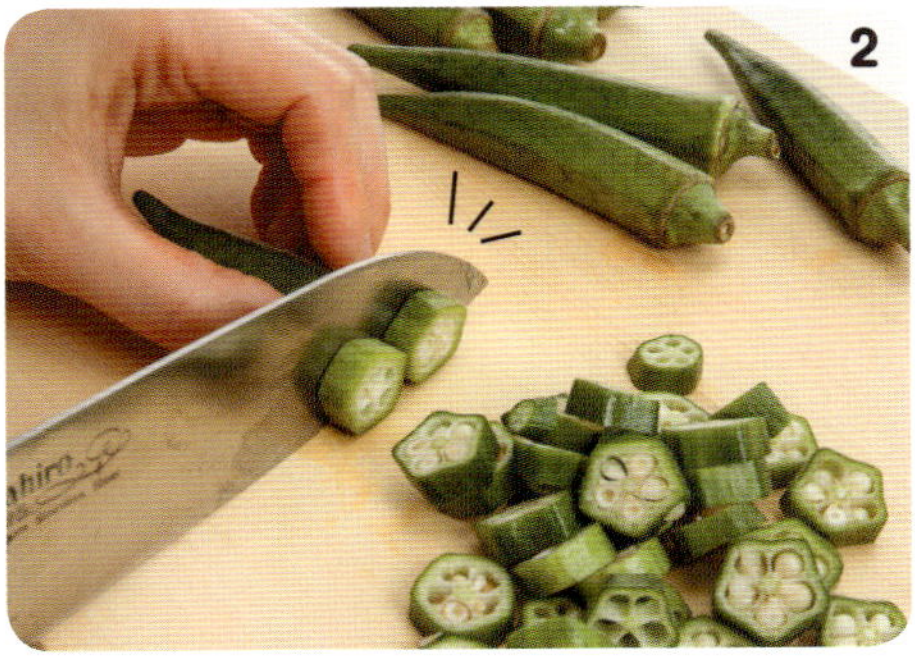

2 水気をふいて5㎜幅に切る。

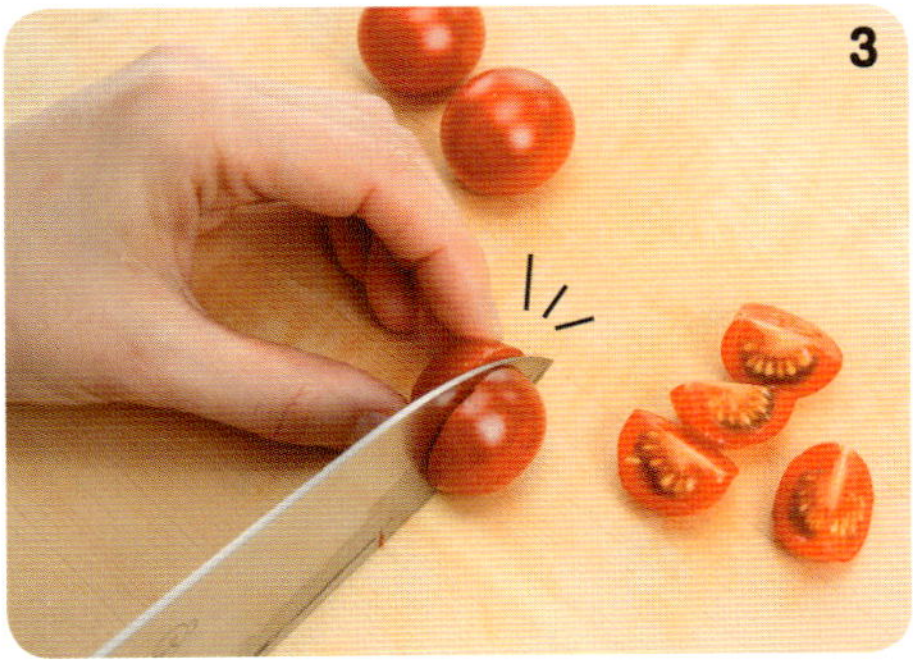

3 ミニトマトはヘタを取り4等分にする。

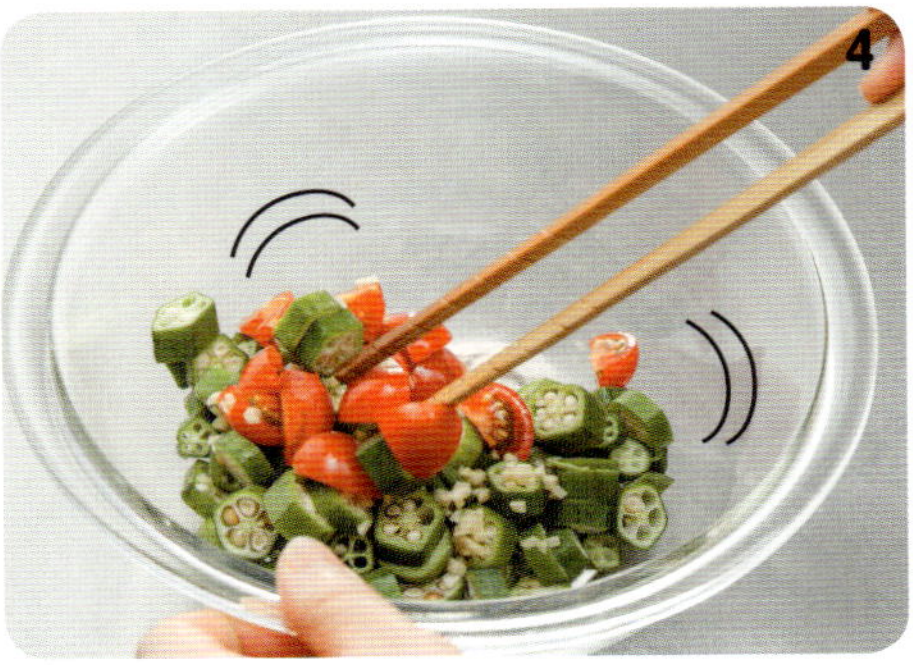

4 オクラに**A**をかけてよく混ぜ、ミニトマトを入れてざっと混ぜる。

調理のコツ

酢＋オクラは老化を2倍防ぐ！アンチエイジング最強コンビ

オクラのビタミンCは切ってから加熱すると激減！7割近く流出するので下ゆでは厳禁。また、ペクチンやムチンなど、オクラのネバネバには食後の血糖値の上昇を遅らせる効果があります。血糖の急上昇は体内の酸化を促進するため、これを抑えればアンチエイジング効果に。さらに酢を加えると、血糖の上昇を抑える効果が2倍にアップします！老化物質の生成も1/2に抑えて、一石二鳥!! 酢＋砂糖の組み合わせはエネルギー代謝を3.5倍に引き上げるので、体脂肪が気になる場合にもおすすめです！

アク抜きなし

レンチン下ゆでの簡単筑前煮

レンチンでポリフェノール
3倍お得な筑前煮！

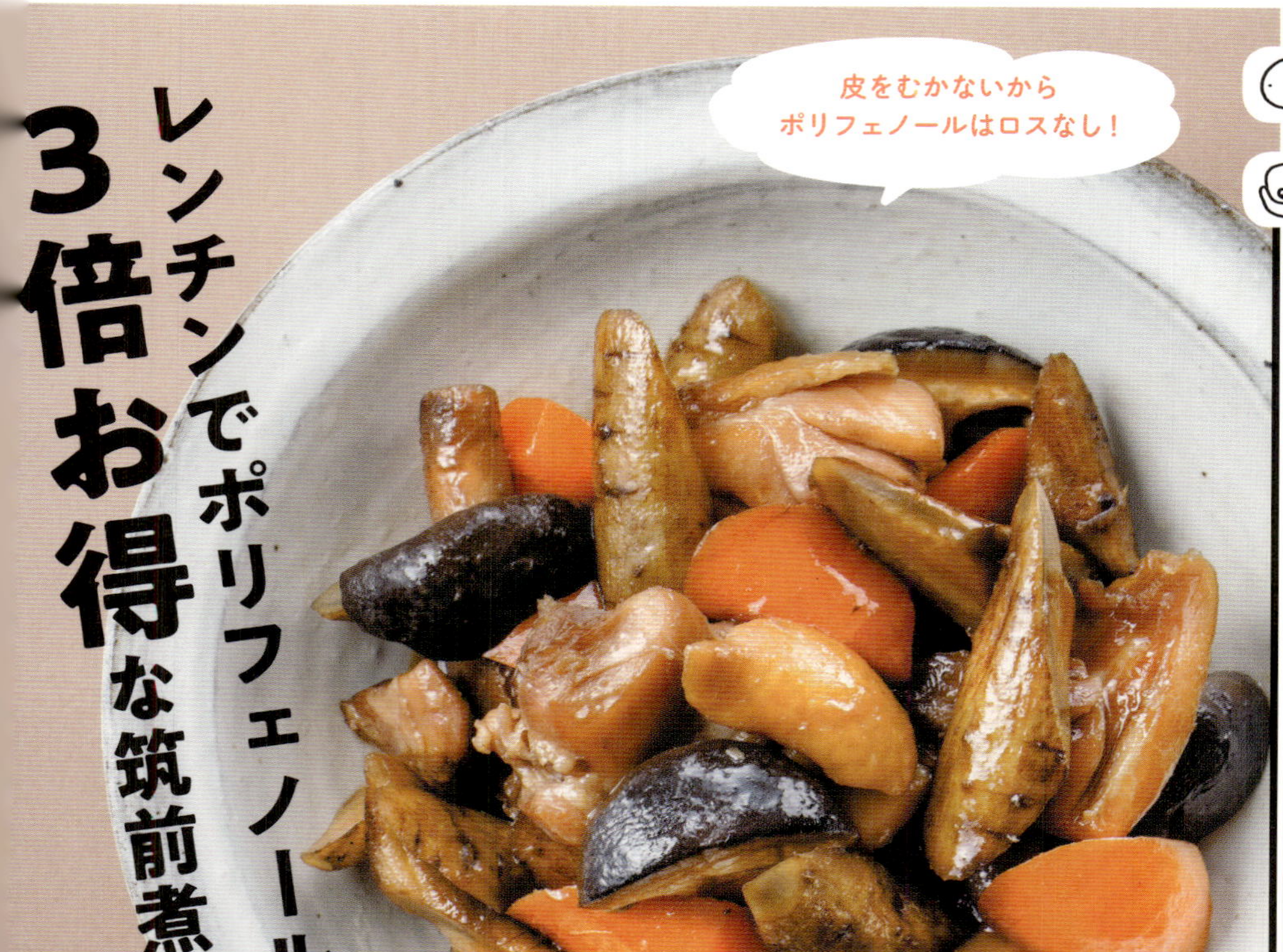
皮をむかないから
ポリフェノールはロスなし！

調理のコツ

皮ごとレンチンでポリフェノールの
抗酸化力がいつもの3倍に！

ごぼうの皮には、抗酸化物質ポリフェノールが中心の2倍含まれていますが、水に溶けやすくたった1分アク抜きをしただけで1.5倍も抗酸化力がダウン。アク抜きなしで皮ごとが鉄則です。また電子レンジで調理をすれば、抗酸化ポリフェノールの効果も3倍に！

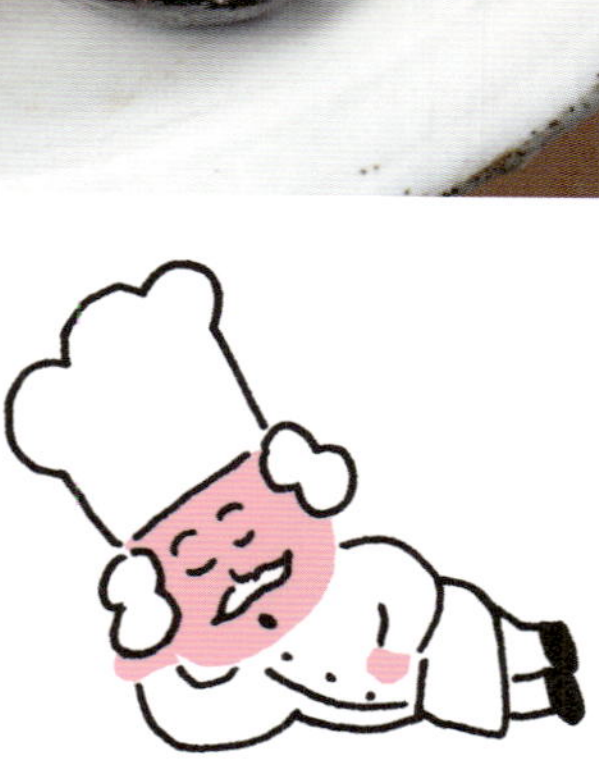

材料（2人分）

鶏もも肉…1枚（250g）

A
- みりん…大さじ2
- 醤油…大さじ3
- 砂糖…大さじ2

しいたけ…4枚

にんじん…1/2本（80g）

ごぼう…1本（150g）

水…3/4カップ

ごま油…大さじ1

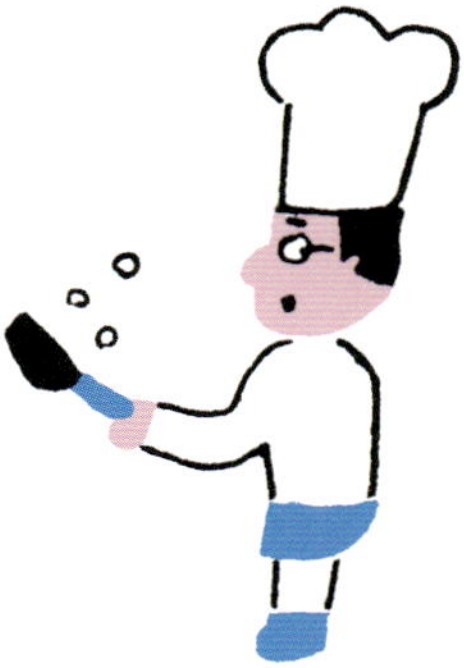

作り方

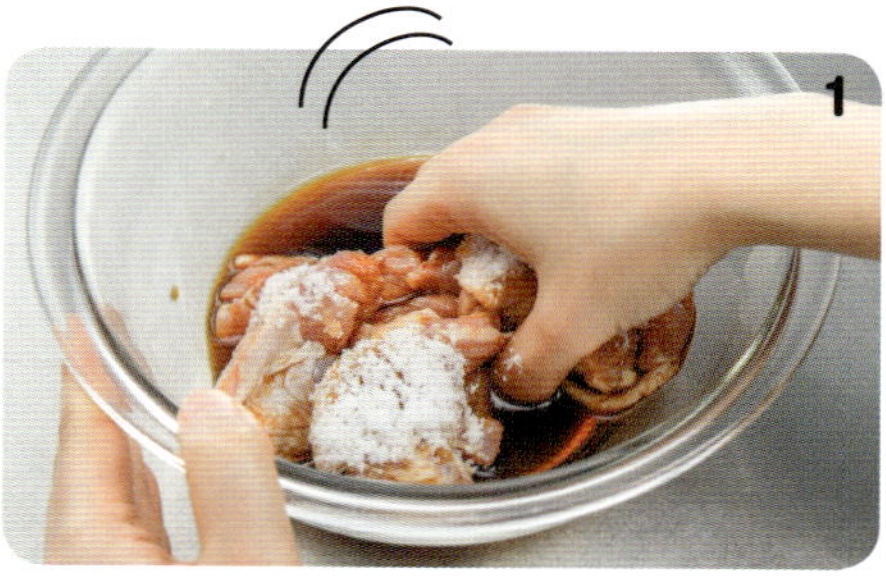

1 鶏肉は余分な脂肪を除いて8等分に切り、**A**をもみからめる。

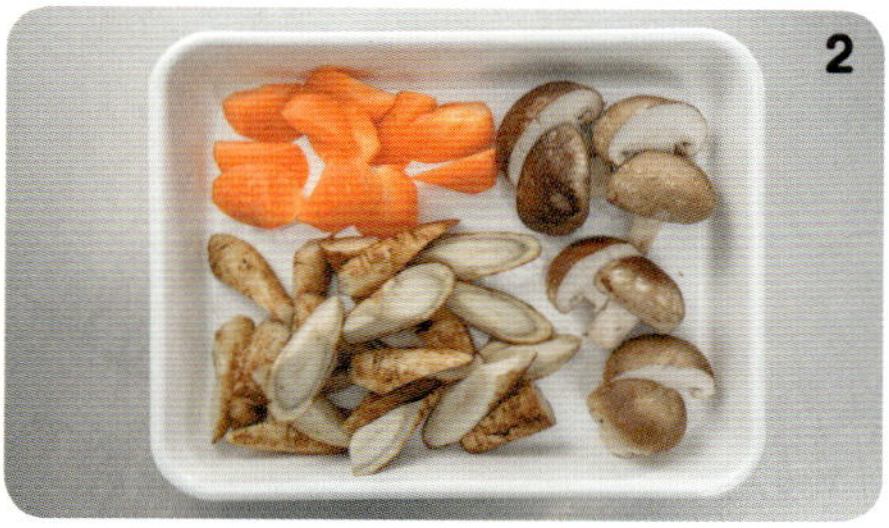

2 しいたけは石づきを落として半分に切る。にんじんは小さめの乱切りにする。ごぼうはたわしで泥だけを落とし、乱切りにする。

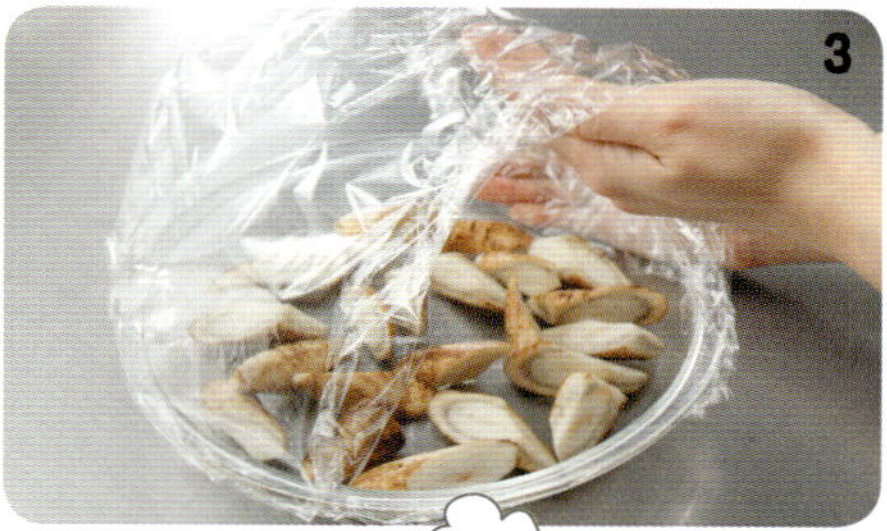

3 ごぼうは水にさらさずに耐熱皿に広げ、ふんわりラップをして電子レンジで5～6分加熱する。ラップを外して粗熱をとり、かさかさにする。

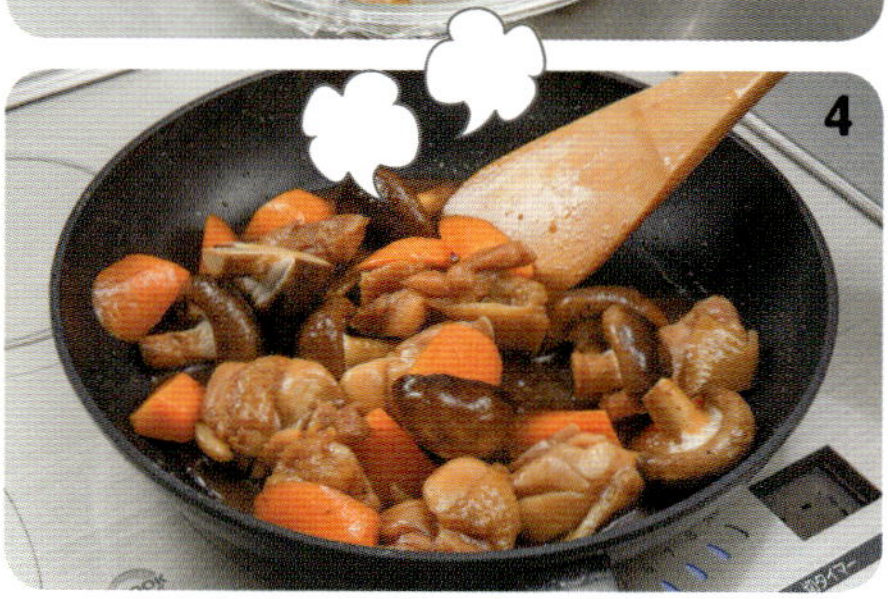

4 フライパンにごま油を入れて中火で熱し、**1**を汁ごと加えて2分程炒める。半分色が変わったら、しいたけ・にんじんを加えて2分炒め、水を注ぐ。

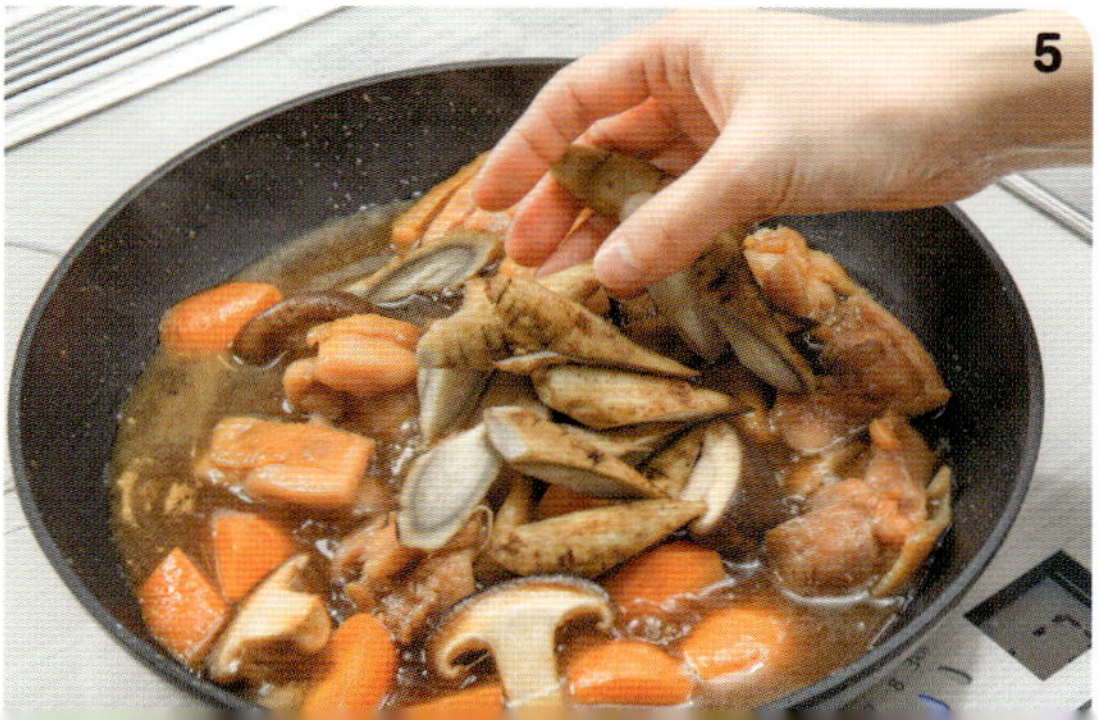

5 煮立ったら**3**を加え、中火のまま4～5分煮る。

骨つき鶏肉の
カルシウムいっぱい

にんじんと玉ねぎのスープ煮

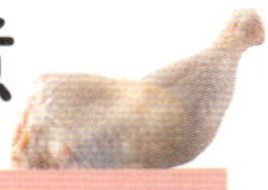

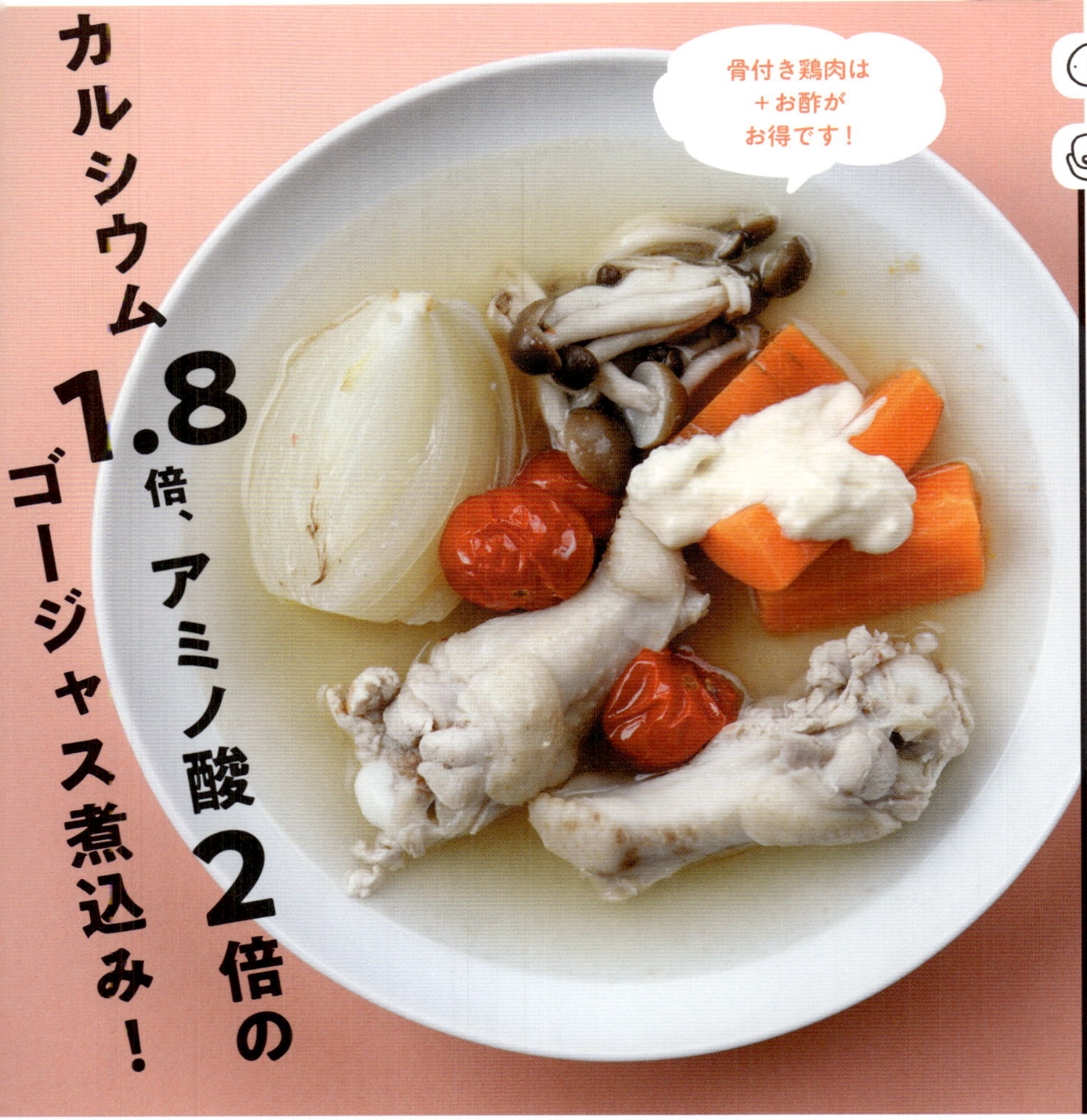

カルシウム1.8倍、アミノ酸2倍のゴージャス煮込み！

骨付き鶏肉は
＋お酢が
お得です！

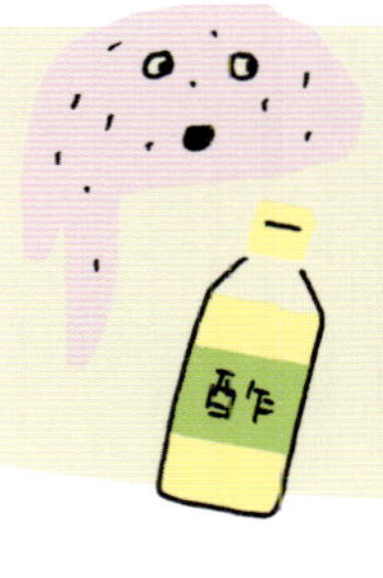

調理のコツ

酢の効果でカルシウム1.8倍
冷凍しめじのアミノ酸も2倍に！

煮込み料理に入れるなら、骨つき鶏肉が栄養も旨みも豊富でおすすめです。酢を加えることで骨のカルシウムがスープに溶け出し1.8倍に！ 冷凍しめじならグルタミン酸も2倍。疲労回復効果に加え、旨みも強いから余分な調味料いらず。

材料（2〜3人分）

鶏手羽元…8本（450g）

A	塩…大さじ1/2
	酢…大さじ1

サラダ油…小さじ2

玉ねぎ…1個（200g）

にんじん
…1本（150〜200g）

冷凍しめじ…100g

B	水…4カップ
	ローリエ…1枚

ミニトマト…8個

C	にんにく（すりおろし）…1/2かけ分
	マヨネーズ…大さじ3

作り方

1 しめじは小房に分け、冷凍したものを使う。鶏手羽元はキッチンバサミで骨に沿って切りこみを入れる。

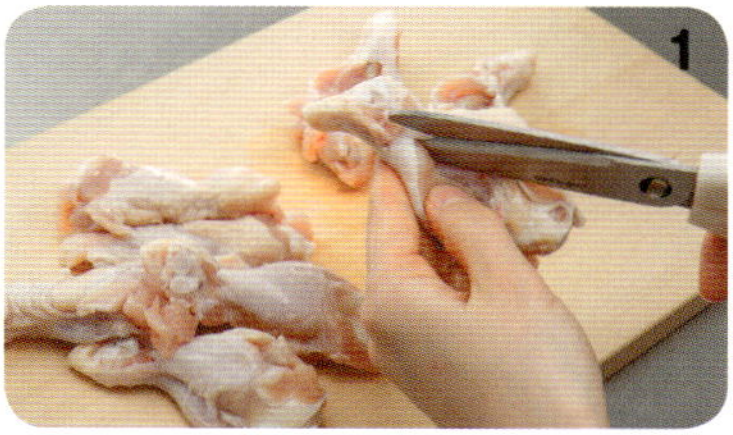

2 **A**をからめて10分置く。玉ねぎは芯をつけたまま4等分に、にんじんは長さ3等分の縦四ツ割に切る。

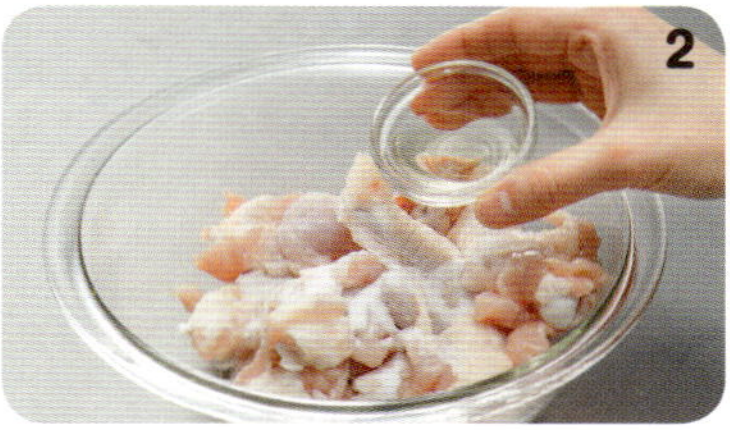

3 鍋に油を加えて中火で熱し、玉ねぎ・にんじんを入れて2分焼き、1〜2分炒める。

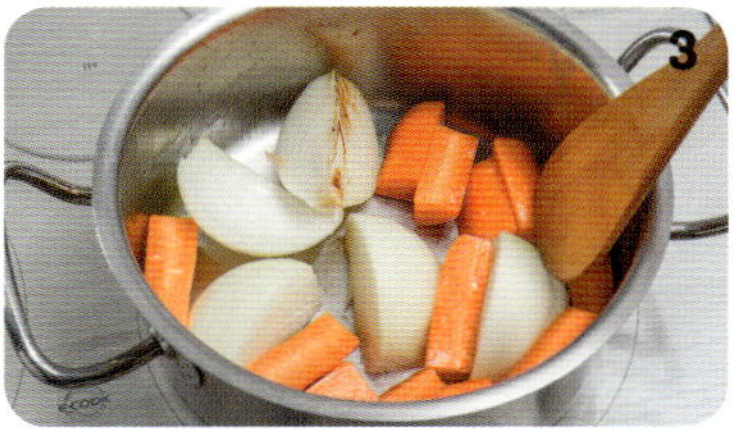

4 下味をからめた肉を加え、**B**を注ぐ。

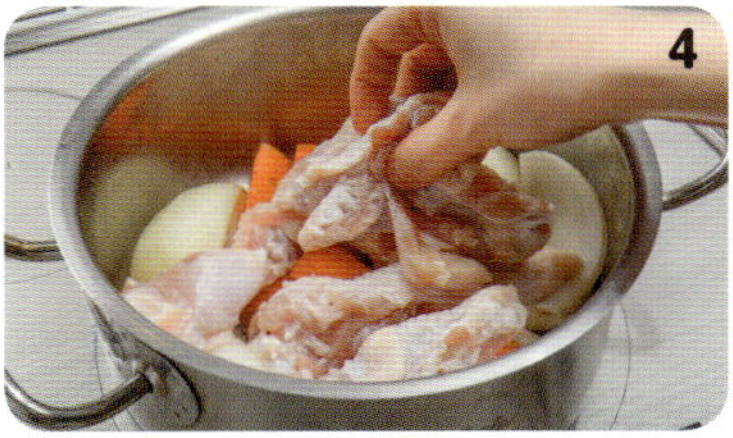

5 煮立ったらアクを除き、ふたをずらして、弱火で10分煮る。

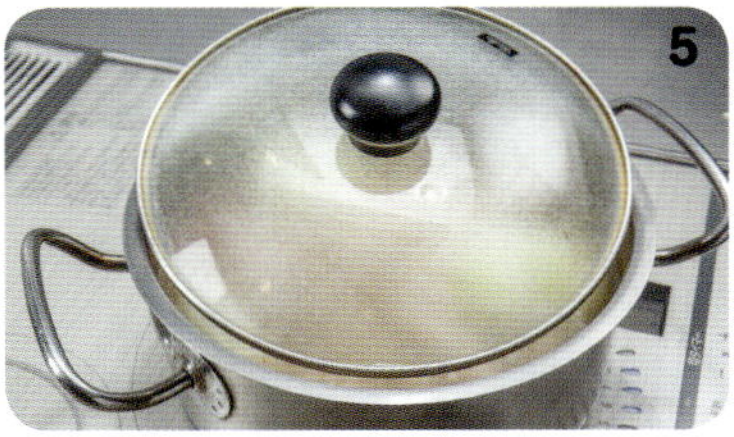

6 冷凍しめじ、ヘタを取ったミニトマトを加えて5分煮る。**C**を添える。

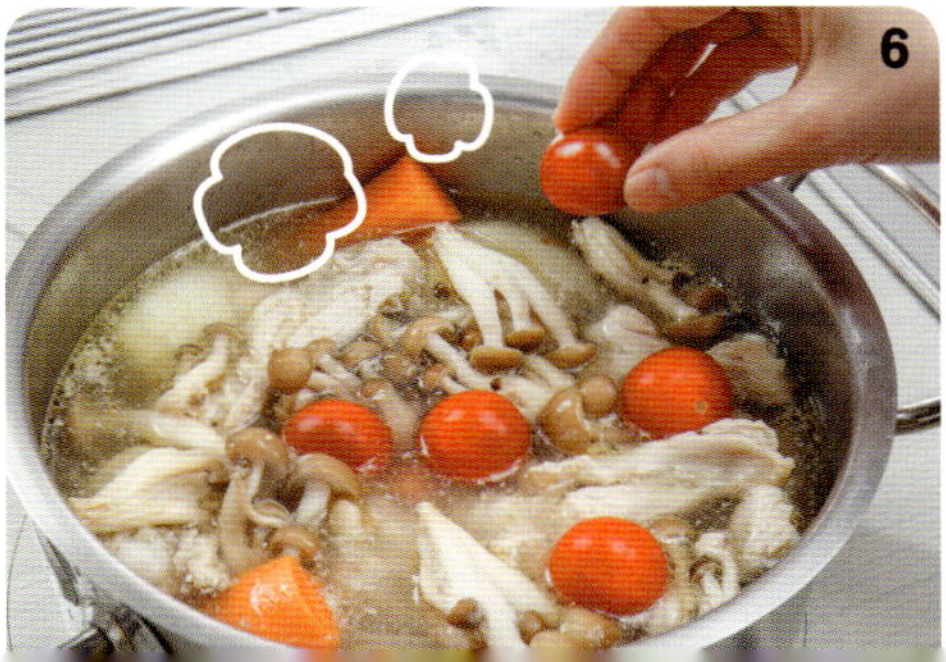

ロスなしピーマンの肉詰め

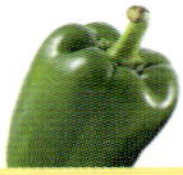

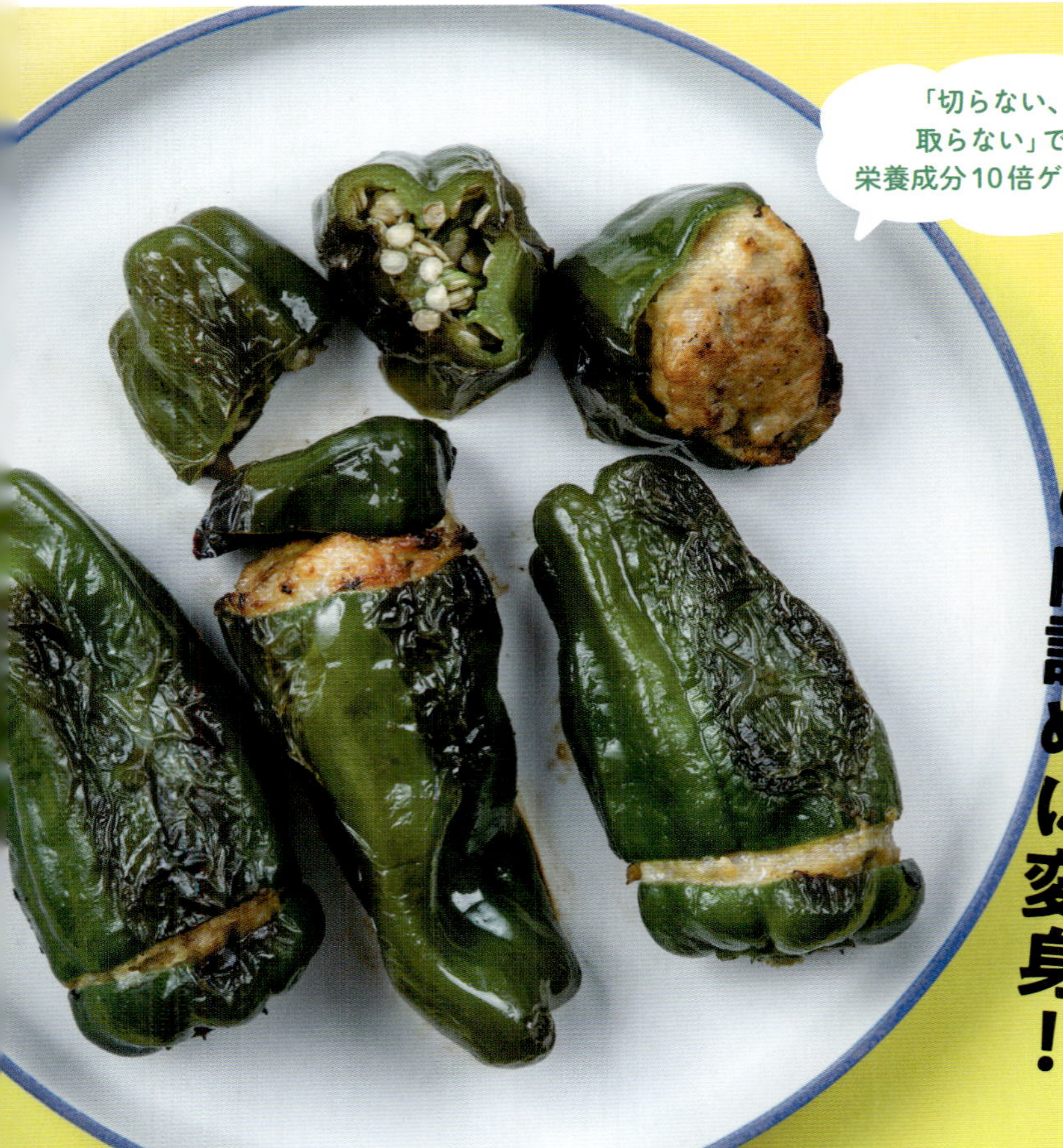

「切らない、
取らない」で
栄養成分10倍ゲット！

丸ごとならピラジン10倍の肉詰めに変身！

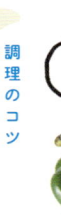

調理のコツ

ワタのピラジンをまるっとゲット！
さらに油で加熱してβ-カロテンの吸収を7倍に

ヘタ、ワタには皮の10倍のポリフェノール・ピラジンが含まれるうえ、カリウムも豊富。肉詰めにするなら、種もワタもヘタも丸ごと調理して。またピーマンに含まれるβ-カロテンやポリフェノールは油と炒めて吸収率を7倍にするのが鉄則！

材料（2人分）

A
- 豚ひき肉…150g
- 味噌…大さじ2
- 砂糖…大さじ1
- 卵…1個
- 片栗粉…大さじ1

ピーマン…6個
ごま油…小さじ2
水…大さじ4

作り方

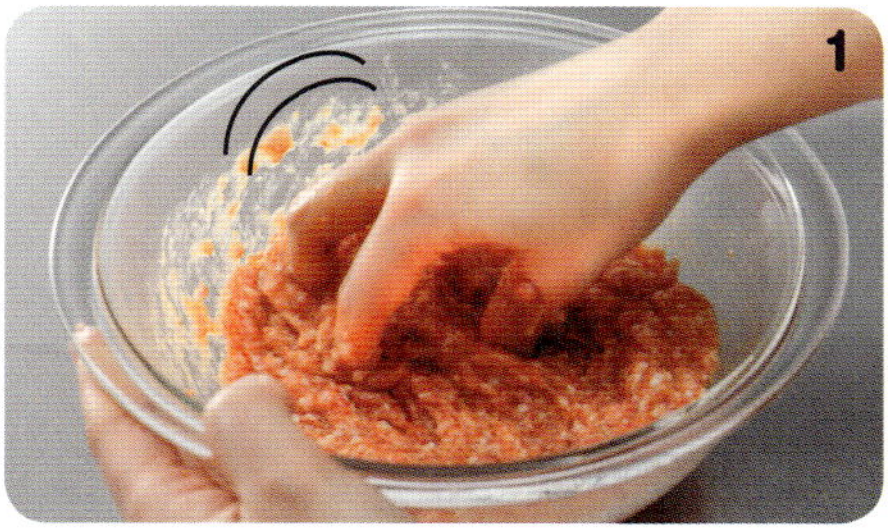

1 **A**をボウルに合わせ、粘りが出るまで指先で1〜2分練り、6等分にする。

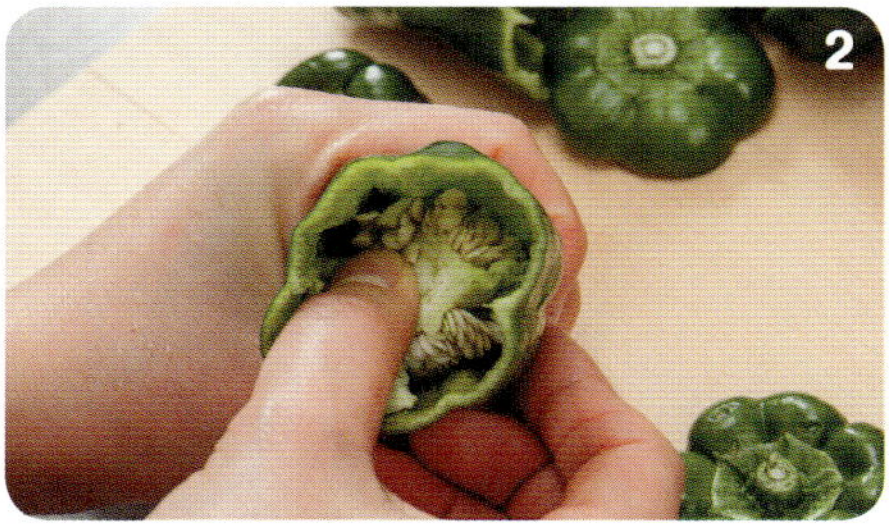

2 ピーマンはヘタを落として種を奥へ押す。

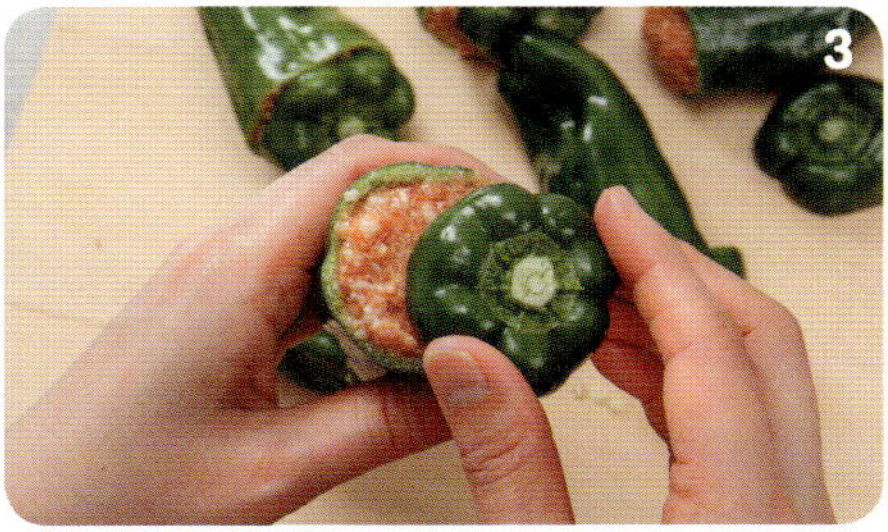

3 **2**に**1**を詰め、ヘタをしっかりとのせて押しこむ。

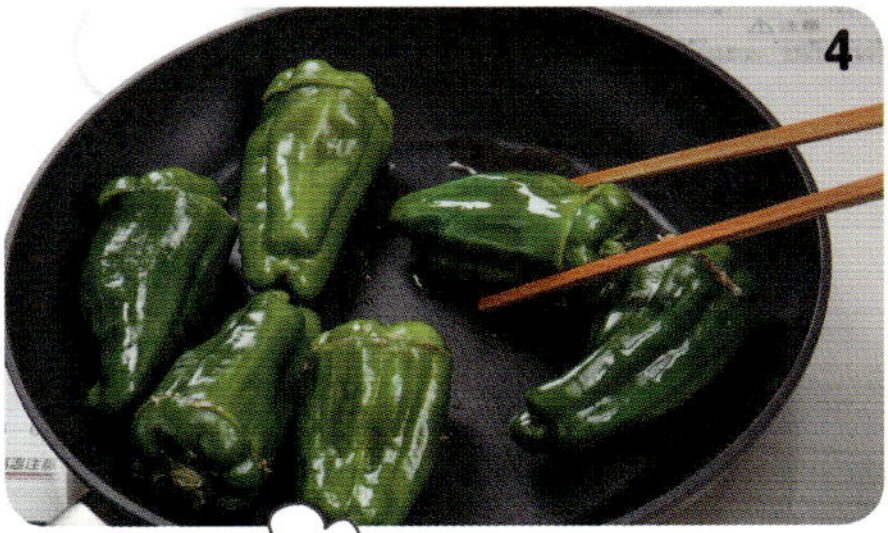

4 フライパンにごま油を中火で30秒程熱し、油をからめながら**3**を並べ2分焼き、転がして全体を6分かけて焼く。

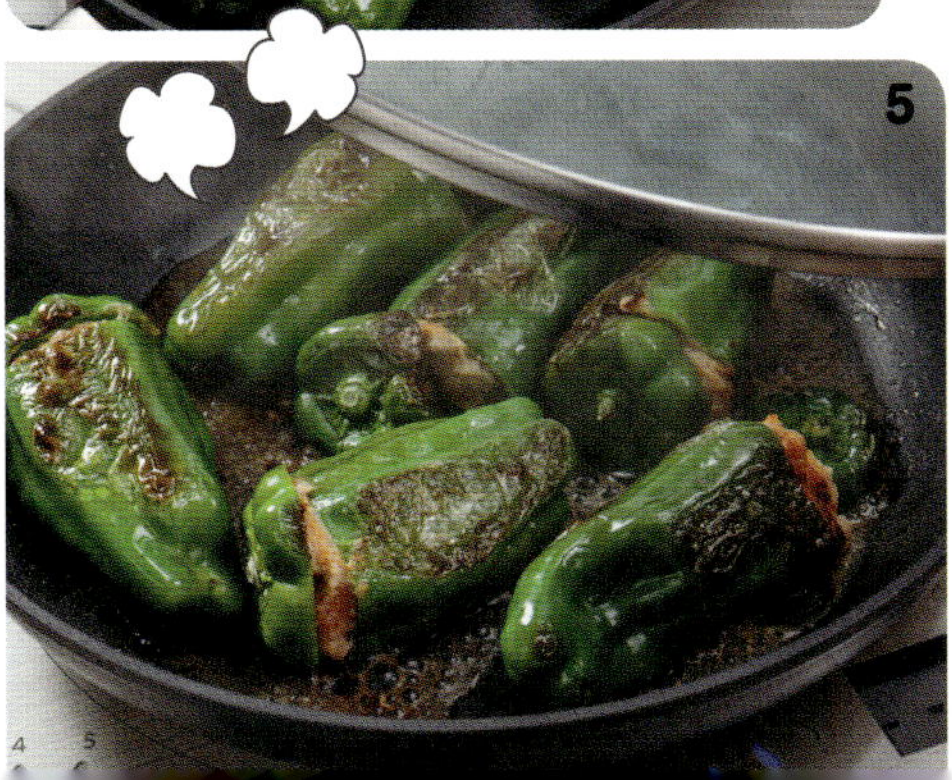

5 油をふき取り、水を加え、ふたを少しずらして水分がなくなるまで中火で6〜7分焼く。途中一度上下を返す。

アミノ酸を逃さない

ガストリックすき焼き

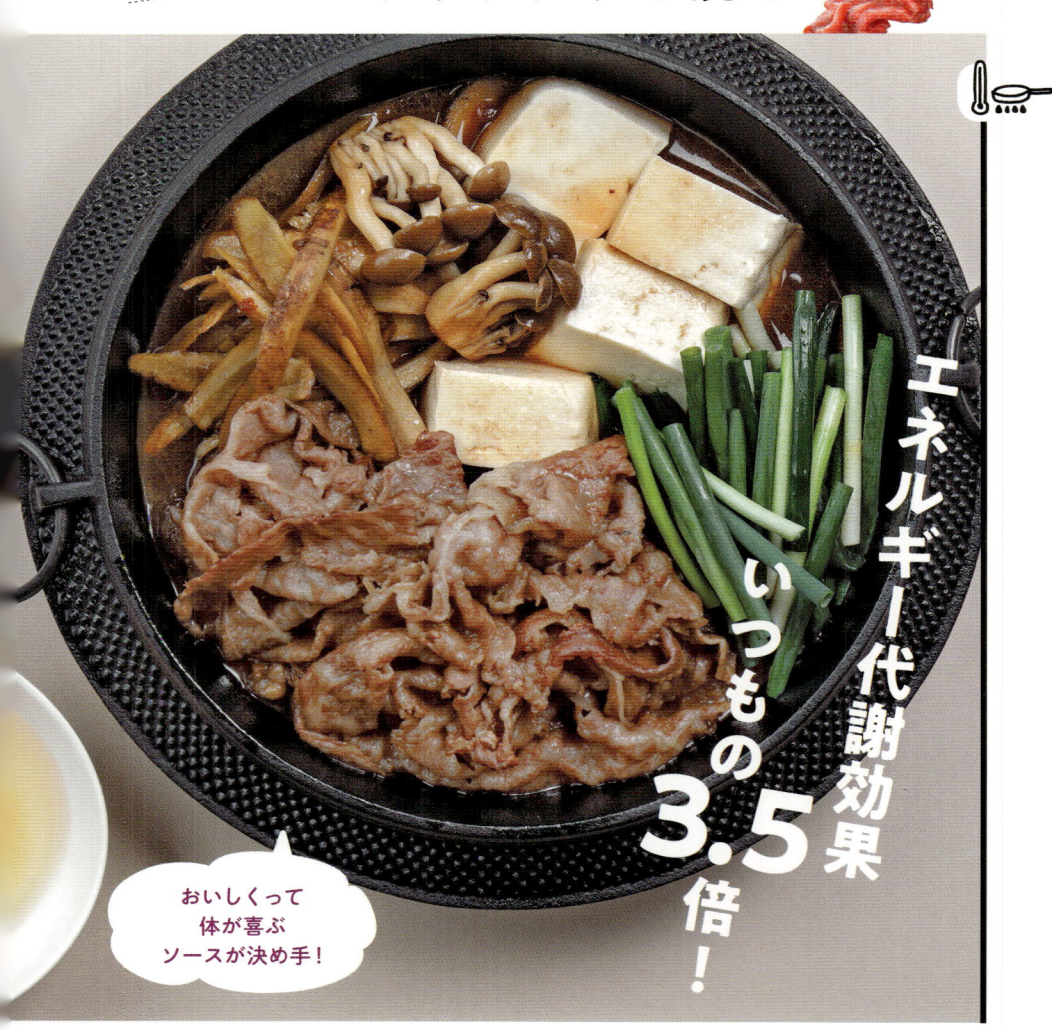

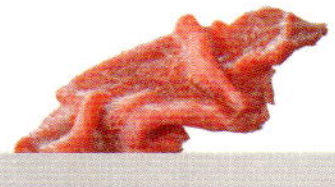

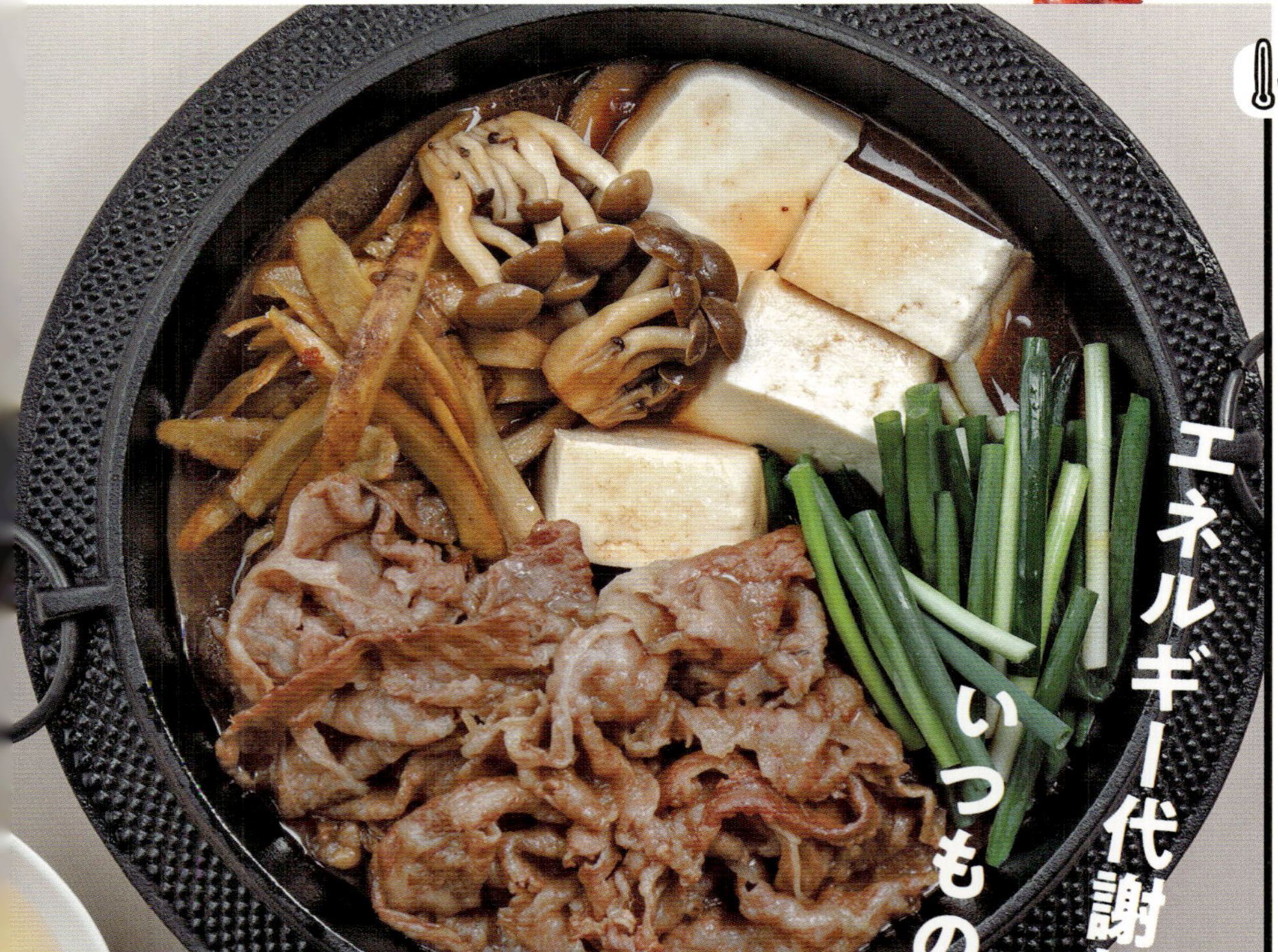
エネルギー代謝効果
いつもの3.5倍!
おいしくって
体が喜ぶ
ソースが決め手!

調理のコツ

酢＋砂糖の組み合わせで代謝3.5倍にアップ！

酢と砂糖を煮つめて作るフレンチのソース「ガストリック」。料理にコクを出す効果に加え、酢と砂糖の組み合わせで肝臓中のグリコーゲンが増加。エネルギー代謝効果を3.5倍にアップします！ 疲労回復に加えて、血糖の急上昇も抑えてくれます。酢と砂糖をからませることで、肉を3倍柔らかく、ジューシーにする効果も。

材料（2〜3人分）

牛すき焼き用肉…350〜400g
木綿豆腐…1丁（300g）
ごぼう…1本（150g）
しめじ…1パック（100g）
万能ねぎ…1束（100g）
砂糖…大さじ8
水…大さじ2
酢…大さじ1
A 醤油…1/3カップ
A みりん…1/2カップ
A 水…1カップ
卵…人数分

作り方

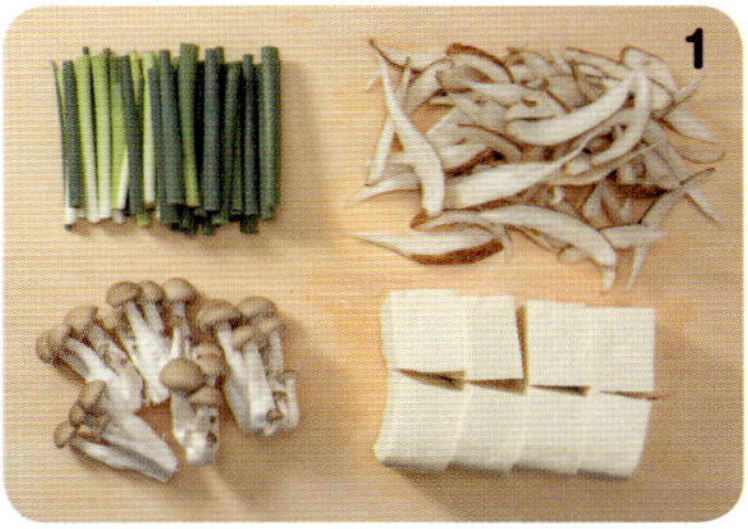

1 ごぼうはよく洗い、汚れをこそげて大きめの笹がきにする。しめじは小房に分ける。豆腐は8等分に切る。万能ねぎは7〜8cm長さに切る。

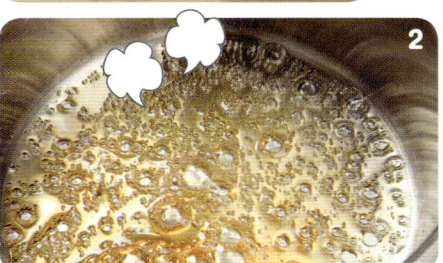

2 鍋に砂糖・水を混ぜ広げ、強火にかける。そのまま触らず4〜5分かけ、薄い茶色に色づいたら火を止める。

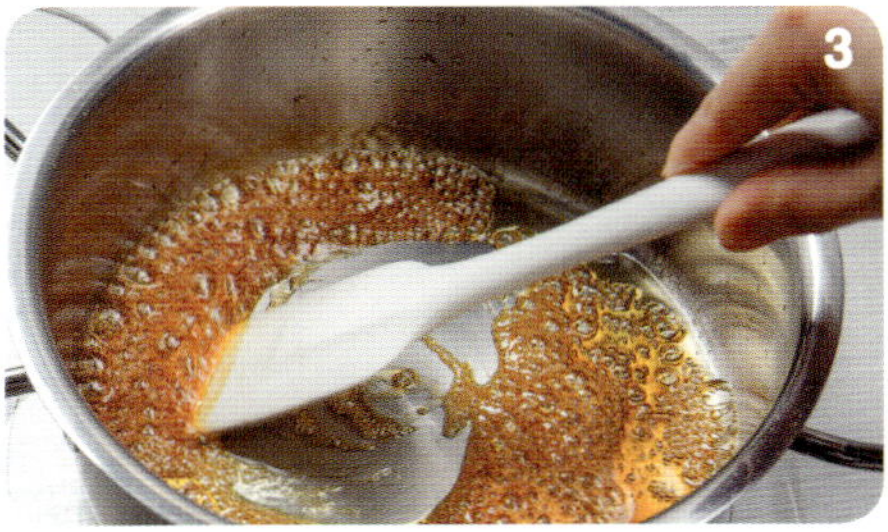

3 酢を加えてよく混ぜる。

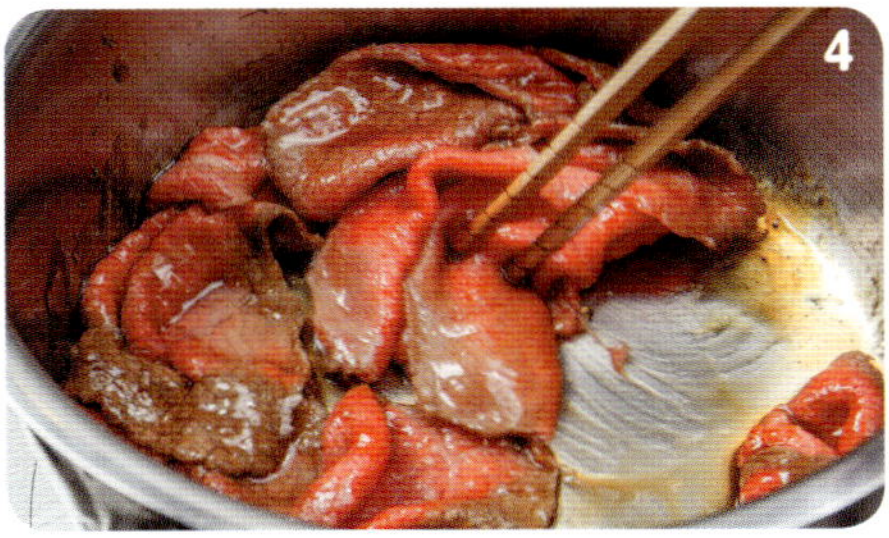

4 半量の牛肉を広げてからめ、再び火にかける。肉の色が変わってきたら、肉を片側に寄せ、半分量のごぼう、しめじを加える。

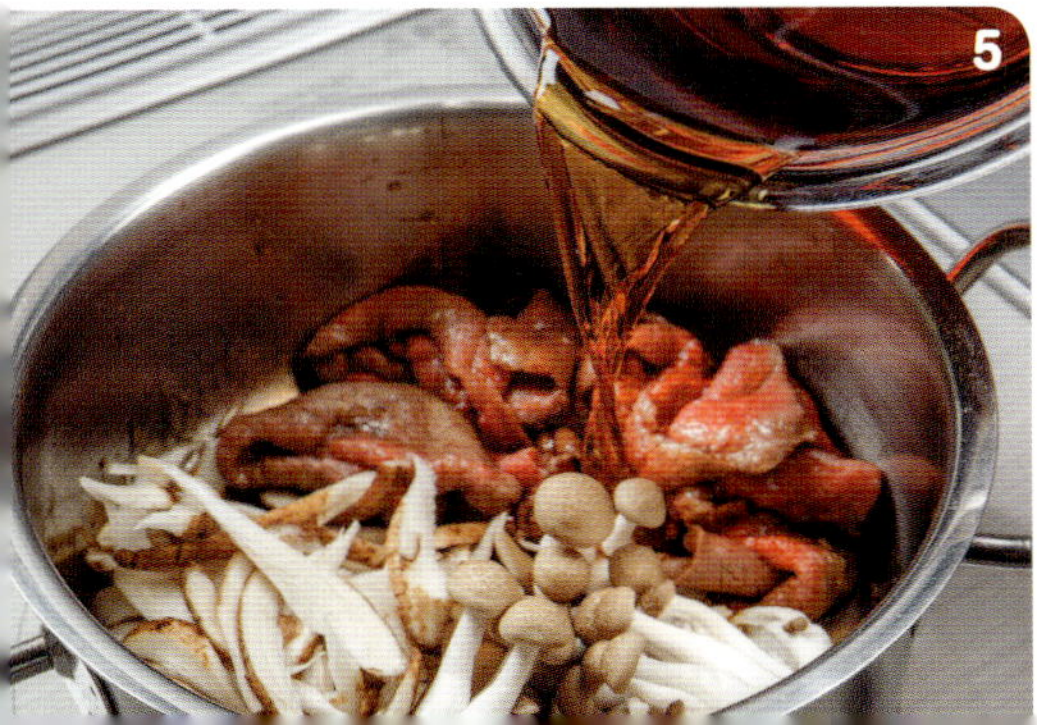

5 半量の**A**を入れ味をからめる。煮立ったら豆腐、万能ねぎを加えて5分煮る。全体に味がなじんだら、煮えたものから溶き卵につけて食べる。残りの具材は適宜入れ、残りの**A**を注いで同様にいただく。

玉ねぎを加熱しない、生姜焼き

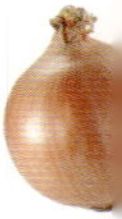

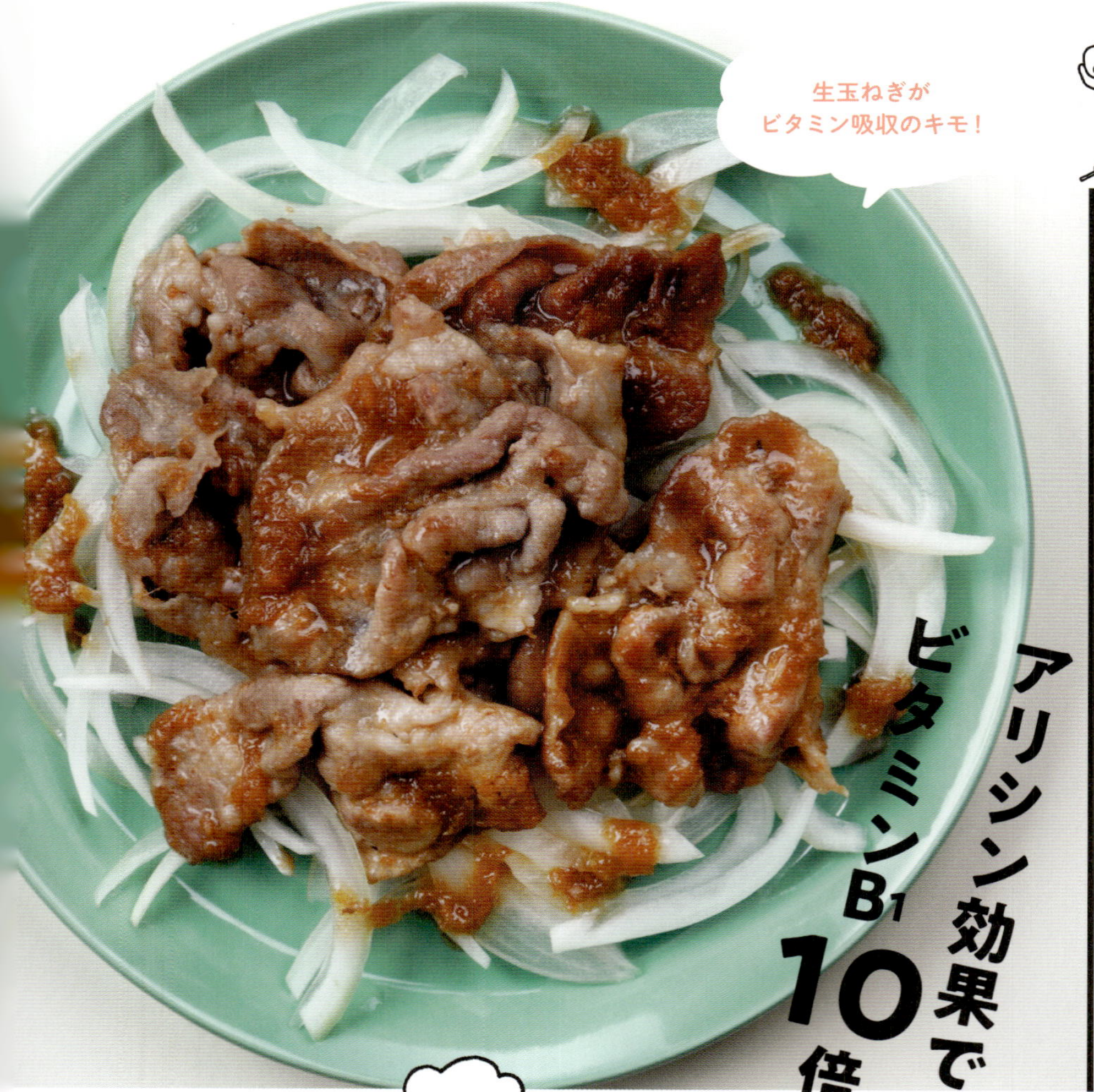
生玉ねぎが
ビタミン吸収のキモ！

アリシン効果で
ビタミンB_1
10倍生姜焼き！

材料（2人分）

豚肩ロース薄切り肉…250g

A
- 生姜…2かけ
- 醤油…大さじ2
- みりん…大さじ2
- 砂糖…小さじ1

小麦粉…小さじ2

サラダ油…大さじ1/2

玉ねぎ…1/2個（100g）

水にさらさず
ビタミン温存！

調理のコツ

生姜焼きは、玉ねぎでトリプルにお得！小麦粉でビタミン流出もほぼゼロ！

豚肉のビタミンB_1は玉ねぎと結びつくと吸収が10倍に！ただ、加熱で肉の脂質が酸化するので抗酸化物質が必須。玉ねぎのケルセチンなら、ビタミンB_1の吸収と抗酸化作用で生姜焼きにはもってこいです。ケルセチンは調理で65％が減少するうえ、より辛味のあるタマネギのほうが血液サラサラ成分が高いため加熱なしで添えるのが◎。

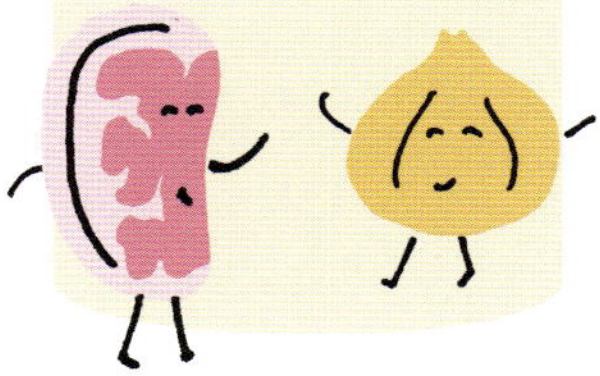

作り方

1 玉ねぎは繊維にそって薄切りにし、器に盛る。

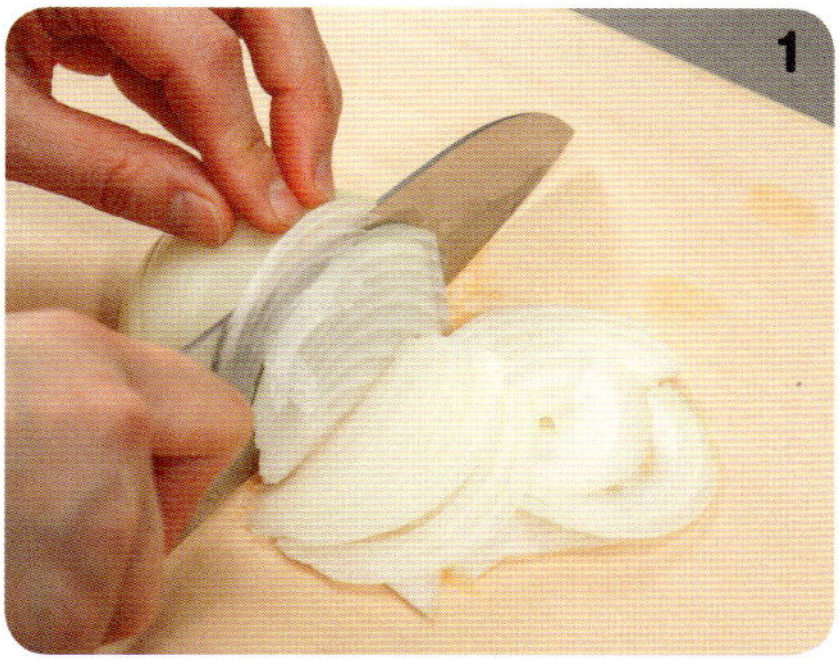
1

2 豚肉に小麦粉をまぶす。生姜は皮つきのまますりおろしてボウルに入れ、Aのほかの調味料を加え混ぜる。

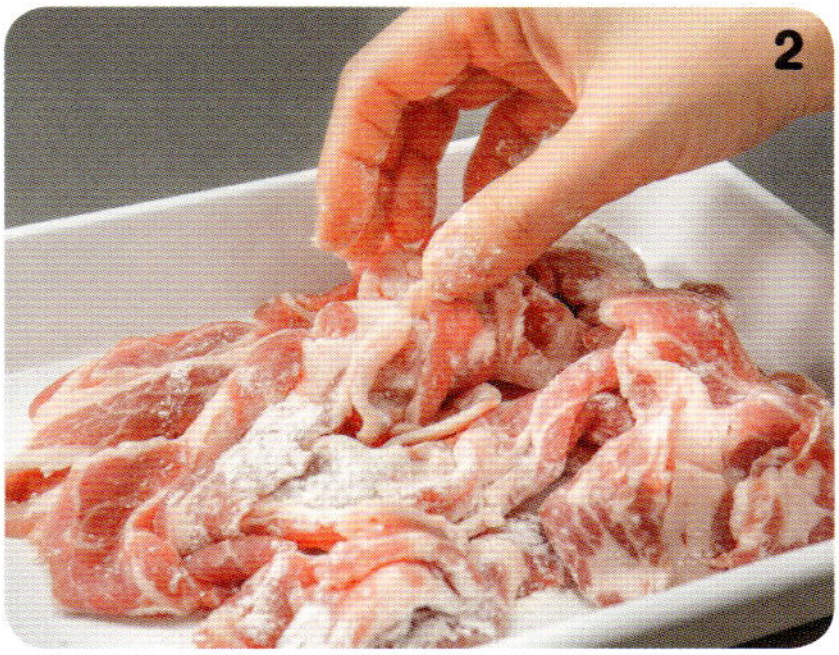
2

3 フライパンに油を入れ中火で熱し、豚肉をざっと広げて、動かさずに2～3分焼く。肉に焼き色がついたら上下を返して1～2分焼く。

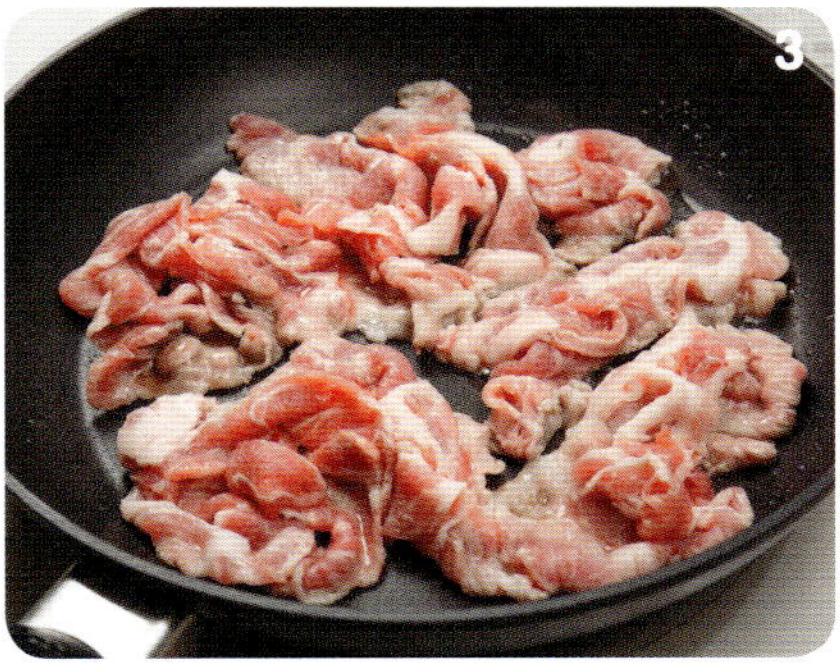
3

4 中央を空け、Aを加えてやや火を強めて煮立てる。水分が少なくなるまで上下を返しながらさっとからめ1にのせる。豚肉と玉ねぎをからめていただく。

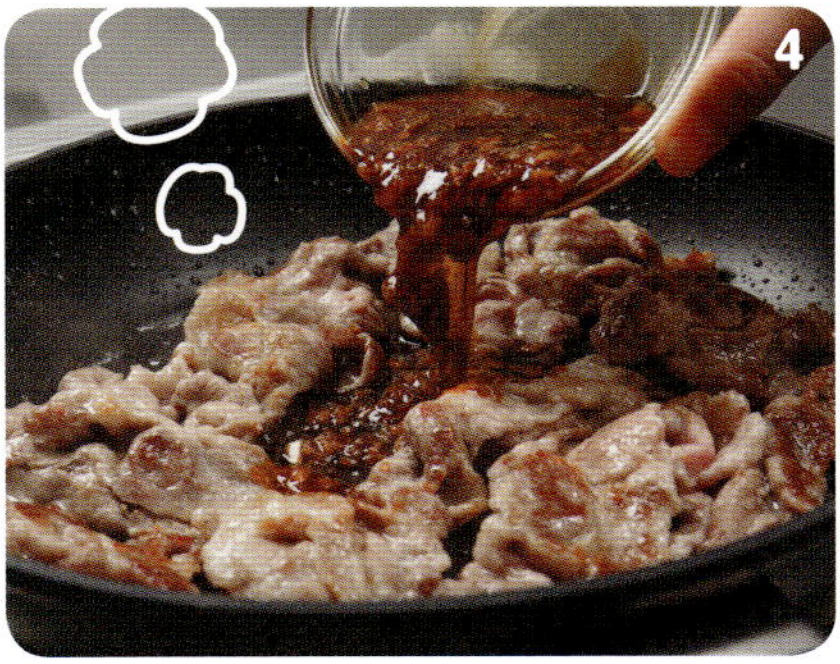
4

ゴーヤのおかかマヨ炒め

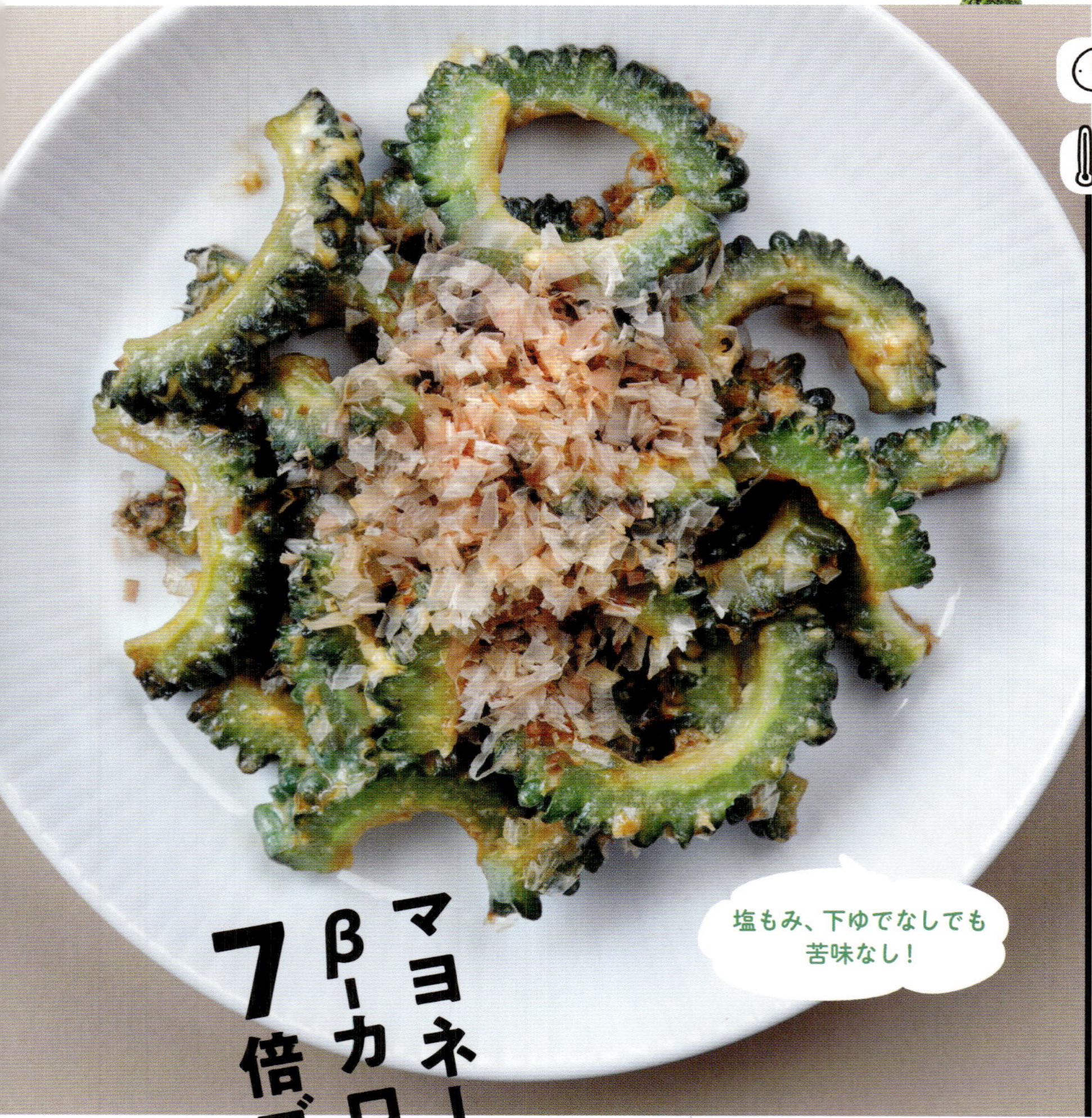

塩もみ、下ゆでなしでも
苦味なし！

マヨネーズで
β-カロテン
7倍ゴーヤに！

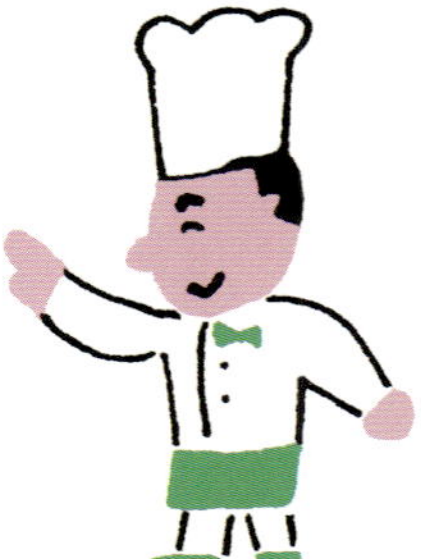

材料（2人分）

ゴーヤ…1本（200g）
サラダ油…大さじ1/2
醤油…小さじ2
マヨネーズ…大さじ2
削り節…小1袋（3g）

作り方

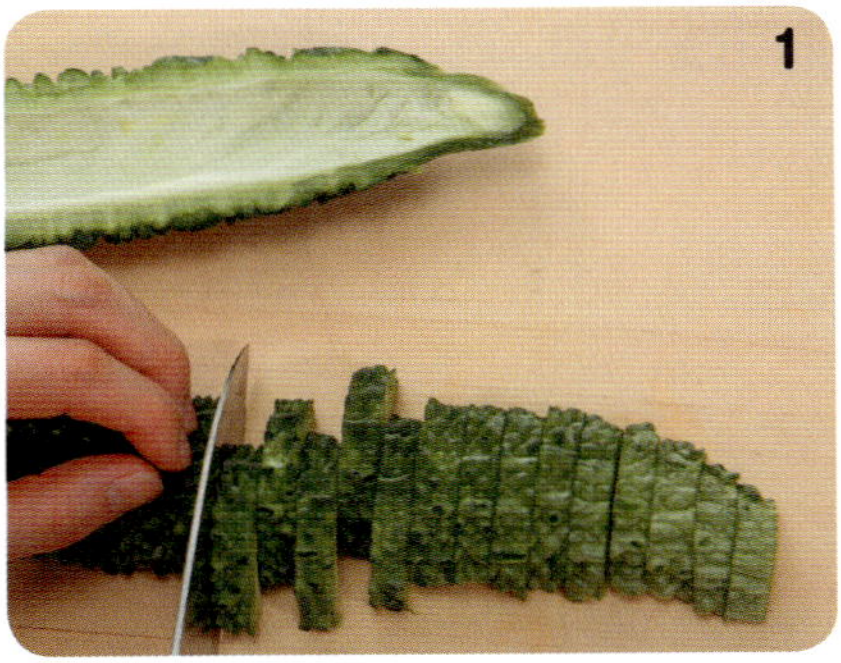

1 ゴーヤは**縦半分に切って**から、ワタを**取り除き8㎜厚さに切**る。**水にとらない**。

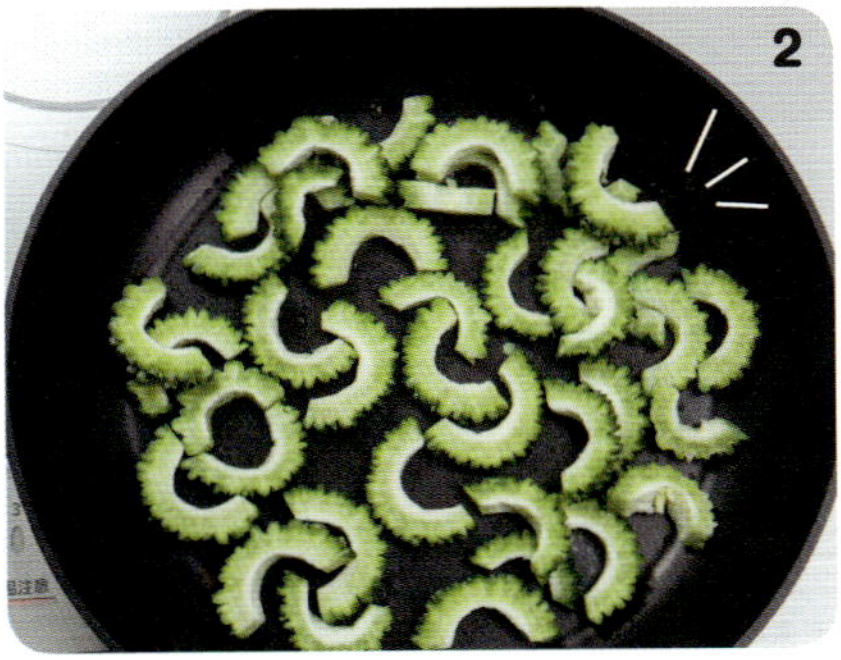

2 フライパンに**油を入れて中火で熱し**、ゴーヤを**広げ**2**分焼く**。

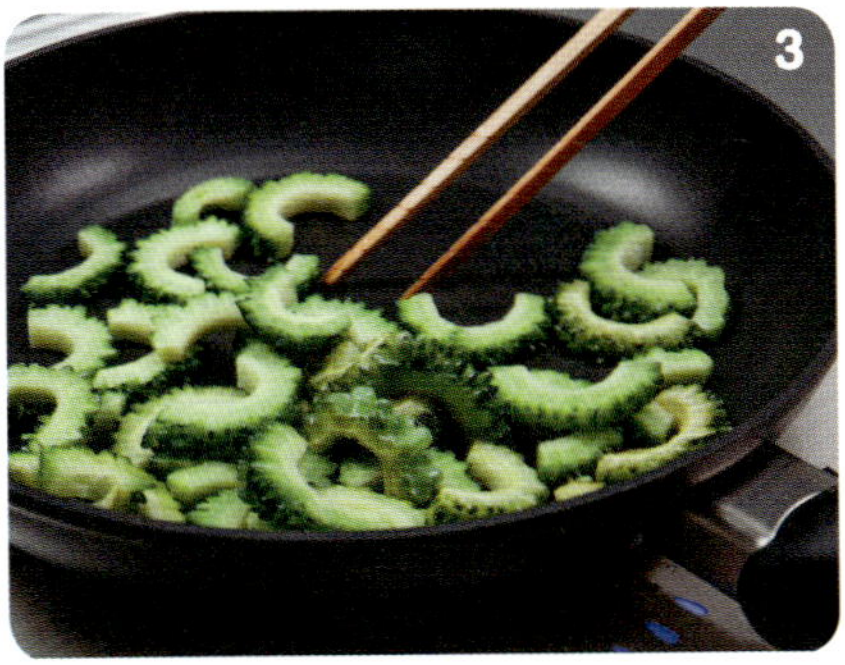

3 **焼き色**がついたら2**分炒**める。

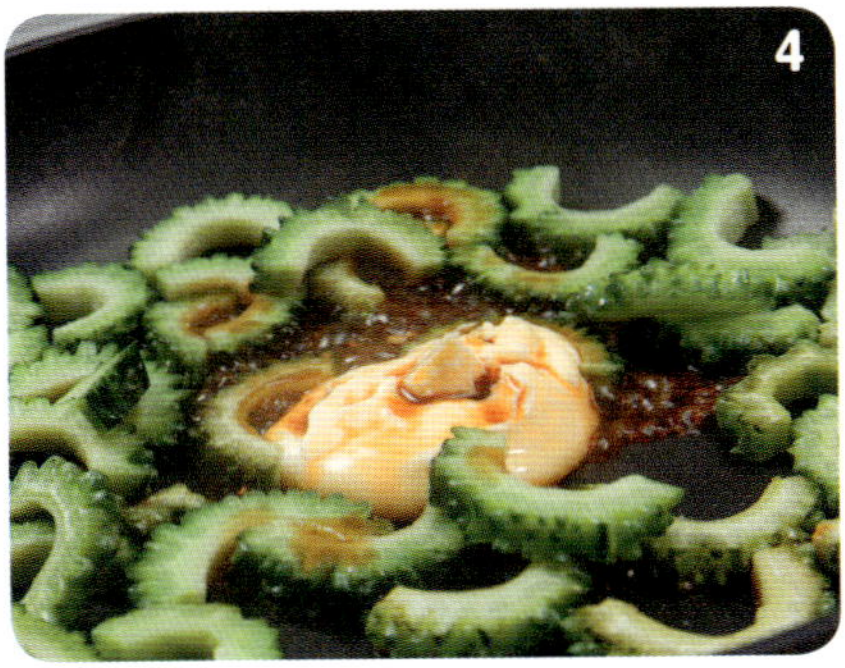

4 **中央**をあけ、マヨネーズ・**醤油**を合わせ1**分炒**める。**器**に盛り、削り節をふる。

調理のコツ

ゴーヤ＋マヨネーズはビタミンアップ効果大！

削り節には脱苦味作用があり、ゴーヤの苦味を消してくれるので、下ゆでしなくてもOK。サッと炒めるだけだから、トマトの5倍もあるビタミンCの流出を最小限に抑えます。またゴーヤに含まれるβ-カロテンは油を使った加熱によって吸収率を7倍にアップ。さらに、味つけにマヨネーズを使えば、ゴーヤのビタミンKの吸収は4倍に高まります。

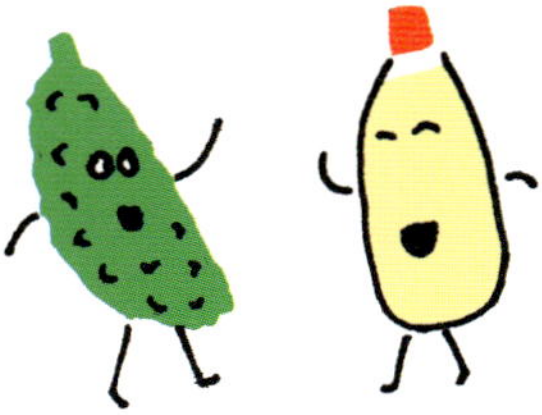

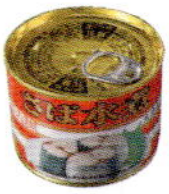

サバ缶で作る味噌煮

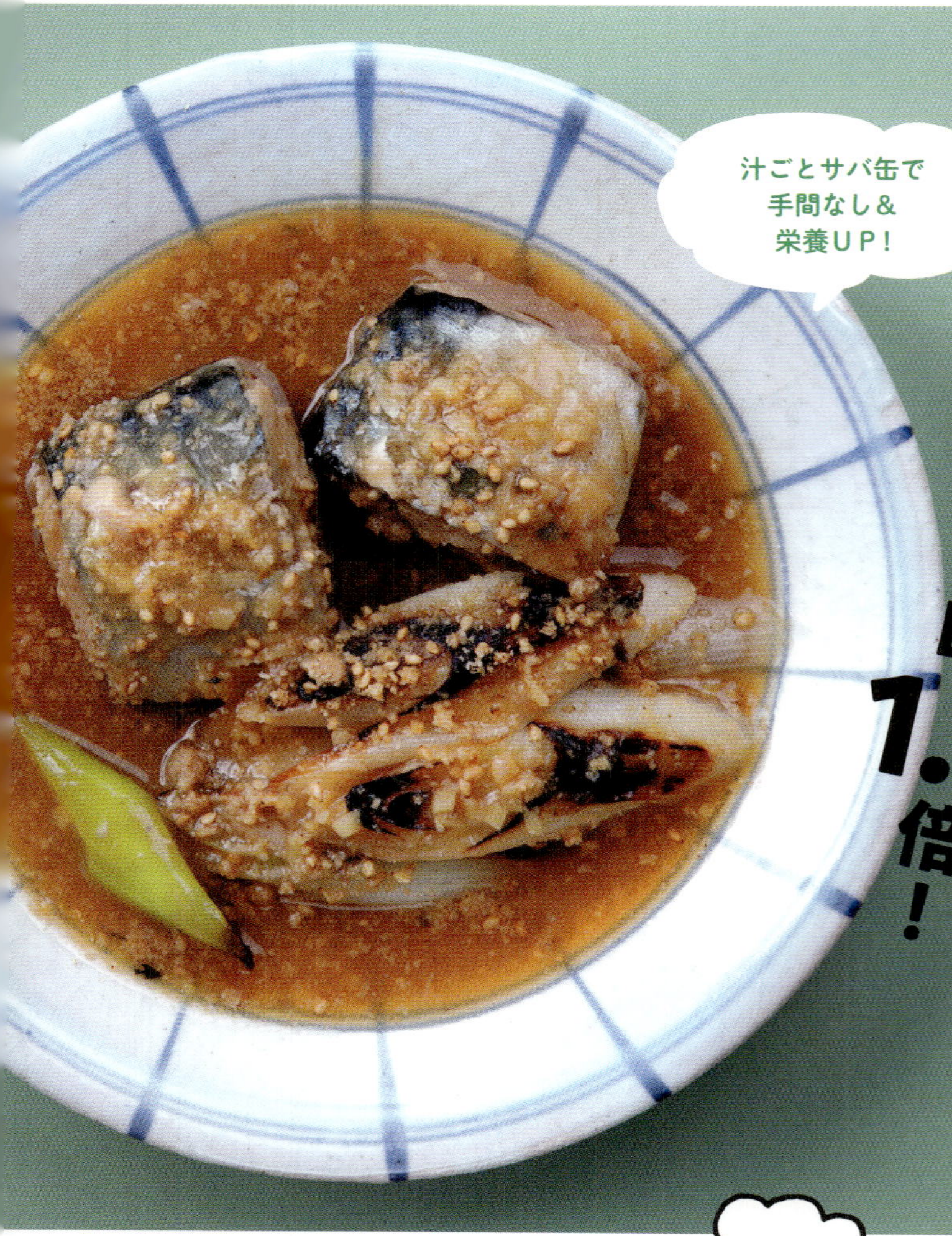
汁ごとサバ缶で
手間なし＆
栄養UP!

いつものサバ味噌より
ビタミンB_{12}
1.5倍!

あっという間に
できちゃいます!

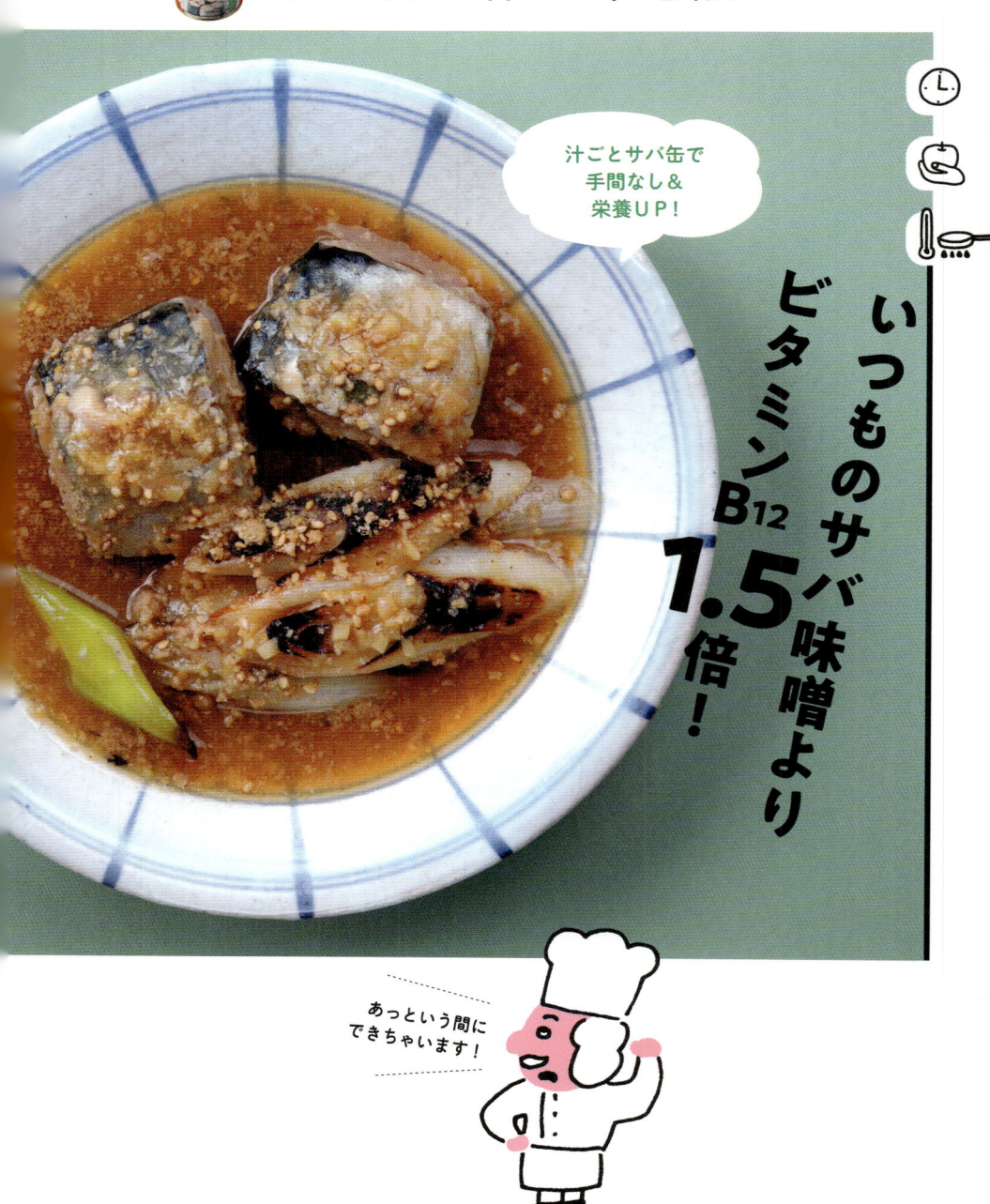

材料（2人分）

サバ水煮缶…大1缶（200g）
汁＋水
…合わせて3/4カップ
長ねぎ…1本（100g）
サラダ油…大さじ1/2
A
味噌…大さじ1・1/2
砂糖…大さじ1
酢…小さじ1
生姜（みじん切り）
…1かけ分
B
片栗粉…小さじ1
水…大さじ1
白ごま…少々

作り方

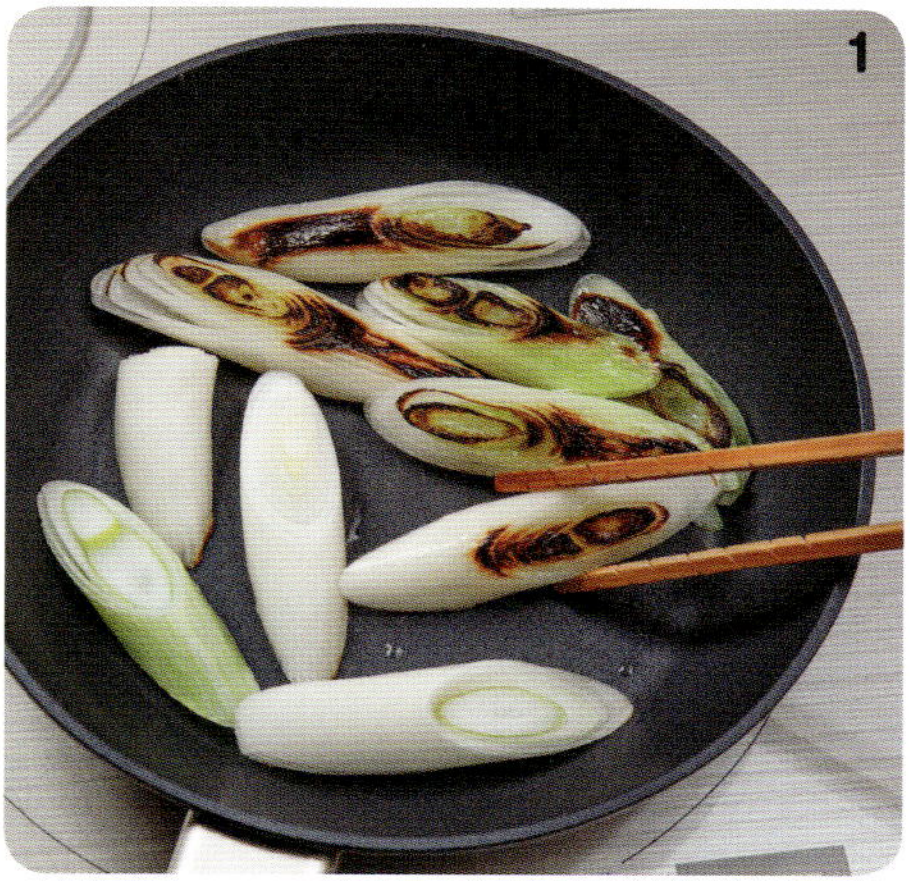

1 サバ缶は**身**と**汁**に**分ける**。**汁**は**水**と**合わ**せて3/4カップにする。**長ねぎ**は**斜め**2cm**幅**に**切る**。**小**さめのフライパンに**油**を**中火**で**熱**して**長ねぎ**を3～4**分焼**き、**上下**を**返**す。

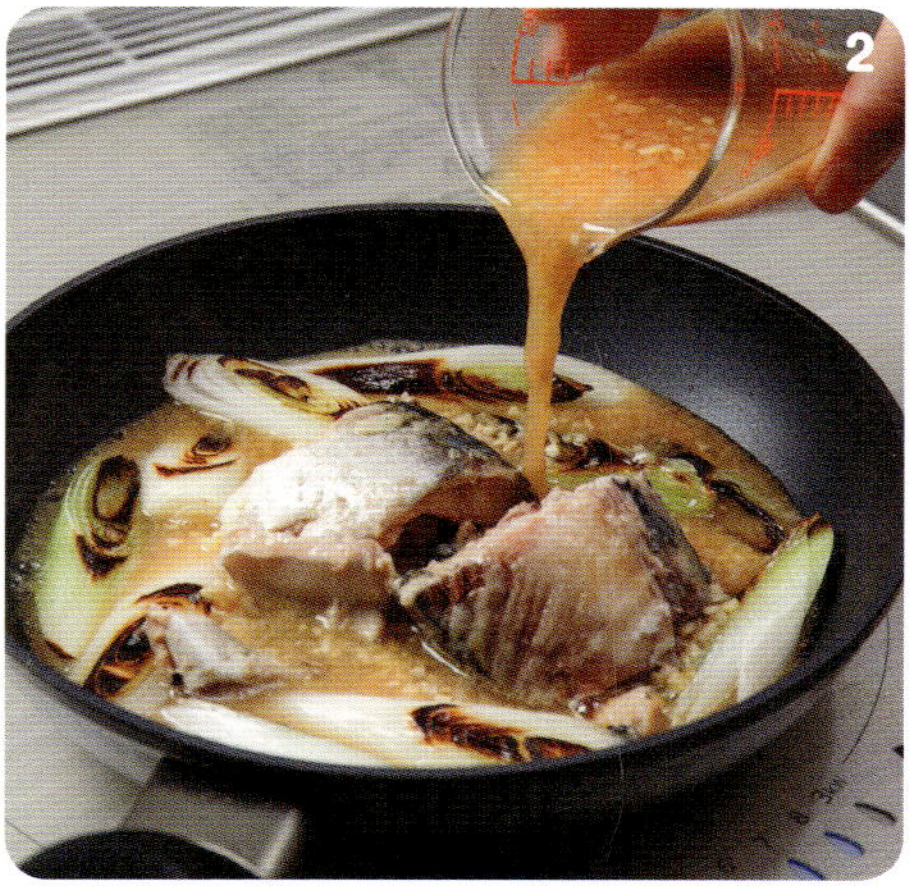

2 サバ**缶**の**身**を**崩**さないように**入**れ、**汁**と**A**を**混**ぜたものを**回**し**入**れる。

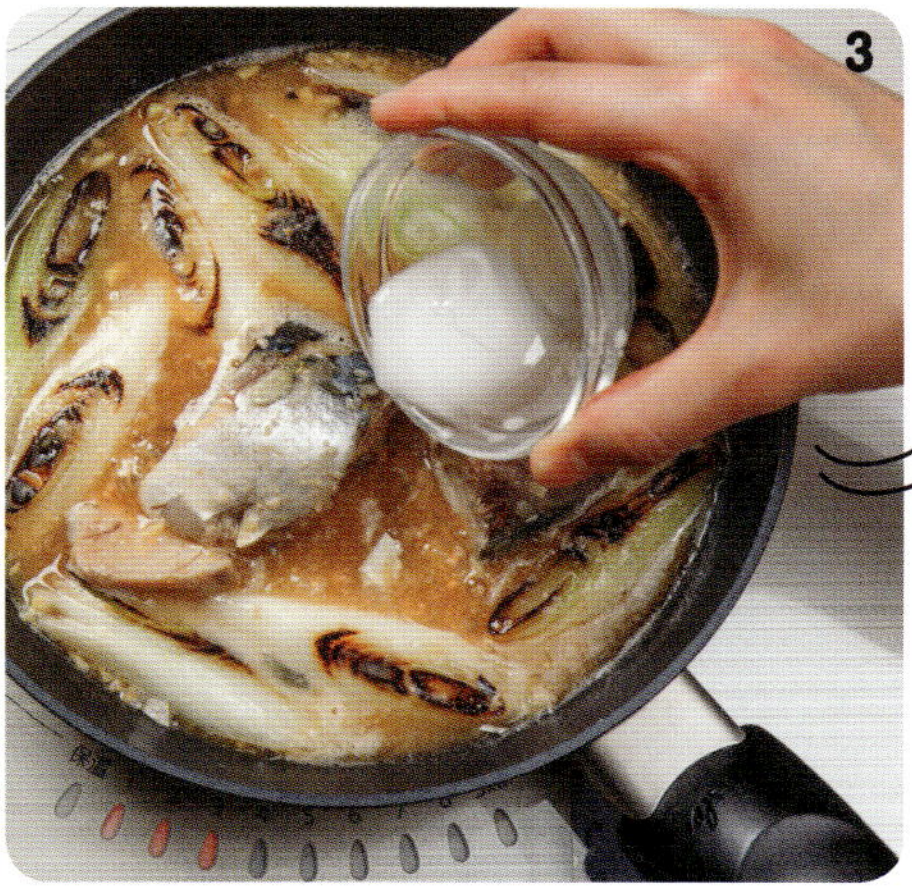

3 **煮立**ったら**汁**をかけながら**弱火**で2～3**分煮**る。**混**ぜ**合**わせた**B**を**回**し**入**れてとろみをつけ、ひと**煮**し、**白**ごまをふる。

調理のコツ

サバ缶でEPA・DHAを丸ごとゲット ビタミンB_{12}は生より1.5倍!

生のサバに豊富に含まれるEPA・DHAは、加熱すると酸化して、煮込むと最大7割が流出してしまいます。でもサバ缶を使えば、加熱時間が少ないので、ロスを1割にまで抑えられます。骨ごと食べられるから、カルシウムの面でもお得。また汁まで合わせると、ビタミンB_{12}は生のサバの1.5倍！ EPA・DHAも含まれるので煮汁までいただくのが必須です。

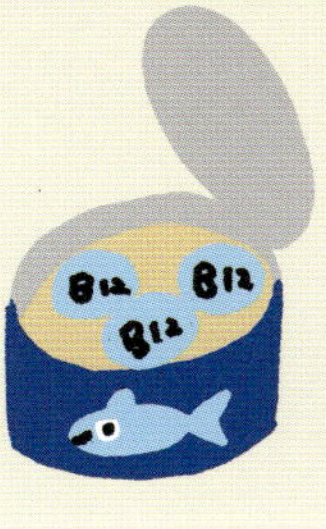

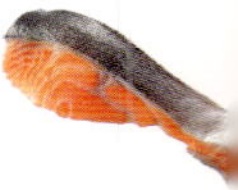

サケフライ トマトの旨みソース

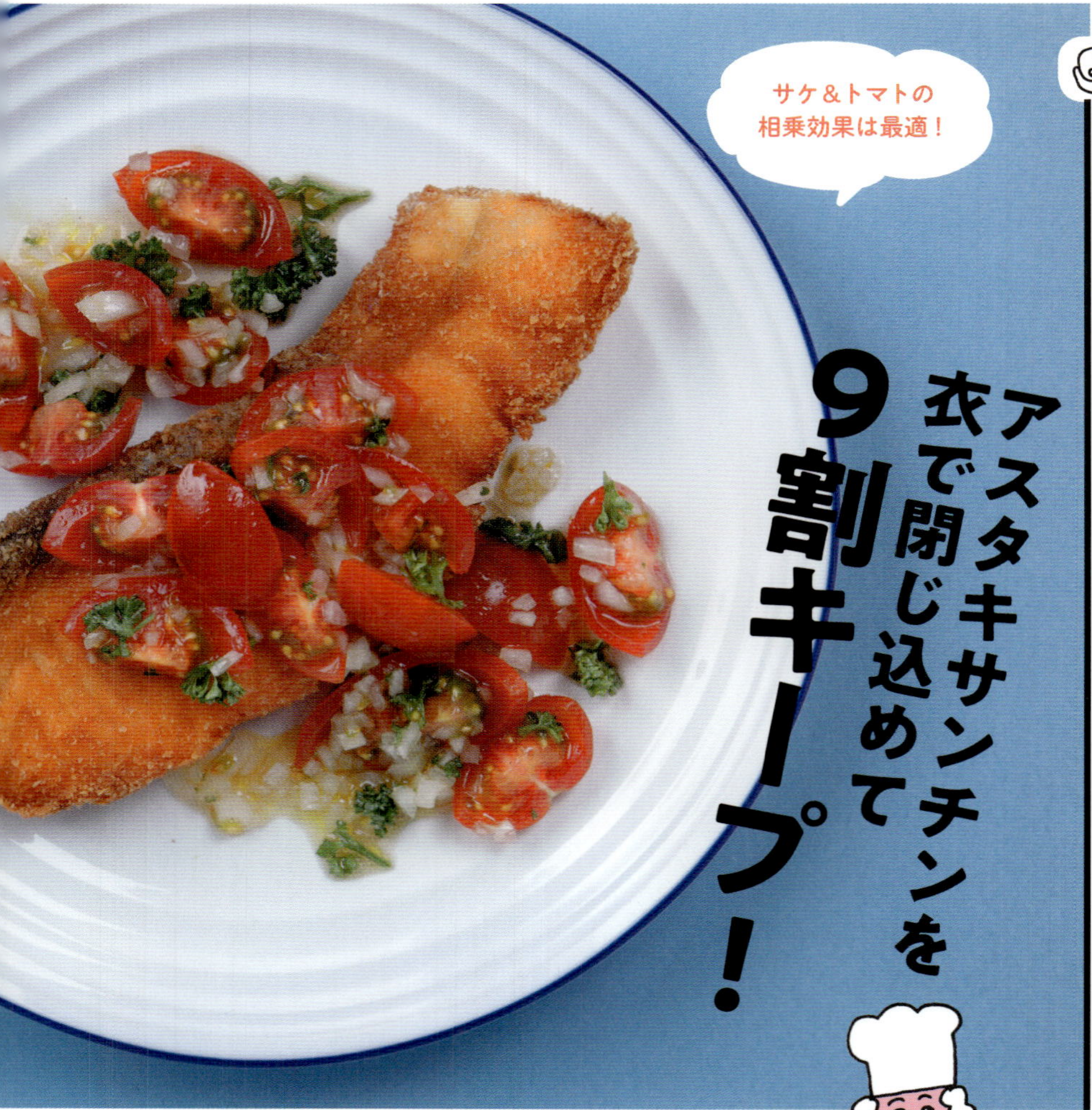

サケ＆トマトの
相乗効果は最適！

アスタキサンチンを衣で閉じ込めて9割キープ！

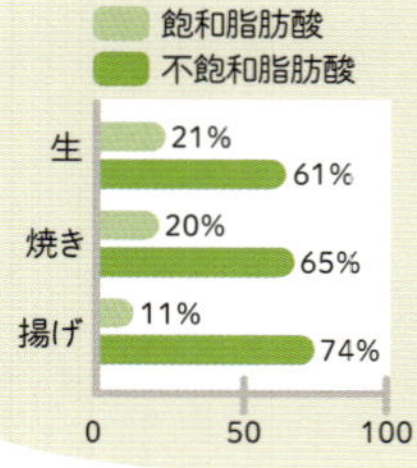

飽和脂肪酸
不飽和脂肪酸
生
21%
61%
焼き
20%
65%
揚げ
11%
74%
0
50
100

調理のコツ

**サケは調理法の中でもフライが一番お得！
パン粉使いでアスタキサンチンも9割キープ！**

サケの切り身は加熱調理のなかでも、血液をサラサラにする不飽和脂肪酸が増加、DHAはフライだと7.2倍になるという報告も！ 一方、サケの抗酸化成分であるアスタキサンチンは通常の加熱調理だと2〜4割減少しますが、パン粉をつけて調理するとほぼそのまま残ります。トマトは抗酸化力が非常に高いので、サケとの相性もバッチリ!!

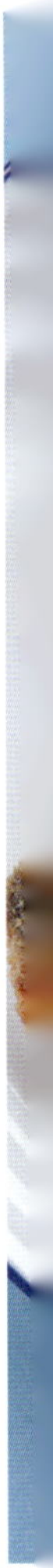

材料（2人分）

生サケ
…2切れ（正味200g）
塩…小さじ1/4
胡椒…少々

A
- 卵…1個
- 小麦粉…大さじ4

パン粉…1カップ
サラダ油…1/2カップ

B
- ミニトマト…10個
- 玉ねぎ…30g
- 酢…大さじ1
- オリーブ油…小さじ2
- 塩…小さじ1/4
- 胡椒…少々

パセリ…適宜

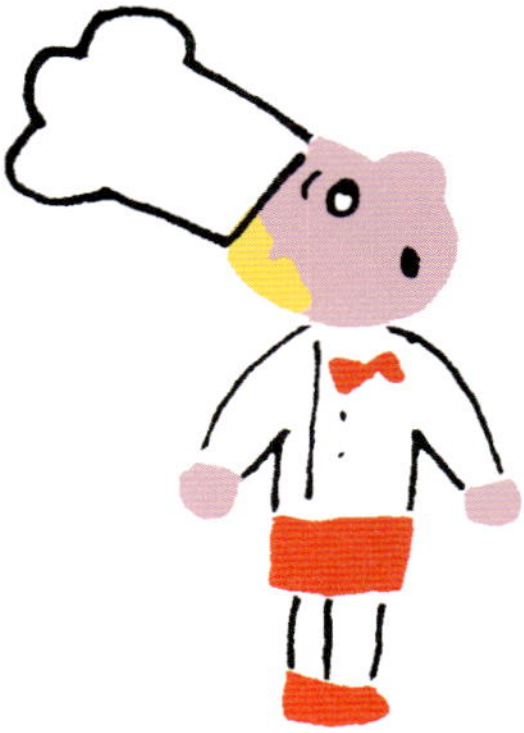

作り方

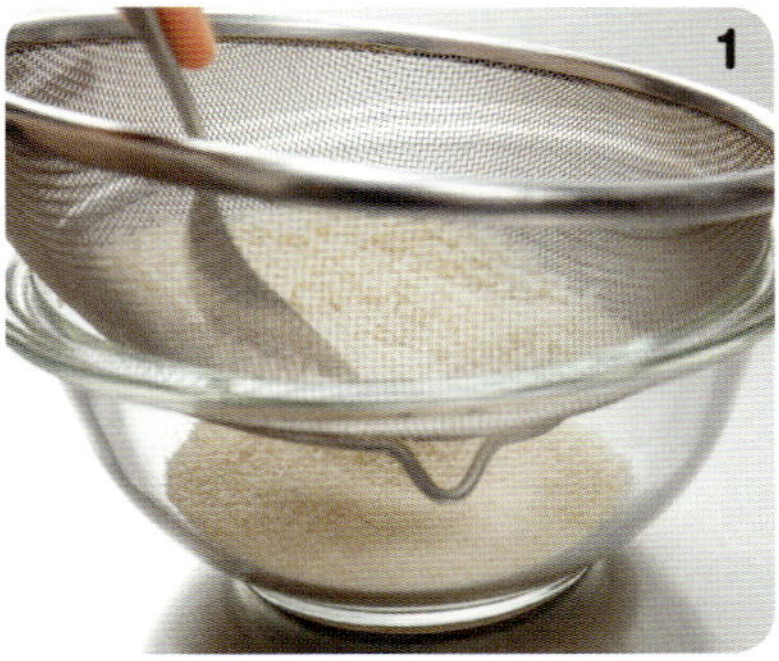

1 サケは塩胡椒をふる。パン粉は万能こしでこして細かくする。**A**の卵を割り、小麦粉を加えてよく混ぜる。

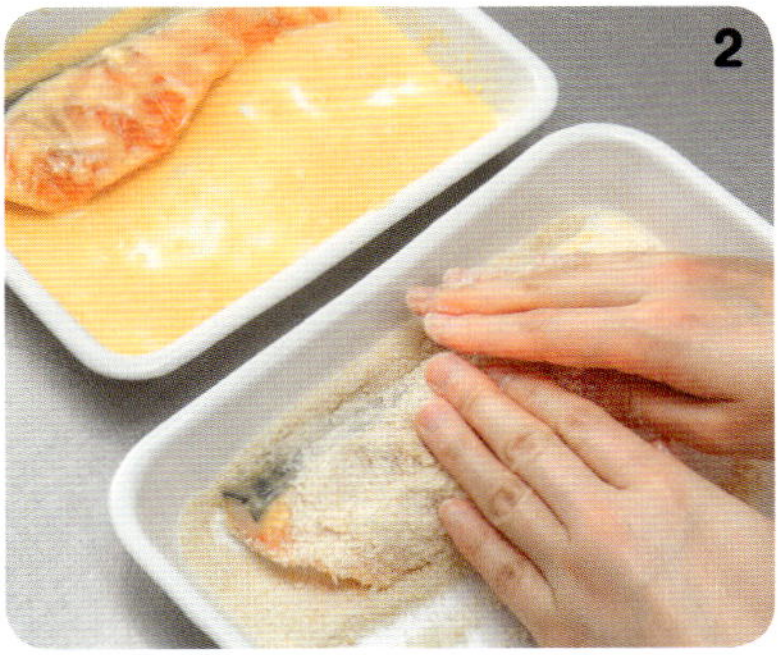

2 サケに**A**をよくからめ、パン粉をまぶす。

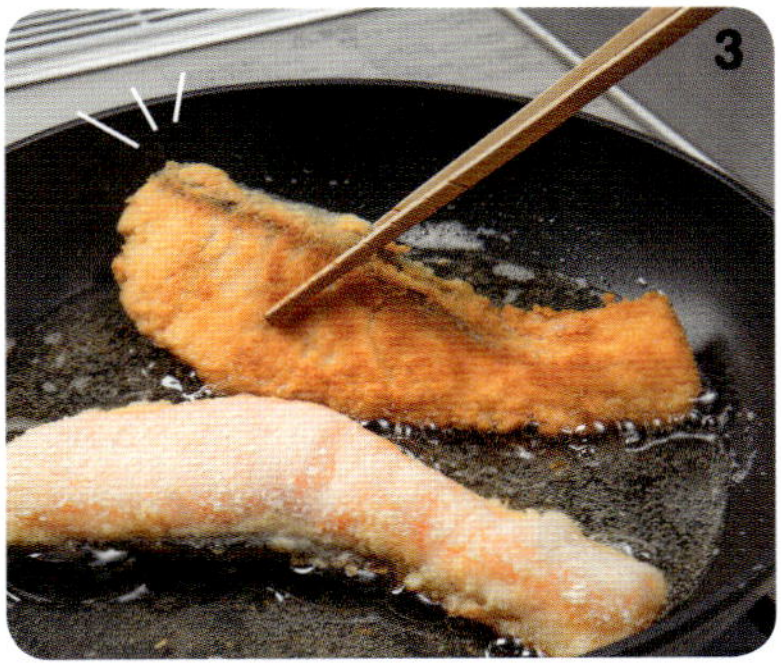

3 フライパンに油を入れて中火で熱し、表になる面から入れ3～4分、返して2～3分揚げ焼きにする。ペーパータオルを敷いたバットにとり、油を切る。

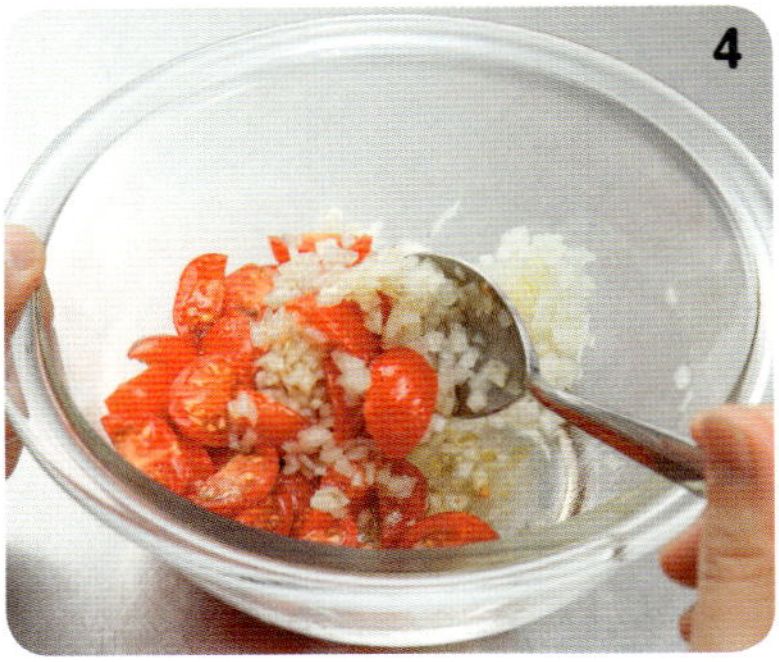

4 **B**のミニトマトはヘタを取って四等分にし、玉ねぎはみじん切りにする。残りの調味料を混ぜ、盛りつけた**3**にかける。ちぎったパセリを散らす。

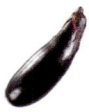

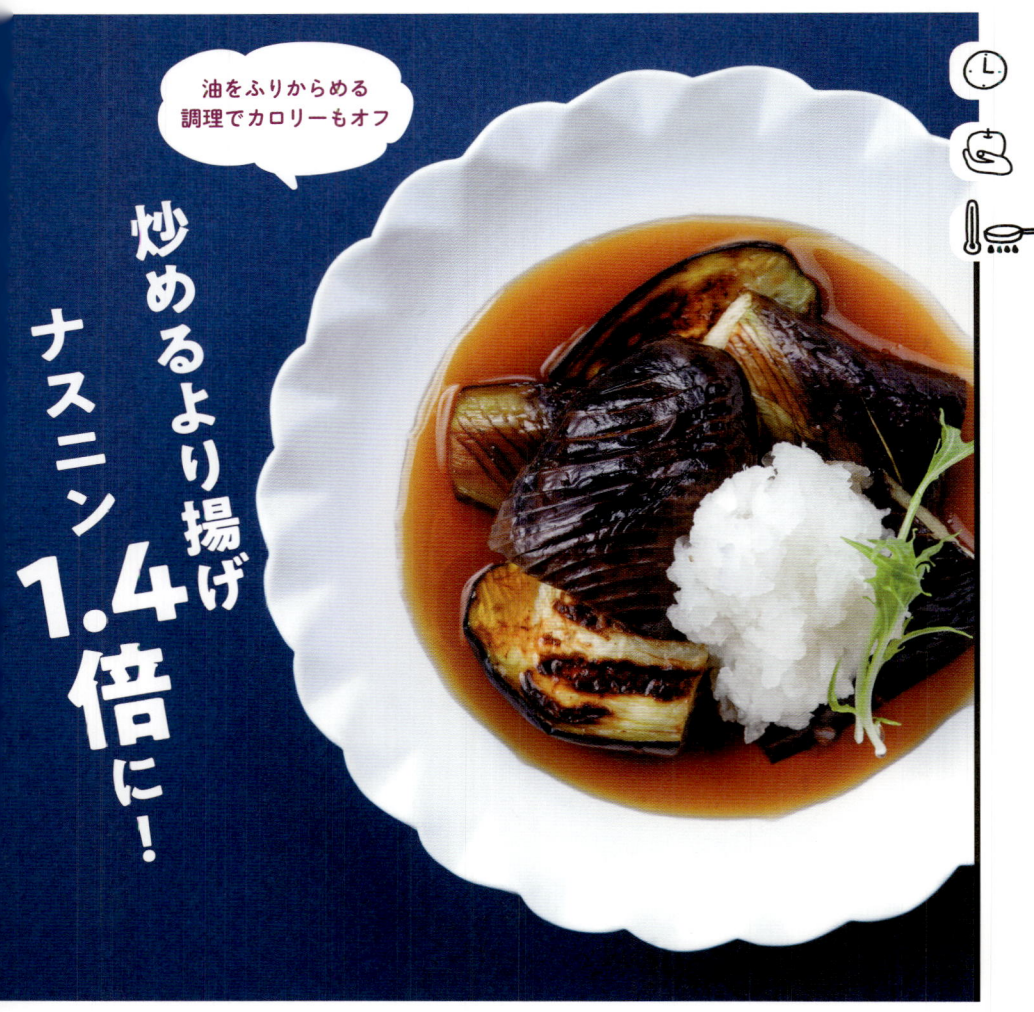

アク抜きなしの焼く揚げなす

油をふりからめる
調理でカロリーもオフ

炒めるより揚げ
ナスニン1.4倍に！

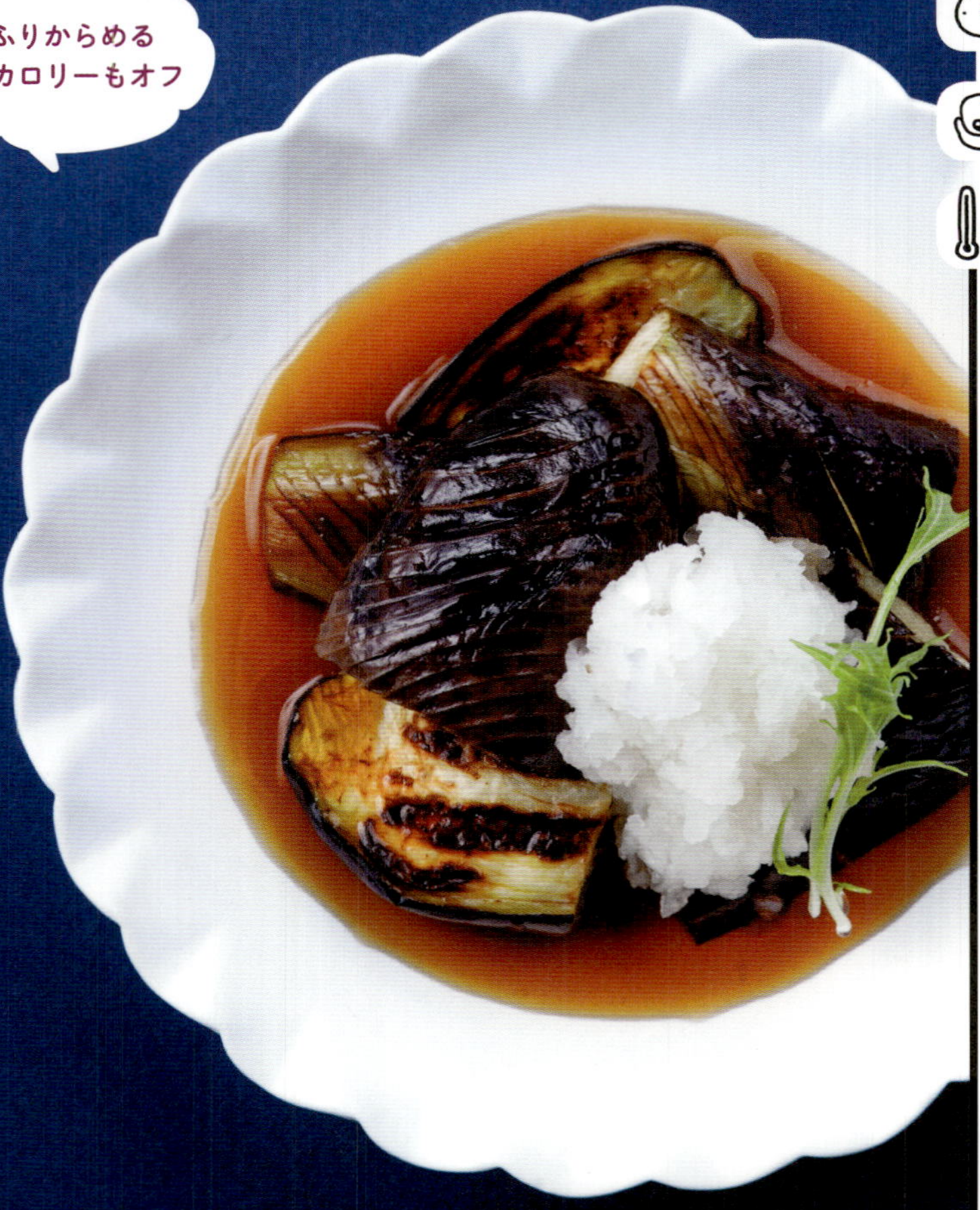

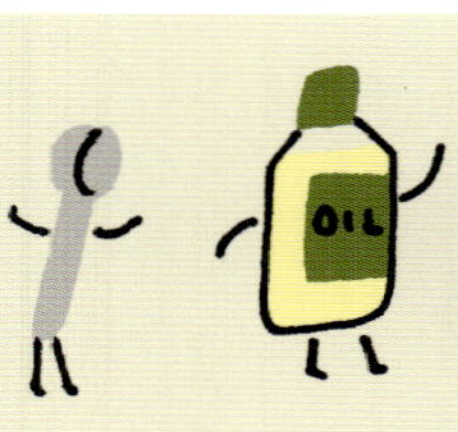

調理のコツ

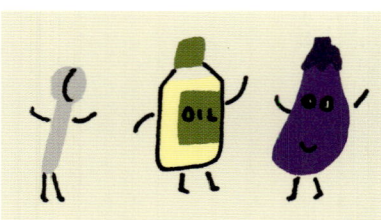

少ない油で生より1.4倍のナスニンをゲット！
アク抜きは半減するのでNG！

なすの抗酸化ポリフェノール・ナスニンは水でさらしてから揚げると余計に油にナスニンが流失。なんと約半分の量のポリフェノールが油のほうに流出してしまいます。またカロリーの観点から炒めるほうがいいと思われがちですが、実は炒めるほうが吸油率が高い（炒め18%、揚げ14%）！

材料（2人分）

なす…3本（240g）
大根…150g
サラダ油…大さじ3
A
- 醤油…大さじ2
- みりん…大さじ2
- 水…大さじ7
- 削り節…1袋（5g）

水菜…適宜

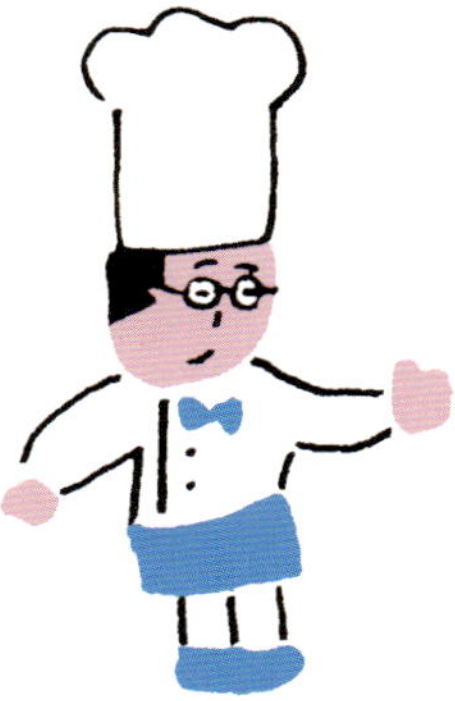
炒め混ぜるとナスニンが流出しやすいよ！

作り方

1 なすはヘタをとって縦半分に切り、斜めに細かく切り目を入れ、さらに半分に切る。

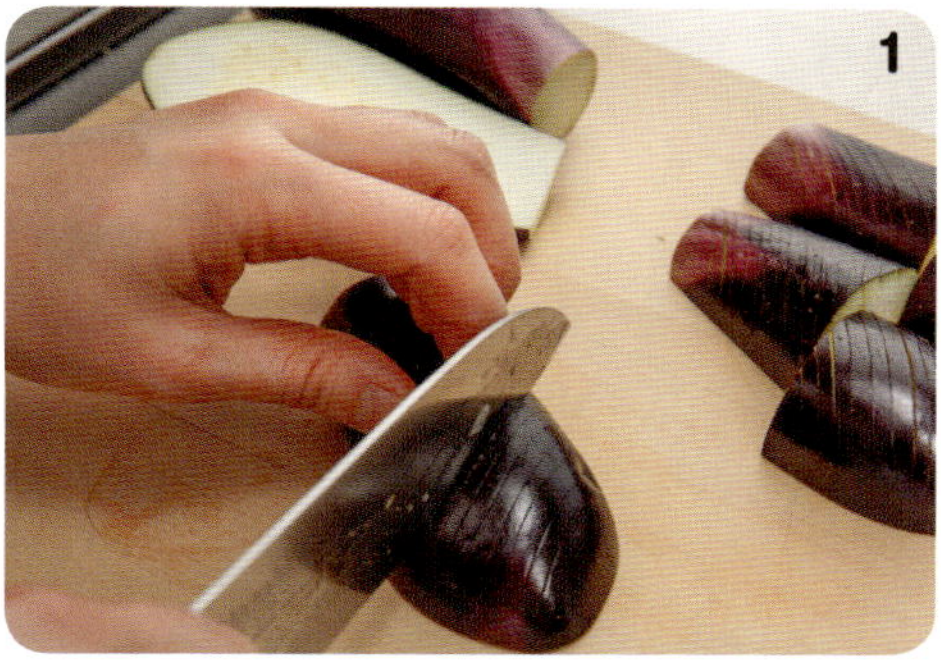
1

2 フライパンになすを皮目を下にして並べ、油をふりかけて中火にかける。

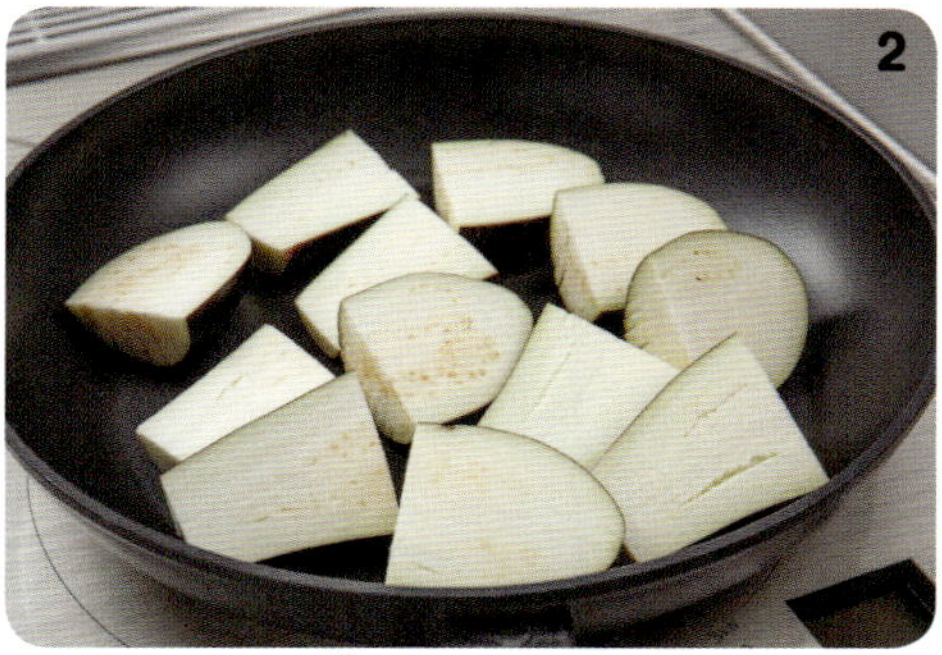
2

3 なすを動かさないように5～6分焼き、返して3～4分焼く。ペーパータオルを敷いたバットにとり、油を切る。

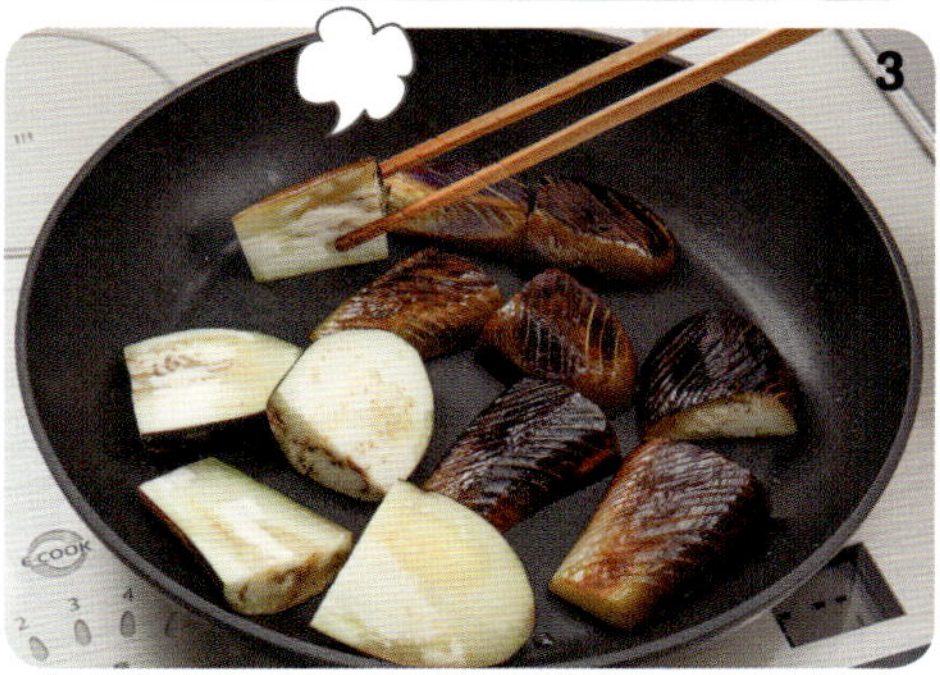
3

4 **A**を小鍋に入れ、中火にかけ煮立ったらこす。大根は皮つきのまますりおろし、軽く水気を切る。なすを盛り、大根おろし、こした**A**をかけ、水菜を添える。

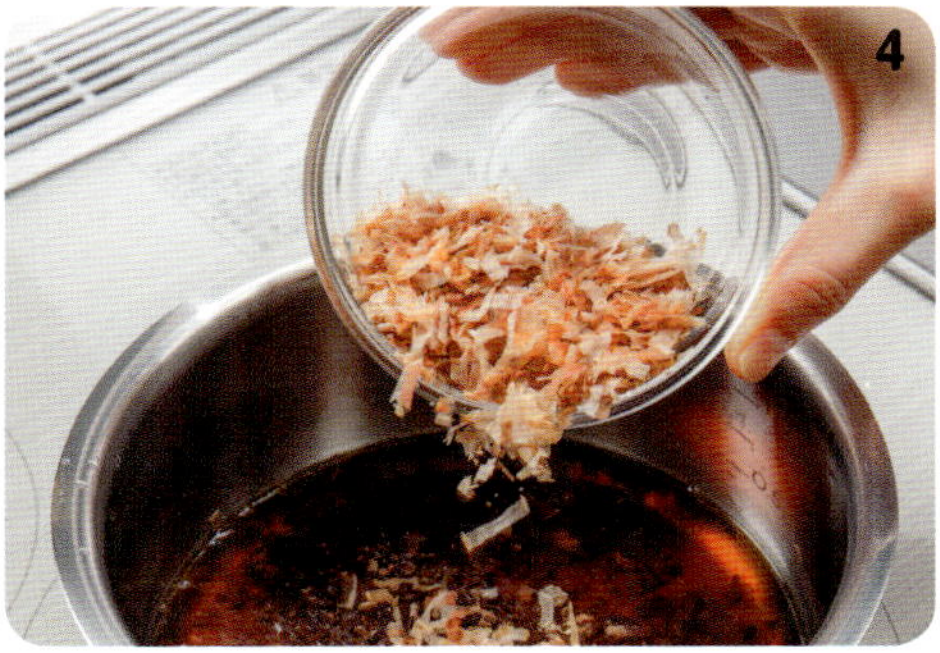
4

索引

野菜

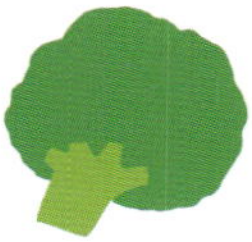

果物

きのこ

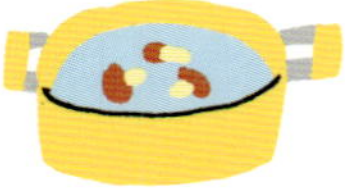

魚介

海藻

肉

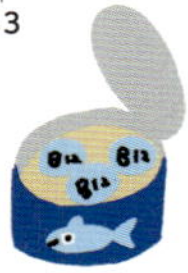

卵・乳製品・大豆製品

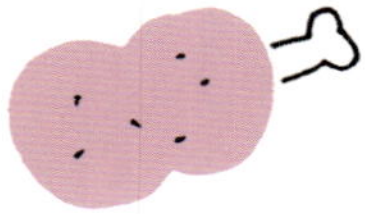

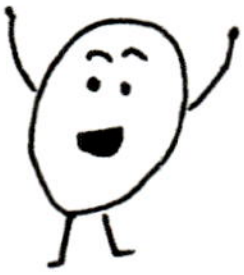

穀類

薬味・ハーブ

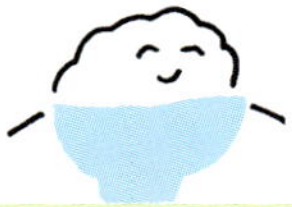

調味料

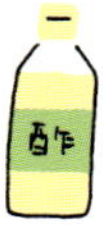

その他

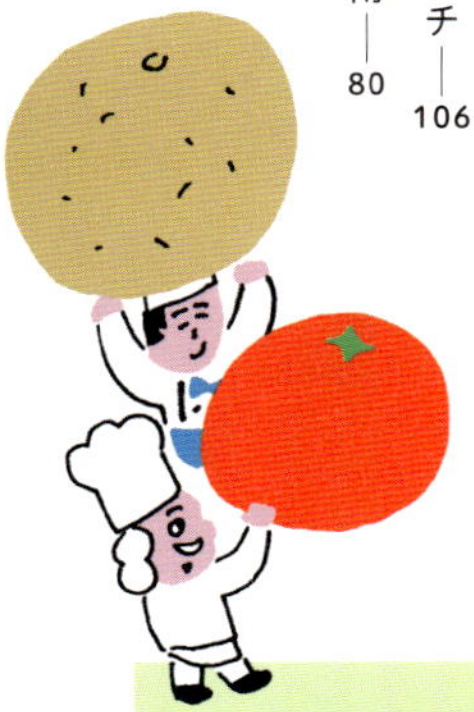

[主要参考文献・データベース]

『日本食品標準成分表2015年版（七訂）』文部科学省
科学技術・学術審議会資源調査分科会報告／全国官報販売協同組合
CiNii Articles…https://ci.nii.ac.jp/
Google Scholar…https://scholar.google.co.jp/schhp?hl=ja&as_sdt=0,5
JDream III…jdream3.com
J-STAGE…https://www.jstage.jst.go.jp/browse/-char/ja
PubMed…https://www.ncbi.nlm.nih.gov/pubmed
USDA（アメリカ農務省）…https://ndb.nal.usda.gov/ndb/
Science Direct…https://www.sciencedirect.com/

[協力]

一般財団法人 食品分析センター
株式会社 ジー・サーチ
ライオン株式会社
＊ペーパータオルの使い方

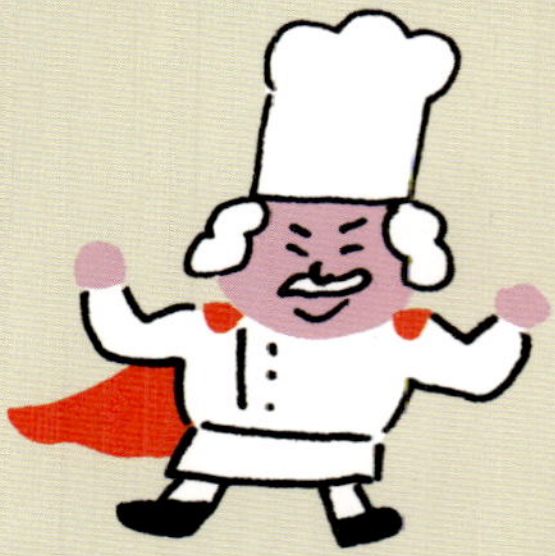

［レシピ・料理］小田真規子《おだまきこ》

料理家・栄養士・フードディレクター。女子栄養大学短期大学部を卒業後、有限会社スタジオナッツを設立。「誰もが作りやすく、健康に配慮した、簡単でおいしい家庭料理」をモットーに多数のレシピ本や料理雑誌、TV料理番組で活躍。食品メーカーなどのメニュー開発や国内各地の産物の商品開発にも携わる。

［監修］東京慈恵会医科大学附属病院 栄養部

濱《はま》 裕宣《ひろのぶ》

東京慈恵会医科大学附属病院栄養部課長。「その調理、9割の栄養捨ててます!」やレシピ本「慈恵大学病院のおいしい大麦レシピ」など多数の栄養、健康レシピ本にかかわる。日常生活のなかで活かせる健康と栄養バランスを大事にし、日ごろからから患者の立場に立った食生活の向上指導にあたる。

赤石定典《あかいしさだのり》

東京慈恵会医科大学附属病院栄養部係長。「その調理、9割の栄養捨ててます!」や「慈恵大学病院のおいしい大麦レシピ」など数多くの栄養、健康本のプロジェクトリーダーをつとめ、栄養と健康の最新知識を研究。栄養食事指導によって、病態改善・治療・治癒への貢献を目指す。

栄養まるごと 10割レシピ！

発行日　2018年6月10日　初版第1刷発行
　　　　2018年8月 5 日　第3刷発行

レシピ・料理　小田真規子
監修　東京慈恵会医科大学附属病院 栄養部
発行者　井澤豊一郎
発行　株式会社世界文化社
〒102-8187 東京都千代田区九段北4-2-29
電話　03-3262-5118（編集部）
電話　03-3262-5115（販売部）

印刷・製本　株式会社リーブルテック

ISBM 978-4-418-18318-0

staff

撮影	株式会社クラッカースタジオ
	志津野裕計
	八木竜馬
	石橋瑠美
	武蔵俊介（世界文化社）
調理アシスタント	有限会社スタジオナッツ
	岡本 恵
	清野絢子
	小林優子
スタイリスト	本郷由紀子
イラスト	佐々木一澄
アートディレクター	三木俊一
デザイン	中村 妙（文京図案室）
編集協力	田尻彩子・松原芽未（モッシュブックス）
編集	後藤明香
校正	麦秋アートセンター